# Einfach richtig älter werden

## Hinweise

Das vorliegende Buch wurde sorgfältig erarbeitet. Dennoch erfolgen alle Angaben ohne Gewähr. Weder die Autorin noch der Verlag können für eventuelle Nachteile oder Schäden, die aus den im Buch vorgestellten Informationen resultieren, Haftung übernehmen.

Sollte diese Publikation Links auf Webseiten Dritter enthalten, so übernehmen wir für deren Inhalte keine Haftung, da wir uns diese nicht zu eigen machen, sondern lediglich auf deren Stand zum Zeitpunkt der Erstveröffentlichung verweisen.

Petra Schreiber-Benoit

# Einfach richtig älter werden

## Nur 5 Alltagsübungen täglich halten uns fit

ERNÄHRUNG BEWEGUNG ENTSPANNUNG

Meyer & Meyer Verlag

**Einfach richtig älter werden**

Bibliografische Information der Deutschen Nationalbibliothek
Die Deutsche Nationalbibliothek verzeichnet diese Publikation in der Deutschen Nationalbibliografie; detaillierte bibliografische Details sind im Internet über <http://dnb.d-nb.de> abrufbar.



Auckland, Beirut, Dubai, Hägendorf, Hongkong, Indianapolis, Kairo, Kapstadt, Manila, Maidenhead, Neu-Delhi, Singapur, Sydney, Teheran, Wien

Member of the World Sport Publishers' Association (WSPA)

Gesamtherstellung: Print Consult GmbH, München

FSC MIX Paper from responsible sources FSC® C084279 www.fsc.org

ISBN 978-3-8403-7726-6

**E-Mail: verlag@m-m-sports.com**

**www.dersportverlag.de**

# Inhalt

Danksagung ... 7
Vorwort Hera Lind ... 8
Vorwort Hans-Joachim Heist alias Gernot Hassknecht ... 10
Vorwort der Autorin ... 12
Einleitung: Lebenserwartung und Gesundheit ... 15
Zu diesem Buch ... 16

KAPITEL 1: BEWEGUNG ... 18

1 **Entspannt Haltung aufbauen!** ... **21**
Muskelketten und myofasziale Muskelstraßen ... 23
Die natürliche, aufrechte Körperhaltung ... 28
Die aufrechte Sitzhaltung ... 30
Dynamisches Sitzen ... 32
Sitzalternativen ... 33

2 **Die Mini-Workouts** ... **35**
Das Prinzip 5 + 2 ... 35
Wirkung der Workouts ... 37
Allgemeine Grundsätze ... 38
Didaktische Tipps ... 41
Die Ausgangspositionen ... 43
Ausgangspositionen und Körperwahrnehmung ... 44
Übungen zu den Ausgangspositionen ... 46
Die Basis für effektive Bewegung ... 52
Workout mit dem eigenen Körpergewicht ... 53
Workout 1-13 ... 54
Workout mit Sporttools ... 126
Workout 1-10 ... 128

3 **Fit ganz nebenbei in Alltagsaktivitäten** ... **180**
Einfach alltagstauglich: Alltagsübungen – fit ganz nebenbei ... 183
Halte dich fit auf dem Weg ins Büro ... 206
Fit im Büro ... 208

# Vorwort Hera Lind

Es ehrt mich, dass Petra Schreiber-Benoit mich um ein kurzes Vorwort gebeten hat.

Ich kenne die Diplom-Sportlehrerin als Coach, Motivationstrainerin und Sporttherapeutin von dem Kreuzfahrtschiff *MS Europa*. Auf einer gemeinsamen Reise von Sydney durch die Südsee nach Hongkong hatten wir drei Wochen lang das Vergnügen miteinander. Und wenn ich Vergnügen sage, so meine ich es wörtlich!

Diese strahlende Frau ist der lebende Beweis für ihren Buchtitel: einfach richtig älter werden. Im Körper einer 25-Jährigen, mit der Lebenserfahrung und Reife einer Fünfzigerin, überzeugt die Mehrfachmutter durch ihr pures Erscheinen. Man möchte die gute Fee, die an ihrer Wiege gestanden hat, fragen:

- Was hat sie Besonderes an sich?
- Wie hat sie das gemacht?

Abgesehen von ihrer charismatischen Ausstrahlung hat sie wohl drei Dinge richtig gemacht: tägliche richtige Bewegung, die tägliche richtige Ernährung und die tägliche richtige Entspannung.

So war es nicht verwunderlich, dass sich die Passagiere in ihren Kursen drängten, einerlei, ob älter, rund, eingerostet oder fit. Sie waren alle da, und als die Matten aus waren, nahmen sie noch Handtücher her. Ich durfte letztlich nur noch Zaungast sein, aber als überzeugte Täglichsportlerin, die seit 20 Jahren läuft, Pilates und Yoga macht, konnte ich doch noch dazulernen. Etwa das Faszientraining! Seitdem gönne ich mir jeden Abend nach dem Schreiben ein trautes Tête-à-Tête mit meiner Faszienrolle.

Und morgens eine Stunde auf meiner Gymnastikmatte! Das formt nicht nur den Körper und belebt den Geist, es macht einfach hundertprozentig gute Laune!

Seien wir doch mal ehrlich. Älter werden wir alle. Das hat uns unsere eigene Fee mit in die Wiege gelegt. Aber es gab auch noch eine Fee, die uns den eigenen Willen mitgegeben hat. Den inneren Schweinehund können wir locker mit den Übungen in diesem Buch besiegen. Wenn Sie einmal damit angefangen haben, werden Sie süchtig nach dem guten Gefühl danach. Und auch wenn es am Anfang schwerfällt: Die Übungen selbst machen irgendwann Spaß!

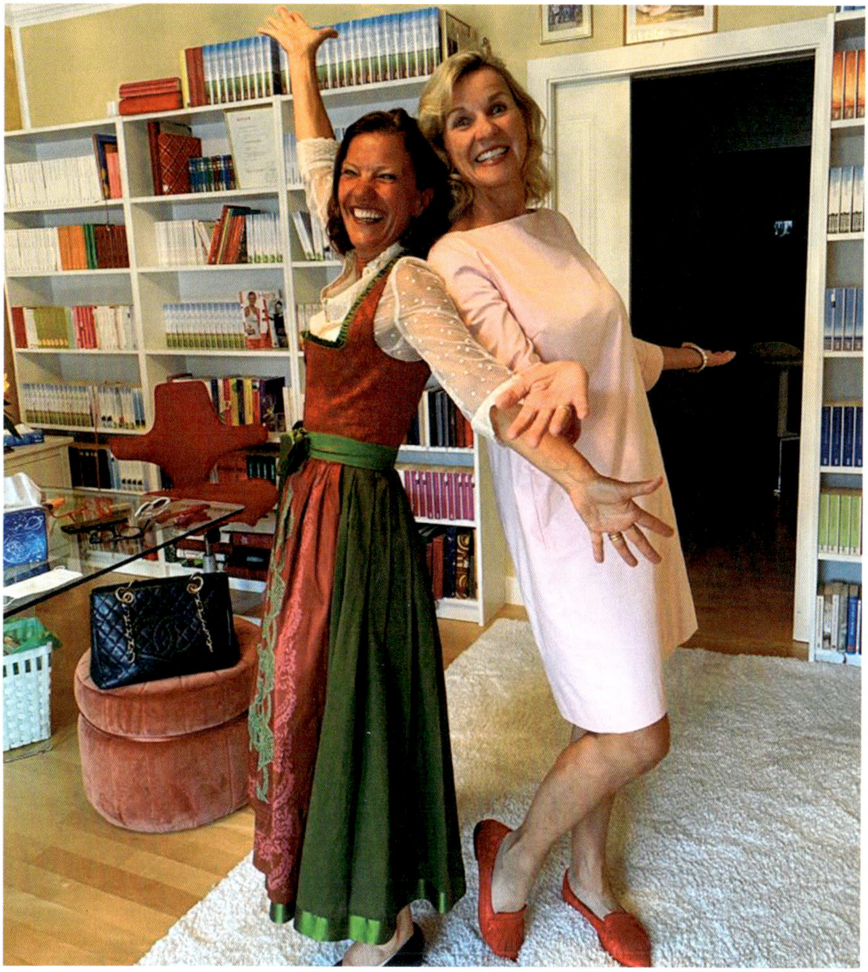

*Wiedersehen in Salzburg August 2020: Bestseller-Autorin Hera Lind in ihrem Schreibzimmer mit Petra Schreiber-Benoit*

Man muss nur dranbleiben. Also geben Sie dem inneren Schweinehund eins aufs Maul. Wir wollen doch in Würde altern, oder nicht? Warum tun wir es dann nicht einfach?

Mein Kompliment für dieses gelungene Buch. Einfach täglich machen!

Herzlich

*Hera Lind*

# Vorwort Hans-Joachim Heist alias Gernot Hassknecht

Petra Schreiber-Benoit habe ich 2016 während einer Nordland-Kreuzfahrt auf der *MS Europa* kennengelernt. Sie hielt dort Workshops als Sporttherapeutin und ich war als Künstler engagiert.

Ihre offene, sympathische Art ist mir sofort aufgefallen. Diese offene positive Ausstrahlung zeichnet, neben ihrer fachlichen Kompetenz, auch ihre Kurse und Workshops aus.

Haltung, Kraft und Ausdauer sind in meinem Beruf als Schauspieler Voraussetzung, um auch im Alter noch agil und fit auf der Bühne und vor der Kamera zu arbeiten.

Ich habe festgestellt, dass Petra, das, was sie in ihren Kursen vermittelt, auch selbst mit Begeisterung lebt, und diese Begeisterung überträgt sich automatisch auf ihre Kursteilnehmer.

Natürlich brauche auch ich regelmäßig einen kräftigen Motivationsschub, um nicht nachzulassen und dranzubleiben. Das hat sie mit ihrer unvergleichlich positiven und sympathischen Art geschafft.

Die praktischen Umsetzungsmöglichkeiten ihrer Anleitungen konnte ich sofort in meinen engen zeitlichen Terminplan, auch auf Tournee, integrieren. Aus diesem Grund musste ich auch nicht lange überlegen, Petra Schreiber-Benoit als meine persönliche Fitnesstrainerin zu engagieren.

Deshalb kann ich das Motto ihres Buchs: „Es ist ein Vergnügen, einfach richtig älter zu werden!", nur unterschreiben.

Viel Spaß bei der Umsetzung der Erkenntnisse aus diesem Buch!

*Hans-Joachim Heist*

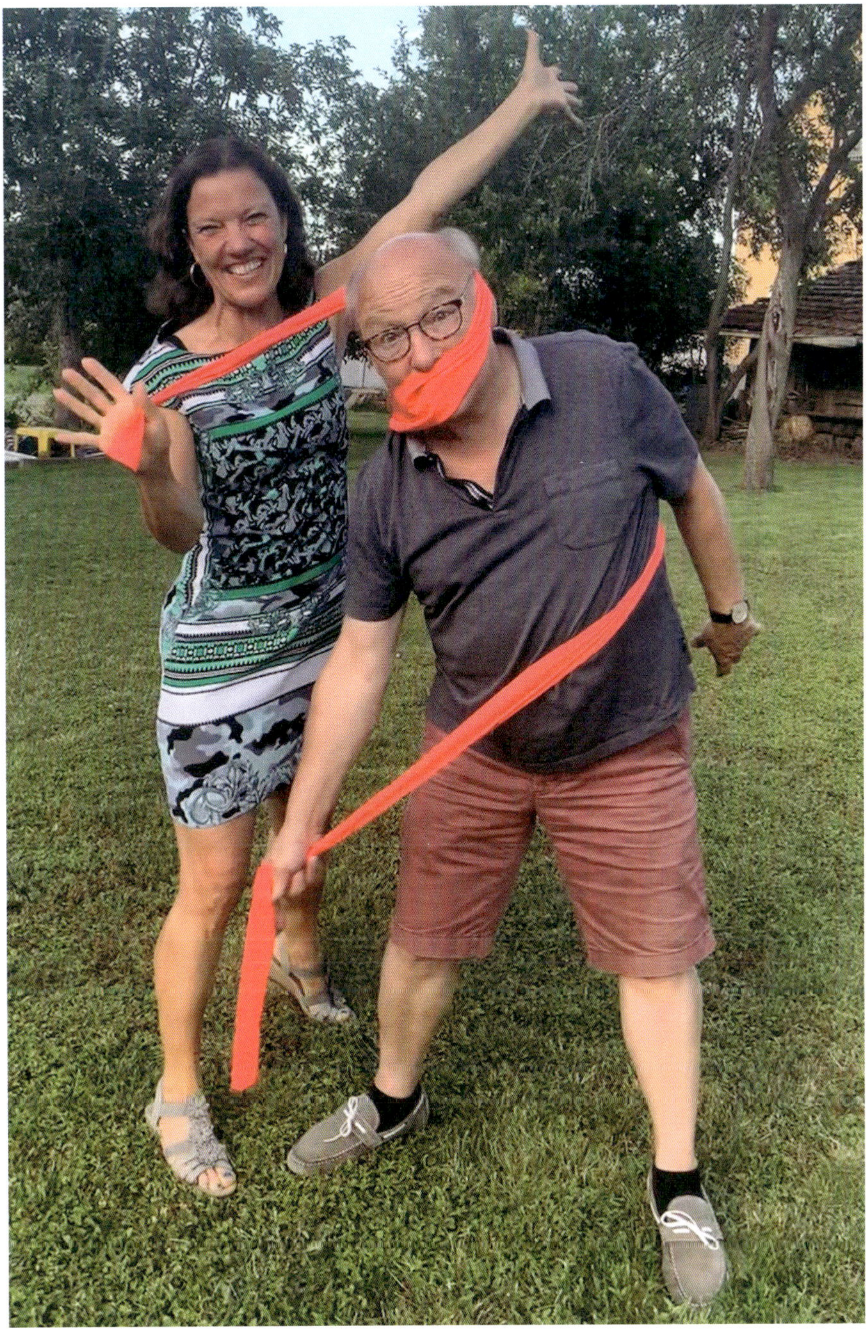

*Komiker Hajo Heist, „verfangen im Theragym-Band", mit Petra Schreiber-Benoit, Zweibrücken im Juni 2020*

# Vorwort der Autorin

Muskeln können geradewegs bis ins hohe Alter trainiert und aufgebaut werden. Ohne Training werden viele Muskeln schwach und meist verkürzen sie sich auch, die Beweglichkeit geht verloren, wodurch Fehlhaltungen entstehen, die sich auf die Psyche auswirken. Auf Bäume klettern, Fangen-, Gummitwist-, Hickele-Häuschen-Spielen . . .

Seit meiner Kindheit liebe ich es, mich zu bewegen. Sport in allen Varianten war immer schon das, was mich spürbar gesund erhielt und restlos glücklich zu machen vermochte. Ein Schwerpunkt meiner über 20-jährigen sporttherapeutischen Tätigkeit liegt in der Körperschulung mit einem dynamischen Ganzkörpertraining, das die motorischen Hauptbeanspruchungsformen Beweglichkeit, Koordination, Kraft und Kraftausdauer beinhaltet.

**Die natürliche, aufrechte Haltung aufzubauen und diese mit Leichtigkeit entspannt zu verankern, liegt mir am Herzen.**

Stark geprägt wurde meine sporttherapeutische Zielsetzung durch die Begegnung mit Olav Evjenth in Oslo, Begründer der medizinischen Trainingstherapie, und mit Dr. Alois Brügger in Zürich und durch die Fortbildung „Brügger-Therapie". Kernpunkt meiner Konzepte ist der Körperaufbau vom Fuß bis zum Kopf. Durch Hebung des Brustkorbs und bei gleichzeitiger Streckung der Halswirbelsäule wird die Kraft aus der Körpermitte heraus entwickelt.

Bewiesen ist, dass die körperliche Aufrichtung automatisch eine psychische Aufrichtung bewirkt. Die schnell einsetzenden Haltungsveränderungen und positiven Rückmeldungen bezüglich Wohlbefinden, Schmerzfreiheit und Stärkung der Psyche begeistern und motivieren meine Teilnehmer immer wieder aufs Neue. Ergänzt wird diese gezielte Körperarbeit durch einfache Entspannungsübungen und eine natürliche Ernährung.

Schon immer experimentiere ich und vermittle Kindern, Jugendlichen und Erwachsenen nur das, was mich selbst fit, gesund und glücklich hält. Ebenso wie ich können Sie sich fit, gesund, leistungsfähig und voller Energie fühlen.

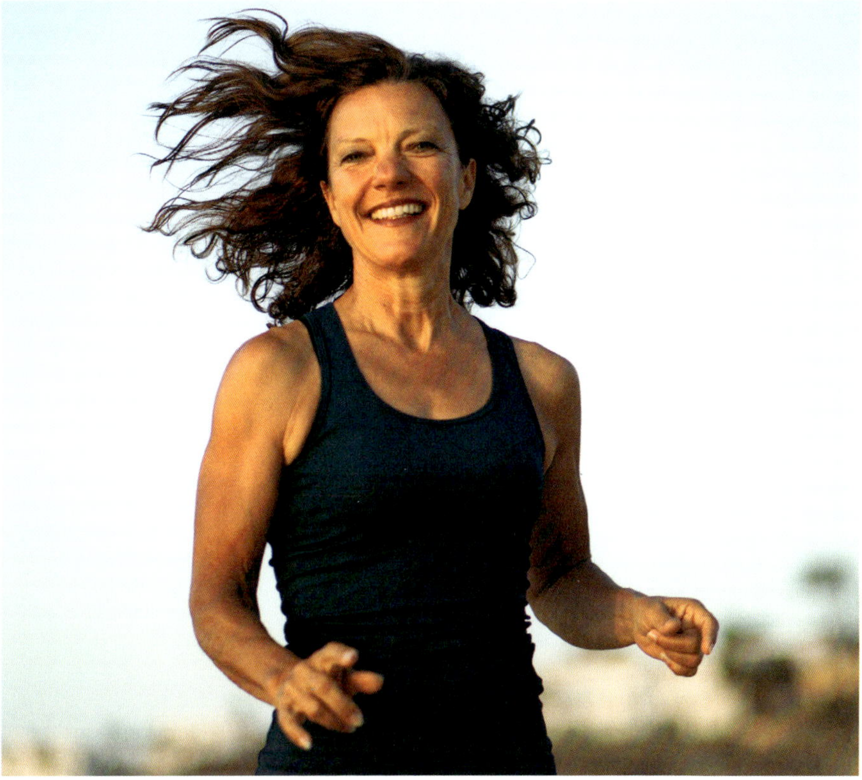

Mit meinem Buch möchte ich Sie mit meiner Begeisterung anstecken. Ich stelle nur meine besten Übungen und die wesentlichsten Informationen dar, damit Sie „einfach richtig älter werden". Meine Konzepte werden stetig weiterentwickelt auf der Basis der neuesten wissenschaftlichen Forschungsarbeiten und der eigenen Körpererfahrung.

Die effektivsten Körperübungen, die erfolgreichsten Entspannungstechniken und die besten Ernährungstipps finden Sie in diesem Motivationsbuch. Das meiste kann man direkt und sofort in den Alltag integrieren. Es ist Ihre große Chance für ein langes, fittes, gesundes und glückliches Leben. Jetzt!

Ihre

*Petra Schreiber-Benoit*

UNSER LIFESTYLE IST DER NÄHRBODEN
FÜR DIE EIGENE GESUNDHEIT.

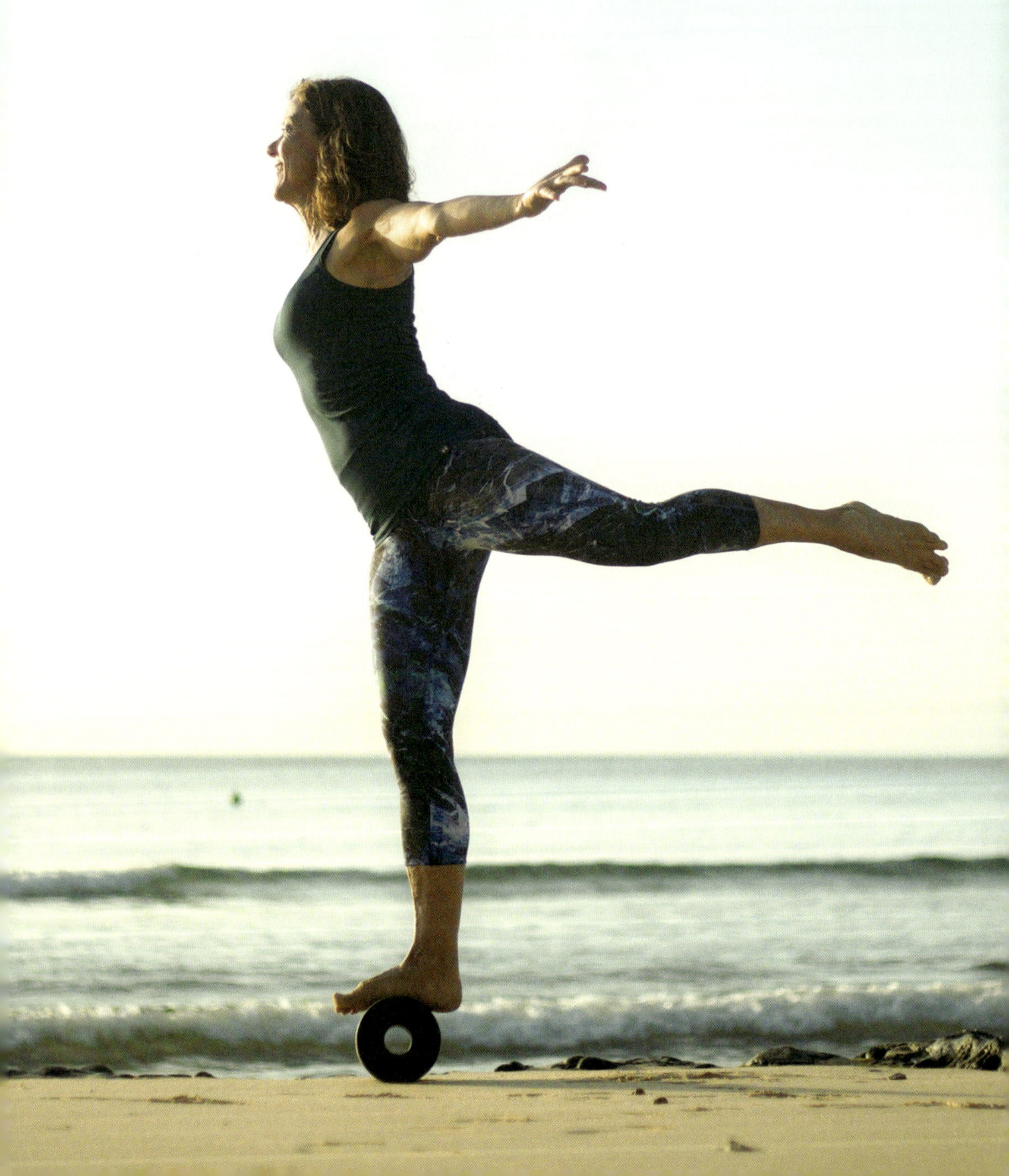

# Einleitung Lebenserwartung und Gesundheit

Der menschliche Körper ist ein wahres Wunderwerk. Die fein aufeinander abgestimmten Systeme, Gefäße, Organe, Muskeln, Gelenke, Faszien, Bänder, Sehnen, ja jede einzelne Zelle ist faszinierend. Die Gesundheit als unser höchstes Gut gewinnt gerade in Zeiten der Covid-19-Ausbreitung noch mehr an Bedeutung.

Die durchschnittliche Lebenserwartung hat sich in den vergangenen Jahren rasant entwickelt. Laut Prognose des Statistischen Bundesamtes könnte die durchschnittliche Lebenserwartung im Jahr 2060 für Frauen auf 88,8 und für Männer auf 84,8 Jahre ansteigen. Aus diesem Blickwinkel heraus wird es immer interessanter, Selbstverantwortung zu übernehmen und eine lange Gesundheitsspanne bis ins hohe Alter zu fördern.

Altern ist generell ein sehr komplexer und höchst individueller Prozess, der, entgegen der bisherigen Sichtweise, nur zu einem geringen Anteil von unserer Biologie und unseren Genen vorbestimmt wird. Die Epigenetik besagt, dass sich durch äußere Einflüsse gute Geneigenschaften aktivieren und schlechte hemmen lassen. Dies bedeutet, dass die Qualität unserer Gesundheit in hohem Maß von unserer Lebensweise, von unserem Lifestyle abhängt.

Unser Lifestyle ist der Nährboden für die eigene Gesundheit. Dabei ist Gesundheit ständig im Fluss und stellt einen kontinuierlichen Prozess dar.

„Gesundheit ist eine Bewegung und kein Zustand, eine lenkbare Reise und kein gleichbleibender Hafen" (Schreiber-Benoit & Hingsen, 1996).

Meine Intuition von 1996 wird erfreulicherweise durch das salutogenetische Modell von Antonovsky, welches ich damals noch nicht kannte, bekräftigt. Antonovsky beschreibt meinen Ausdruck der „lenkbaren Reise" als ein Kontinuum zwischen Gesundheit und Krankheit, auf dem wir uns ständig bewegen[1]. Gesundheit ist immer

1 Vgl: Salutogenese: Zur Entmystifizierung der Gesundheit (Forum für Verhaltenstherapie und psychosoziale Praxis) (Deutsch) Sondereinband – 1. Januar 1997 von Alexa Franke (Herausgeber, Übersetzer), Aaron Antonovsky (Autor), Nicola Schulte (Übersetzer).

eine Bewegung, die wir selbst wie eine Reise lenken können. Man kann in die eine oder andere Richtung lenken, die da heißt Gesundheit oder Krankheit. Die Verantwortung liegt bei uns selbst.

Aktuell wird diese Sichtweise in der Epigenetik wissenschaftlich bestätigt. Sie besagt, dass Lebensstilfaktoren die Gene an- oder ausschalten können. Das bedeutet in der Lebenspraxis, dass wir das Steuer „Gesundheit" selbst in die Hand nehmen können. Wir müssen uns nicht mehr länger als Opfer unserer Gene fühlen.

Dr. Elizabeth Blackburn, Nobelpreisträgerin für Physiologie oder Medizin von 2009, hat in den vergangenen 20 Jahren auf diesem Gebiet geforscht und wissenschaftlich untermauert, von welchen Faktoren der Alterungsprozess und letztendlich die Gesundheit abhängt. Im Fokus der aktuellen Altersforschung stehen die Telomere an den Enden der Chromosomen. Sie stehen direkt mit der Zellalterung sowie dem Entstehen vieler Krankheiten wie Krebs, Diabetes und Herz-Kreislauf-Beschwerden in Zusammenhang.

Man kann Telomere mit Schutzkappen an den Enden von Schnürsenkeln vergleichen. Die Länge der Telomere lässt sich bestimmen. Je länger sie sind, desto besser ist der generelle Gesundheitszustand und desto langsamer schreitet der Alterungsprozess auf allen Ebenen voran. Das Enzym Telomerase baut Telomere wieder auf. Ob sich Telomere eher verkürzen oder sogar wieder länger werden, das hängt von unserem Lebensstil ab.

Neueste Forschungen bestätigen: Die Telomerase und somit der Aufbau der Telomere wird nachweislich durch die drei Säulen der Gesundheit, Bewegung, Entspannung und Ernährung, aktiviert. Die Ausführungen in diesem Buch sind wissenschaftlich basiert und können sich günstig auf die Telomere, unsere DNA, auswirken.

# Zu diesem Buch

Das Buch ist in drei Kapitel, die drei Hauptsäulen der Gesundheit, gegliedert: *Bewegung, Entspannung* und *Ernährung*. Dabei liegt der Schwerpunkt im ersten Kapitel *Bewegung* auf der Ausarbeitung der täglichen Mini-Workouts und Alltagsübungen.

**Im ersten Kapitel** wird unter dem Thema *Bewegung* das Training immer als eine dynamische Ganzkörperschulung verstanden. Alle Muskeln vom Fuß bis zum Kopf werden bei diesen Körperübungen gespannt. Haltung, Kraft, Kraftausdauer, Beweglichkeit und die koordinativen Fähigkeiten werden ökonomisch optimiert. Die Psyche wird dabei spielend gestärkt.

Die Zusammenstellung der Übungen innerhalb eines Workouts berücksichtigt den Aufbau eines harmonischen Muskelkorsetts. Dies bedeutet: Muskelspannungen erfolgen immer in Körperketten. Im ersten Teil des Kapitels werden die Basisübungen beschrieben und gezeigt. Die spezifischen Schwerpunkte des Körpertrainings finden sich in der Benennung der Workouts wieder.

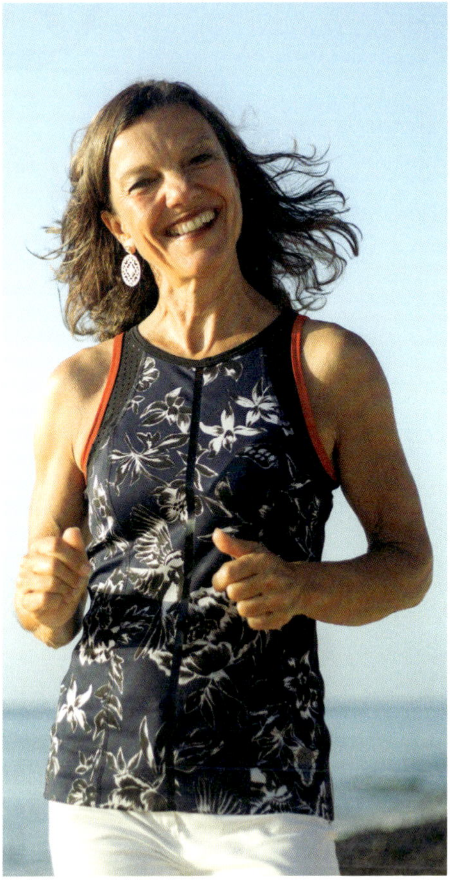

Es folgen die Workouts mit einfachsten, preisgünstigen Sportgeräten und schließlich Alltagsübungen in Alltagsaktionen. Dehn- und Beweglichkeitsübungen sowie das Faszientraining ergänzen kurz und knapp das Programm.

Gerade, wenn man wenig Zeit hat, ist eine Alltagsroutine hilfreich. Und da sind die täglichen Mini-Workouts unterstützend, um mit nur 5 + 2-Übungen täglich fit und gesund zu bleiben.

**Das zweite Kapitel** *Entspannung* verschafft einen Überblick zum Basiswissen und beschreibt dann eine kleine Auswahl an hilfreichen Bewältigungsstrategien und Entspannungsübungen, die sich in der Alltagspraxis mit Leichtigkeit umsetzen lassen. Schließlich wächst unsere Psyche mit jedem Atemzug, der uns innerlich aufrichtet.

**Im dritten Kapitel** finden Sie zu dem Thema *Ernährung* eine wissenschaftlich fundierte „Rezeptur". Pflanzenbasiert, bioaktiv, vitalstoffreich, basenüberschüssig mit wertvollen Lebensmitteln, ganz nach dem Motto „natürlich gesund". Mithilfe dieser Tipps können Sie Ihr kulinarisches Leben in Zukunft ohne Reue genießen.

**Einfach richtig älter werden ist so ein Vergnügen!**

vitality concepts

# BEWEGUNG

# 1

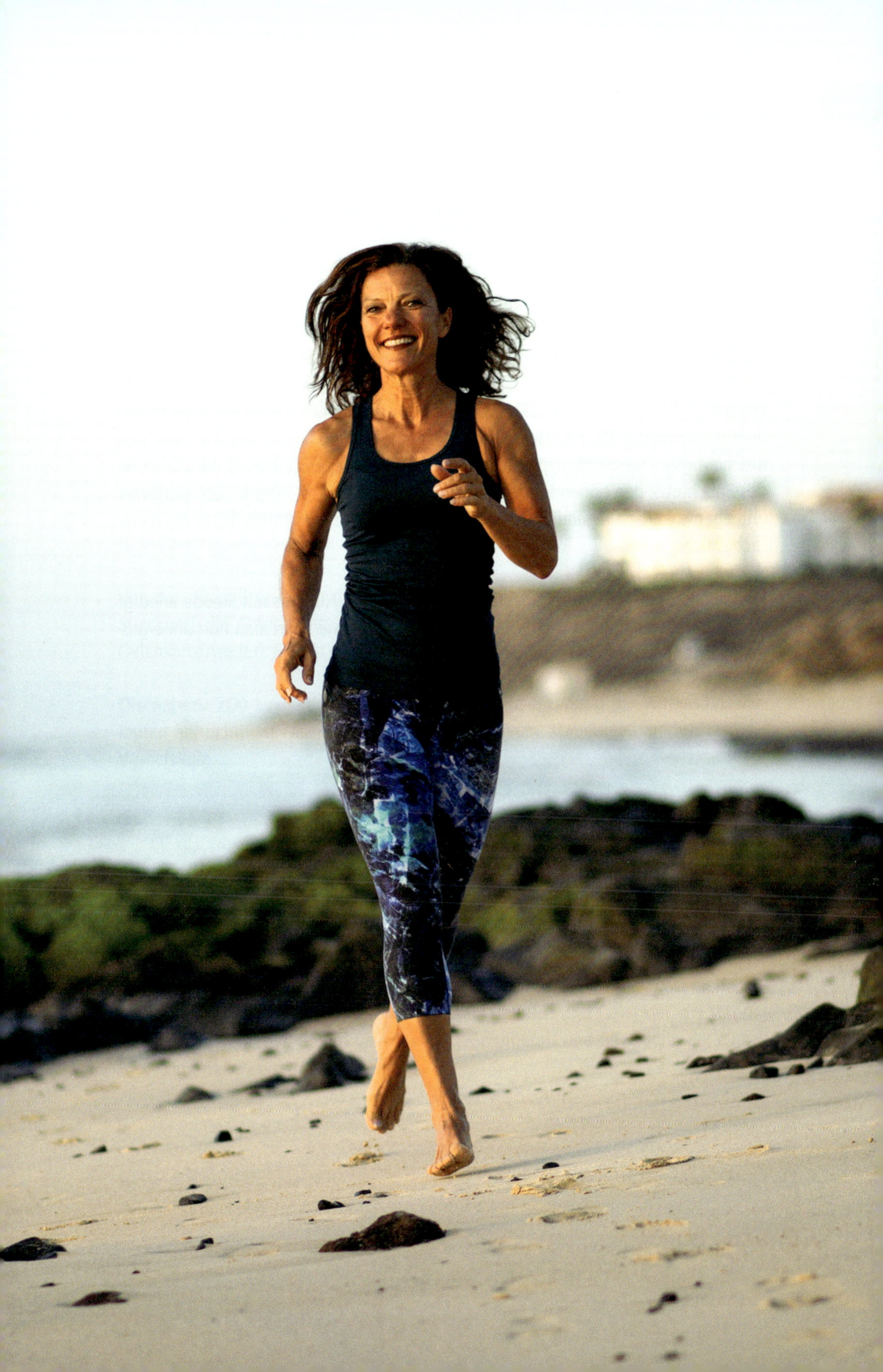

Die Muskulatur ist im übertragenen Sinne ein natürliches Korsett. Bauch-, Becken-, Rücken- sowie Arm- und Beinmuskulatur gewinnen mit meinen Mini-Workouts an Kraft, Stabilität und Flexibilität. Wie selbstverständlich wird sich die äußere Haltung aufrichten. Dadurch verschwinden automatisch Defizite der Körpermechanik.

Dies spiegelt sich schnell im Alltag wider. Man fühlt sich stabiler, aber auch flexibler, einfach aufgerichteter und fitter. Die Verknüpfung von Haltung und inspirierenden Bildern erleichtert den Transfer bei Alltagsaktivitäten und motiviert nachhaltig zur Körperschulung im Alltag.

Mit der äußeren Aufrichtung erfährt die Psyche eine innere „Aufrichtung", denn Haltung modifiziert die innere Stimmung. Viele Schmerzsymptome verschwinden wie von selbst.

## HALTUNG ENTSPANNT HALTEN MACHT GLÜCKLICH!

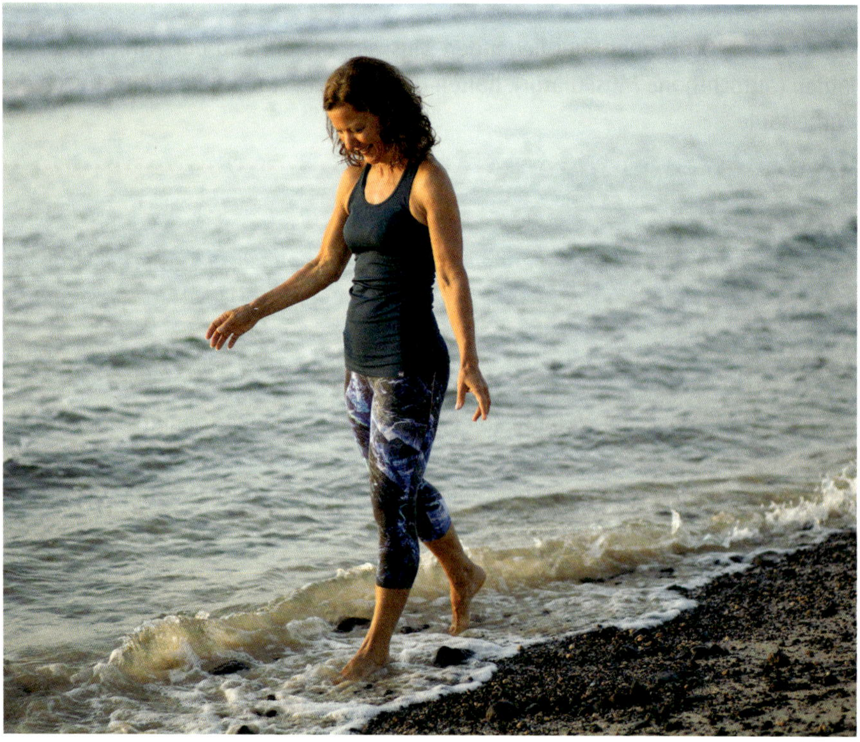

# Muskelketten und myofasziale Muskelstraßen

Unsere Muskeln sind über die Faszien (Bindegewebe) strukturell und funktionell miteinander verknüpft. Sie bilden Muskelketten. Es gibt eine vordere, eine hintere, zwei seitliche und spiralförmige Muskelketten in unserem Körper.

Die oberflächliche Rückenlinie (ORL) umfasst die Faszienlinie und die Muskulatur, welche den größten Teil unserer rückwärtigen Bewegungskette ausmacht. Dieses Netz an Bindegewebe und Muskulatur erstreckt sich von der Sohle bis zum Scheitelpunkt.

Sie beginnt bei der Plantarfaszie (Unterseite des Fußes), zieht über die Achillessehne, die Wadenmuskulatur, die hintere Oberschenkelmuskulatur, die Sakralbänder, die Thorakal-Lumbal-Faszie und die Lenden-, Wirbelsäulen- und Rückenmuskulatur, über den Scheitel des Kopfs bis zum Augenbrauenbogen. Ihre Aufgabe ist es, den Körper aufzurichten.

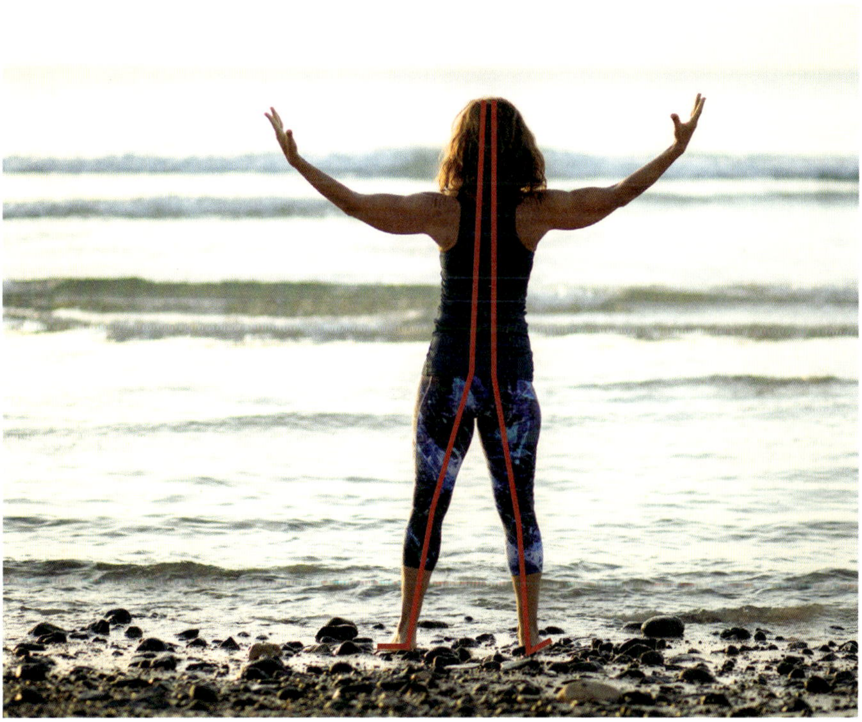

*Die oberflächliche Rückenlinie*

Reziprok dazu arbeiten die Muskeln der oberflächlichen Frontallinie (OFL) gleichsam im Sinne einer Muskel-Kraft-Balance. Diese Kette zieht von der Oberseite der Füße bis hinauf auf die Seiten des Schädels.

Die gegensätzliche Beziehung der oberflächlichen Rückenlinie und der oberflächlichen Frontallinie kann man mit der Takelage eines Segelboots vergleichen. Die ORL verläuft von unten nach oben und spannt die Haltung über die Muskeln und Faszien von den Füßen in Richtung Steißbein. Die OFL hingegen verläuft vom Nacken bis zum Becken und weiter zur Oberseite der Füße. Sie zieht die Haltung über die Muskeln und Faszien nach oben. Eine muskuläre Dysbalance und fasziale Verklebungen würden diese Harmonie stören und auf Dauer zu Schmerzen führen.

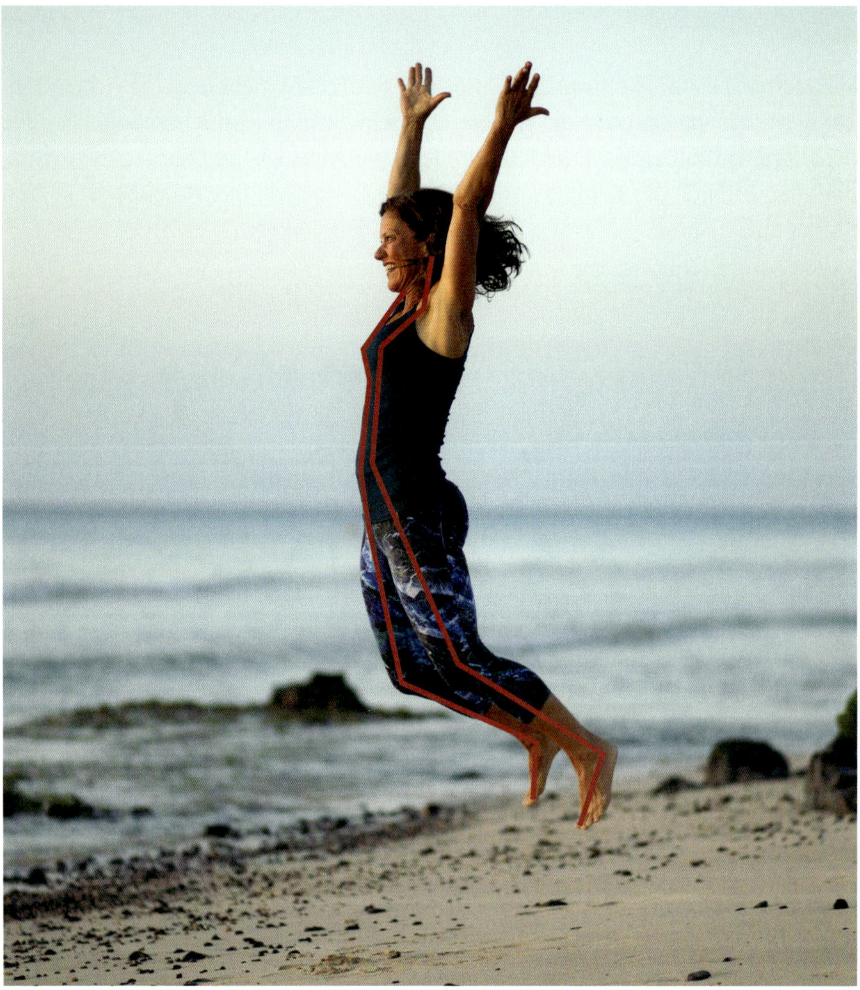

*Die oberflächliche Frontallinie*

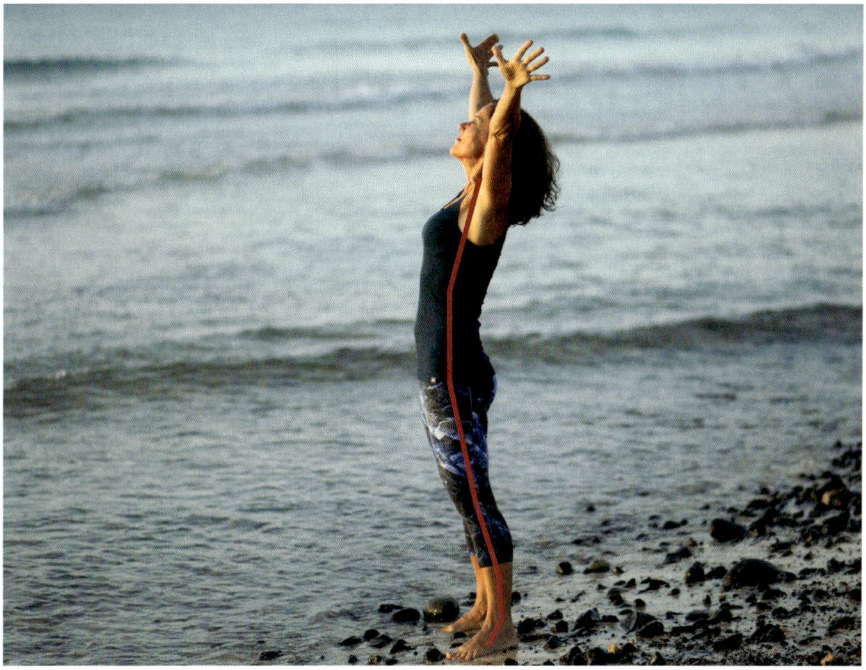

*Die Laterallinie*

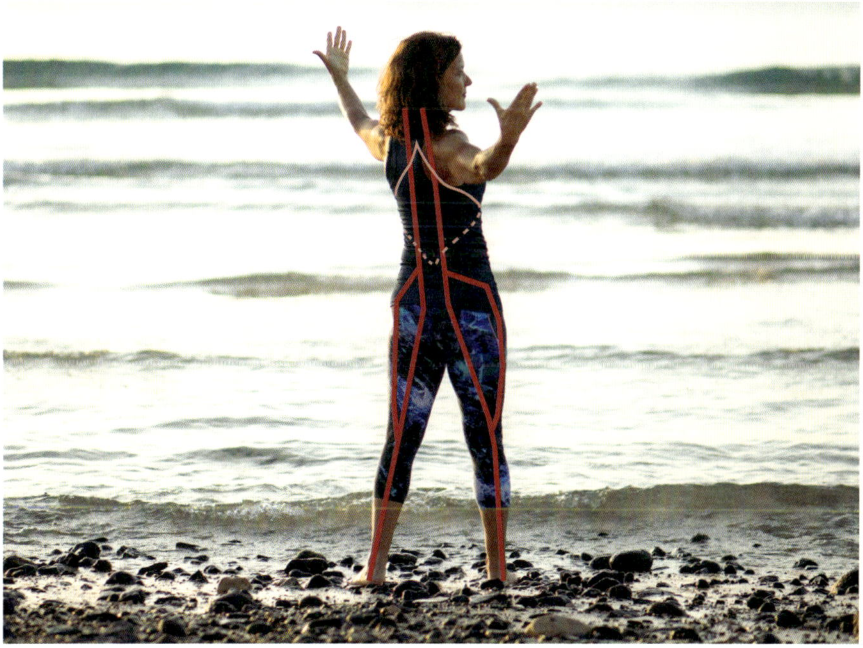

*Die Spirallinie*

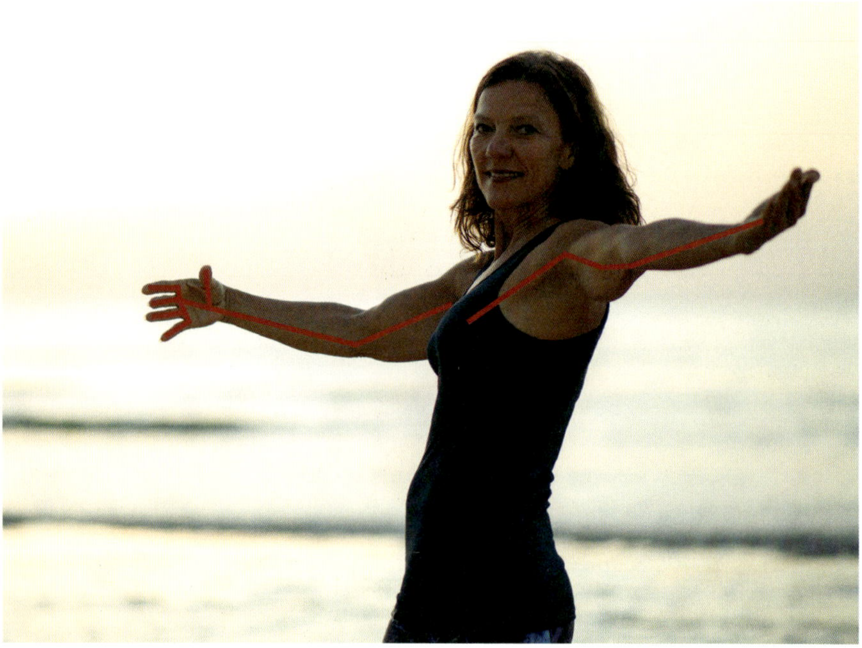

*Die oberflächliche frontale Armlinie*

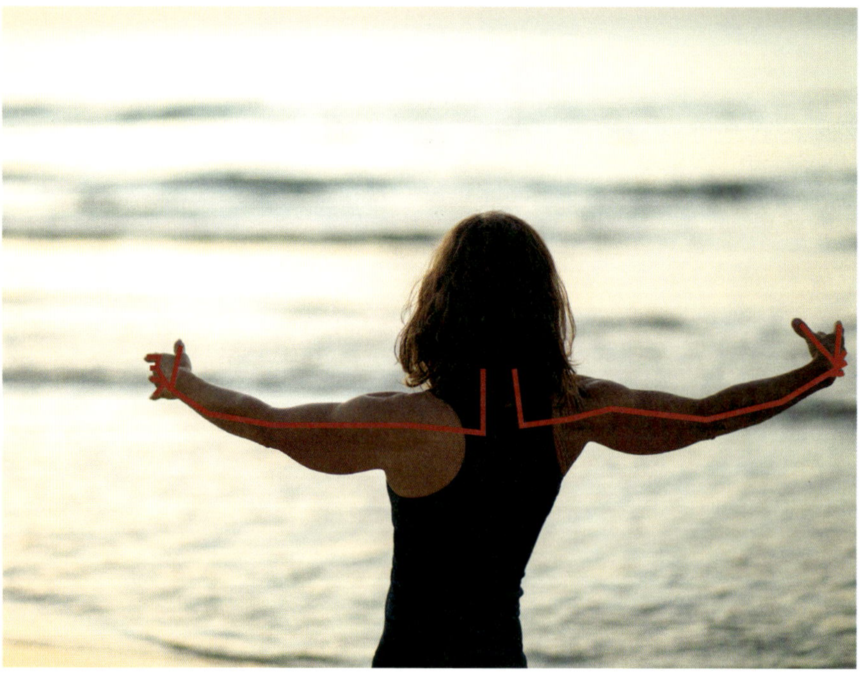

*Die oberflächliche rückwärtige Armlinie*

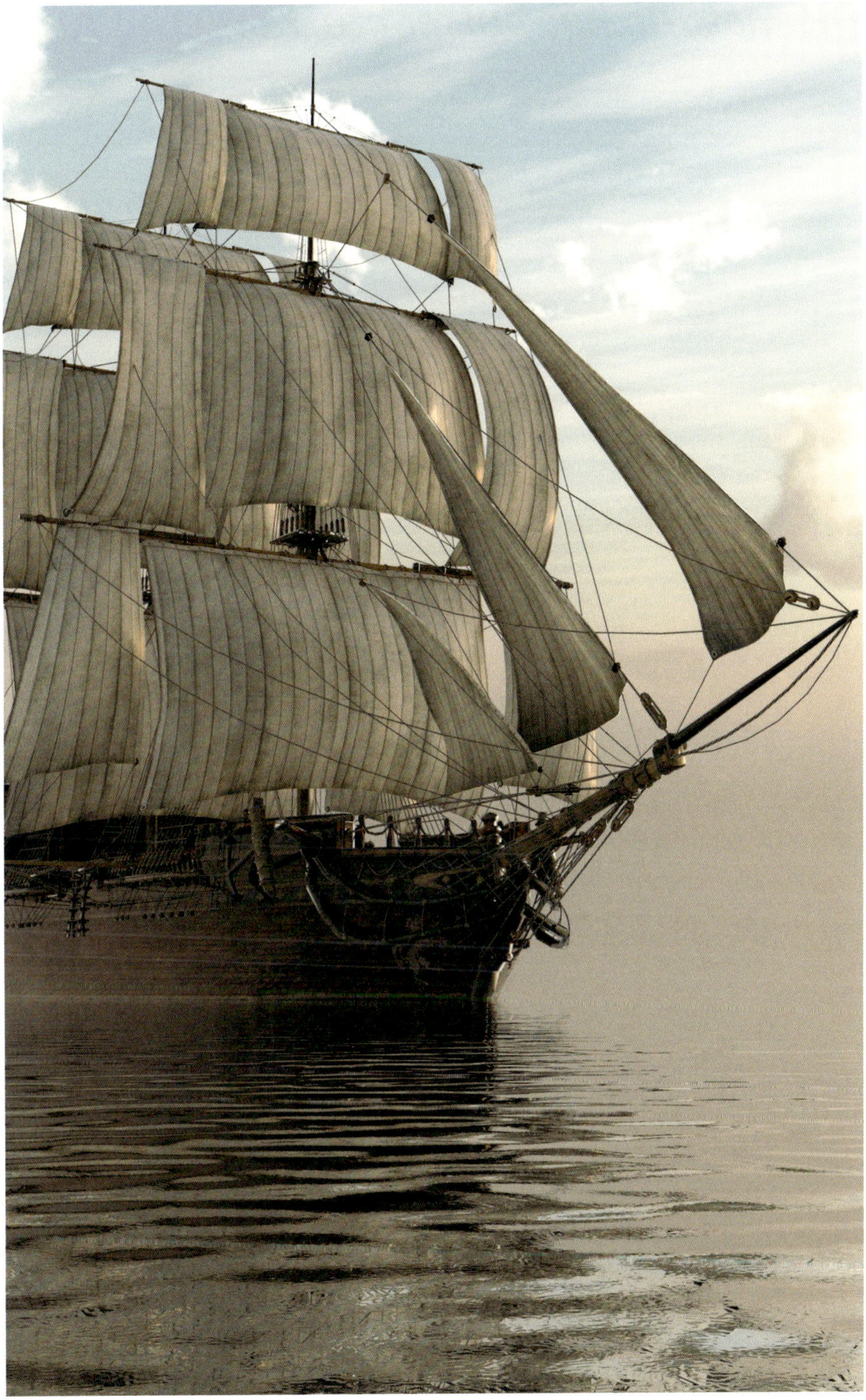

*Takelung eines Segelboots*

# Die natürliche, aufrechte Körperhaltung

Die aufrechte Körperhaltung spielt nicht nur im Alltag, sondern gerade auch beim Durchführen von Übungen eine enorm wichtige Rolle, um eine Fehlbeanspruchung der Strukturen des Körpers zu vermeiden.

## IM ALLTAG DIE WIRBELSÄULE STÜTZEN UND SCHÜTZEN!

Das Hauptmerkmal ist die gleichmäßige Lordose zwischen der mittleren Brustwirbelsäule und dem Kreuzbein. Dieser harmonische Bogen ist die Voraussetzung dafür, dass die Wirbelsäule ihre Tragfunktion optimal erfüllen kann. Eine leichte Lendenlordose, im Volksmund „Hohlkreuz" genannt, ist also natürlich und funktionell.

Die natürliche, aufrechte Körperhaltung erreichen wir, indem man das Becken sanft nach vorne kippt, den Brustkorb hebt, als zeige man eine um den Hals hängende Medaille. Dabei zieht man das Kinn leicht in Richtung Kehlkopf. Der höchste Punkt am Hinterkopf, im Folgenden *Toppunkt* genannt, wird dabei immer wieder nach oben ausgerichtet.

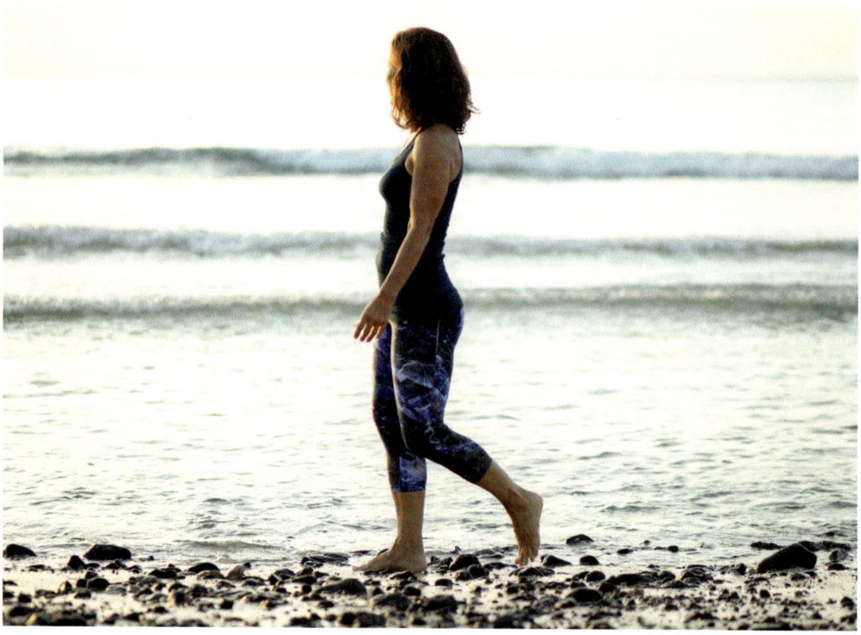

*Die aufrechte Körperhaltung im Alltag*

Die Entlastung im Nacken wird sofort spürbar. Mit der Aufrichtung kann man sich eine aufblühende Sonnenblume in Rumpf und Brustraum vorstellen.

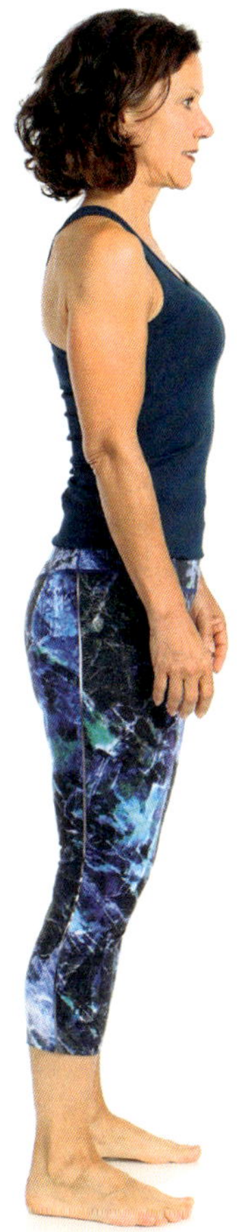

*Die aufrechte Körperhaltung im Stand bei Übungen*

### Hinweis

*Steuern Sie die aufrechte Körperhaltung im Alltag bewusst entspannt immer wieder an!*

# Die aufrechte Sitzhaltung

In den vergangenen Jahren haben wir uns als Homo sapiens immer mehr zum Homo sedens, zum sitzenden Menschen, entwickelt. Nicht nur, dass die meisten Menschen im Beruf sitzen, viele verbringen auch ihre Freizeit sitzend auf der Couch, vor dem Computer, im Schnellrestaurant, im Auto. Leider wird gleichzeitig die „krumme Haltung" zur Volkskrankheit.

Das Leitbild für die ideale Sitzhaltung ist die physiologische Wirbelsäulenkrümmung mit der charakteristischen doppelten S-Form. Sie ist immer verbunden mit der Aufrichtung des Brustkorbs und des Schultergürtels sowie mit der Streckung der Halswirbelsäule. Gleichzeitig kommt es zu einer leichten Beckenkippung.

Zur bewussten Korrektur und zur Kontrolle der Sitzhaltung wurde von Brügger ein Zahnradmodell entwickelt. Es vergleicht die Körperabschnitte Becken-Brustkorb-Kopf mit drei Zahnrädern, die ineinandergreifen und sich in ihren Bewegungen gegenseitig beeinflussen. Das Zahnradmodell schlägt die Aufrichtaktionen für eine gute Haltung wie folgt vor:

- leichte Beckenkippung,
- Brustkorbhebung sowie
- Halswirbelsäulenstreckung.

### Hinweis

*Steuern Sie die aufrechte Sitzhaltung im Alltag immer wieder an!*

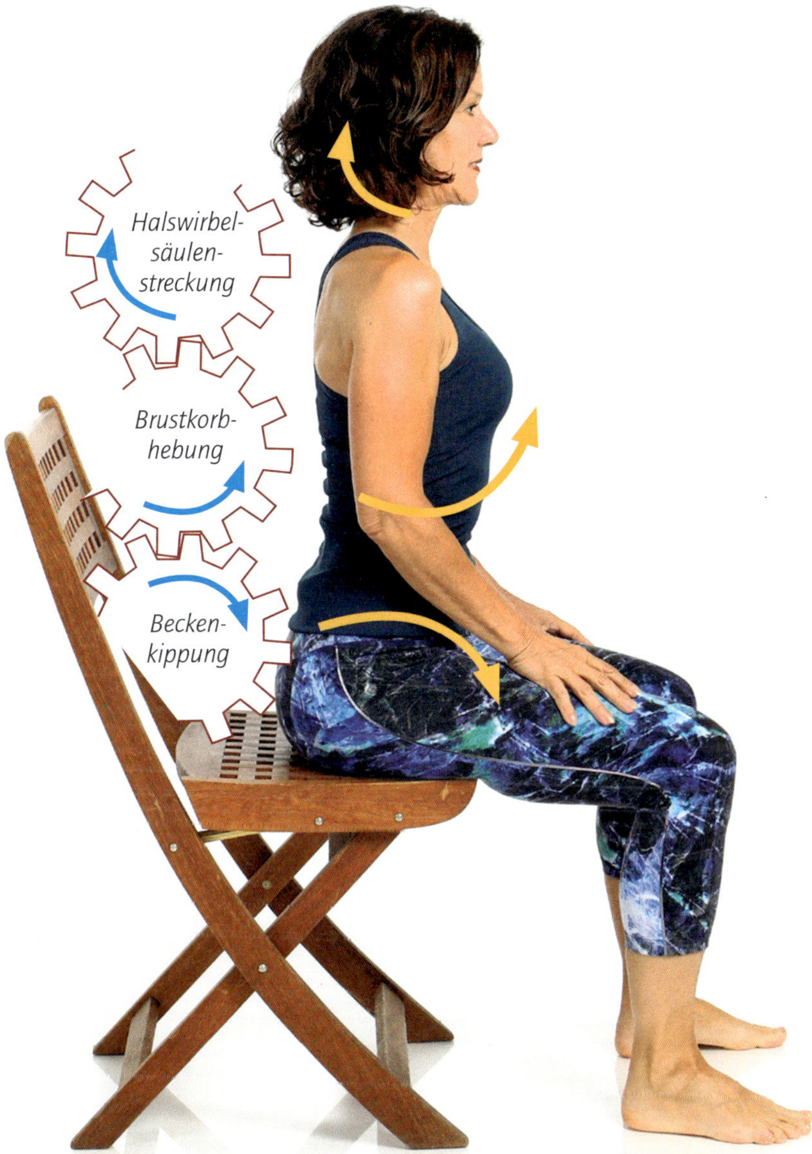


*Zahnradmodell, modifiziert nach Brügger (1990)*

# Dynamisches Sitzen

Die Sitzhaltung sollte ständig in Bewegung sein. Länger dauernde, monotone Haltearbeit führt zu lokalen Stoffwechselstörungen, die wiederum zu Ermüdungserscheinungen und schließlich zu Schmerzen führen. Neben der motorischen Ermüdung kommt es auch zur psychischen Ermüdung.

## TIPP

**Langes Sitzen alle 30 Minuten immer wieder unterbrechen mit Stehen, Gehen und sich bewegen. Siehe *Fit im Büro*, S. 208ff.**

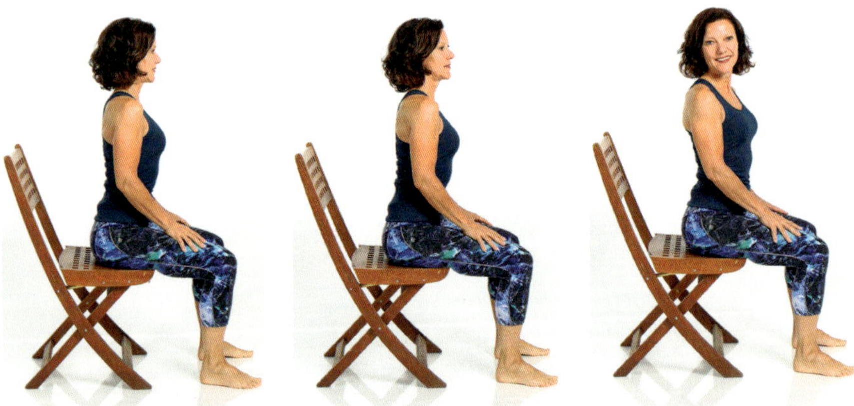

*Die aufrechte Sitzhaltung*

---

DIE BESTE SITZPOSITION IST DIE NÄCHSTE!

---

# Sitzalternativen

**TIPP**

**Der beste Stuhl: der große Gymnastikball und das Ballkissen.**

Zu Hause und in der Freizeit ist der beste Stuhl der *Sitzball*. Der Vorteil besteht darin, dass die Bewegung und vor allem das Wegrollen (Achtung beim Aufstehen und Wiederhinsetzen) des Balls eine ständige Reaktion des Körpers erfordert, um das Gleichgewicht und die aufrechte Sitzposition zu halten. Dadurch kommt es nicht zur Überlastung einzelner Strukturen.

Gleichzeitig ist Sitzen auf einem Gymnastikball ein effektives Mittel, um im Alltag die Rückenmuskulatur zu stärken. Bitte bedenken Sie, dass der Ball beim Aufstehen wegrollt. Achten Sie beim Hinsetzen immer darauf, dass Sie den Ball mit den Händen kurz fixieren.

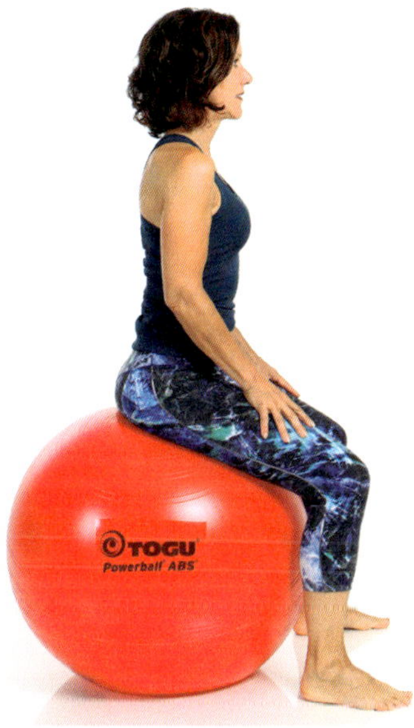


*Dynamisches Sitzen auf dem Gymnastikball*

Eine platzsparende und sichere Alternative für das Büro ist das Ballkissen. Es hat den Vorteil, dass es beim Aufstehen nicht wegrollt.

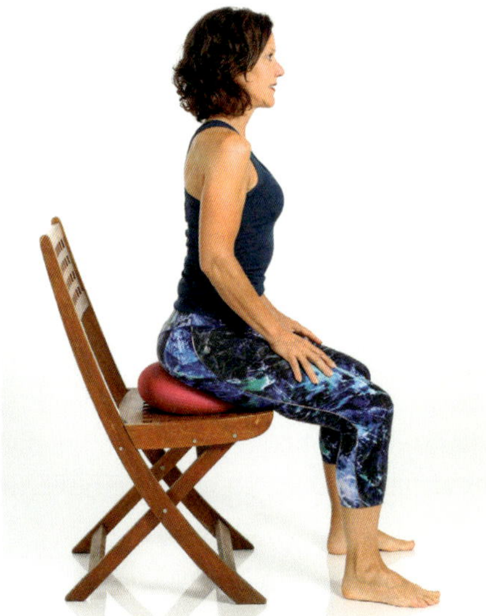

*Sitzen auf dem Dynair Ballkissen*

Eine weitere Alternative ist das Sitzen auf einem luftgefüllten Sitzkeil. Die schräg abfallende Sitzfläche erleichtert die sanfte, natürliche Beckenkippung. Ein aufrechtes und leicht dynamisches Sitzen wird zusätzlich unterstützt.

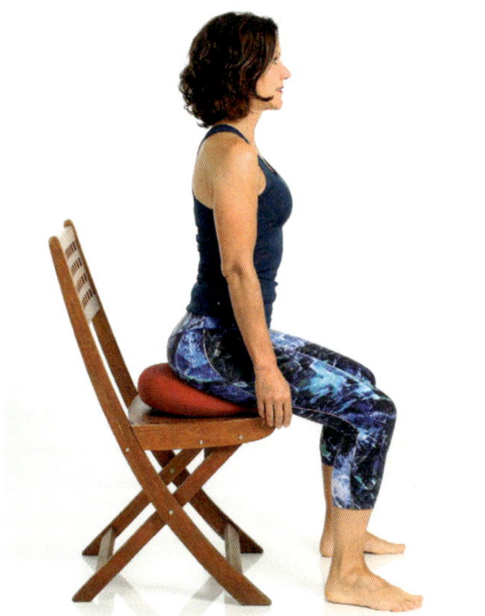

*Sitzen auf dem Sitzkeil*

Eine weitere Sitzempfehlung ist das Sitzen auf einem einfachen Holzstuhl oder einem spartanischen Bürostuhl. Da es generell „unbequemer" ist, wird man unbewusst seine Haltung ständig ändern und automatisch öfters aufstehen. Die Dynamik beim Sitzen ist also vorprogrammiert.

Setzen Sie sich zwischendurch immer mal wieder „verkehrtherum" auf den Holzstuhl und legen Sie Ihre Arme auf der Lehne ab. Sie werden die wohltuende Entlastung sofort spüren und genießen.

# 2 Die Mini-Workouts

## Das Prinzip 5 + 2

Die einzelnen Mini-Workouts sind so aufgebaut, dass mit den täglichen fünf Übungen alle Muskelgruppen harmonisch trainiert werden. Kraft, Kraftausdauer, Koordination und Beweglichkeit werden verbessert. Gleichzeitig wird die aufrechte Körperhaltung aufgebaut und stabilisiert.

Die effektivsten Übungen zum Training der Dehnfähigkeit und Beweglichkeit, aus denen Sie zwei Übungen im Anschluss an das Mini-Workout auswählen, werden in einem eigenen Kapitel gezeigt und erklärt. Nach dem *Prinzip 5 + 2* können Sie sich Ihre Trainingssequenz individuell zusammenstellen.

### Prinzip 5 + 2

*Das* Prinzip 5 + 2 *bedeutet, dass man ein komplettes Mini-Workout mit fünf Übungen und anschließend zwei einzelne Übungen aus dem Bereich Dehnen und Beweglichkeit auswählt.*

Die Übungen können nicht nur als Workout in Sportkleidung durchgeführt werden. Viele der Übungen können direkt in den Alltag integriert werden, je nachdem, an welchen Örtlichkeiten man sich gerade befindet und mit welchen Alltagsaktivitäten man sie gerade verbinden kann.

Aktivieren Sie z. B. beim Kochen immer wieder Ihren „Krafthaushalt", nutzen Sie die Höhe Ihrer Arbeitsfläche für Liegestütze, befüllen Sie die Waschmaschine, während Sie die Kniebeuge üben, putzen Sie die Zähne, auf einem Bein balancierend. Oder dehnen Sie sich mehrmals für einige Sekunden mit der „Türrahmendehnung", um nur einige Beispiele zu nennen.

Im Laufe des Tages kann man die Übungen und deren Wiederholungszahl auch „sammeln". Dabei immer einen Durchgang komplett üben, d. h., die 8-10-15-20 Wiederholungen fließend durchführen und nicht weiter zerstückeln, damit ein Trainingsreiz spürbar wird. So können Sie zum Beispiel in Ihrem Tagesablauf in 2-3 Zeitfenstern je 8-10-15-20 Liegestütze durchführen und bis zum Abend insgesamt 24-30-45-60 Liegestütze sammeln.

LASSE DAS TÄGLICHE LEBEN GYMNASTIK SEIN!

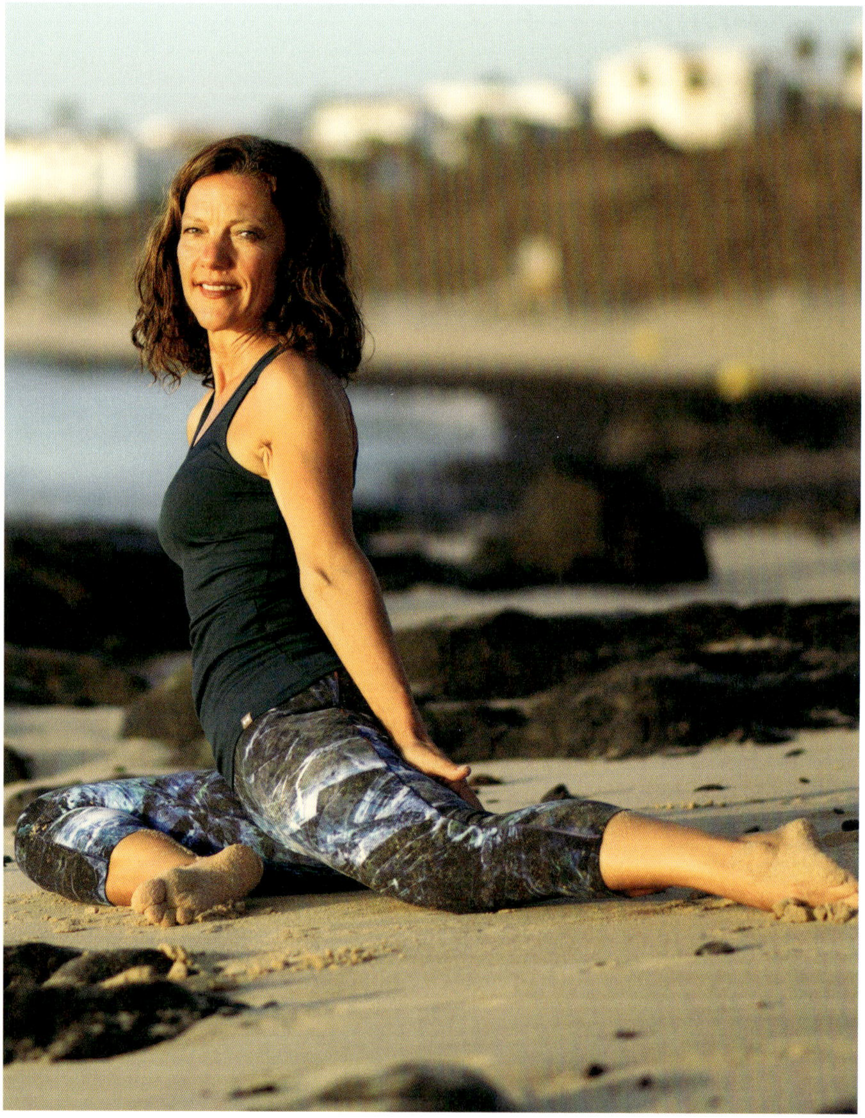

# Wirkung der Workouts

- Verbesserung der Kraft, Kraftausdauer, Beweglichkeit, Koordination.
- Verbesserung der Stabilität, Flexibilität, Elastizität.
- Verbesserung der Propriozeption, d. h. der Wahrnehmung von Bewegung und Lage des Körpers im Raum.
- Vergrößerung der Bewegungsamplitude in den Gelenken.
- Dynamische Stabilisierung der Wirbelsäule.
- Haltungsaufbau in die Aufrichtung.
- Das Training längt und stärkt die Muskeln, besonders in den Beinen und in der Rumpfmuskulatur.
- Verletzungsprophylaxe für Alltag, Freizeit und Sportaktivitäten.
- Verringerung von allgemeinen Schmerzsyndromen bis hin zur Schmerzfreiheit.

## TIPP

**Die vorliegenden Übungsprogramme eignen sich bestens als Grundlagentraining für jede Freizeitsportart, besonders für Läufer, Tennisspieler und Golfer.**

# Allgemeine Grundsätze

Die Übungen dürfen keine Schmerzen bereiten oder verstärken. Handeln Sie nach dem Grundsatz; „Nur was gut tut, ist auch gut!"

**Regelmäßigkeit!** Kurz und regelmäßig ist besser, als zu lang und selten. Ein Mini-Workout, regelmäßig mit Freude durchgeführt erzeugt ein wunderbares Gefühl des Wohlbefindens. Man fühlt sich glücklich. Dadurch entsteht schnell eine intrinsische Motivation.

Motivation aufgrund von zusätzlichen Anreizen von außen bezeichnet man in der Psychologie als *extrinsische* Motivation. Dem gegenüber steht die Motivation aus einer Tätigkeit selbst, die *intrinsische* Motivation. Dies führt dazu, dass man automatisch „am Ball bleibt". Was gut tut und nicht lange dauert, macht man gerne und immer wieder.

**Qualität vor Quantität!** Generell ist die Qualität der Bewegungsausführung wichtiger als die Quantität. Sobald man spürt, dass eine Wiederholung nicht mehr korrekt ausgeführt werden kann, unbedingt eine Pause einlegen.

**Das „Krafthaus":** Folgende Hauptmuskeln bilden unseren Körperkern: die queren Bauchmuskeln, die inneren sowie äußeren schrägen Bauchmuskeln, der gerade Bauchmuskel, der Iliopsoas (Lenden-Darmbein-Muskel), die autochthonen Rückenmuskeln (Mm. multifidii), die paraspinalen Muskeln, die Beckenbodenmuskeln und der große und mittlere Gesäßmuskel. Die Körperstabilität ist abhängig von der Kraft und Anspannungsfähigkeit dieser Hauptmuskeln.
Im Trainingsprogramm werden diese als *Krafthaus* bezeichnet.

**Wahrnehmung und Vorstellungskraft:** Um das Krafthaus zu aktivieren, stellen Sie sich vor, dass die Sitzbeinhöcker mit einem Gummiband verbunden sind. Spannen Sie die äußere Beckenbodenmuskulatur an, als wollten Sie die Sitzbeinhöcker über dieses Gummiband zusammenziehen.

Die tief liegende Beckenbodenmuskulatur anspannen, so, als würde diese „Aufzug fahren". Den Bauchnabel sanft nach innen ziehen. Das Becken richtet sich dadurch automatisch ein wenig auf. Die Wirbelsäule gleichmäßig in einer zarten „Hohlkreuzhaltung" von unten nach oben stabilisieren. Den Brustkorb heben, als zeige man eine um den Hals hängende Medaille. In der Ausgangsposition immer zuerst das Krafthaus aktivieren, bevor man mit der eigentlichen Übungsbewegung startet.

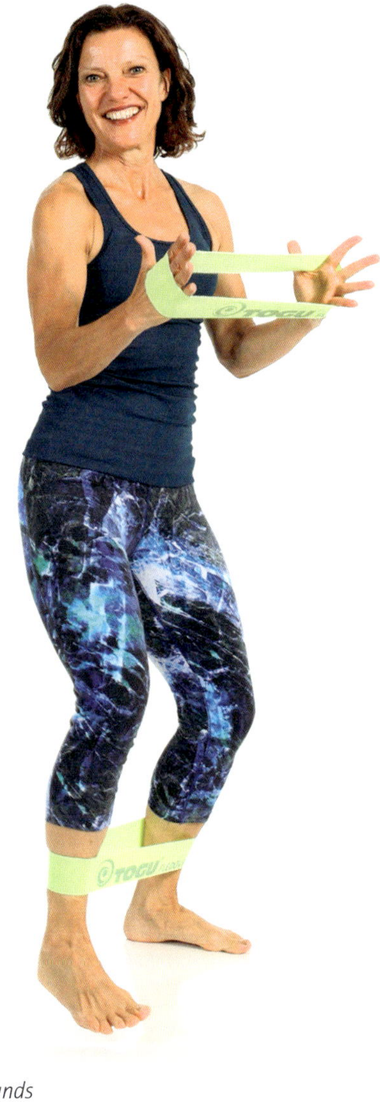

*Warm-up mit zwei Mini-Bands*

**Schulteraußenrotation:** Die Streckung der Finger- und Handgelenke bei gleichzeitiger Außenrotation der Hand-Arm-Schulter-Kette. Die Außendreher der Schulter, der Musculus infraspinatus (Untergrätenmuskel) und Musculus teres minor (kleiner Rundmuskel), ziehen gemeinsam flächendeckend von den Schulterblättern bis zum Oberarmkopf, wo sie mit ihren Sehnen ansetzen. Sie sind Teil der sogenannten *Rotatorenmanschette* der Schulter, stabilisieren das Schultergelenk und arbeiten am Rumpf extensorisch, also in die Streckung, sprich Aufrichtung.

**Wahrnehmung und Vorstellungskraft:** Die Hände über die Arme bis zum Oberarmkopf außenrotiert heben nach dem Motto: „Daumen hoch, alles okay". Bei vielen Übungen die Arme so weit heben, als wollte man ein Tablett auf den Handflächen balancieren. Die Hände sanft gespreizt über die Arme und Schultergelenke leicht nach außen aufdrehen (Schulteraußenrotation). Die Schulterblätter locker nach unten „sinken" lassen, als wollte man sie hinten in die eigenen Hosentaschen stecken.

**Der Toppunkt:** Der Toppunkt ist der höchste Punkt am Hinterkopf und wird immer wieder bewusst nach oben gespannt. Dadurch kommt die Halswirbelsäule in eine harmonische Streckung, die sofort als Entlastung im Nacken spürbar wird.

**Wahrnehmung und Vorstellungskraft:** Der Kopf schwebt in Verlängerung der Wirbelsäule.

**Warm-up:** Vor jedem Mini-Workout ist ein kurzes Aufwärmen zur sanften Aktivierung des Stoffwechsels und zur Mobilisation der Gelenke zu empfehlen, aber nicht zwingend notwendig. Die Gestaltung kann sehr individuell je nach Vorlieben vorgenommen werden. Es eignen sich: Joggen/flottes Gehen auf der Stelle, federndes Hüpfen, Gehen mit dem Mini-Band, Springen oder Gehen auf dem Minitrampolin, sich tänzerisch zur Lieblingsmusik bewegen, um nur einige Möglichkeiten zu nennen. Dabei Arme und Beine einsetzen.

Es besteht aber auch die Möglichkeit, sehr sanft und ruhig direkt in das Mini-Workout einzusteigen, um dann mit der Zeit innerhalb der Trainingseinheit die Intensität und Bewegungsamplitude (Bewegungsweite) der Übungen allmählich zu steigern.

# Didaktische Tipps

**Morgenroutine:** Für viele Menschen hat sich der frühe Morgen als optimaler Trainingszeitpunkt herausgestellt. Mit einem Mini-Workout in den Tag zu starten, ist ein wunderbares Gefühl. Aber auch die Mittagspause oder der Feierabend sind bestens dafür geeignet. Finden Sie Ihre persönliche Routine und den besten Zeitpunkt in Ihrem Tagesablauf heraus. Planen Sie 15 Minuten täglich ein.

**Wechsel der Mini-Workouts:** Generell kann mit ein und demselben Mini-Workout über einen längeren Zeitraum täglich trainiert werden. Spätestens nach 4-6 Wochen empfehle ich, zu wechseln. Die Intensität steigt mit der Nummerierung der Workouts an.

**Wiederholungszahl:** In meiner Sportpraxis liegt die Wiederholungszahl meist zwischen 8-10-15-20 Wiederholungen. Dies bedeutet, dass jeder seine individuelle Wiederholungszahl auswählt. Die zu trainierenden Muskeln sollten nach dem Training spürbar ermüdet sein. Eine korrekte Bewegungsausführung sollte auf jeden Fall bis zum Schluss möglich sein.

**Zeitintervall:** Anstatt Wiederholungen zu zählen, kann man auch in Zeitintervallen trainieren. Anfänger: 30 Sekunden/30 Sekunden Pause, Fortgeschrittene: 45 Sekunden/15 Sekunden Pause.

Die Intensität, sprich Wiederholungszahl oder Zeitintervall, langsam steigern. Überanstrengungen vermeiden.

**Sätze:** In 1-2 Durchgängen (Sätzen) üben. Dabei ist es möglich, jede Übung direkt in 1-2 Durchgängen mit kurzen Pausen (10-30 Sekunden) durchzuführen. Oder man trainiert alle Übungen mit kurzen Pausen von 10-30 Sekunden dazwischen hintereinander in einem Durchgang, macht nach dem kompletten Durchgang eine Pause von 1-2 Minuten und startet dann erneut in den nächsten kompletten Durchgang.

**Seitenwechsel:** Werden beide Körperseiten im direkten Wechsel trainiert, immer nur die Wiederholungszahl rechts zählen. Ansonsten erst mit der einen Seite den Durchgang üben und dann mit der anderen Seite.

**Tempo:** Das Tempo anfänglich langsam und ruhig und dann unter Berücksichtigung der optimalen Bewegungsausführung zügig wählen.

**Atmung:** Im Einklang mit der Atmung trainieren, d. h. im individuellen Atemrhythmus. Bei der größeren Kraftanstrengung ausatmen, bei der geringeren Belastung einatmen. Werden die Übungen in einem zügigen Tempo durchgeführt, den Atem unabhängig von diesem Tempo gleichmäßig und ruhig weiterfließen lassen. Ein Anhalten der Atmung bzw. Pressatmung ist stets zu vermeiden.

**Variation:** Die Variation ist eine Bewegungsausführung zur Erleichterung (leichter).

**Variante:** Die Variante ist eine Bewegungsausführung zur Steigerung (schwerer).

**AA:** Abkürzung für Ausatmung.

**EA:** Abkürzung für Einatmung.

Das Training an die Tagesform anpassen.

Alle Übungen immer fließend und achtsam ausführen. Die Signale des Körpers wahrnehmen.

Die individuelle Bewegungsgrenze in den Gelenken ertasten. Falls vorhanden, unterhalb einer Schmerzgrenze bleiben.

Besondere Konzentration erfordern alle Balanceübungen, da sie auch die Reflexe schulen.

Mit Musik geht alles besser! Die Übungen machen noch mehr Spaß, wenn Sie Ihre Lieblingsmusik abspielen lassen.

Lächeln. Mit einem Lächeln verzaubert man nicht nur andere, sondern auch sich selbst. Und man kann generell mehr Kraft entwickeln.

Die Übungen als aufbauend und stärkend empfinden.

*Hinweis*

*Übungen, die nicht auf Anhieb so gut funktionieren, sind wichtige Übungen!*

# Die Ausgangspositionen

Die Ausgangspositionen sind wichtige Startpositionen für die Übungen. Angewandt im täglichen Leben, sind sie sehr hilfreich, um gerade die Alltagsaktivitäten rücken- und gelenkschonend zu gestalten. Gleichzeitig bilden sie die Grundlage für mehr Stabilität.

In allen Ausgangspositionen ist die Stellung der Beine für die Belastung der Hüft-, Knie- und Fußgelenke von großer Bedeutung. Für die optimale Belastung der leicht gebeugten Knie- und Fußgelenke müssen die Oberschenkel-, Unterschenkel- und Fußlängsachsen auf einer verbindenden Linie liegen.

**Achtung:** Nur ein leicht gebeugtes Knie kann im Stand optimal stabilisiert werden. Das gestreckte, vielleicht sogar überstreckte Knie bei gleichzeitiger Belastung ist anfällig für Verletzungen.

**Achtung:** Eine generelle Abweichung der Füße nach innen oder außen führt zu einer Fehlbelastung der Hüft-, Knie- und Fußgelenke. Dies hat auch eine besondere Bedeutung im Alltag. Schützen Sie Ihre Gelenke speziell auch im Alltag vor Fehlbelastung.

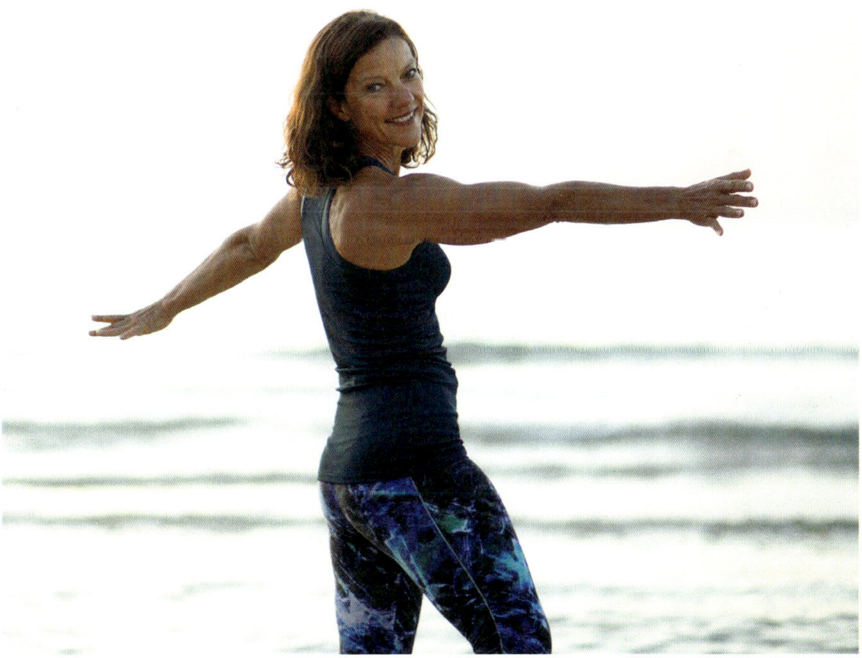

# Ausgangsposition und Körperwahrnehmung

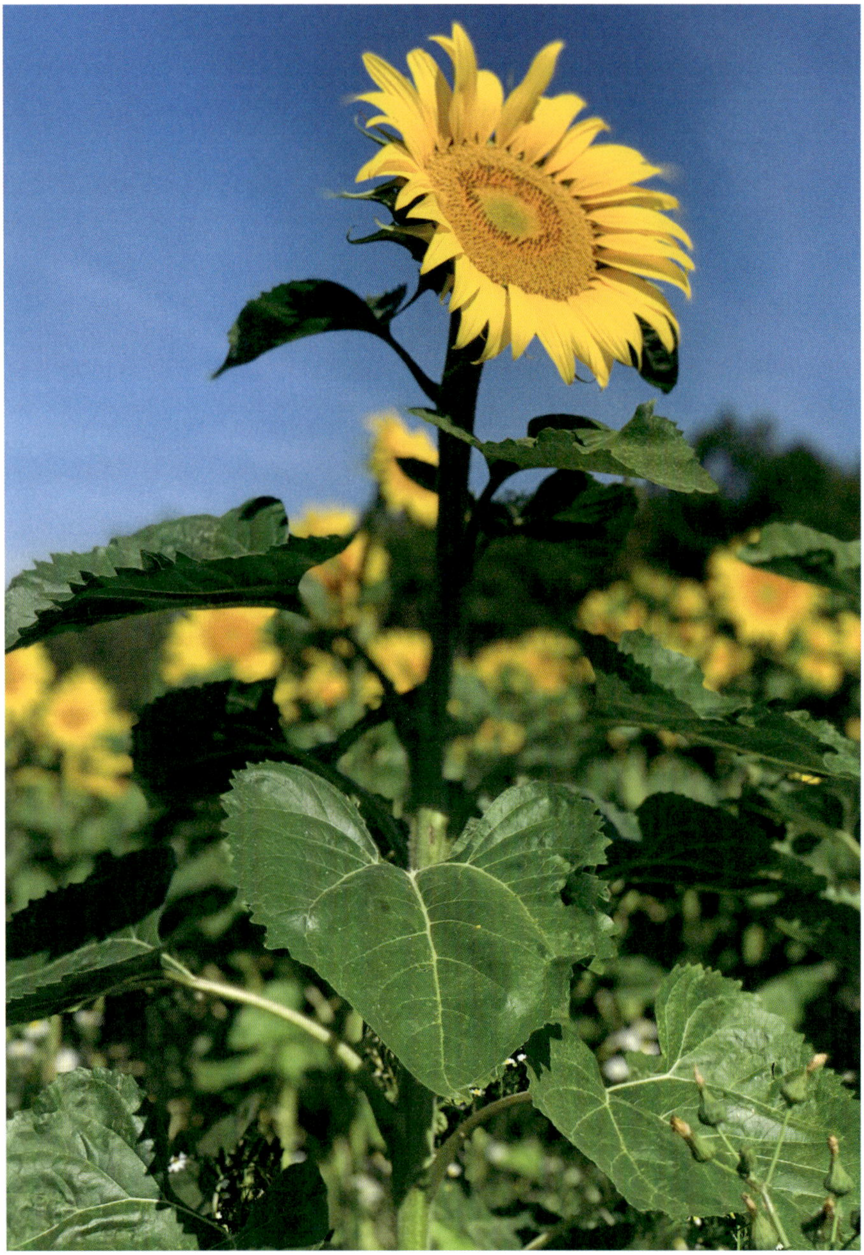

**Stellen Sie sich folgende Bilder im Stand vor:**

- **Wahrnehmung:** Die Füße sind wie die Wurzeln einer Sonnenblume.

  Hüftschmal stehen. Die Fußspitzen sind nach vorne ausgerichtet, nur minimal geöffnet. Die Großzehenballen und die Außenkanten der Fersen zum Boden spannen, als sauge man etwas vom Boden auf. Das Sprunggelenk aktiv in die Streckung spannen.

- **Wahrnehmung:** Die Beine/Knie als stabilisierender Stiel wahrnehmen. Die Knie leicht beugen in Richtung mittlere Zehen und sie gleichzeitig nach außen spannen.

- **Wahrnehmung:** Stellen Sie sich die beiden Beckenschaufeln (eine rechte und eine linke) schüsselartig wie zwei sich gegenüberliegende Blätter der Sonnenblume vor. Gleichzeitig die Sitzbeinhöcker zueinander ziehen (äußere Beckenbodenmuskulatur), mit der tiefen Beckenbodenmuskulatur „Aufzug fahren". Das Becken leicht aufrichten, um die Wirbelsäule gleichmäßig in einer zarten „Hohlkreuzhaltung" von unten nach oben aufzuspannen und zu stabilisieren.

  Das Krafthaus zu aktivieren, bedeutet, den Bauchnabel sanft nach innen oben zu ziehen.

- **Bild:** Den Brustkorb heben, die Brustwirbelsäule strecken, als zeige man eine um den Hals hängende Medaille. Den Brustkorb heben und die Hände etwas gespreizt mit den Armen und den Schultergelenken leicht nach außen aufdrehen (Außenrotation in der Schulter).

- **Wahrnehmung:** Hände, Arme zur Seite öffnen wie die Blätter am Stiel der Blume. Als Übung die Arme sogar so weit öffnen, als trage man auf den Händen neben dem Kopf ein Tablett.

- **Bild:** Den Brustkorb in Verbindung mit dem Kopf als große Blüte einer Sonnenblume wahrnehmen. Den Toppunkt nach oben spannen. Es entsteht das Gefühl, als würde der Nacken lang.

- **Wahrnehmung:** Der Kopf schwebt entspannt in Verlängerung der Wirbelsäule.

- Die Übungen fließend fühlen. Die Bewegungsweite in der Vorstellungskraft „mit dem Erblühen der Sonnenblume" erspüren, optimieren.

- Ein inneres Lächeln erstrahlen lassen.

- Die entstehende, positive Energie „auftanken".

# Übungen zu den Ausgangspositionen

## Übung 1: Der stabile Stand

### DIE STABILISIERTE GRUNDHALTUNG IM STEHEN

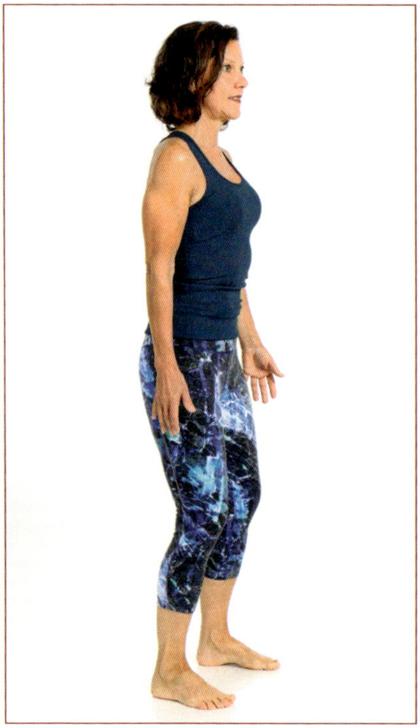

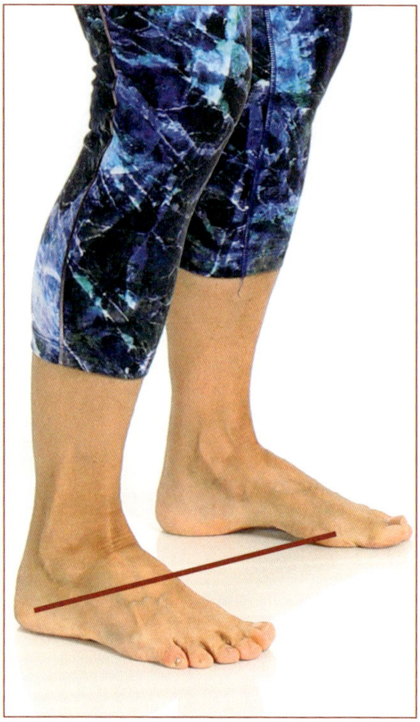

**Ausgangsposition:** Hüftschmal stehen – die Fußspitzen sind nach vorne ausgerichtet, nur minimal geöffnet. Die Großzehenballen und die Außenkanten der Fersen zum Boden spannen, als sauge man etwas vom Boden auf. Die Fußgelenke in die Streckung spannen. Die Knie leicht beugen in Richtung mittlere Zehen und sie gleichzeitig nach außen spannen. Die Knie befinden sich über den Fersen. Fuß und Fußmuskulatur werden diagonal aktiviert, das Fußgewölbe hebt sich. Die Fußmuskulatur wird gekräftigt, die Knie werden stabilisiert.

Das Krafthaus zu aktivieren, bedeutet, den Bauchnabel sanft nach innen zu ziehen. Gleichzeitig die Sitzbeinhöcker zueinander ziehen, mit der Beckenbodenmuskulatur „Aufzug fahren". Das Becken leicht aufrichten, um die Wirbelsäule gleichmäßig in einer zarten „Hohlkreuzhaltung" von unten nach oben aufzuspannen und zu stabilisieren. Den Brustkorb heben, als zeige man eine um den Hals hängende Medaille. Hände, Arme und Schultern leicht nach außen aufdrehen. Die Schulterblätter flächig nach unten spannen, als würde man sie hinten in die Hosentasche stecken. Den Toppunkt nach oben spannen. Es entsteht das Gefühl, als würde der Nacken lang. Den Atem fließen lassen.

**Übungsbeschreibung:** Übung zur Körperwahrnehmung: Schließen Sie die Augen, lassen Sie den Atem ruhig und gleichmäßig bis in den Bauchraum fließen und nehmen Sie dabei aufmerksam und bewusst die Haltung „stabiler Stand" wahr. Optimieren Sie die Haltung mit der Zeit in der Aufrichtung und lassen Sie mit der Atmung punktuell, da, wo Sie zu viel Spannung spüren, diese bewusst rausfließen. Aktivieren Sie aufmerksam Ihr Krafthaus.

Spannen Sie die äußere Beckenbodenmuskulatur weich an, als wollten Sie die Sitzbeinhöcker über dieses Gummiband zusammenziehen. Die tief liegende Beckenbodenmuskulatur anspannen, so, als würde diese „Aufzug fahren". Den Bauchnabel sanft nach innen ziehen.

## Übung 2: Die stabile Schrittstellung

### DIE STABILE SCHRITTSTELLUNG

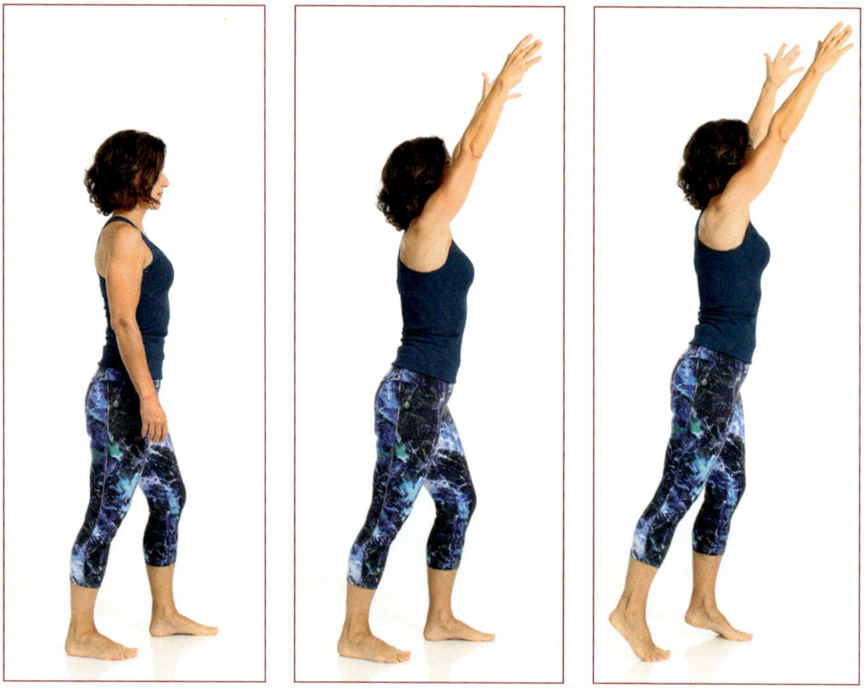

**Ausgangsposition:** Hüftschmal in die Schrittstellung gehen. Vom vorderen Fuß den Großzehenballen und die Außenkante der Ferse gleichzeitig zum Boden spannen. Das Krafthaus aktivieren und den Brustkorb heben. Den Toppunkt nach oben spannen. Die Arme können sich frei bewegen bis nach oben in die stabile Schritt-Streck-Haltung.

**Übungsbeschreibung:** Übung zur Körperwahrnehmung: Schließen Sie die Augen, lassen Sie Ihren Atem fließen und nehmen Sie die stabile Schrittstellung wahr, bauen Sie ein stabiles Gefühl über die Schrittstellung auf und strecken Sie dann Ihre Arme nach vorne oben, als wollten Sie etwas aus dem Schrank holen.

Öffnen Sie wieder die Augen. Lenken Sie Ihre Aufmerksamkeit auf das Krafthaus und ziehen Sie den Bauchnabel sanft nach innen. Nehmen Sie diese Position bewusst wahr und optimieren Sie diese, bevor Sie die Arme entspannt nach unten führen.

## Übung 3: Die stabile Rückenlage

### DIE STABILISIERTE RÜCKENLAGE

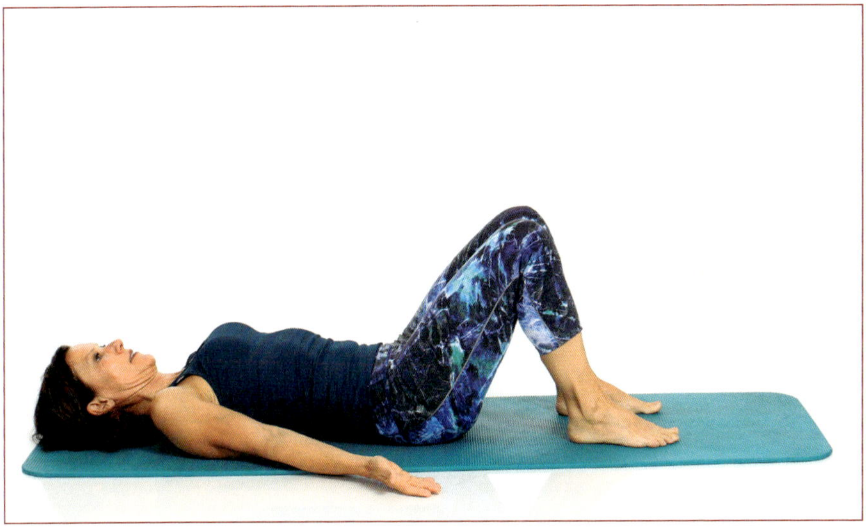

**Ausgangsposition:** Hüftschmal die Beine aufstellen und das Krafthaus aktivieren: Die Sitzbeinhöcker zusammenziehen, mit der Beckenbodenmuskulatur „Aufzug fahren" und den Bauchnabel sanft nach innen oben ziehen. Den Atem fließen lassen. Die Schulterblätter flächig sanft auf die Unterlage spannen. Den Toppunkt nach oben ausrichten und das Kinn sanft in Richtung Kehlkopf ziehen.

**Übungsbeschreibung:** Übung zur Körperwahrnehmung: Stellen Sie sich unter Ihrem Becken eine Uhr, „Beckenuhr", mit den Ziffern 12 und 6 vor. Die Lendenwirbelsäule liegt dabei auf 12 Uhr und das Steißbein auf 6 Uhr. Kippen Sie Ihr Becken abwechselnd auf die 6 und dann richten Sie es auf, auf die 12.

Das Becken kippen und aufrichten wie ein leichtes Hin- und Herrollen. Spüren Sie, in welcher Beckenposition die Druckbelastung im Bereich Lendenwirbelsäule gering ist.

Diese Position schließlich stabilisieren. Nun stellen Sie sich noch vor, dass die Sitzbeinhöcker mit einem Gummiband verbunden sind. Spannen Sie die äußere Beckenbodenmuskulatur an, als wollten Sie die Sitzbeinhöcker zusammenziehen. Den Atem fließen lassen.

## Übung 4: Die stabilisierte Seitenlage

### DIE AKTIV STABILISIERTE SEITENLAGE

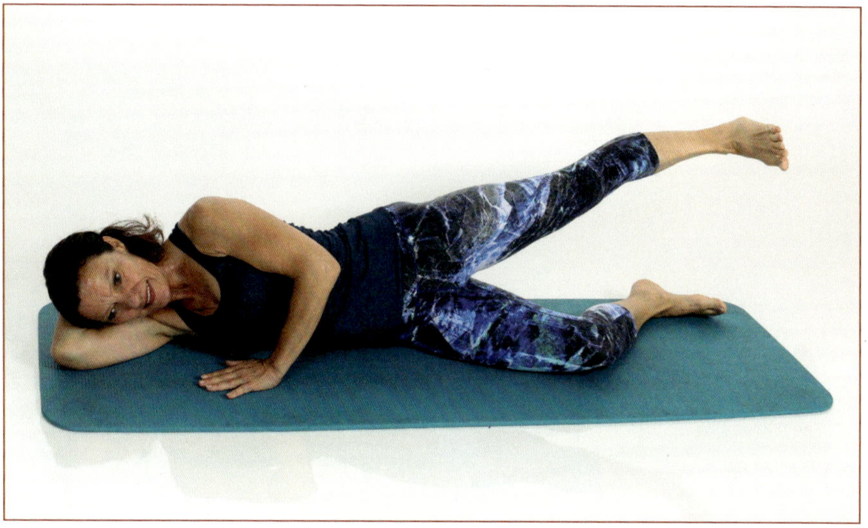

**Ausgangsposition:** Der Körper liegt in der Seitenlage. Nach der korrekten Ausrichtung entlang der Mattenkante (Fersen, Gesäß, Schultern auf einer Linie ablegen) auch das obere gestreckte Bein beugen und ablegen. Das Krafthaus aktivieren und den Toppunkt nach oben ausrichten.

**Übungsbeschreibung:** Übung zur Körperwahrnehmung: Den Atem fließen lassen. Das Becken spielerisch kippen und aufrichten, d. h. einige Male nach vorne und nach hinten bewegen. Dies lockert den Beckenbereich. Entwickeln Sie ein Körpergefühl in der Seitenlage.

Stabilisieren Sie abschließend die optimale, sanft gekippte Beckenposition, indem Sie den Bauchnabel sanft nach innen ziehen, die Beckenbodenmuskulatur bewusst aktivieren. Nehmen Sie diese bewusst wahr.

## Übung 5: Die stabile Bauchlage

### DIE STABILISIERTE BAUCHLAGE

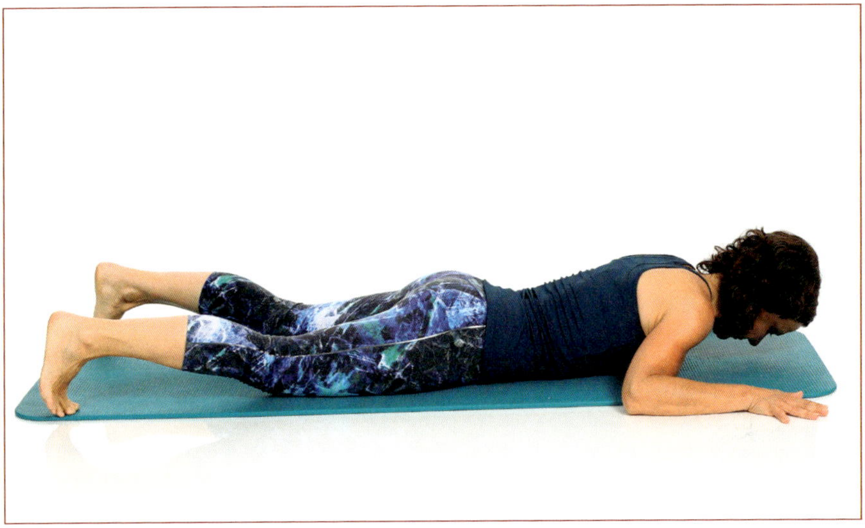

**Ausgangsposition:** Die Fußspitzen aufstellen und die Fersen nach unten rausschieben, sodass nur noch das obere Drittel des Oberschenkels die Matte berührt.

Um das Krafthaus in der Bauchlage zu aktivieren, kann man sich vorstellen, dass unter dem Bauchnabel eine Walnuss liegt. Um sie zu entlasten und nicht zu knacken, den Bauchnabel nach innen oben ziehen. Gleichzeitig die Sitzhöcker zueinander ziehen, mit der Beckenbodenmuskulatur „Aufzug fahren".

**Übungsbeschreibung:** Übung zur Körperwahrnehmung: Den Toppunkt nach vorne oben schieben und das Steißbein nach unten spannen. Auf das gleichmäßige Ein- und Ausatmen achten. Mit der Ausatmung die Bauchlage, wie oben beschrieben, aktiv stabilisieren, mit der Einatmung loslassen. Einige Male wiederholen, bis sich ein Bewusstsein dafür aufbaut.

# Die Basis für effektive Bewegung

In allen Grundpositionen der Übungen und gleichzeitig als Basis für ein gelenk- und wirbelsäulenschonendes Agieren und Arbeiten im Alltag:

- Das Krafthaus aktivieren und dann erst in die Übung oder Alltagsaktivität hineingehen;
- leichte Beckenkippung;
- den Brustkorb heben, d. h., die Medaille zeigen;
- Außenrotation über die Hände bis zum Oberarmkopf;
- den Toppunkt in Verlängerung der Wirbelsäule nach oben spannen;
- zusätzlich im Stand: die Großzehenballen und die Außenkanten der Fersen zum Boden spannen;
- lange, bewusste Ausatmung.

# Workouts mit dem eigenen Körpergewicht

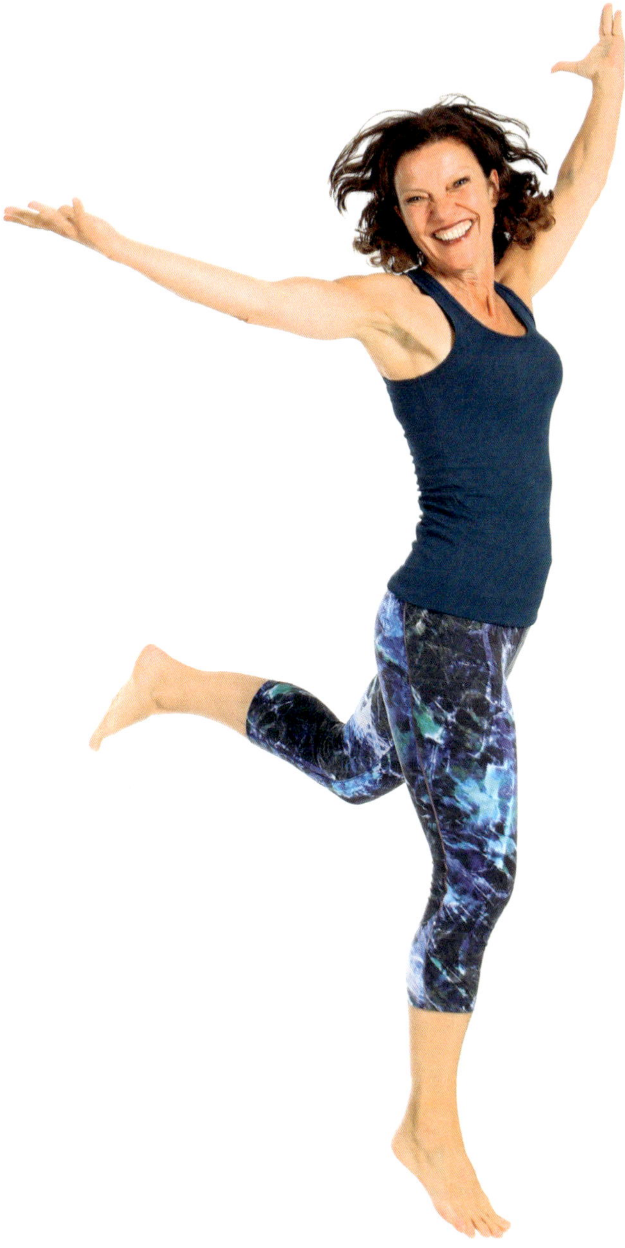

# Workout 1-13

## Workout 1: Stabil und mobil im Stand

**VIDEO WORKOUT 1**

https://download.m-m-sports.com/extras/Einfach_richtig_aelter_werden/Workout_1.mp4

### 1. SCHWINGEN

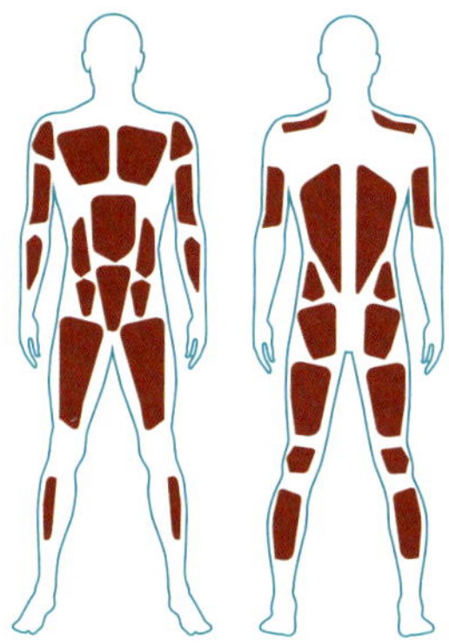

**Beteiligte Muskulatur:** Alle Muskeln. Die Übung fördert die Beweglichkeit (Mobilisation) des Schultergelenks und der Brustwirbelsäule.
**Ausgangsposition:** Grundposition im Stand.
**Übungsbeschreibung:** Im Wechsel rechts/links die Arme hoch-/tiefschwingen. Dabei so weit wie möglich in die Ganzkörperstreckung nach vorne oben schwingen. Die Finger sind gespreizt.
**Variante 1:** Beide Arme schwingen hoch/tief.
**Variante 2:** Beide Arme schwingen hoch/tief und zusätzlich auf die Fußballen gehen.
**Variante 3:** Die Arme mit leichter Oberkörperrotation nach rechts/links schwingen. Den unteren Rücken und die Beine stabilisieren. Den „Bauchnabel stehen lassen".

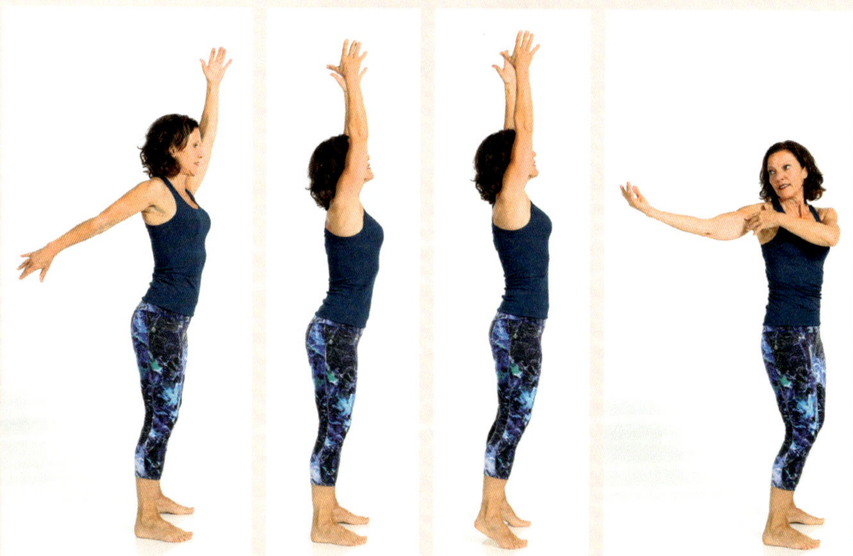

## 2. „PROPELLER – GEFÜHRTES KREISEN"

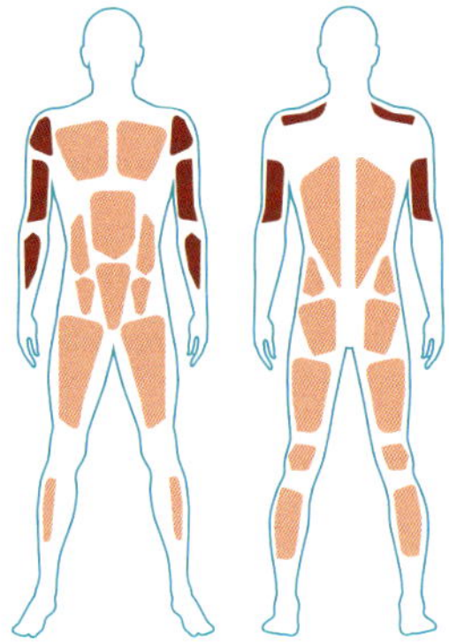

**Beteiligte Muskulatur:** Oberer Rücken und die Arme. Die Übung verbessert die Beweglichkeit (Mobilisation) der Schultergelenke sowie die Propriozeption.
**Übungsbeschreibung:** Beide Arme von vorne nach hinten kreisen – die Handinnenflächen sind immer wieder nach oben geöffnet und gespannt, als wollte man ein Tablett balancieren. Die Ellbogen gestreckt halten.

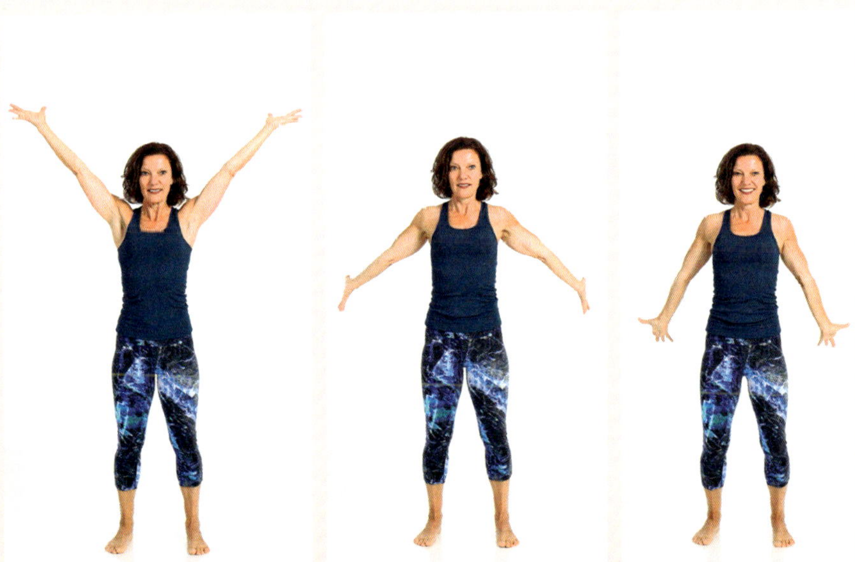

## 3. FLIEGER

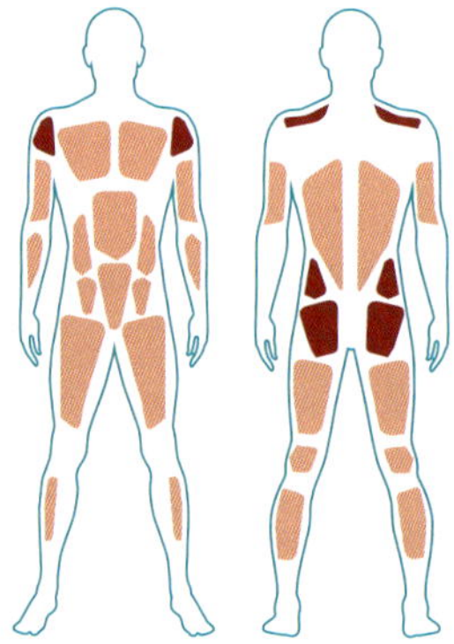

**Beteiligte Muskulatur:** Schultergürtel (vorderer Teil des Deltamuskels – M. deltoideus, pars spinalis), Untergrätenmuskel (M. infraspinatus), kleiner Rundmuskel (M. teres minor). Gesäß und unterer Rücken. Rumpfstabilisation.

**Ausgangsposition:** Stabiler Stand. In der stabilen Ganzkörperhaltung sich im Stand etwas nach hinten absetzen. Einen Arm seitlich neben dem Körper nach schräg unten halten, den anderen Arm nach schräg oben am Kopf vorbei ausrichten. Die Daumen zeigen nach oben und nach unten. Die Finger sind gespreizt. Die Schulterblätter flächig sanft nach hinten unten ziehen, als versuche man, die Schulterblätter „in die Hosentaschen" zu stecken. Einen langen Nacken machen.

**Übungsbeschreibung:** Abwechselnd einen Arm nach oben am Ohr vorbei in die Streckung bewegen, als zöge man ein straffes Gummiband. Gleichzeitig die Daumen und die Arme nach hinten aufdrehen in die Außenrotation. Den Gegenarm schräg nach unten bewegen. Die Bewegung in die Streckung betonen – im Einklang mit der Atmung.

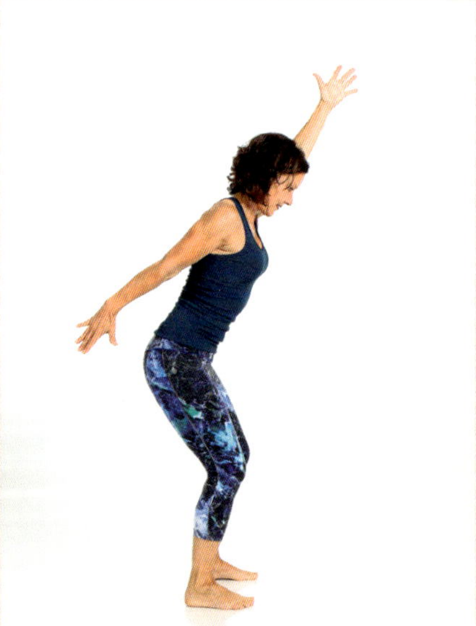

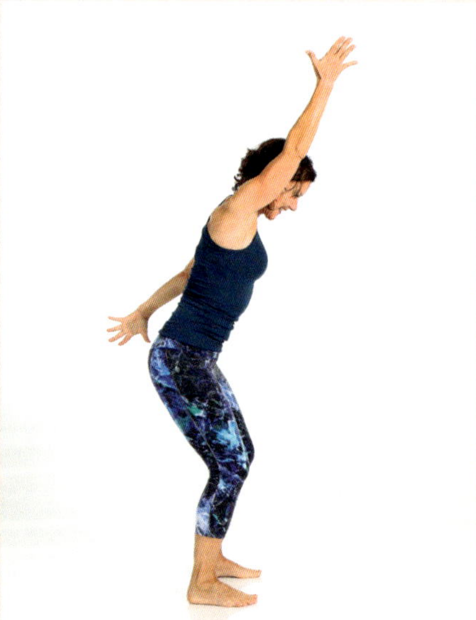

## 4. FLAMINGO – AUF EINEM BEIN

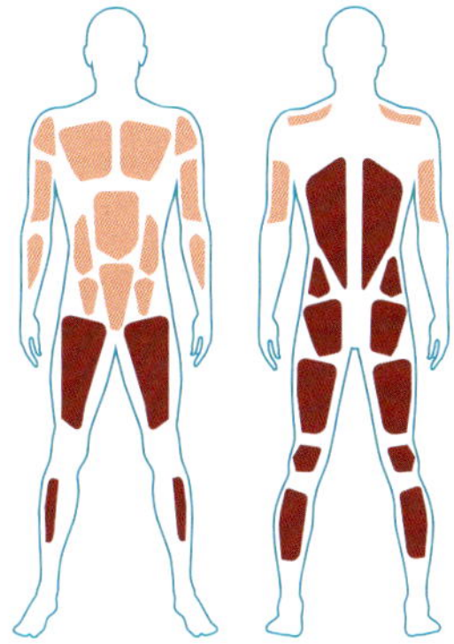

**Beteiligte Muskulatur:** Beine, Gesäß und die autochthonen Muskeln der Wirbelsäule. Die Übung verbessert die Stabilisation, Balancefähigkeit und Koordination.
**Ausgangsposition:** Stand.
**Übungsbeschreibung:**. Sich auf einem Bein ausbalancieren. Das Spielbein (freies Bein) gebeugt hin und her bewegen. Die Arme leicht außenrotiert zur Seite spannen. Die Hände sind gespreizt. Den Oberkörper weiten, die Medaille zeigen.
Variation: Das Spielbein gebeugt in der Luft halten.
**Variante:** Das Spielbein und die gebeugten Arme seitlich hin und her bewegen.

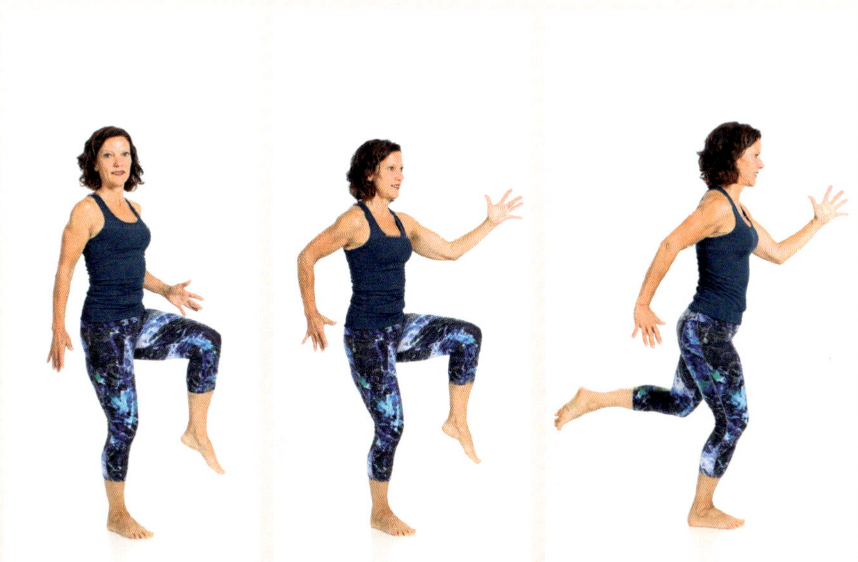

## 5. TWIST

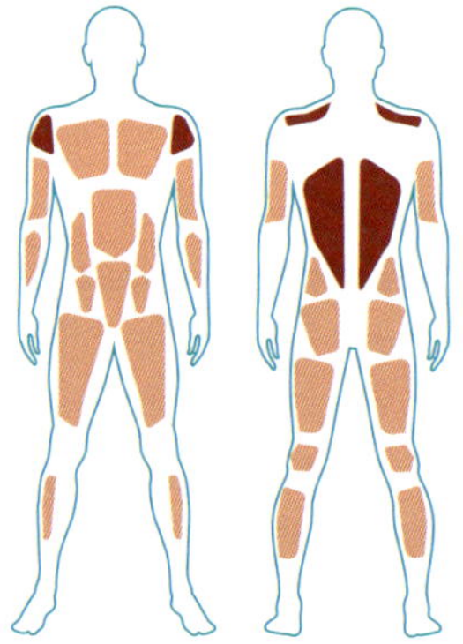

**Beteiligte Muskulatur:** Der obere Rücken und die Schultern. Die Übung fördert die Mobilisation der Brustwirbelsäule bei gleichzeitiger Stabilisation der Lendenwirbelsäule. Dehnung der Spirallinie (s. S. 25 unten).
**Ausgangsposition:** Stabiler Stand. Die Arme anheben und die Schultern loslassen. Die Knie sind hüftschmal leicht gebeugt. Der Kopf ist in Verlängerung der Wirbelsäule. Die Lendenwirbelsäule und das Becken stabilisieren, indem man versucht, den „Bauchnabel stehen zu lassen".
**Übungsbeschreibung:** Mit der Ausatmung in der Brustwirbelsäule sanft so weit wie möglich den rechten Arm über die Seite nach hinten öffnen, dabei aufdrehen und mitdrehen. In die nach oben geöffnete Hand schauen. Mit der Einatmung zurück zur Ausgangsposition kommen und fließend im Seitenwechsel üben. Die Übung sehr geschmeidig ohne große Kraftanstrengung ausführen, mit dem Gefühl, als würden die Arme schweben.

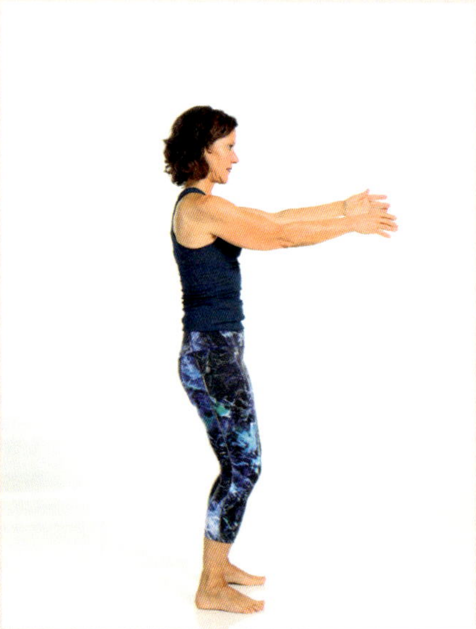

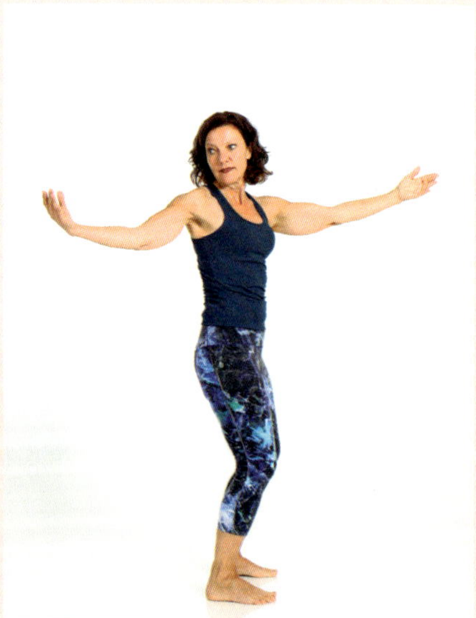

## Workout 2: Stabil und mobil im Stand

**VIDEO WORKOUT 2**

https://download.m-m-sports.com/extras/Einfach_richtig_aelter_werden/Workout_2.mp4

### 1. OKTOPUS

**Beteiligte Muskulatur:** Schultergürtel (vorderer Teil des Deltamuskels – M. deltoideus, pars spinalis), Untergrätenmuskel (M. infraspinatus), kleiner Rundmuskel (M. teres minor). Gesäß und unterer Rücken. Rumpfstabilisation.
**Ausgangsposition:** Stabiler Stand.
**Übungsbeschreibung:** Diagonal zeigt der linke Arm mit gespreizten Fingern und Daumen außenrotiert nach unten. Gleichzeitig den rechten Arm mit gespreizten Fingern und Außenrotation nach oben führen/spannen im fließenden Seitenwechsel wie die Arme eines Oktopus, als zöge man ein Band auseinander. Die Ausgangsposition dabei optimal stabilisieren.
**Variante:** Auf einem Bein ausführen.

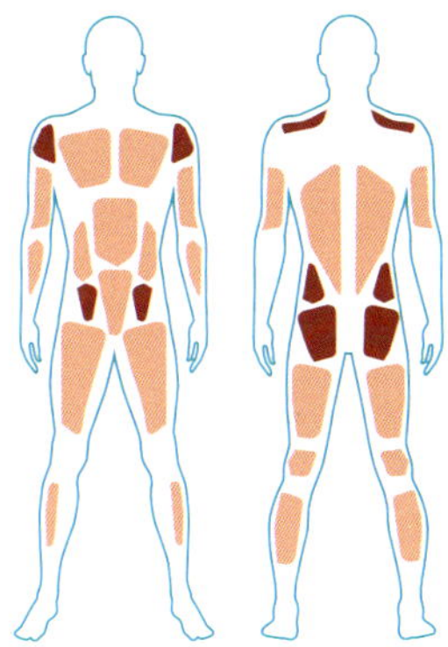

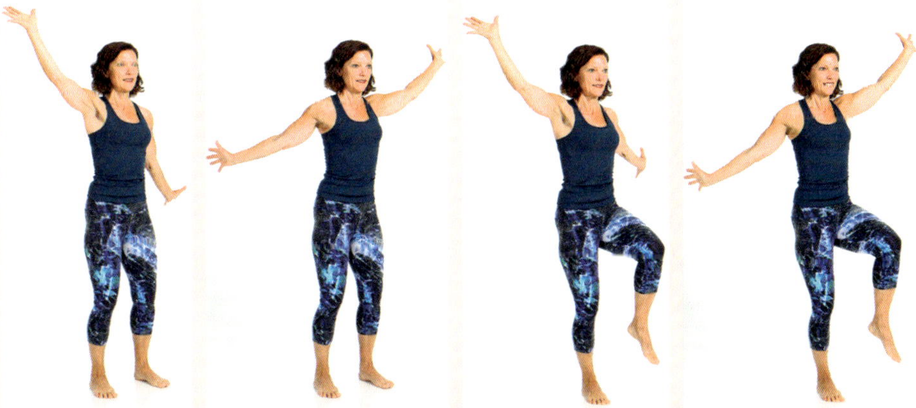

## 2. NUR NICHT WACKELN, GEBEUGTES BEIN

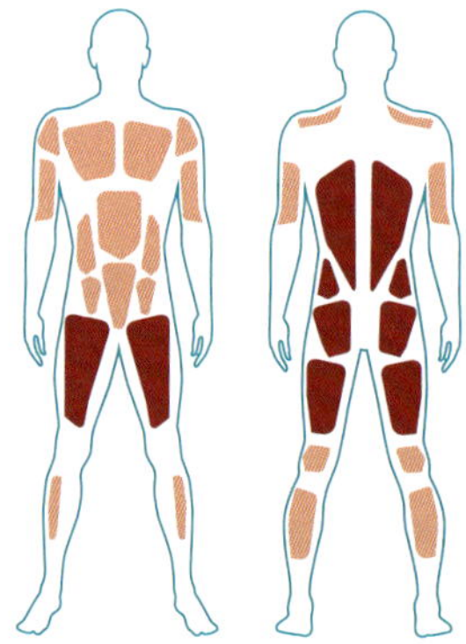

**Beteiligte Muskulatur:** Oberschenkel vorne/hinten, Gesäß, Rücken, Stabilisation, Balancefähigkeit.

**Ausgangsposition:** Stand. Die Arme sind an den Körperseiten. Die Handinnenflächen zeigen zur Hüfte.

**Übungsbeschreibung:** EA: Beide Arme und gleichzeitig ein Bein gebeugt anheben, bis ein 90°-Winkel zwischen Oberschenkel und Hüfte entsteht. Die Handinnenflächen zeigen am Ende zueinander, die Daumen nach hinten. AA: Die Arme und das Bein absenken und nur kurz den Boden berühren, ohne das Gewicht abzusetzen.

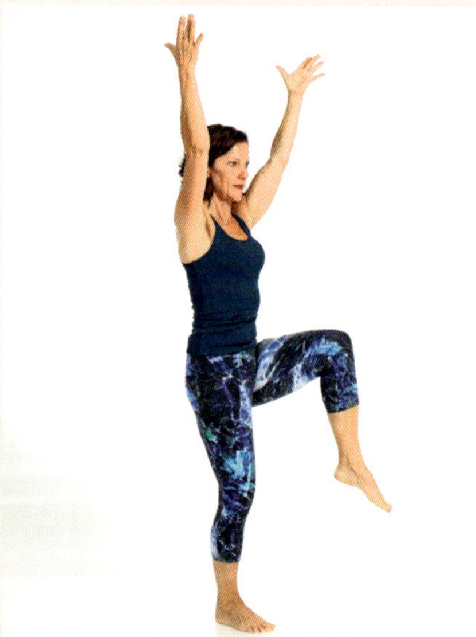

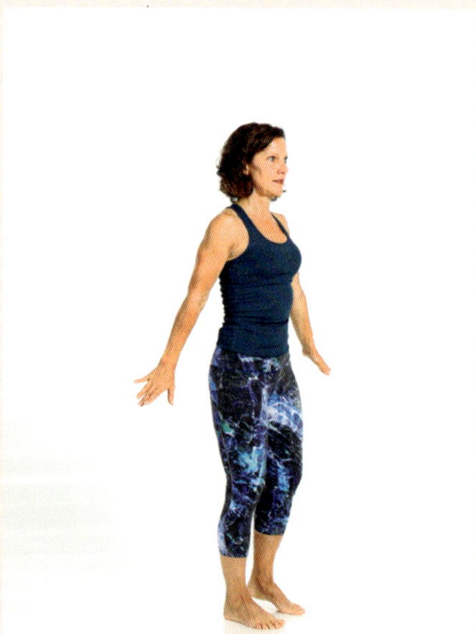

## 3. „EIN TABLETT BALANCIEREN"

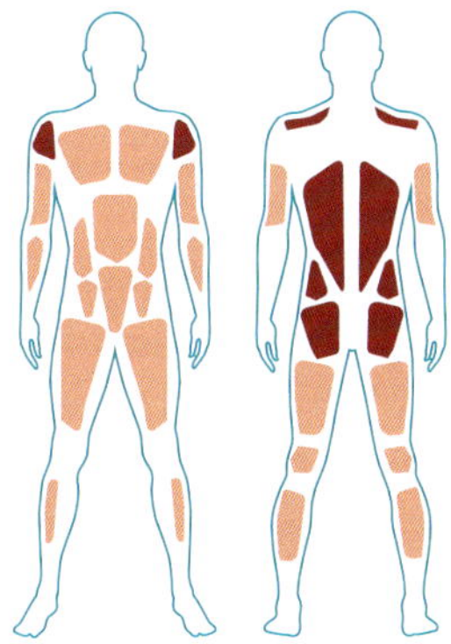

**Beteiligte Muskulatur:** Der obere Rücken, Schultergürtel (vorderer Teil des Deltamuskels – M. deltoideus, pars spinalis), Untergrätenmuskel (M. infraspinatus), kleiner Rundmuskel (M. teres minor). Gesäß und unterer Rücken. Rumpfstabilisation, Beine.

**Ausgangsposition:** Grundposition im Stand: Beide Arme anheben – die Ellbogen sind gebeugt. Die Handinnenfläche nach oben spreizen, als trage man ein Tablett. Langer Nacken.

**Übungsbeschreibung:** AA: Die gebeugten Arme langsam nach hinten ziehen. EA: Sanft zur Ausgangsposition zurückkehren. Eine Vor- und eine Rückbewegung ausführen.

**Variante 1:** Auf einem Bein ausbalancieren.

**Variante 2:** (ohne Bild) Abwechselnd einen Schritt rechts und links nach vorne und wieder zurück durchführen.

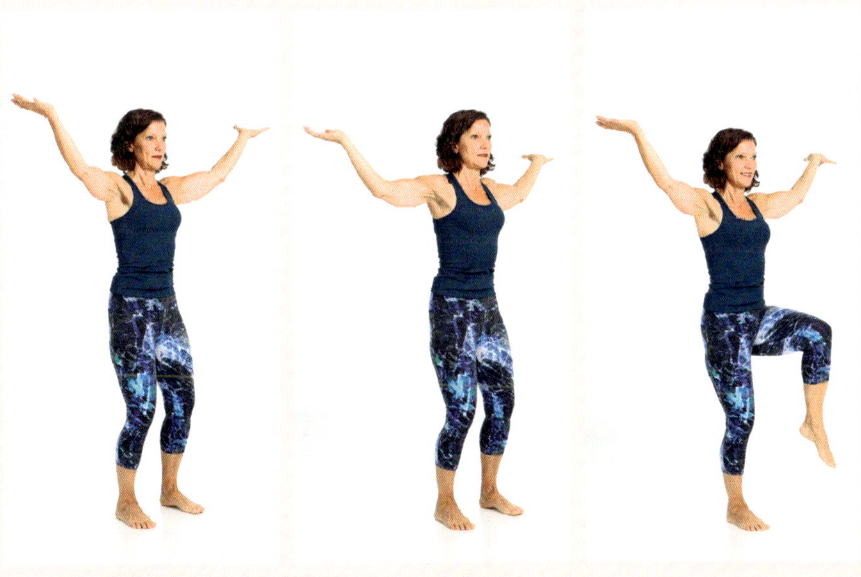

## 4. GESTRECKTES ABSITZEN

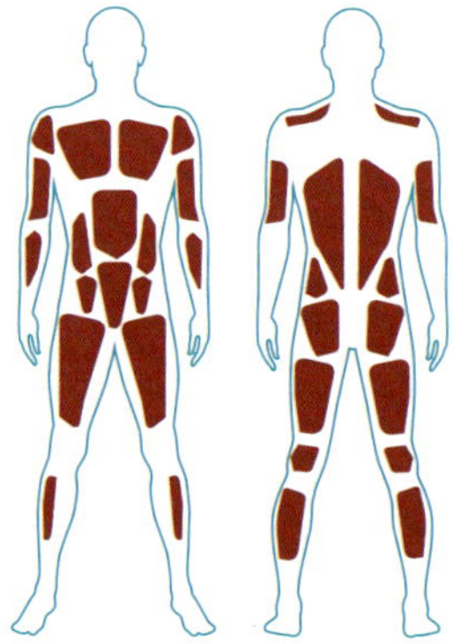

**Beteiligte Muskulatur:** Alle Muskeln. Rücken, Schultergürtel, Oberschenkel vorne/hinten, Waden, Hüftbeuger; die gerade Bauchmuskulatur.
**Ausgangsposition:** Grundposition im Stand.
**Übungsbeschreibung:** EA: Beide Arme gestreckt nach oben anheben und bei den Ohren halten. Die Finger spreizen. Die Handinnenflächen zeigen zueinander. AA: Sich gestreckt so weit wie möglich nach hinten absetzen. Den Toppunkt nach oben rausspannen. Das Steißbein nach hinten unten schieben. Gefühl: Der Oberkörper zieht sich auseinander, wird lang. EA: Gestreckt bis in die Fingerspitzen mit langem Rücken aus den Beinen heraus aufstehen. AA: Die Arme langsam absenken.
**Variante:** Auf den Fußballen trainieren.

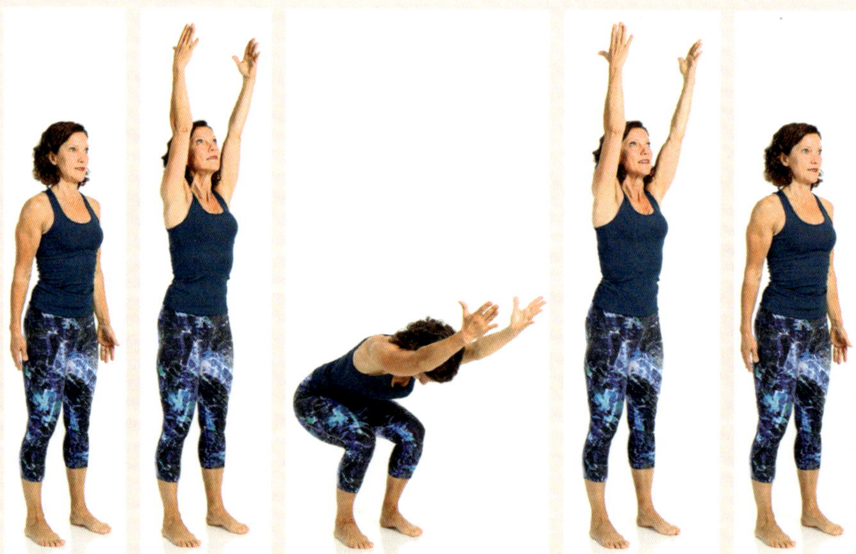

## 5. STANDWAAGE

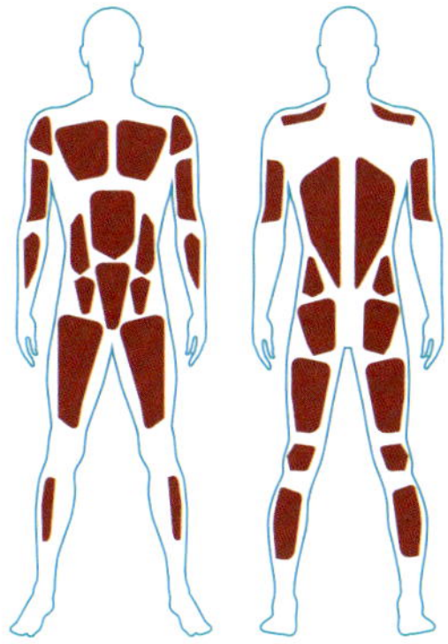

**Beteiligte Muskulatur:** Alle Muskeln, besonders die gerade Bauchmuskulatur und der Rückenstrecker. Die Übung verbessert die Ganzkörperstabilisation, die Balancefähigkeit und die Koordination.
**Ausgangsposition:** Grundposition im Stand.
**Übungsbeschreibung:** Beide Arme gestreckt nach oben anheben und bei den Ohren halten. Langsam auf einem Bein in die Standwaage gehen. Beide Arme in die Verlängerung des Oberkörpers bringen und ein Bein nach unten rausstrecken. Nur so weit in die Schräge nach vorne unten aufbauen, dass ein genauso langsames Zurückkommen in die Ausgangsposition möglich ist.
**Variante 1:** Diagonale Armstreckung.
**Variante 2:** Butterfly rückwärts.

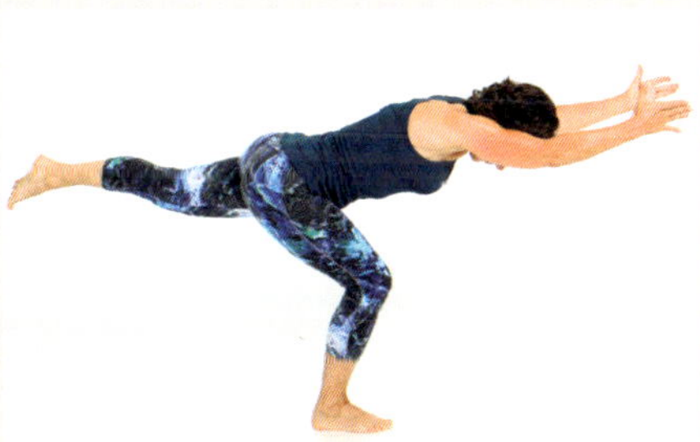

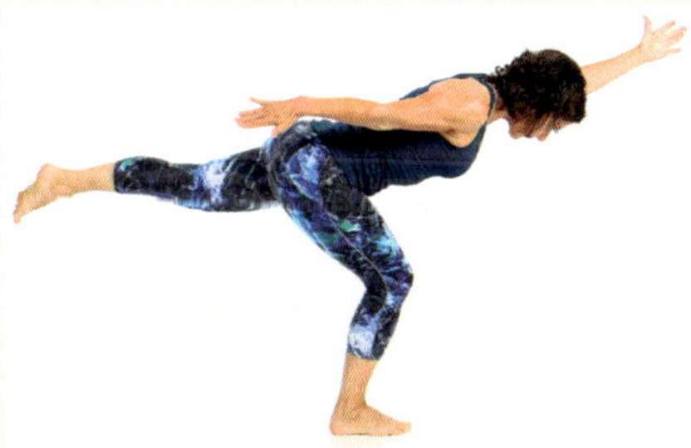

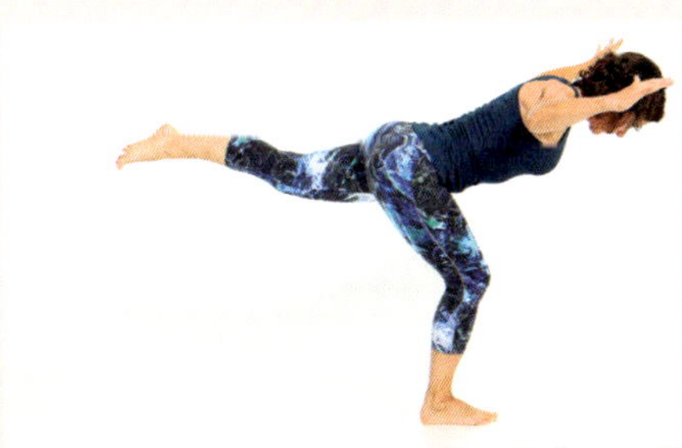

## Workout 3: Starke Beine, Po und Haltung

**VIDEO WORKOUT 3**

https://download.m-m-sports.com/extras/Einfach_richtig_aelter_werden/Workout_3.mp4

### 1. BEINPENDEL ÜBER DIE MITTE

**Beteiligte Muskulatur:** Der obere Rücken hinten, die kompletten Beine, das Gesäß. Die Übung verbessert die Stabilisation, Balancefähigkeit und die Koordination.

**Ausgangsposition:** Stabiler Stand, einbeinig. Das Standbein ist im Knie leicht gebeugt. Besonders wichtig: Großzehenballen und die Außenkante der Ferse zum Boden spannen. Gefühl: Man möchte mit der Fußsohle etwas aufsaugen.

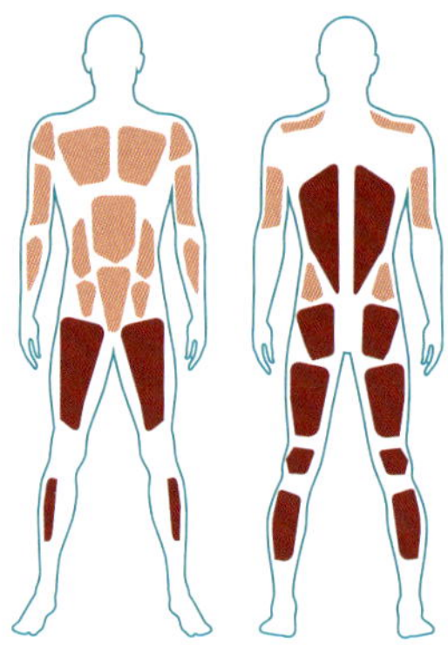

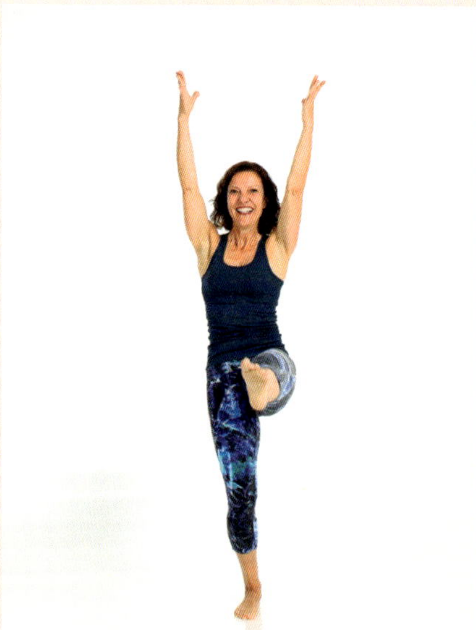

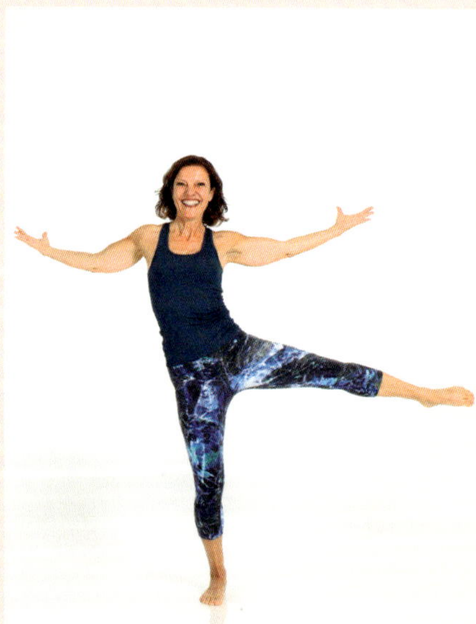

**Übungsbeschreibung:** Das Spielbein bis in die Fußspitzen gestreckt nach vorne oben schwingen und zurück in die Ausgangsposition kommen. Die Fußsohle ohne Belastung über den fließenden Bodenkontakt zur Seite abspreizen. Die Fußspitze dann strecken. Über Bodenkontakt in die nächste Wiederholung nach vorne schwingen. Die Arme mit dem Bein im Wechsel nach oben und unten bewegen, unten jeweils zur Seite öffnen.
**Variante:** Die Arme wie ein Polizist anheben: Den linken Arm zur Seite heben und den rechten Arm nach oben heben. Bei der nächsten Wiederholung des gleichen Beins die Arme wechseln: Das heißt, den rechten Arm zur Seite und den linken Arm nach oben strecken.

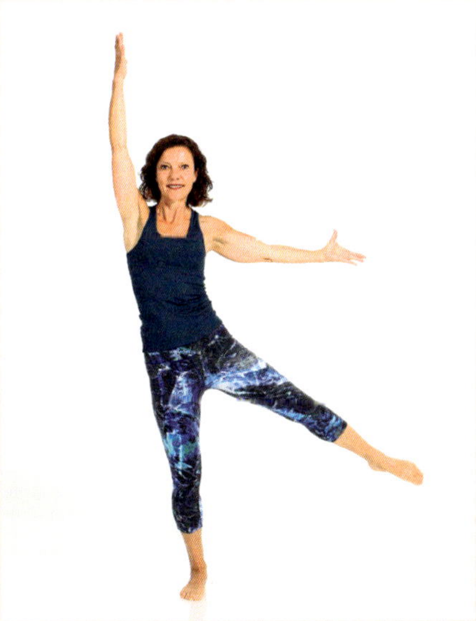

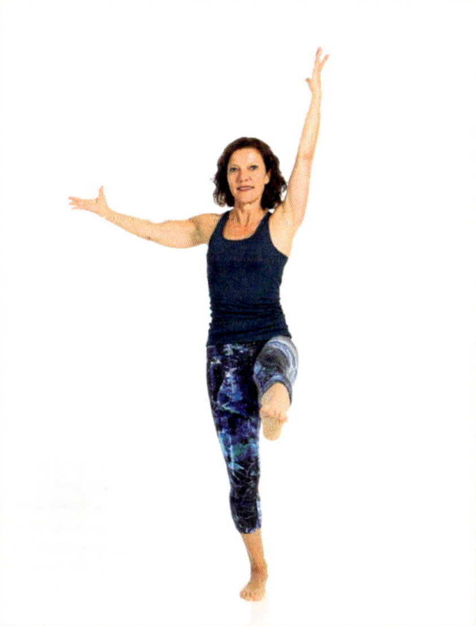

## 2. VOM „V INS W"

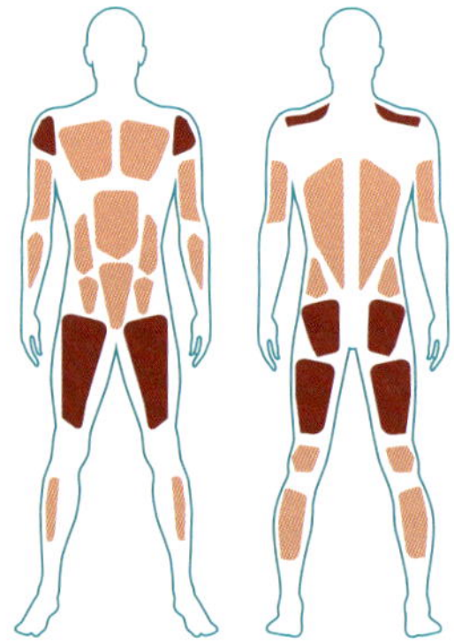

**Beteiligte Muskulatur:** Rückenstrecker, Schultergürtel, Gesäß, Oberschenkel, Stabilisation des Rumpfs.
**Ausgangsposition:** Stabiler Stand. Sich nach hinten absetzen. Die Arme sind seitlich am Ohr vorbei gestreckt.
**Übungsbeschreibung:** Die Arme abwechselnd nach oben in ein „V" strecken und nach hinten unten in ein „W" ziehen. Die Handinnenflächen zeigen zueinander.
**Variante 1:** Im „W" zur Seite aufdrehen.
**Variante 2:** Im „V" zur Seite aufdrehen.

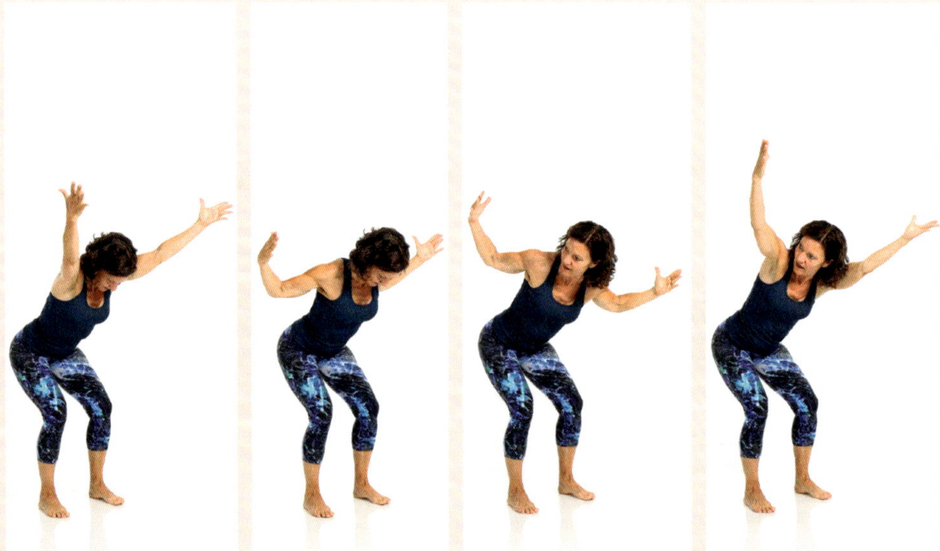

### 3. BEINKREISEN

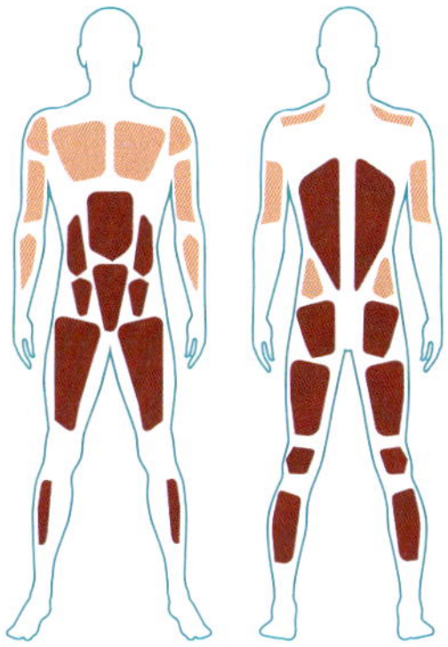

**Beteiligte Muskulatur:** Die komplette Beinmuskulatur, das Gesäß, die komplette Bauchmuskulatur sowie der obere Rücken hinten.

**Ausgangsposition:** Rückenlage. Die Arme liegen in U-Halte neben dem Kopf. Die Handinnenflächen zeigen nach oben. Das rechte Bein ist zur Decke gestreckt. Das Fußgelenk ist ebenfalls gestreckt (Plantarflexion). Das linke Bein ist am Boden gestreckt. Der Kopf ist in neutraler Position, das Kinn sanft zum Kehlkopf spannen.

**Übungsbeschreibung:** AA: Handrücken, Ellbogen, Schulterblätter flächig zum Boden spannen. Das Bein bis in die Fußspitzen gestreckt nach unten Richtung Boden bewegen und im Uhrzeigersinn einen großen Kreis in der Luft zeichnen. Das Becken bleibt stabil. EA: In der zweiten Hälfte der Kreisbewegung einatmen und dabei das Bein gestreckt nach außen bewegen bis zur Ausgangspostion zurück. Den Bauchnabel sanft zur Wirbelsäule ziehen und das Becken stabilisieren.

**Variation:** Das linke Bein ist gebeugt und hüftschmal aufgestellt.

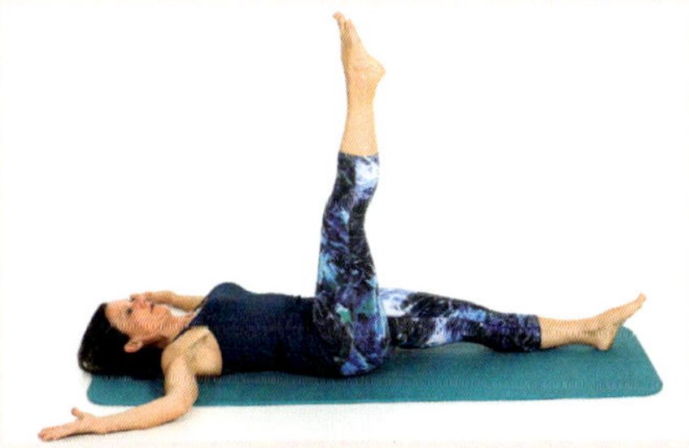

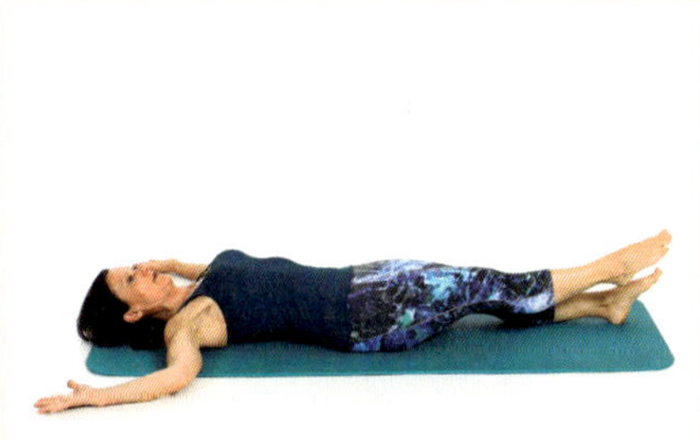

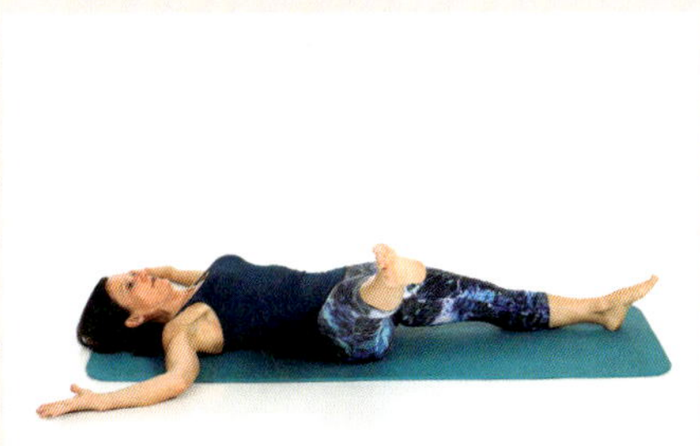

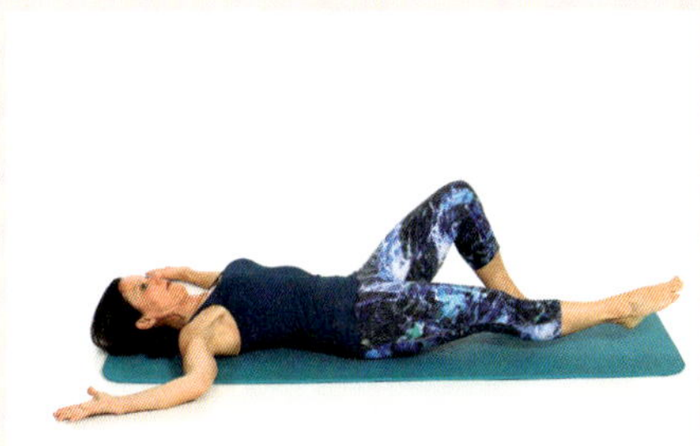

## 4. „BEINHEBEN, GESTRECKT"

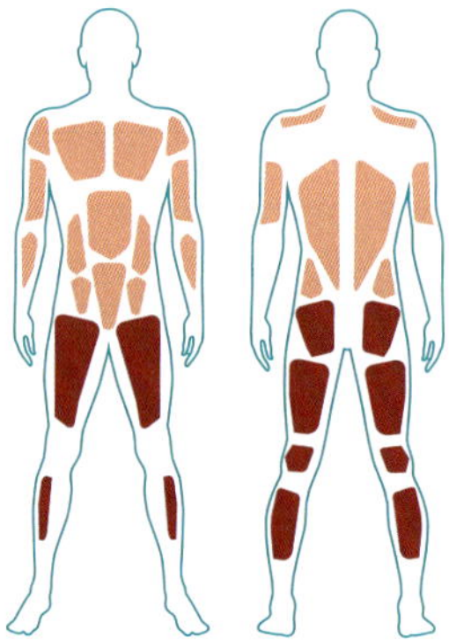

**Beteiligte Muskulatur:** Die kompletten Beine, das Gesäß. Die Übung verbessert Stabilisation, Balancefähigkeit und Koordination.

**Ausgangsposition:** Stabiler Stand, einbeinig. Das Standbein ist im Knie leicht gebeugt und gleichzeitig Großzehenballen und die Außenkante der Ferse zum Boden spannen. Gefühl: Man möchte mit der Fußsohle etwas aufsaugen.

**Übungsbeschreibung:** Das rechte Spielbein bis in die Fußspitzen gestreckt nach vorne oben anheben und wieder nach unten führen. Den Boden nur kurz berühren. Gleichzeitig die Arme wie ein Polizist anheben: Den linken Arm zur Seite führen und rechten Arm nach oben bringen. Bei der nächsten Wiederholung des gleichen Beins die Arme wechseln: Das heißt, dann den rechten Arm nach oben führen und den linken Arm zur Seite und dann wieder umgekehrt.

Variation: Die Arme nur nach oben strecken.

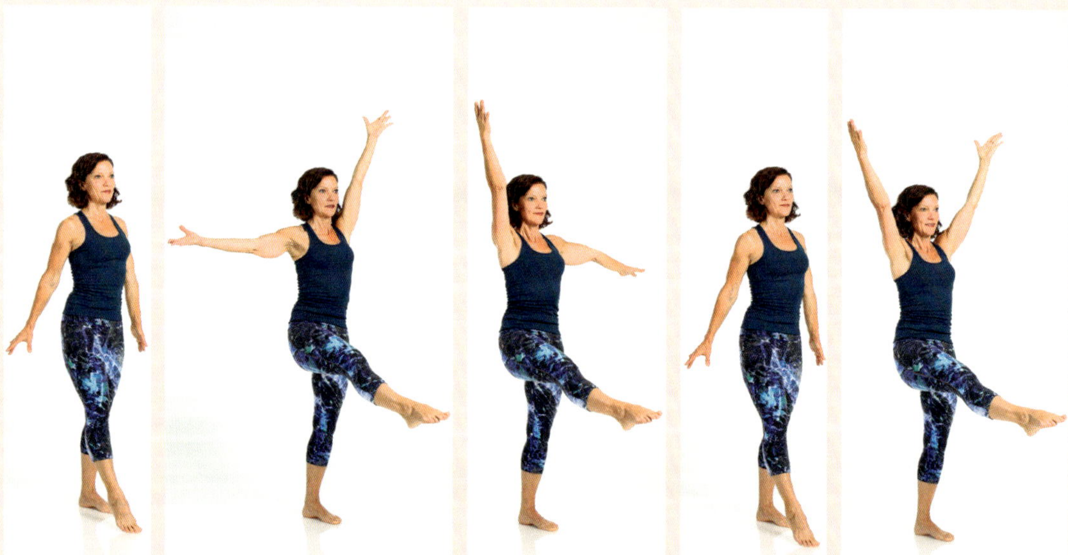

## 5. KNIEBEUGE

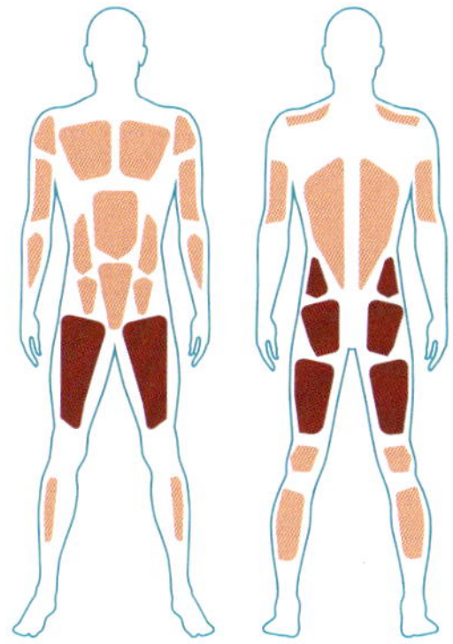

**Beteiligte Muskulatur:** Oberschenkel vorne/hinten, Gesäß, unterer Rücken, Hüftbeuger.
**Ausgangsposition:** Grundposition im hüftschmalen Stand.
**Übungsbeschreibung:** Abwechselnd rechts einen Schritt zur Seite machen. Eine Kniebeuge ausführen, dabei sich nach hinten absetzen und die Arme am Ohr vorbei nach vorne oben strecken. Zur Mitte zurückkommen und aufstehen. Dann nach links einen Schritt setzen und in der Kniebeuge sich nach hinten absetzen und die Arme am Ohr vorbei nach vorne oben strecken.
**Variation:** Die Arme im Wechsel vor den Körper nehmen und zur Seite öffnen.
**Wichtig:** Den Rücken mit aktiviertem Krafthaus aufgerichtet stabilisieren. Den Kopf in Verlängerung der Wirbelsäule halten.

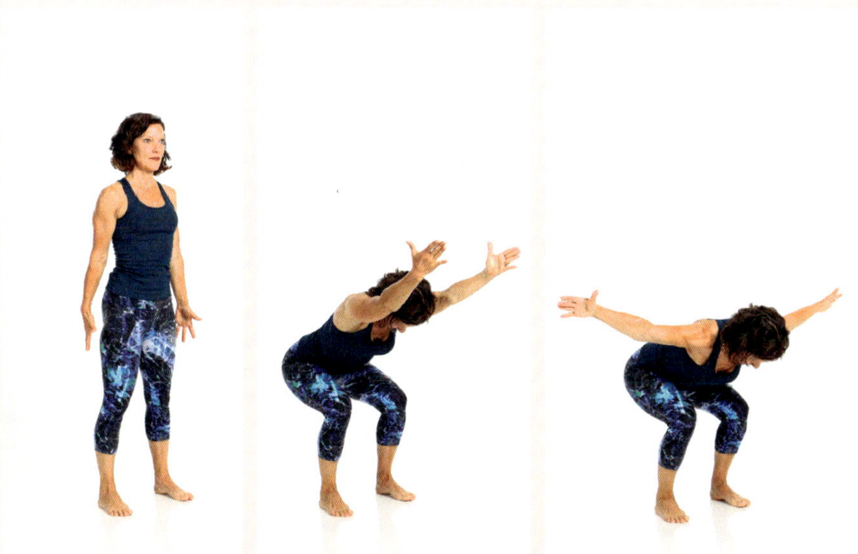

## Workout 4: Starker Rücken und Bauch

**VIDEO WORKOUT 4**

https://download.m-m-sports.com/extras/Einfach_richtig_aelter_werden/Workout_4.mp4

### 1. „BEUGEN UND STRECKEN"

**Beteiligte Muskulatur:** Die gerade Bauchmuskulatur, oberer Rücken und die Beine.
**Ausgangsposition:** Rückenlage. Die Beine in einem 90°-Winkel halten. Die Arme liegen neben dem Körper und die Handinnenflächen sind nach oben geöffnet.

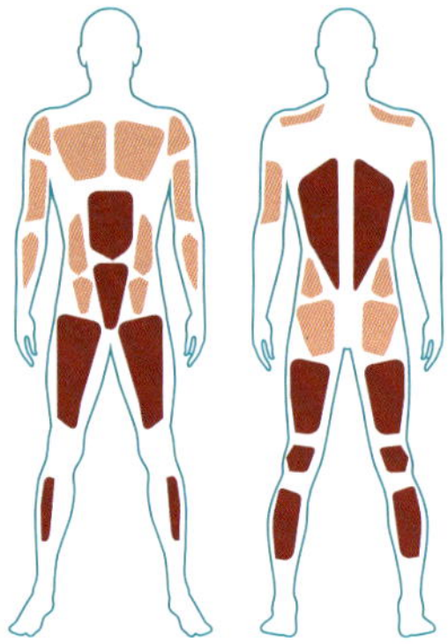

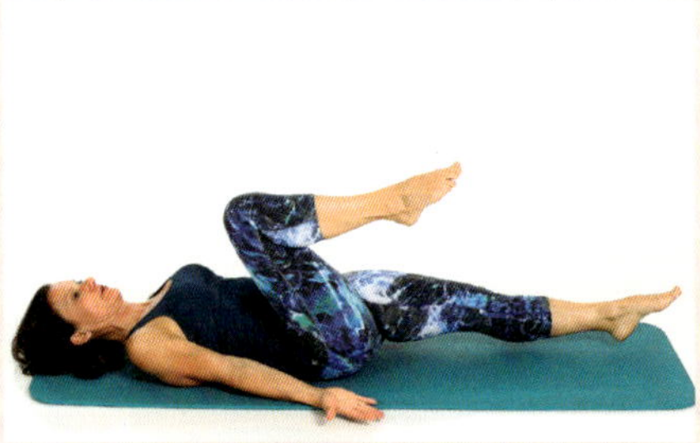

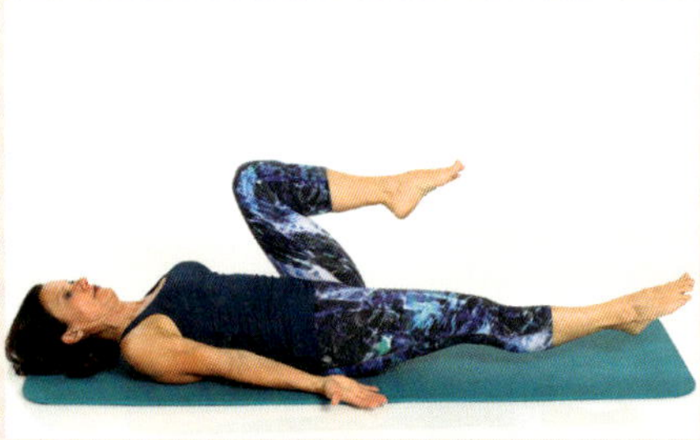

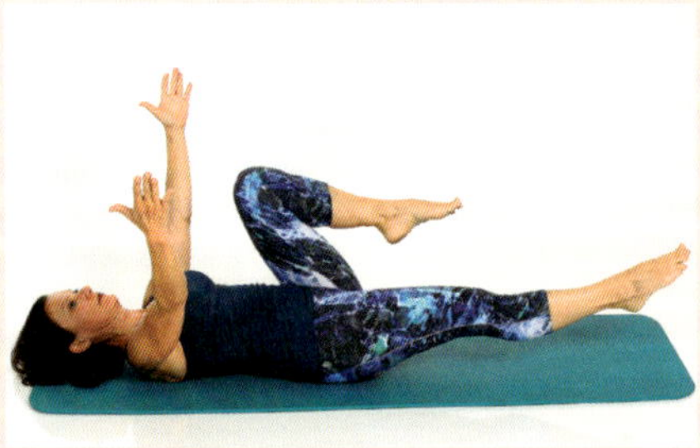

**Übungsbeschreibung:** Die Beine gestreckt bis in die Fußspitzen beugen und strecken und sie dabei nur so weit in Richtung Boden bewegen, dass der Rücken in seiner Haltung stabilisiert werden kann. Die Schwingungen der Wirbelsäule bleiben während des Übens unverändert. Gleichzeitig den Handrücken, die Ellbogen und beide Schulterblätter sanft auf die Unterlage pressen. Den Toppunkt nach oben spannen.
**Wichtig:** Den Atem fließen lassen.
**Variante 1:** Die Arme liegen im 90°-Winkel neben dem Kopf.
**Variante 2:** Beide Arme sind zur Decke gestreckt.

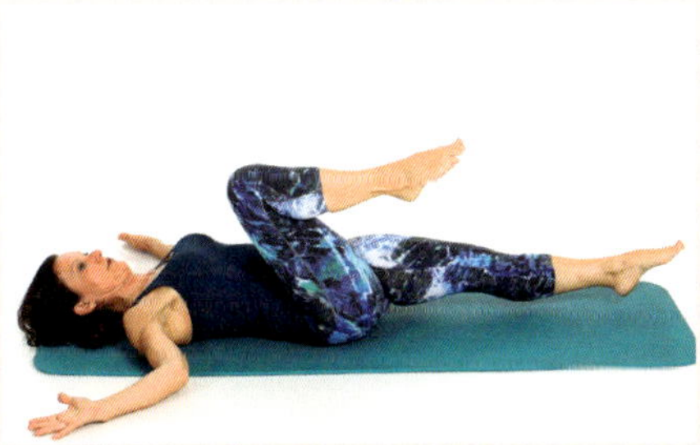

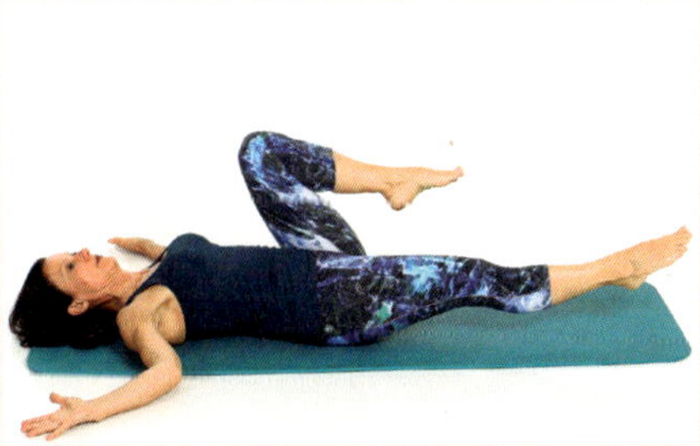

## 2. „GEHEN" IN DER SCHULTERBRÜCKE

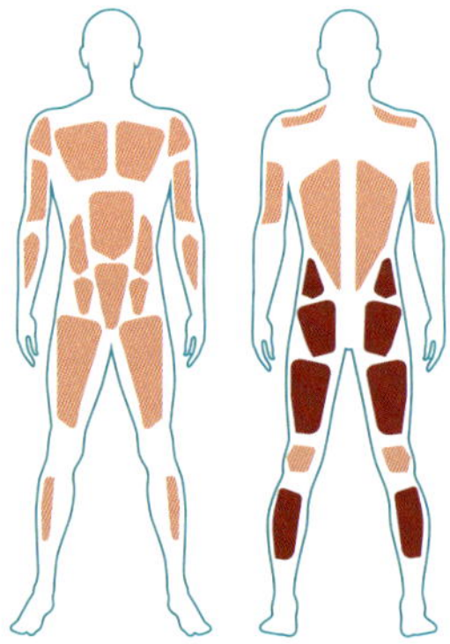

**Beteiligte Muskulatur:** Der untere Rücken, das Gesäß, die Oberschenkel hinten und die Wadenmuskulatur. Die Übung verbessert die Stabilisation des Rumpfs.

**Ausgangsposition:** Rückenlage, hüftschmal beide Füße aufstellen. Die Arme liegen mit den Handinnenflächen nach oben geöffnet am Boden.

**Übungsbeschreibung:** Langsam in die Schulterbrücke gehen und diese stabilisieren, die Hüftknochen immer auf einer Ebene halten. Nun abwechselnd den rechten und linken Fuß abheben, so, als würde man auf der Stelle gehen.

**Variante:** Beide Arme zur Decke anheben.

**Variation:** Ist ein Abheben des gesamten Fußes nicht möglich, nur die Fersen im Wechsel heben und senken.

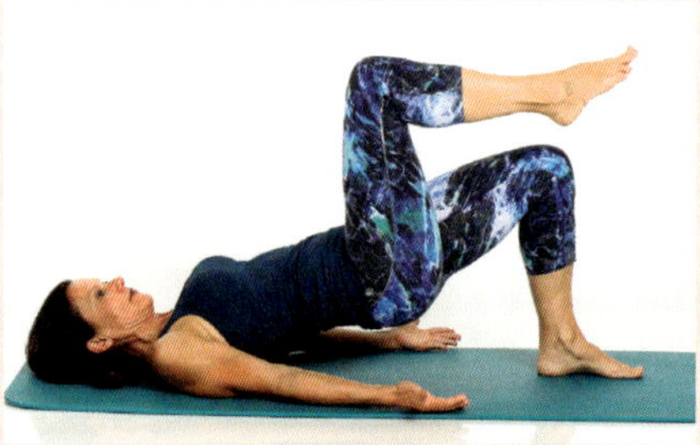

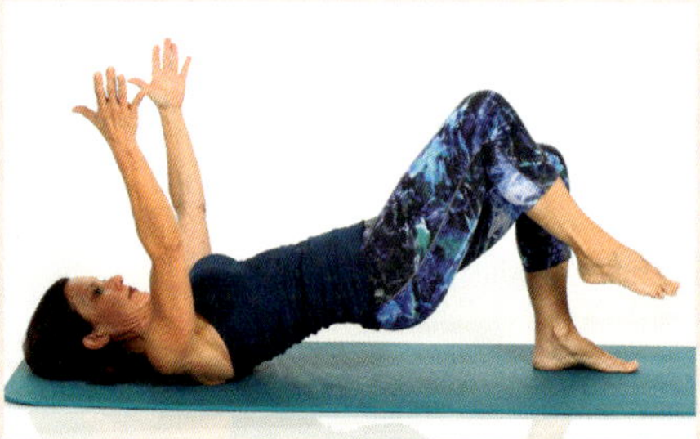

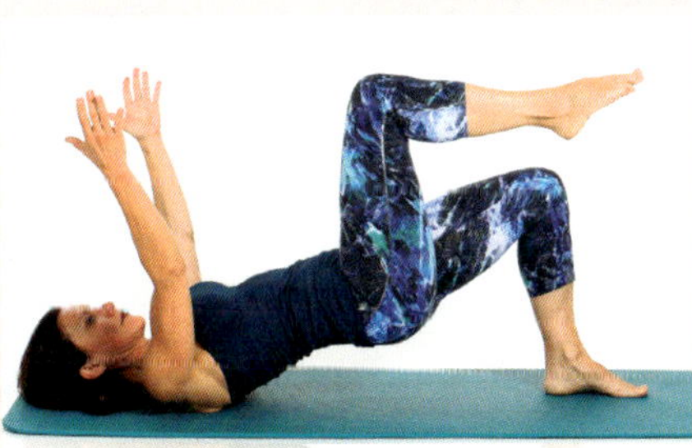

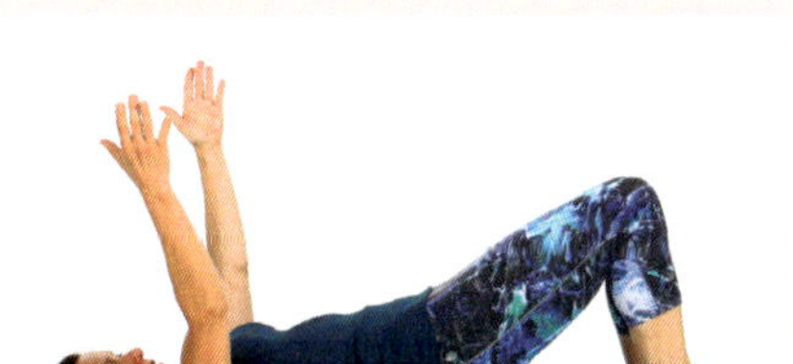

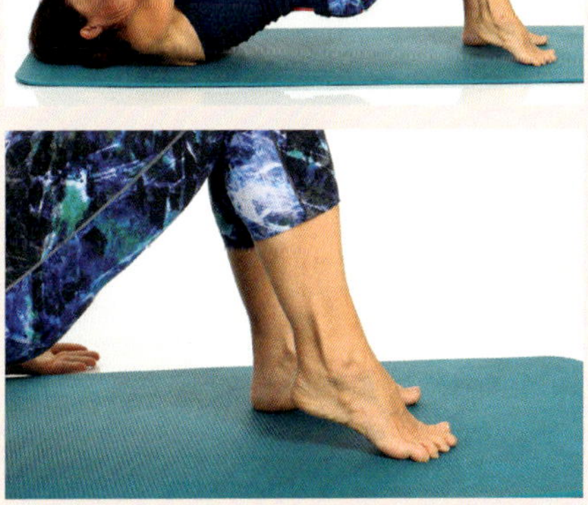

## 3. EINEN IMAGINÄREN TENNISBALL KREISEN

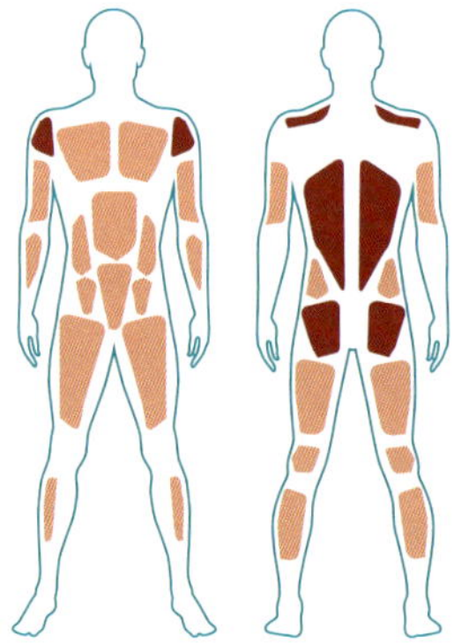

**Beteiligte Muskulatur:** Der obere Rücken, der Schultergürtel und die Gesäßmuskulatur.
**Ausgangsposition:** Stabile Bauchlage. Die Arme sind im 90°-Winkel abgelegt. Die Fußspitzen sind aufgestellt. Die Beine sind gestreckt.
**Übungsbeschreibung:** Arme und Kopf abheben und einen imaginären Ball unter den Handflächen kreisen. Die Stirn wenige Millimeter über der Matte halten. Je absolviertem Durchgang einer Kreisbewegung erfolgt ein Richtungswechsel.

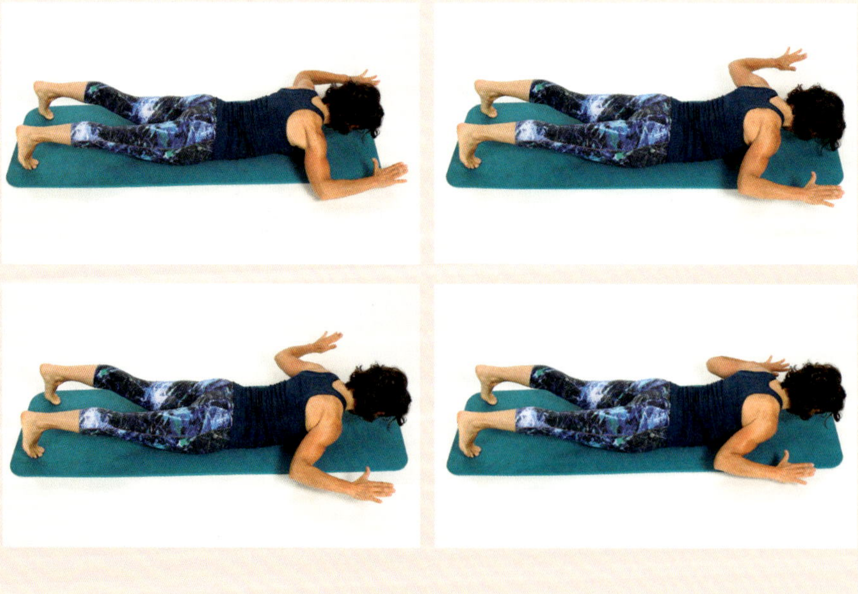

## 4. CRUNCHES/BAUCHPRESSE

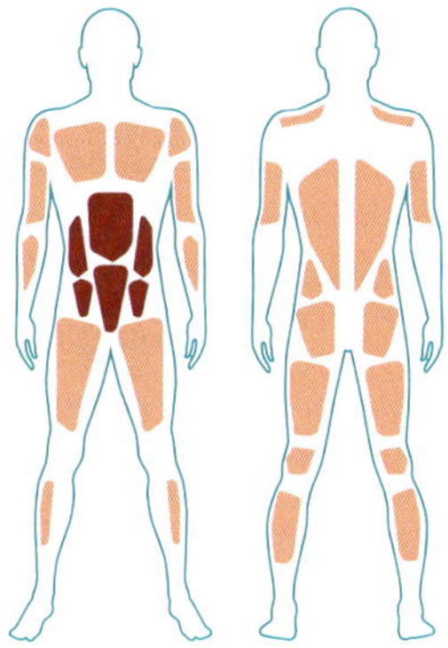

**Beteiligte Muskulatur:** Gerader Bauchmuskel (M. rectus abdominis), pyramidenförmiger Muskel (M. pyramidalis), unterstützende Muskulatur: schräger Bauchmuskel (M. obliquus abdominis).
**Ausgangsposition:** Rückenlage. Beide Beine mit den Fersen aufstellen. Das Krafthaus aktivieren. Den Kopf mit beiden Händen unterstützen. Die Ellbogen weit zur Seite geöffnet halten. Den Kopf etwas abheben und in beide Hände spannen. Die Medaille auch jetzt zeigen.
**Übungsbeschreibung:** AA: Die Schulterblätter von der Unterlage lösen. EA: Nur die Schulterblätter wieder ablegen. Die ganze Zeit beide Fersen fest in den Boden drücken.
**Variante:** Ein Bein zur Decke strecken und in der Luft halten.

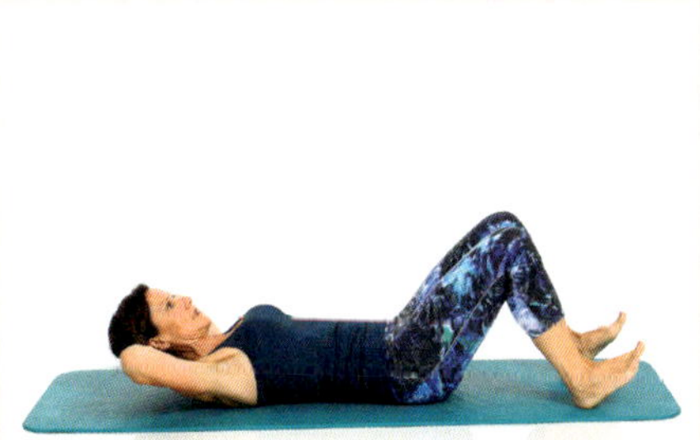

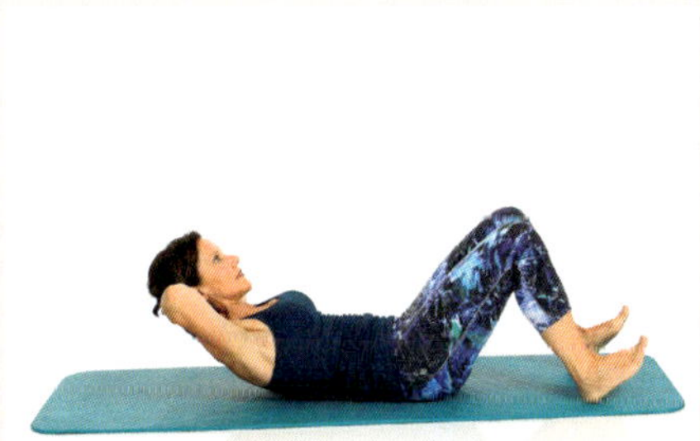

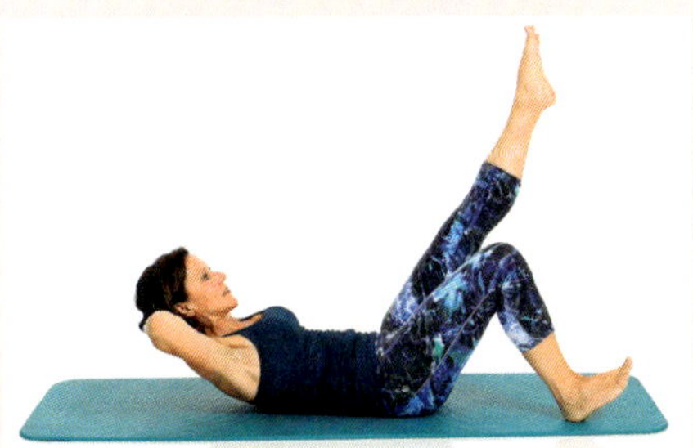

## 5. UNTERARMSTÜTZ

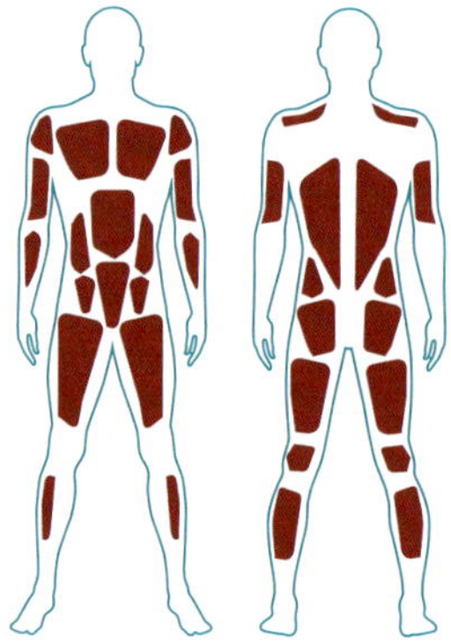

**Beteiligte Muskulatur:** Der gesamte Körper, Rumpf, Rücken, Beine, Hüfte, Gesäß, Schultern. Verbesserung der Rumpfstabilisation.
**Ausgangsposition:** Bauchlage. Beide Unterarme seitlich nah zum Körper ziehen und aufsetzen. Die Fußspitzen sind aufgesetzt.
**Übungsbeschreibung:** Das Krafthaus aktivieren. Sich in den Unterarmstütz drücken. Die gestreckte Körperhaltung optimal für 30-45-60-75-90 Sekunden stabilisieren und halten. Eine korrekte Ausführung ist besonders wichtig.
**Variation:** Die Knie nur kurz absetzen und immer wieder solange wie möglich den Unterarmstütz korrekt halten. Weiter aufbauen, bis man eine längere Zeit schafft.

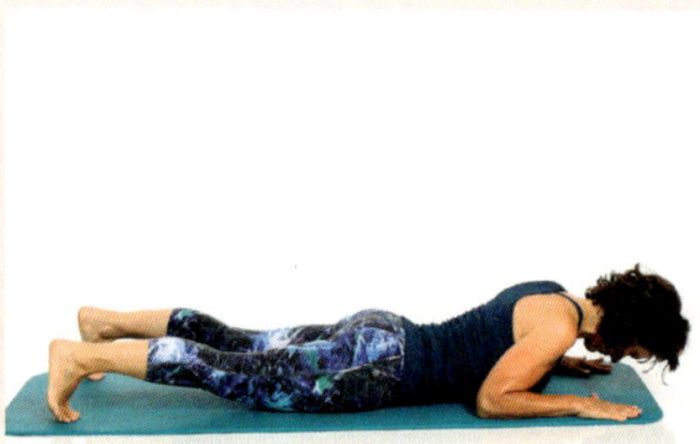

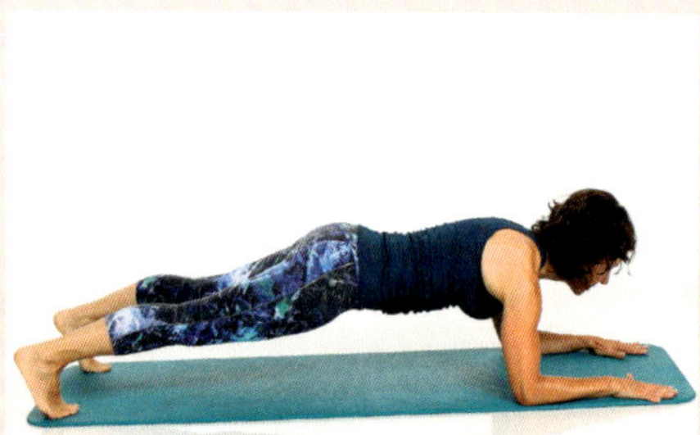

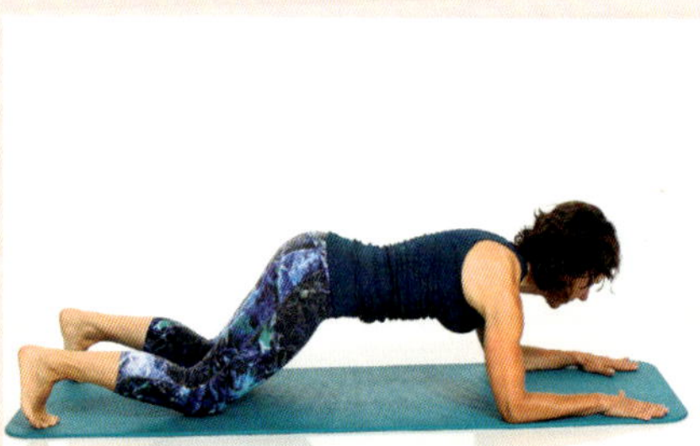

## Workout 5: Starker Rücken und Bauch

**VIDEO WORKOUT 5**

https://download.m-m-sports.com/extras/Einfach_richtig_aelter_werden/Workout_5.mp4

### 1. TIEFE SCHRITTSTELLUNG

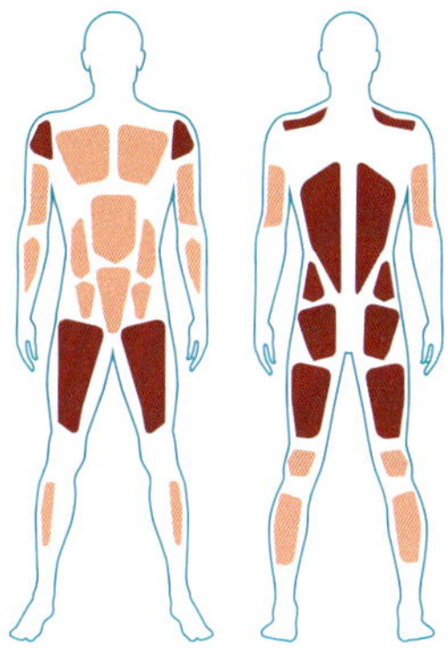

**Beteiligte Muskulatur:** Oberschenkel vorne/hinten, Gesäß, Hüftbeuger, unterer/oberer Rücken, Schultern. Verbesserung der Stabilisation, Balancefähigkeit, Koordination. Aktive Dehnung der oberflächlichen Frontallinie (s. S. 24).

**Ausgangsposition:** Grundposition Stand.

**Übungsbeschreibung:** Abwechselnd rechts und links hüftschmal nach vorne in die tiefe Schrittstellung gehen. Beim Tiefgehen die Arme außenrotiert mit gespreizten Fingern ins „V" strecken und wieder zur Ausgangsposition zurücknehmen. Fließend im Atemrhythmus üben. Den Brustkorb weit öffnen (Medaille zeigen). Aufrecht bleiben.

**Variation:** Diagonal den linken/rechten Arm gebeugt seitlich mitnehmen (Kreuzkoordination).

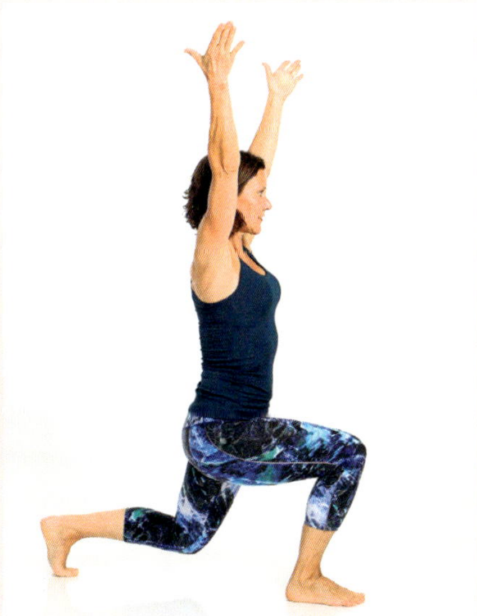

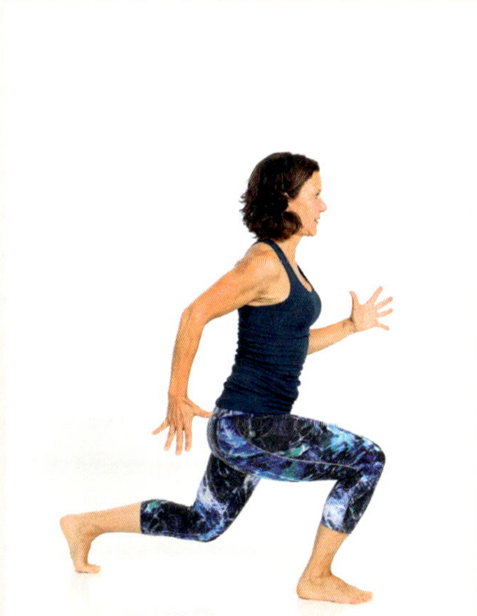

## 2. STANDWAAGE IM „GEHEN"

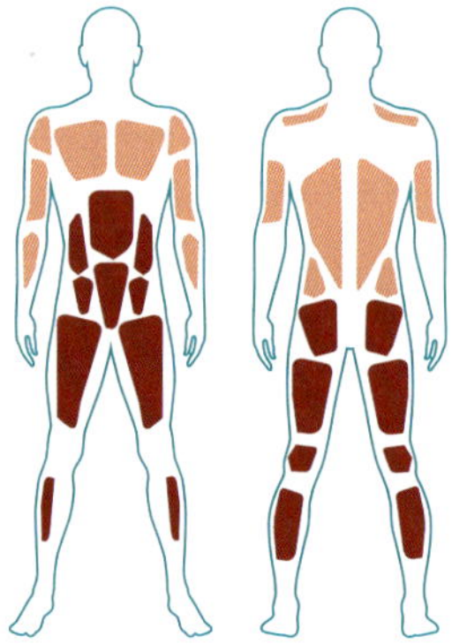

**Beteiligte Muskulatur:** Rückenstrecker, Bauch, Beine, Gesäß. Die Übung verbessert die Stabilisation, Balancefähigkeit und die Koordination.
**Ausgangsposition:** Grundposition Stand am Mattenende.
**Übungsbeschreibung:** In der Vorwärtsbewegung mit jedem Schritt langsam auf einem Bein in die Standwaage gehen. Gleichmäßig ruhig ausbalancieren.
**Variante:** Im nächsten Durchgang in der Rückwärtsbewegung mit jedem Schritt nach hinten in die Standwaage gehen.
**Hinweis:** Die Gehbewegung ist in der Videosequenz sichtbar.

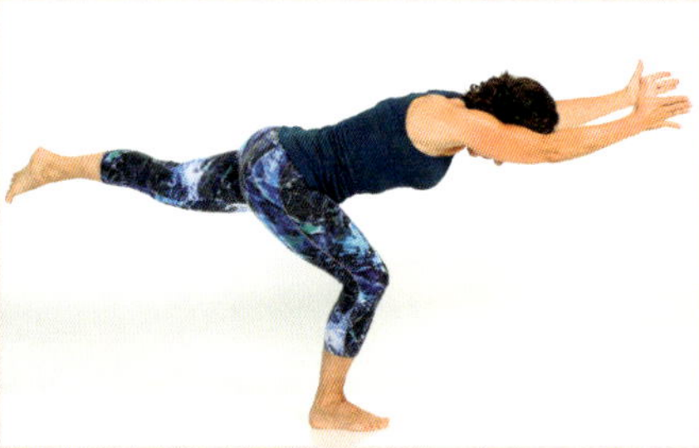

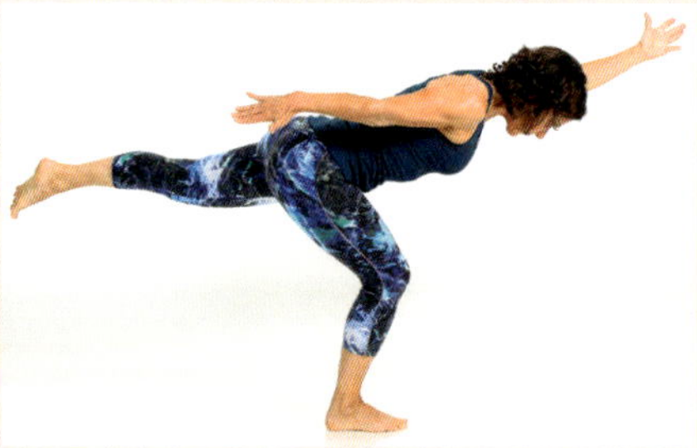

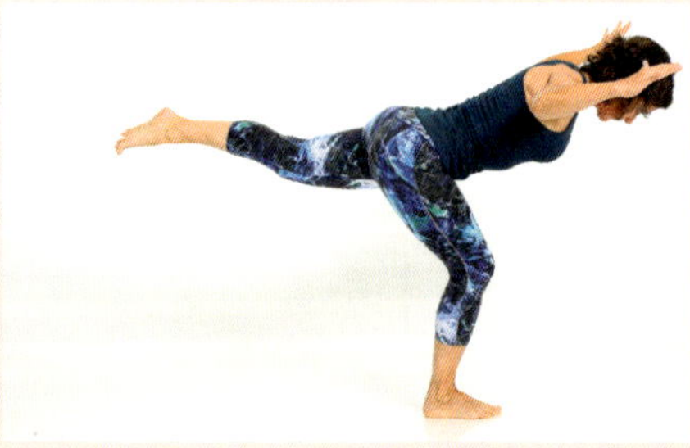

## 3. „ROLLENDER RÜCKEN"

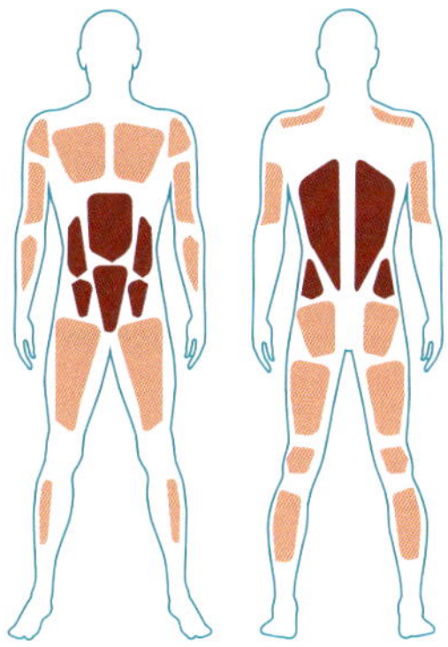

**Beteiligte Muskulatur:** Rückenstrecker, die gerade Bauchmuskulatur und die quere Bauchmuskulatur. Die Übung stärkt den Beckenboden und fördert die Mobilisation der Wirbelsäule.
**Ausgangsposition:** Sitz auf der Matte – der Rücken ist entspannt. Die Hände sind um die gebeugten Knie gelegt. Die Füße nah am Gesäß aufstellen.
**Übungsbeschreibung:** EA: Wirbel für Wirbel nach oben in die Streckung „rollen" – langer Rücken. Den Kopf in Verlängerung der Wirbelsäule halten. Die Arme in ein „V" strecken. AA: Wirbel für Wirbel nach hinten unten in die Ausgangsposition „zurückrollen", die Arme „gehen" mit.

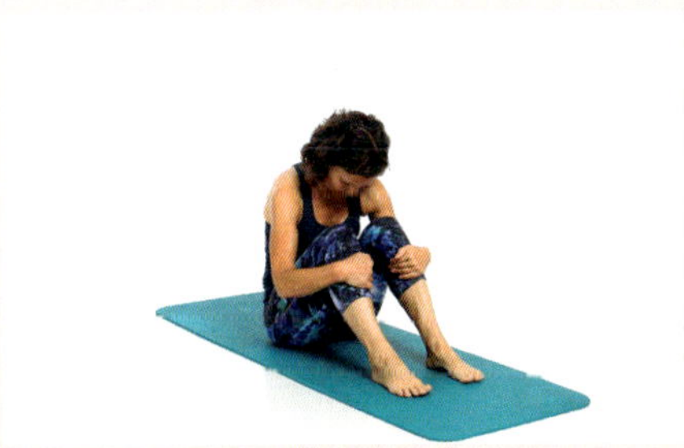

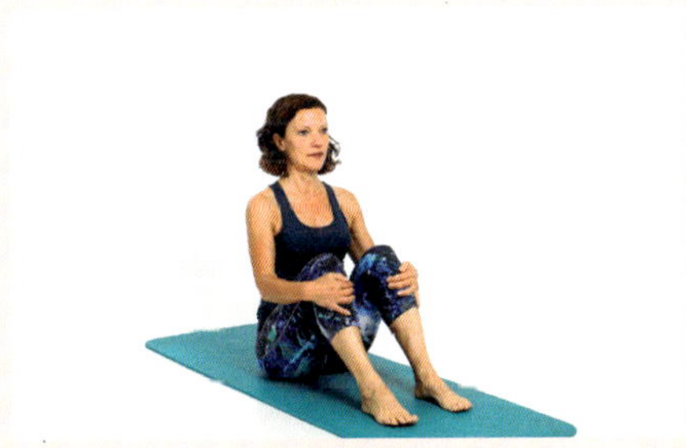

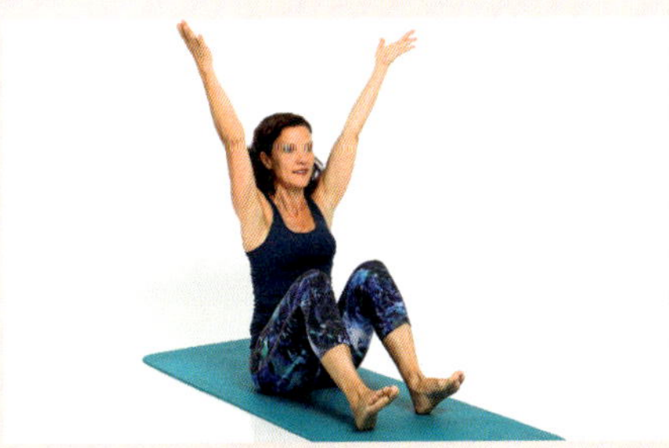

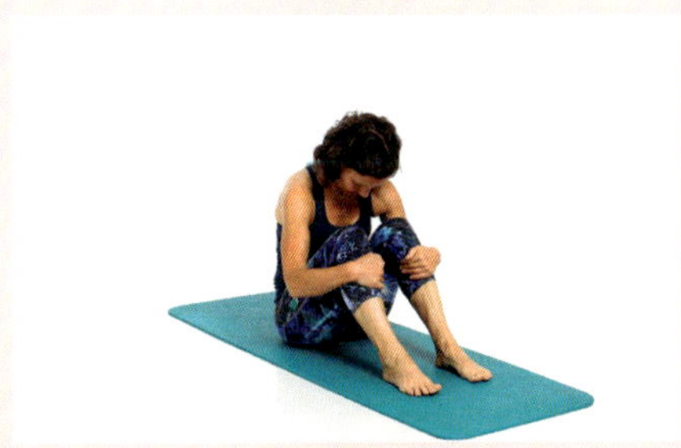

## 4. „LANGER RÜCKEN – LANGES BEIN"

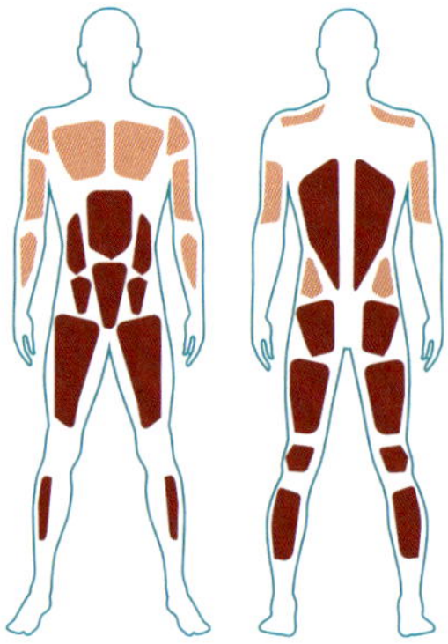

**Beteiligte Muskulatur:** Rückenstrecker, die komplette Bauchmuskulatur und die Beine vorne/hinten sowie die Gesäßmuskulatur. Die Übung stärkt den Beckenboden und verbessert die Stabilisation des Rumpfs.

**Ausgangsposition:** Sitz auf der Matte – die Wirbelsäule ist aufgerichtet, langer Rücken. Der Kopf wird in Verlängerung der Wirbelsäule gehalten. Die Arme nach oben ins „V" gestreckt halten. Die Füße sind nah am Gesäß mit den Fersen aufgesetzt.

**Übungsbeschreibung:** Abwechselnd das rechte und das linke Bein knapp über dem Boden strecken und beugen.

Variation: Die Arme befinden sich in Seithalte.

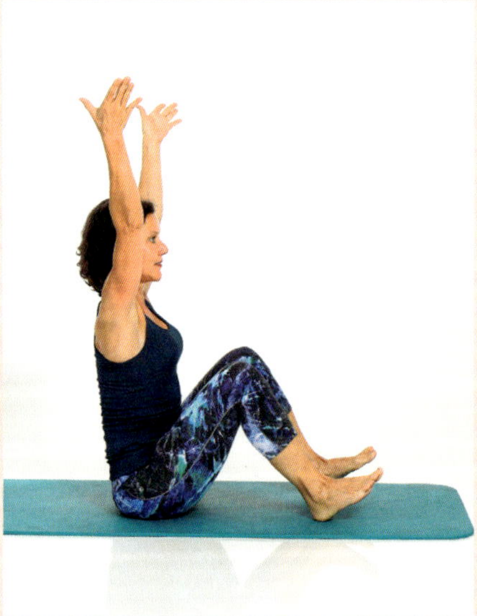

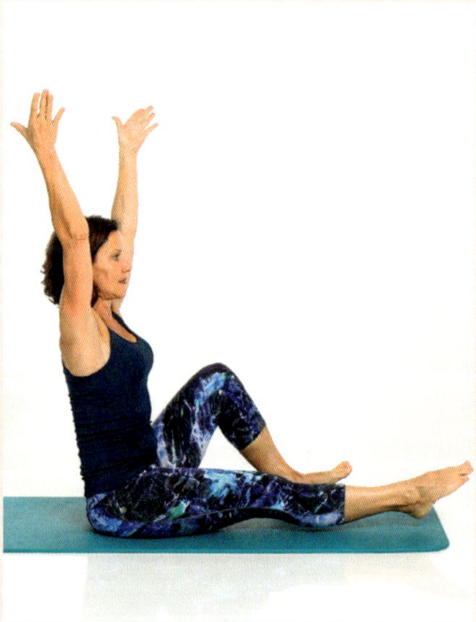

## 5. „TWIST IM SITZEN"

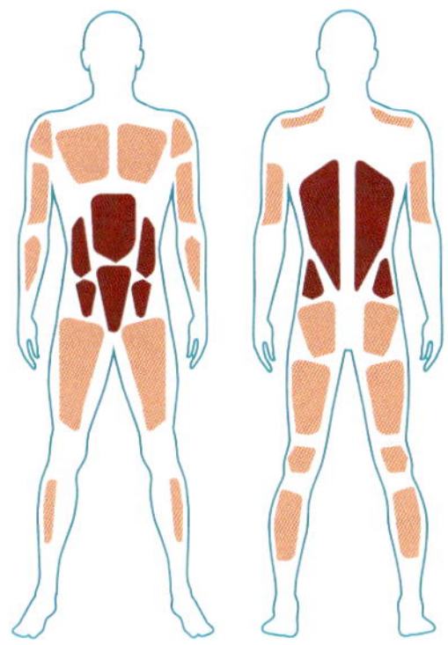

**Beteiligte Muskulatur:** Rücken komplett, die Bauchmuskulatur sowie die Beckenbodenmuskulatur. Die Übung fördert die Mobilisation der Brustwirbelsäule und die Dehnung der Spirallinie (s. S. 25 unten).

**Ausgangsposition:** Grundposition im Sitzen. Die Beine sind hüftschmal geöffnet und gebeugt abgestellt. Die Arme sind auf Schulterhöhe gestreckt und bilden eine Linie. „Medaille zeigen". Die Schultern aktiv nach hinten unten ziehen.

**Übungsbeschreibung:** AA: Den rechten Arm auf einer Ebene nach hinten führen und dabei aufdrehen. Den linken Arm zur Decke spannen. Der Blick geht in die nach oben geöffnete, rechte Hand. EA: Zur Ausgangsposition zurückkehren. Das Gewicht während der Übung auf den Sitzbeinhöckern verteilen. Den Bauchnabel in Richtung Wirbelsäule ziehen und das Krafthaus aktiviert halten. Fließender Seitenwechsel. Stellen Sie sich vor, Ihre Arme schweben in der Bewegung.

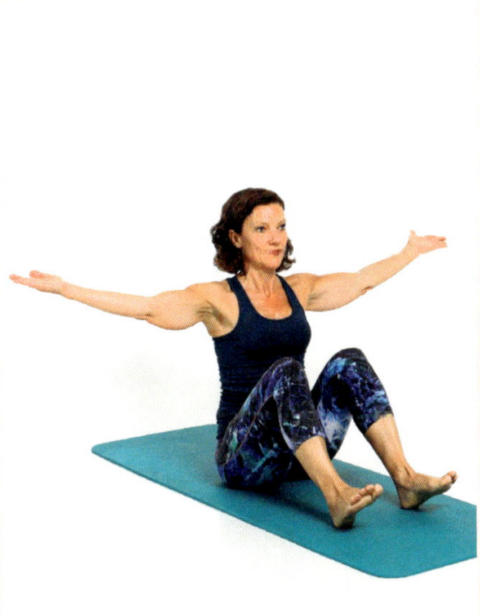

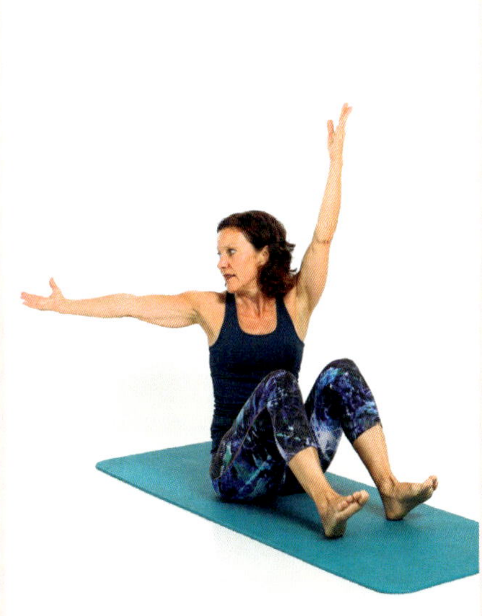

## Workout 6: Starke Beine und Haltung

**VIDEO WORKOUT 6**

https://download.m-m-sports.com/extras/Einfach_richtig_aelter_werden/Workout_6.mp4

### 1. KNIEBEUGE, EIN BEIN GESTRECKT

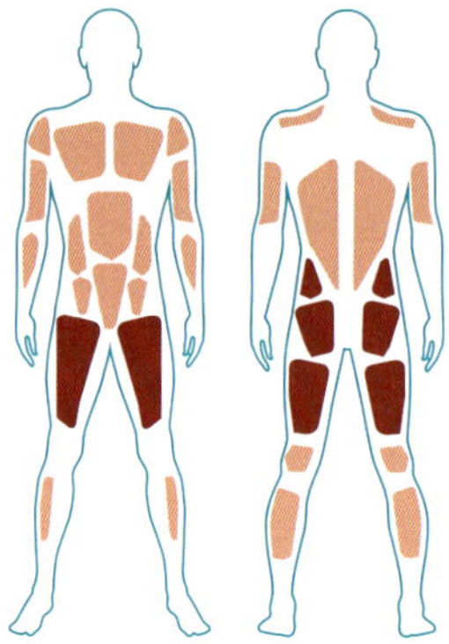

**Beteiligte Muskulatur:** Oberschenkel vorne/hinten, Gesäß, der untere Rücken und der Hüftbeuger. Stabilisation und Koordination.
**Ausgangsposition:** Stabiler Stand.
**Übungsbeschreibung:** Abwechselnd aus dem hüftschmalen Stand einen Schritt nach rechts öffnen. Das Gegenbein strecken. Mittig sich nach hinten unten absetzen. Über die Mitte in die Ausgangsposition zurückkommen. Einen Schritt nach links öffnen. Das Gegenbein strecken. Mittig sich nach hinten unten absetzen. Dabei sind die Arme in leichter Außenrotation in der Seithalte, die Finger sind gespreizt. Sie beim Aufstehen zurück in die Ausgangsposition nehmen.
**Variante:** Beide Arme am Ohr vorbei nach vorne strecken.

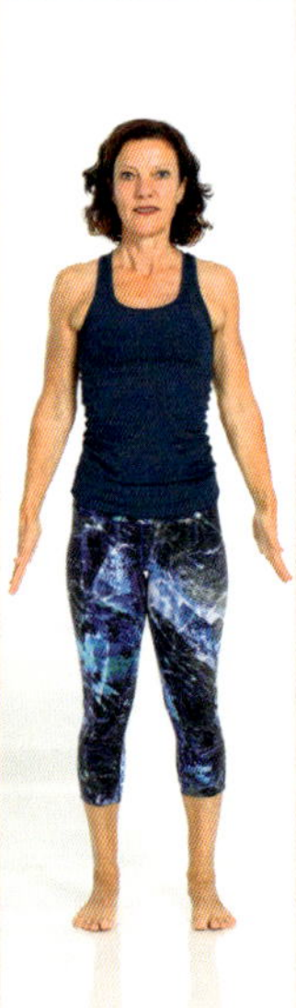
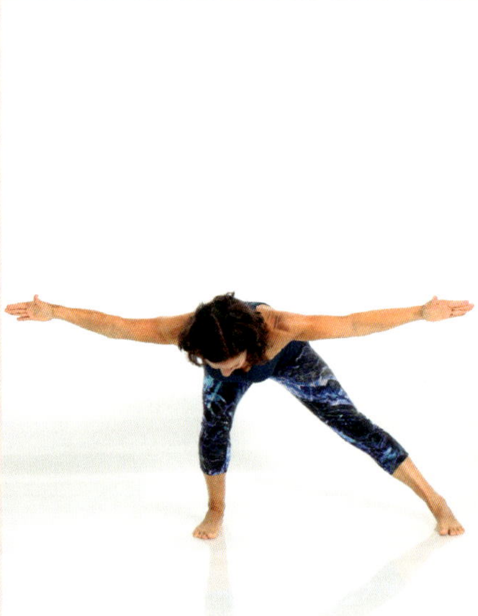
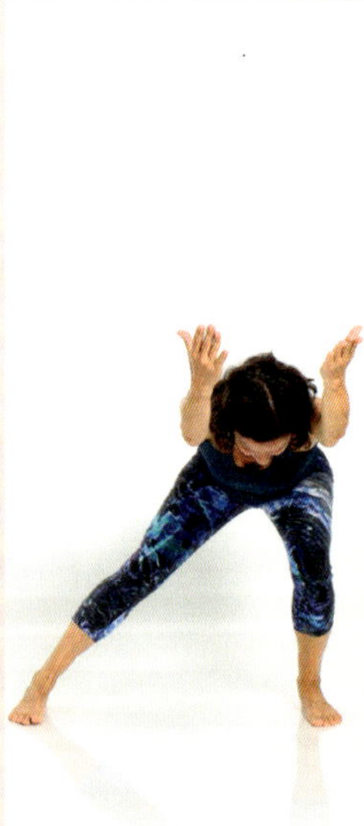

## 2. NUR NICHT WACKELN, „GESTRECKTES BEIN"

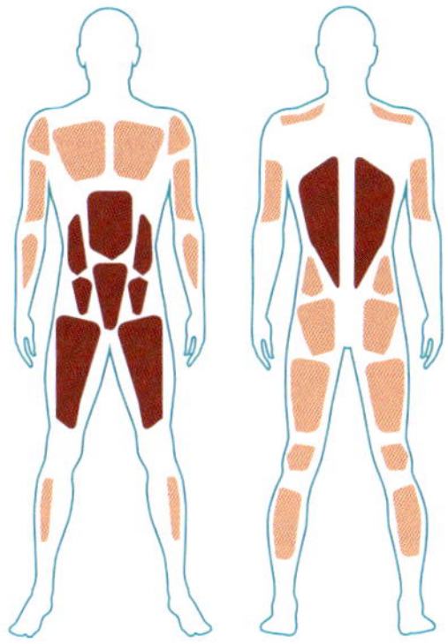

**Beteiligte Muskulatur:** Oberschenkel vorne, die komplette Bauchmuskulatur, der obere Rücken. Die Übung verbessert die Stabilisation, Balancefähigkeit und die Koordination.
**Ausgangsposition:** Stabiler Stand.
**Übungsbeschreibung:** Das rechte Standbein leicht gebeugt stabilisieren. Gleichzeitig das linke Bein gebeugt und die Arme gestreckt nach oben anheben. Das Bein oben halten und den Unterschenkel im Wechsel beugen und strecken. Die Arme im Wechsel nach oben strecken und gestreckt zur Seite öffnen.
**Variation:** Nach der Unterschenkelstreckung das Bein beugen und immer wieder kurz nach unten in die Ausgangsposition zurückgehen.

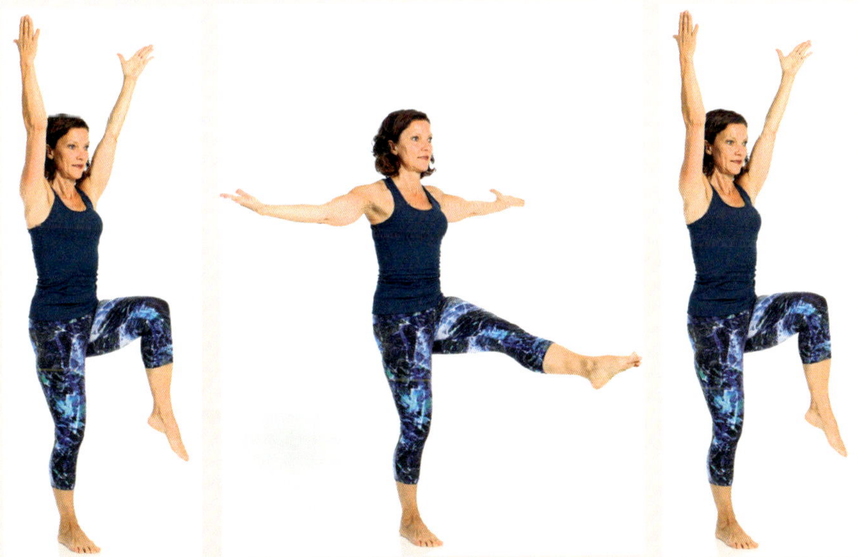

### 3. LIEGESTÜTZ, „ERHÖHT"

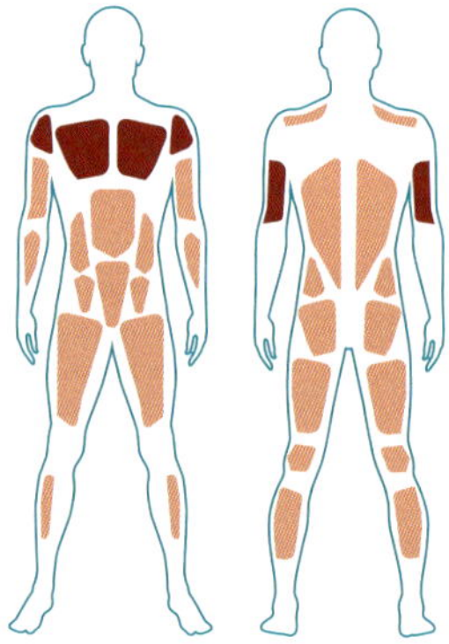

**Beteiligte Muskulatur:** Großer Brustmuskel (M. pectoralis major), Armstrecker (M. trizeps brachii), der vordere Schultermuskel (Pars clavicularis) Rumpfstabilisation.

**Ausgangsposition:** Grundposition im Stand. Sich abstützen auf einer Erhöhung (Fensterbrett, Schreibtisch, Geländer). Die Fersen abheben. Ganzkörperstabilisation aufbauen.

**Übungsbeschreibung:** EA: Die Ellbogen beugen. AA: Die Ellbogen strecken.

**Wichtig:** Den kompletten Körper in der Schräge ausgerichtet stabilisieren.

**Variante:** Nur auf einem Bein.

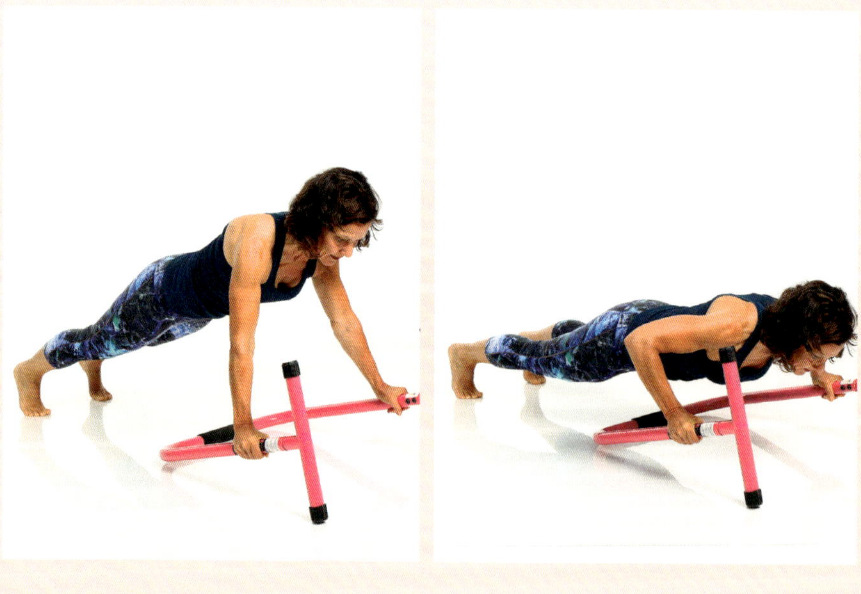

## 4. SEITLICH KNIENDES BEINKREISEN

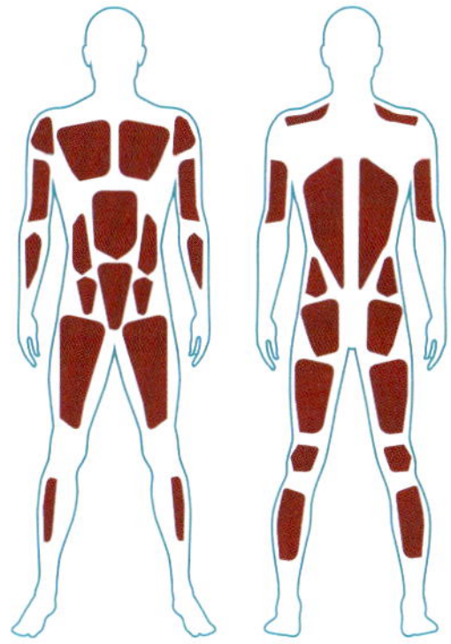

**Beteiligte Muskulatur:** Alle Muskeln, Rücken, Bauch, Beine, Arme, Laterallinie (s. S. 25 oben), Spirallinie (s. S. 25 unten).
**Ausgangsposition:** Seitlicher Sitz rechts. Der Oberkörper wird mit dem rechten Arm gestützt. Beide Knie sind gebeugt. Die linke Hand ist seitlich hinter dem Ohr, der Ellbogen zeigt nach außen.
**Übungsbeschreibung:** Das Becken heben, dabei das Gewicht auf den Stützarm und die Knie verlagern. Den Kopf und die Schultern gerade halten. Der linke Ellbogen zeigt zur Decke. Das Bein zur Seite des Körpers anheben und weit strecken. Stabilisieren und nun kleine Kreise mit dem Bein in der Luft beschreiben.
**Variation:** Das Becken heben und das gestreckte Bein nur oben halten. Anstatt 8-20-mal zu kreisen nur auf 8-20 zählen.

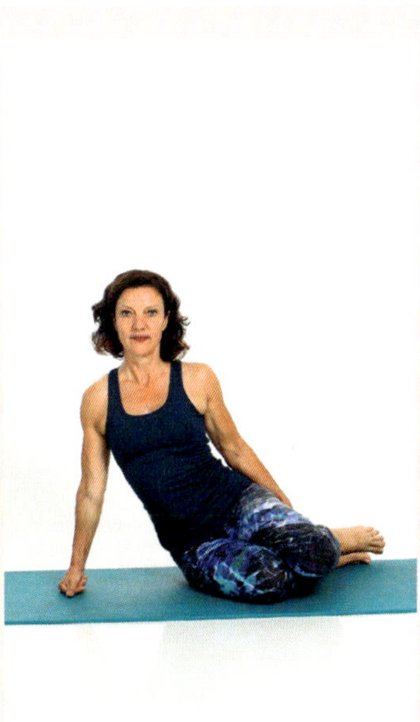

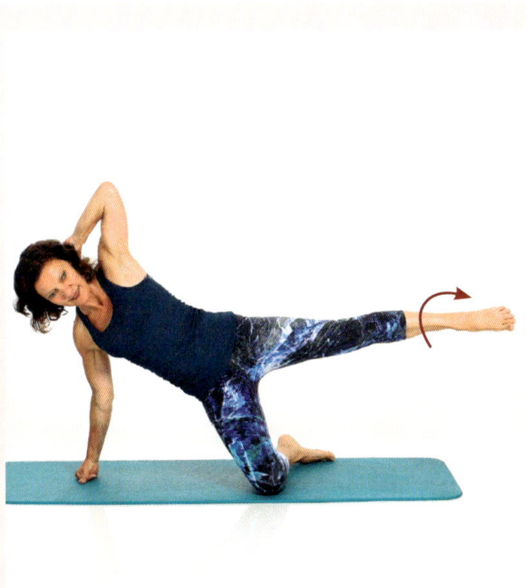

## 5. „FLIEGER FRONTAL“

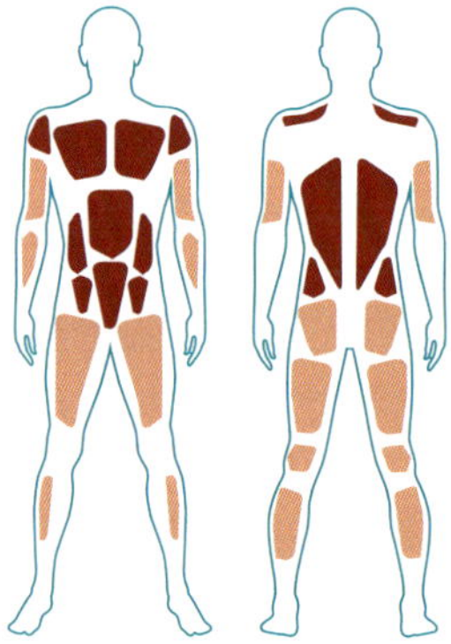

**Beteiligte Muskulatur:** Schultergürtel, Rumpf vorne/hinten, Mobilisation der Schultern.
**Ausgangsposition:** Grundhaltung im Stand. Fersen, Rücken und Hinterkopf sind auf einer Linie ausgerichtet (an der Wand). Die Arme sind neben den Hüften. Die Handinnenflächen zeigen nach vorne.
**Übungsbeschreibung:** EA: Die Handrücken bei fast gestreckten Armen so weit wie möglich nach oben bewegen. AA: Wieder nach unten in die Ausgangsposition zurückkommen.
**Wichtig:** Das Krafthaus aktivieren.

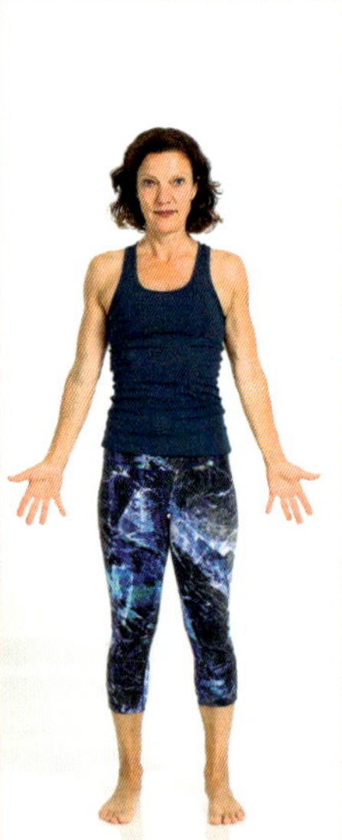

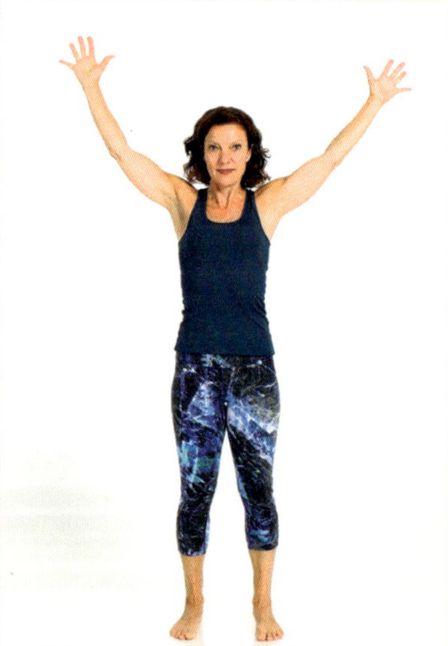

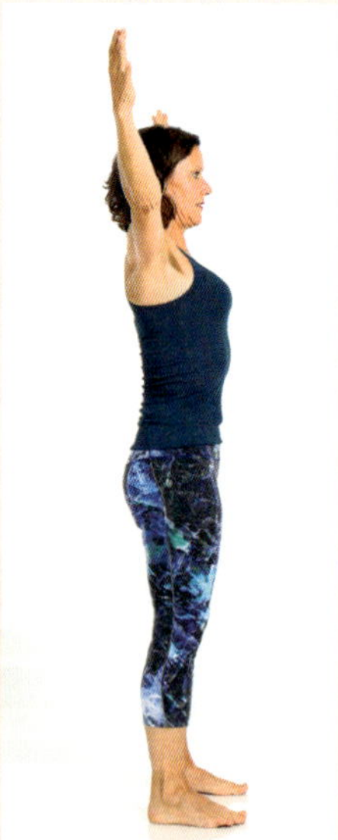

## Workout 7: Starker Rücken und mobil

**VIDEO WORKOUT 7**

https://download.m-m-sports.com/extras/Einfach_richtig_aelter_werden/Workout_7.mp4

### 1. TIEFER AUSFALLSCHRITT, KNIEND

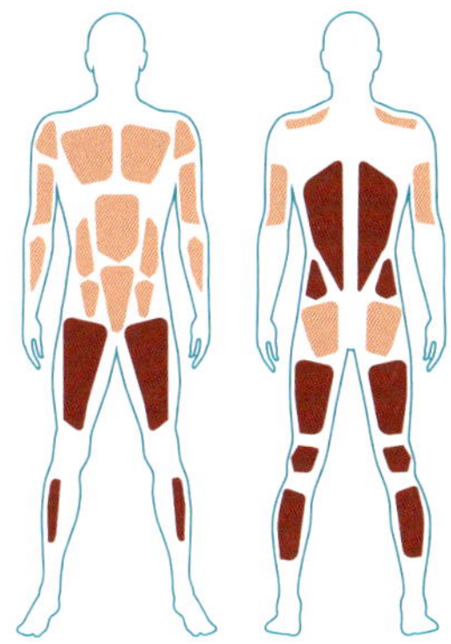

**Beteiligte Muskulatur:** Beine, Rücken. Die Übung verbessert die Beweglichkeit der Wirbelsäule. Dehnung der Spirallinie (s. S. 25 unten).
**Ausgangsposition:** Tiefer Ausfallschritt, hüftschmal. Das rechte Knie ist am Boden.
**Übungsbeschreibung:** Den linken Ellbogen entlang der Innenseite des linken Unterschenkels langsam so tief wie möglich bewegen. Den rechten Arm locker halten. Langsam wieder nach oben kommen. Die rechte Hand auf den linken Oberschenkel legen. Mit dem linken Arm nach oben und hinten in die Dehnung aufdrehen. Der Hand nachschauen.
**Achtung:** Das Knie die ganze Zeit stehen lassen, um die Gelenkachsen optimal zu halten.

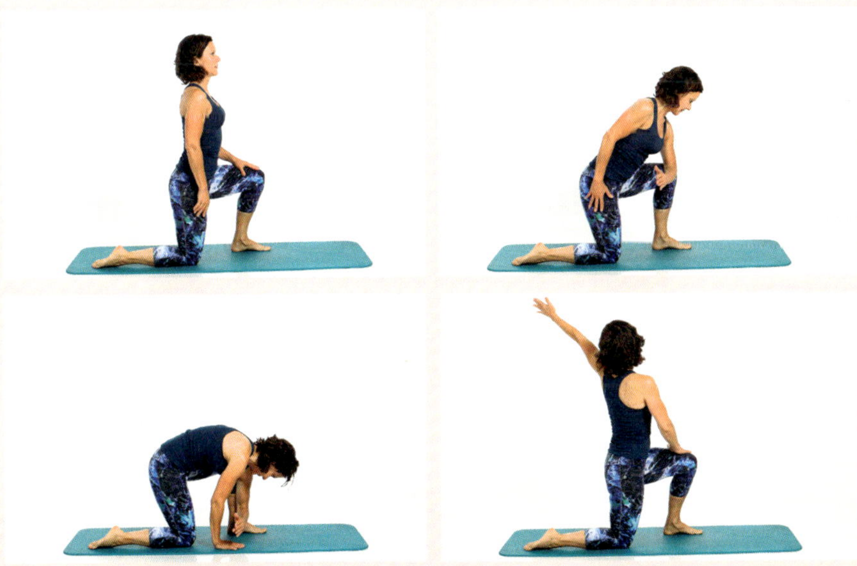

## 2. TIEFE SCHRITTSTELLUNG UND DAS BEIN HEBEN

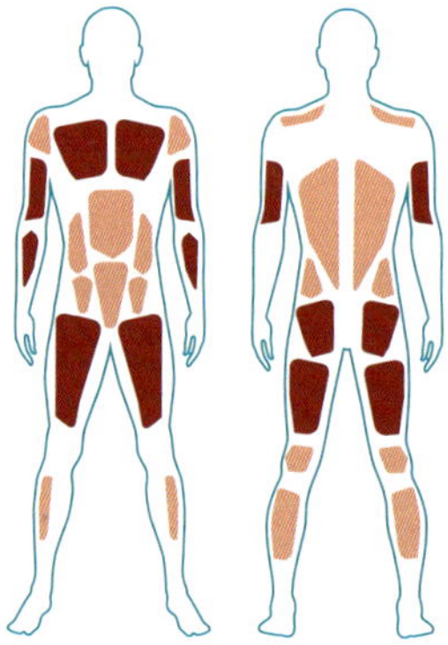

**Beteiligte Muskulatur:** Oberschenkel, Gesäßmuskulatur, Brust- und Armmuskulatur. Stabilisation des Rumpfs. Die Übung verbessert die Balancefähigkeit und die Koordination.
**Ausgangsposition:** Grundposition.
**Übungsbeschreibung:** Abwechselnd in der Vorwärtsbewegung rechts und links hüftschmal nach vorne in die Schrittstellung gehen. Diagonal den Arm mitnehmen (Kreuzkoordination). Beim Zurückgehen zusätzlich das Spielbein nach hinten oben anheben, bis die Aktivierung der Gesäßmuskulatur spürbar wird. Die Arme dabei nach oben anheben und dann erst zur Ausgangsposition zurückkommen. Fließend im Atemrhythmus üben. Der Brustkorb ist weit geöffnet (die Medaille zeigen).
**Variante:** In der Vorwärtsbewegung im Raum üben.

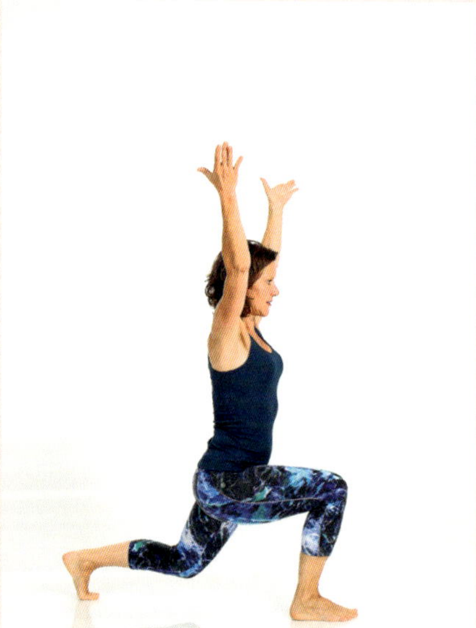

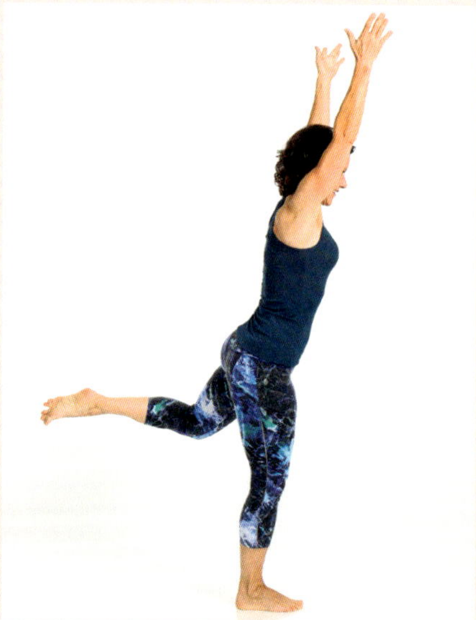

## 3. AUSSEN LANG – INNEN KURZ

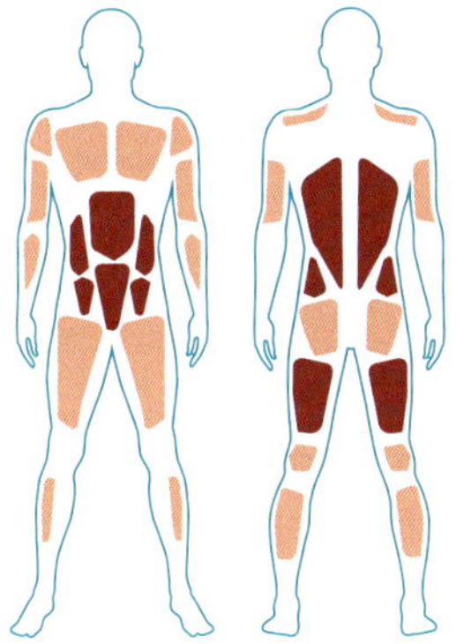

**Beteiligte Muskulatur:** Stärkung der Bauchmuskulatur. Verbesserung der Beweglichkeit der Wirbelsäule. Dehnung der Muskulatur des hinteren Oberschenkels und des Rückens (die geraden (M. rectus abdominis), die seitlichen Bauchmuskeln (M. obliquus abdominis)).
**Ausgangsposition:** Rückenlage. Beide Beine sind zur Brust gebeugt. Die Hände umfassen die Schienbeine. Das Krafthaus aktivieren. Die Schulterpartie unten halten.
**Übungsbeschreibung:** EA: Den Kopf abheben. Abwechselnd das linke Bein strecken und das rechte Bein beugen. Dabei die rechte Hand zum rechten Fußaußenknöchel führen (außen langer Arm) und die linke Hand zur Innenseite am rechten Knie führen (innen kurzer Arm). AA: Mit beiden Händen diagonal kurz Druck aufbauen. Direkt im Seitenwechsel üben.
Variation: Das gestreckte Bein am Boden ablegen.

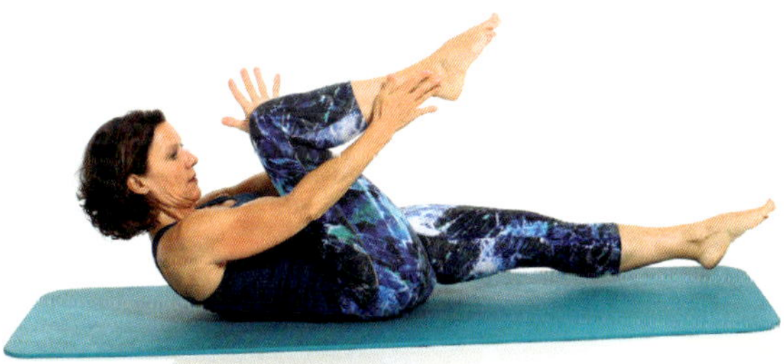

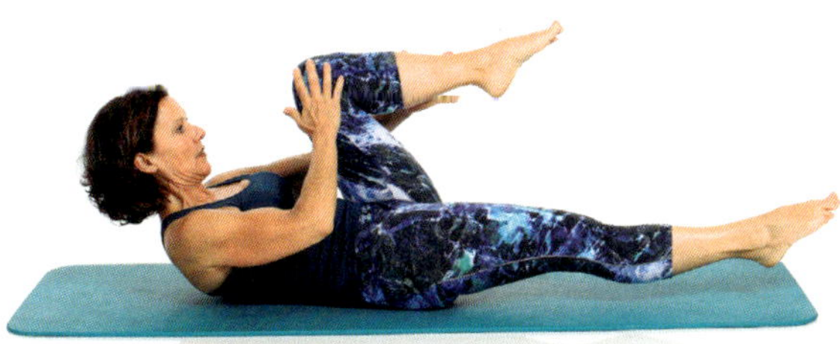

## 4. DAS BECKEN HEBEN UND SENKEN

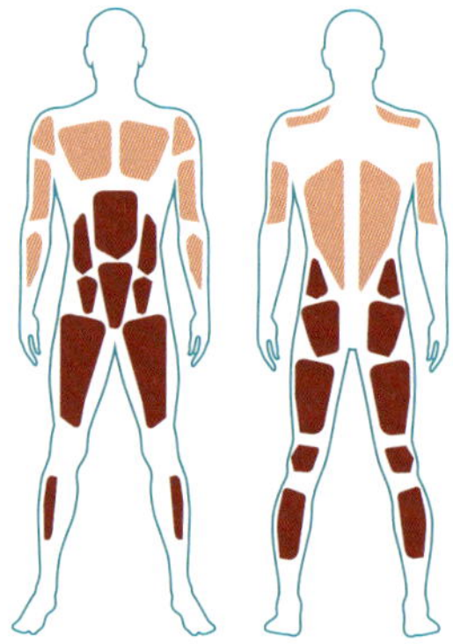

**Beteiligte Muskulatur:** Gesäßmuskulatur, Bauchmuskulatur, die Hüften, die Beine und der untere Rücken. Stabilisation und Balancefähigkeit.
**Ausgangsposition:** Rückenlage in der Schulterbrücke. Beide Beine sind aufgestellt. Die Oberschenkel sind zueinander parallel. Handrücken, Ellbogen und Schulterblätter sanft zum Boden spannen.
**Übungsbeschreibung:** Das Becken heben und senken.
**Variante:** Die Arme zur Decke strecken.

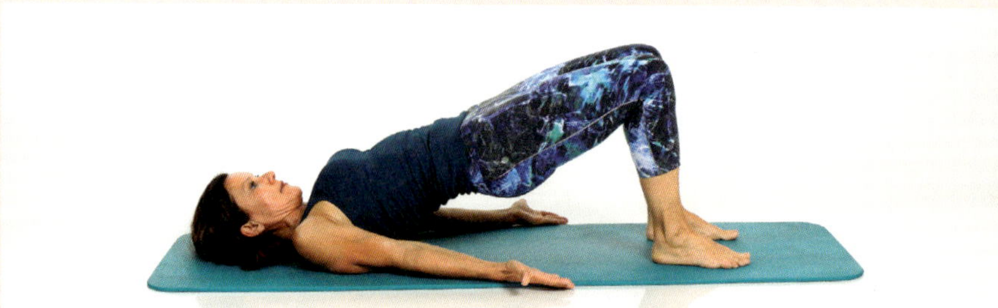

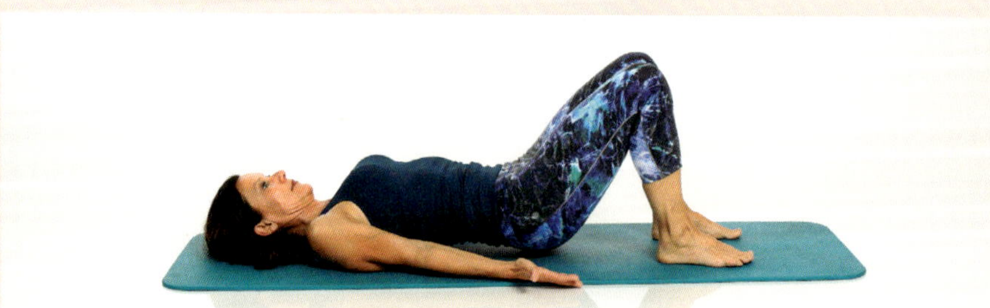

## 5. DIE „BEINE KIPPEN"

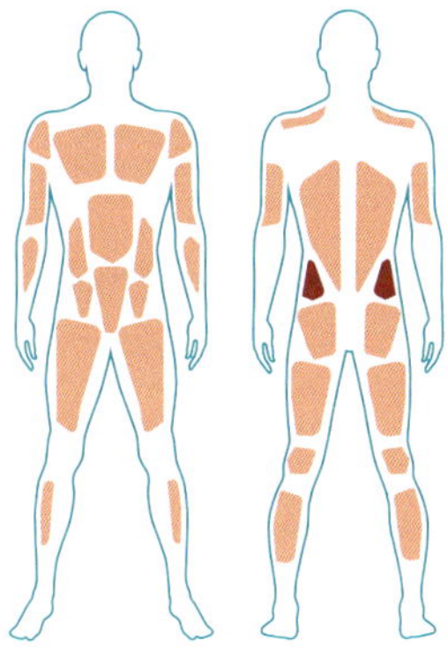

**Beteiligte Muskulatur:** Mobilisation der Hüfte und des unteren Rückens, Dehnung der Spirallinie (s. S. 25 unten).
**Ausgangsposition:** In der Rückenlage die Füße etwas weiter als hüftschmal aufstellen und den Rücken in seiner neutralen Position durch die Aktivierung des Krafthauses stabilisieren.
**Übungsbeschreibung:** Langsam beide Beine nacheinander nach rechts und links bis zum Boden „kippen". Beide Knie dürfen den Boden berühren. Beide Schulterblätter, Handrücken und Ellbogen bleiben flächig auf der Matte liegen.
**Variante:** Die Beine im 90°-Winkel in der Luft halten und langsam nach rechts und links „kippen".

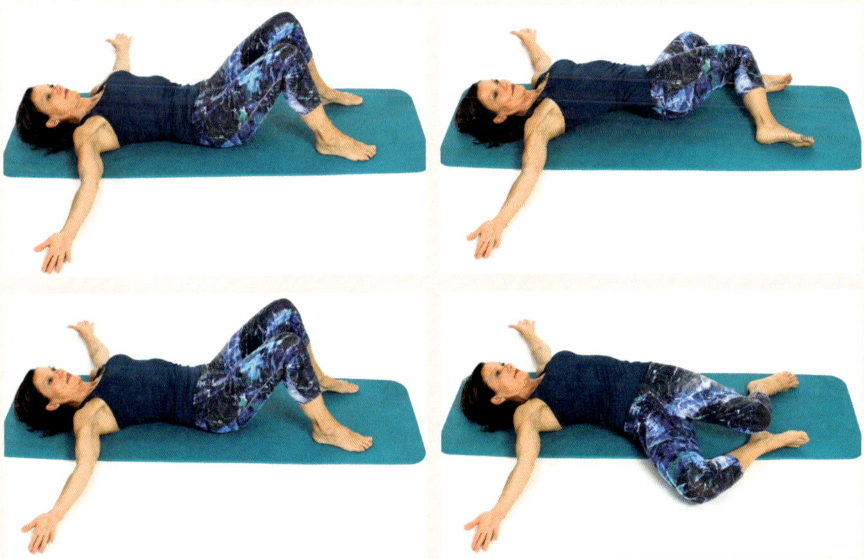

## Workout 8: Bauch, Beine, Po und Haltung

### VIDEO WORKOUT 8

https://download.m-m-sports.com/extras/Einfach_richtig_aelter_werden/Workout_8.mp4

### 1. DIAGONAL IN BALANCE

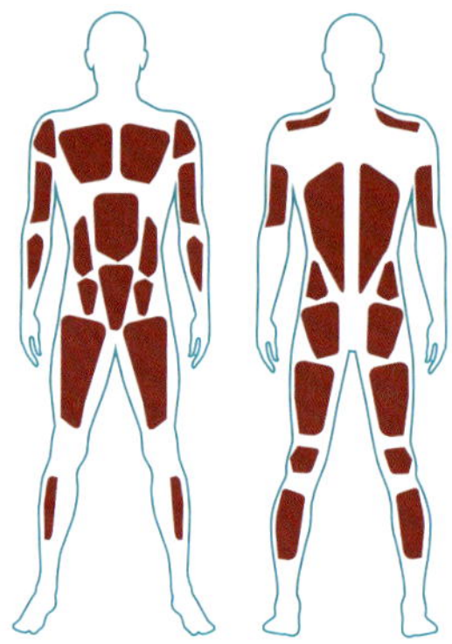

**Beteiligte Muskulatur:** Alle Muskeln. Stabilisation, Balancefähigkeit und Koordination.
**Ausgangsposition:** Stabile Schrittstellung. Das rechte Standbein ist vorne leicht gebeugt und stabilisiert. Der rechte Arm ist nach vorne oben gestreckt, der linke Arm ist in Seithalte.
**Übungsbeschreibung:** Das linke Bein und den rechten Ellbogen so hoch wie möglich in Richtung Körpermittellinie in der Luft annähern und ohne Fußbelastung in die Ausgangsposition zurückführen. Anschließend direkt wieder annähern.

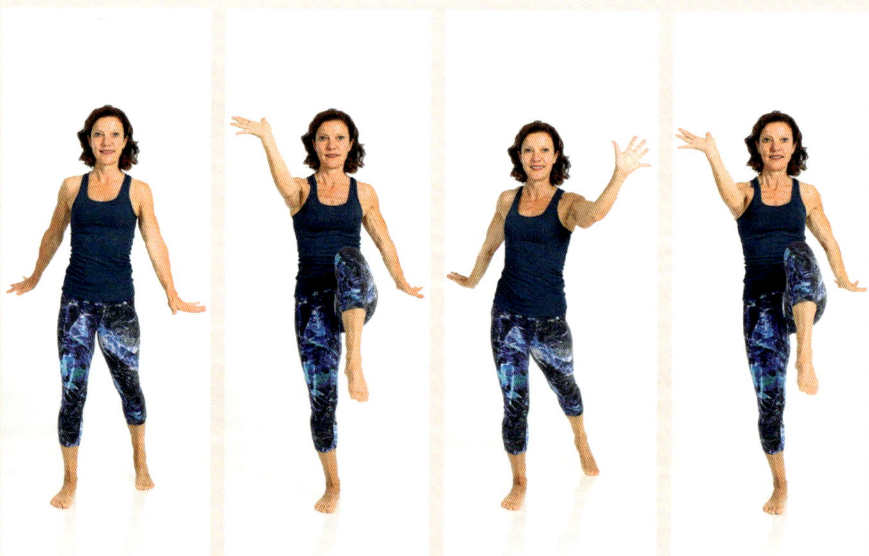

## 2. DIAGONAL ARM/BEIN ZUM BODEN

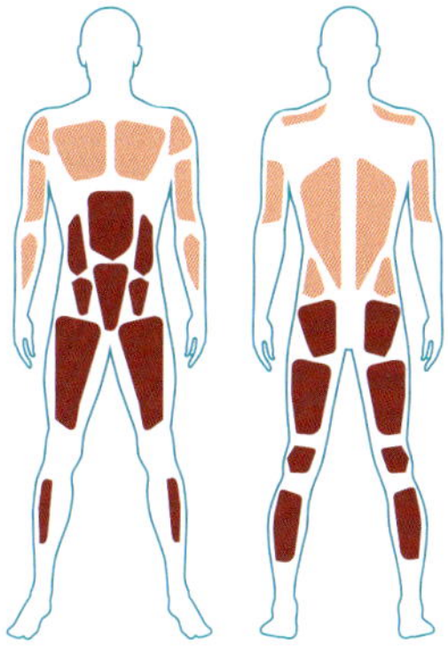

**Beteiligte Muskulatur:** Die komplette Bauchmuskulatur, Beine, Gesäß. Koordination.
**Ausgangsposition:** Stabile Rückenlage. Das linke Bein ist gebeugt in der Luft, das rechte Bein liegt gestreckt am Boden. Der rechte Arm ist gestreckt über Kopf am Boden, der linke Arm ist gestreckt an der Seite am Boden, beide Hände nach unten zum Boden spannen.
**Übungsbeschreibung:** Abwechselnd das rechte Bein und den linken Arm bzw. das linke Bein und den rechten Arm zum Boden strecken. Die Haltung der Wirbelsäule optimal stabilisieren.
**Variante:** Beide Beine und beide Arme gleichzeitig nur so weit in Richtung Boden strecken, dass die Ausgangsposition der Wirbelsäule stabilisiert werden kann.

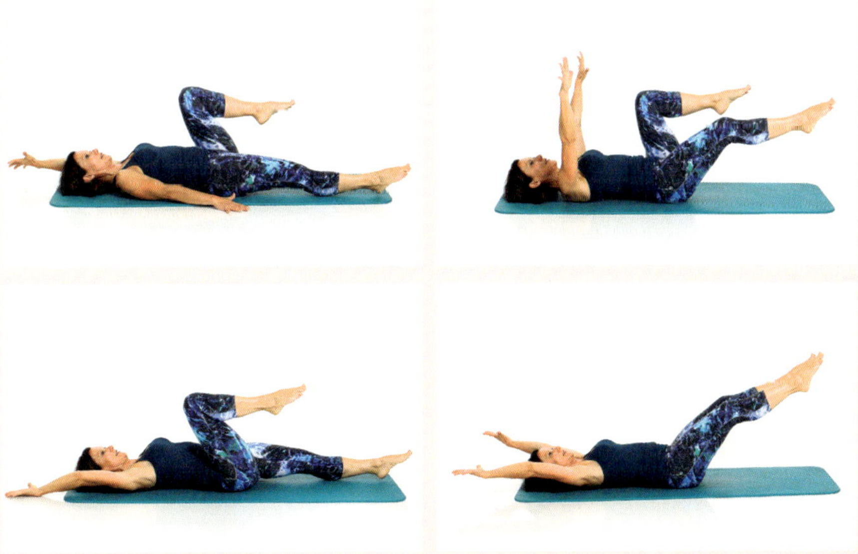

## 3. SEITSTÜTZ MIT BEINABSPREIZEN

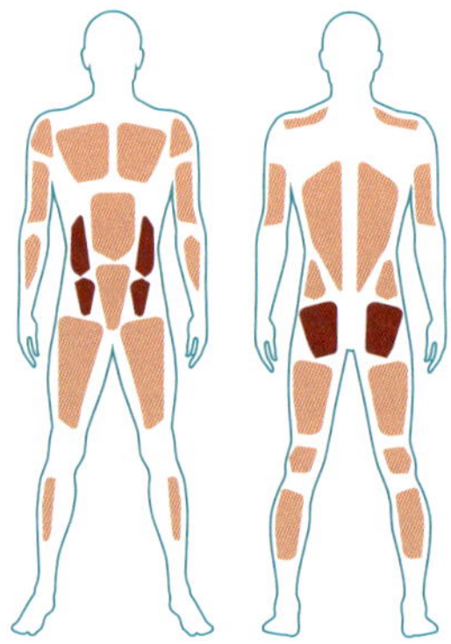

**Beteiligte Muskulatur:** Die Außenseite der Beine, das Gesäß, die schräge Bauchmuskulatur. Koordination, Laterallinie (s. S. 25 oben).

**Ausgangsposition:** Seitzstütz auf dem Unterarm rechts. Das untere, rechte Bein ist gebeugt. Das obere Bein ist gestreckt. Die linke Hand liegt seitlich am Kopf. Der Ellbogen ist zur Decke gerichtet. Das Becken ist in der Luft stabilisiert.

**Übungsbeschreibung:** Das obere, linke Bein halten und stabilisieren.

**Variation:** Das Gesäß auf der Matte halten.

**Variante :** Den linken Arm nach oben strecken.

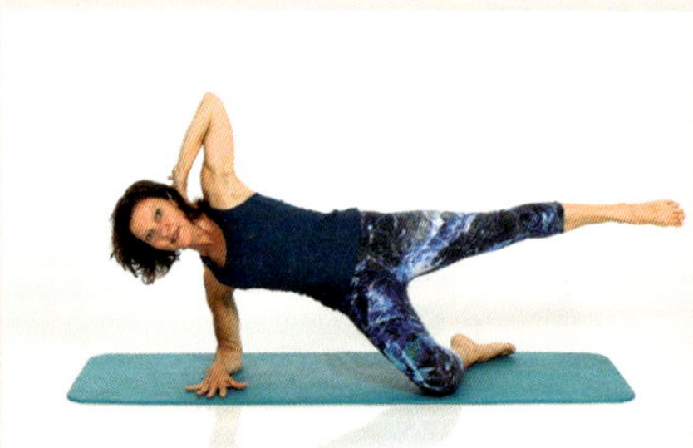

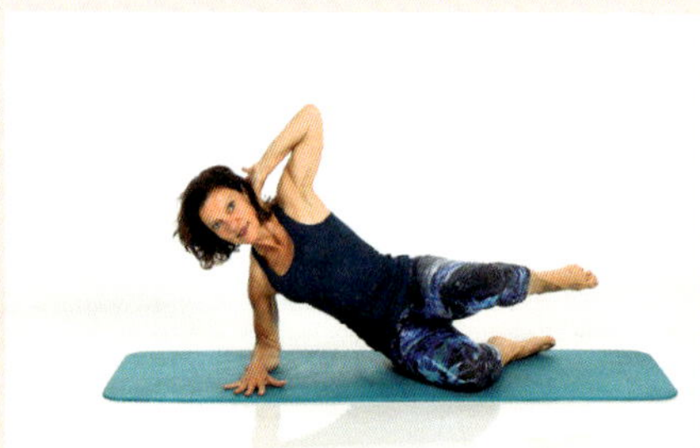

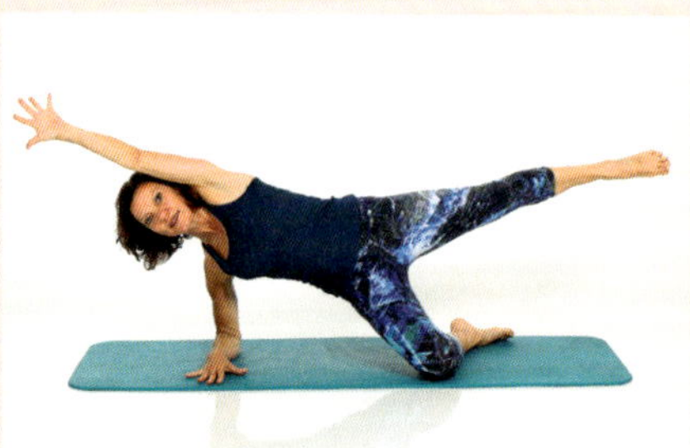

## 4. DAS BECKEN HEBEN UND SENKEN AUF EINEM BEIN

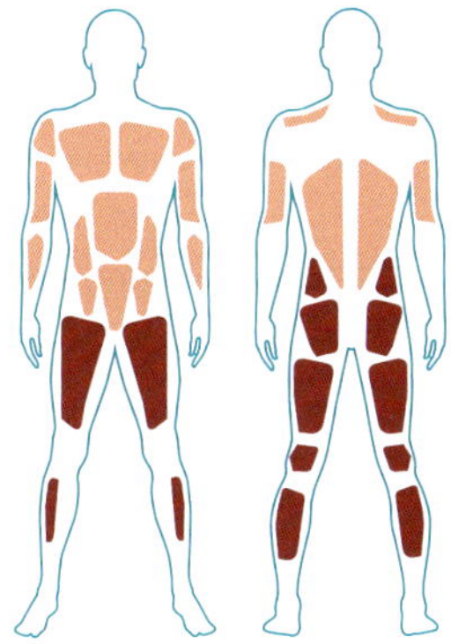

**Beteiligte Muskulatur:** Gesäßmuskulatur, Hüften, Beine und der untere Rücken. Rumpfstabilisation und Balancefähigkeit.
**Ausgangsposition:** Rückenlage. In der Schulterbrücke ist das rechte Bein aufgestellt. Das linke Bein parallel zum linken Oberschenkel halten. Handrücken, Ellbogen und die Schulterblätter zum Boden spannen.
**Übungsbeschreibung:** Das Becken heben und senken.
**Variante:** Beide Arme zur Decke strecken.

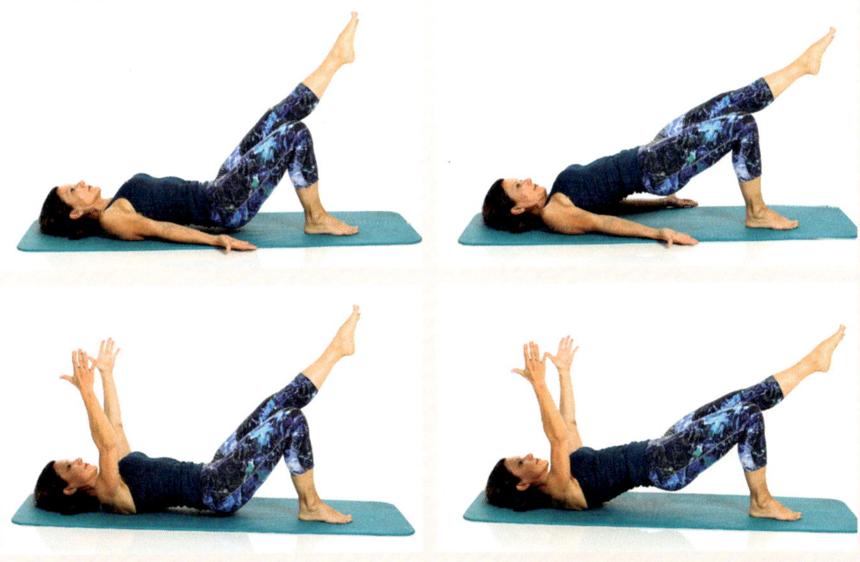

## 5. HOHER STÜTZ

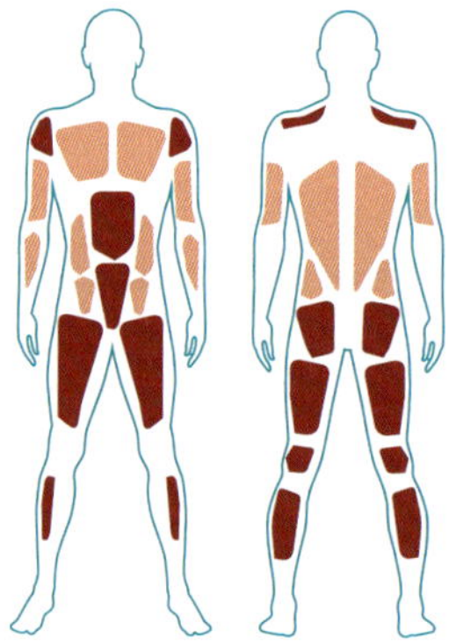

**Beteiligte Muskulatur:** Beine, Gesäß, die gerade Bauchmuskulatur, Schultermuskulatur, Rückenstrecker. Rumpfstabilisation.

**Ausgangsposition:** Der hohe Stütz wird auf den Handflächen (hohl) stabilisiert oder auf den Fäusten vor den Schultern.

**Übungsbeschreibung:** Abwechselnd das rechte/linke Bein gestreckt abheben und absetzen. Die Ganzkörperhaltung bewusst spannen.

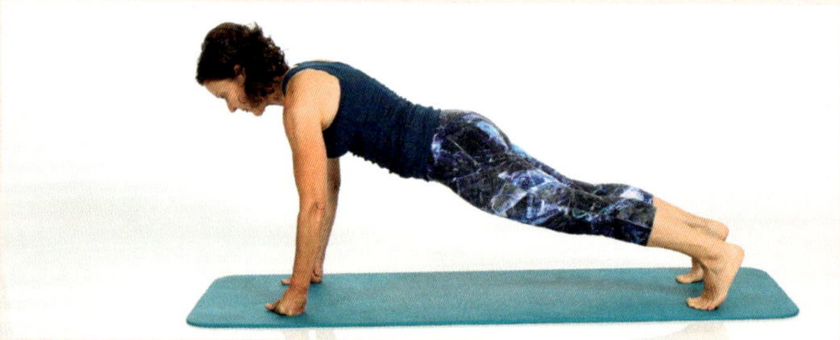

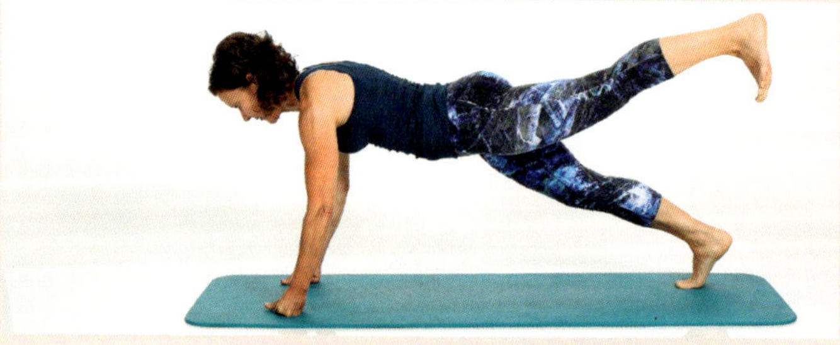

## Workout 9: Starke Arme und Bauch

**VIDEO WORKOUT 9**

https://download.m-m-sports.com/extras/Einfach_richtig_aelter_werden/Workout_9.mp4

### 1. DIE SCHULTERN EIN- UND AUSDREHEN

**Beteiligte Muskulatur:** Mobilisation der Schultern. Rumpfstabilisation, Balancefähigkeit.
**Ausgangsposition:** Stabiler Stand. Die Arme an den Körperseiten halten. Die Ellbogen sind leicht gebeugt.
**Übungsbeschreibung:** Die Schultern und die Arme bis zu den Daumen ein- und ausdrehen.
**Variante:** Auf einem Bein.

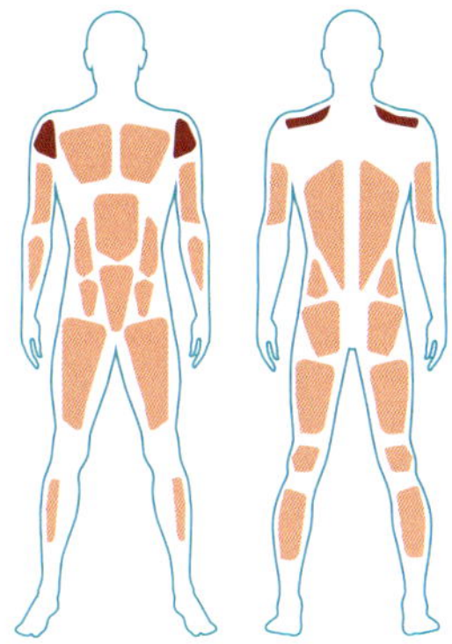

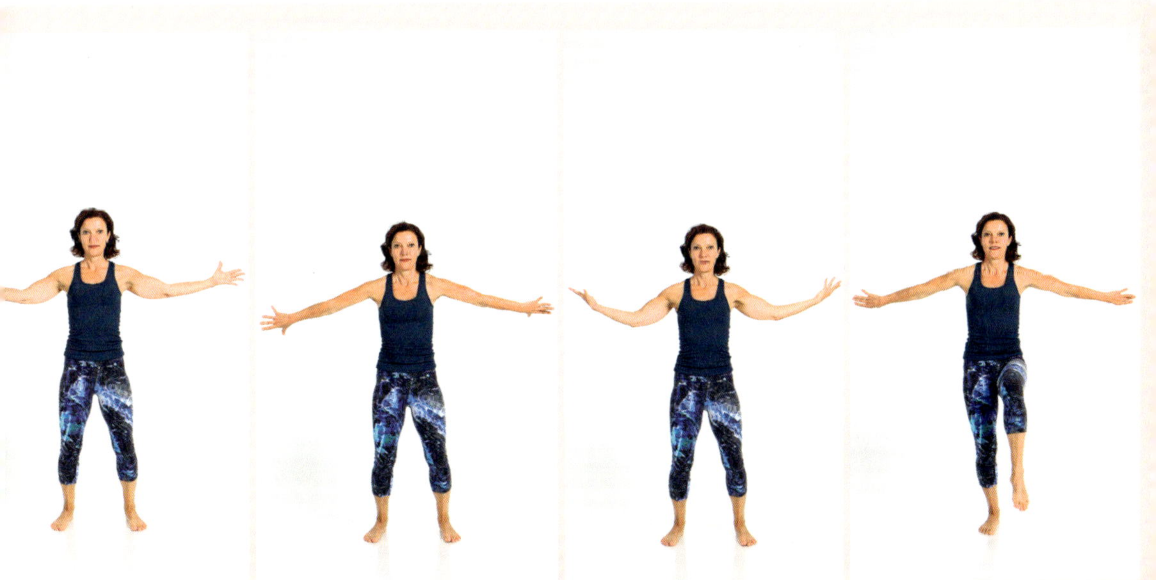

## 2. DIE ARME BEUGEN UND STRECKEN IM STÜTZ RÜCKLINGS

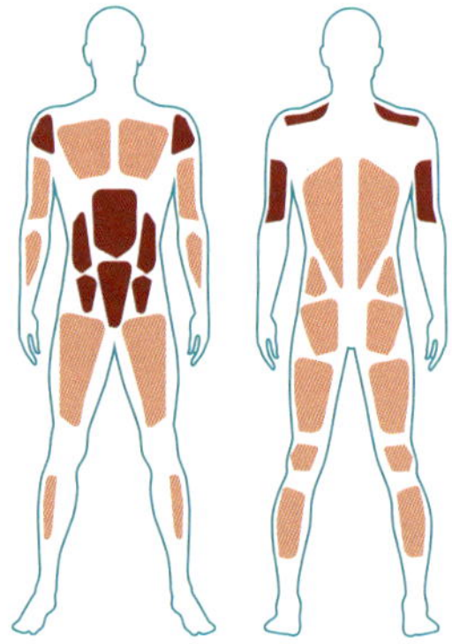

**Beteiligte Muskulatur:** Armrückseite (Trizeps), Schultern und die Bauchmuskulatur. Rumpfstabilisation.
**Ausgangsposition:** Stabiler Sitz im Stütz. Die Füße sind gebeugt aufgestellt. Die Arme stützen hinter dem Körper. Die Fingerspitzen zeigen zum Gesäß.
**Übungsbeschreibung:** Die Ellbogen beugen und strecken. Die Körperhaltung optimal stabilisieren.

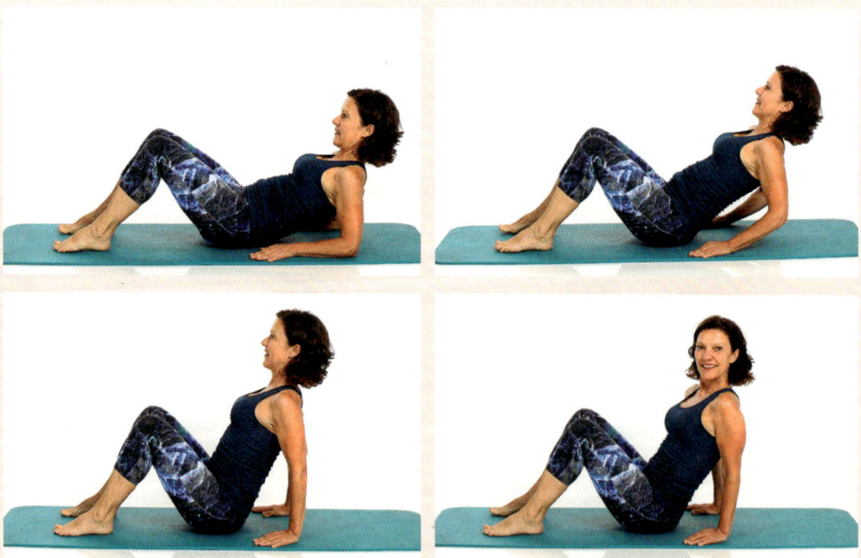

## 3. BERGSTEIGER

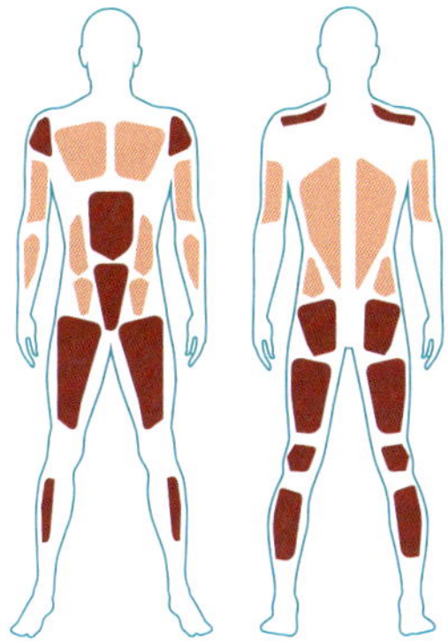

**Beteiligte Muskulatur:** Beine, Gesäß, die gerade Bauchmuskulatur, Schultern und Rückenstrecker. Rumpfstabilisation.
**Ausgangsposition:** Der hohe Handstütz wird stabilisiert. Auf der hohlen Handfläche oder wahlweise auf den Fäusten.
**Übungsbeschreibung:** Abwechselnd das rechte/linke Knie unter den Bauch ziehen.

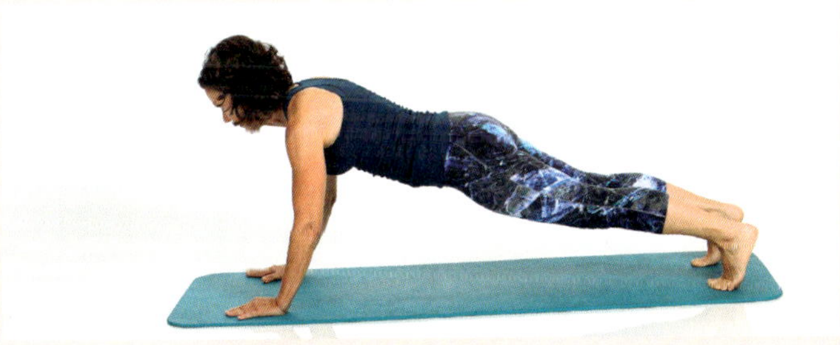

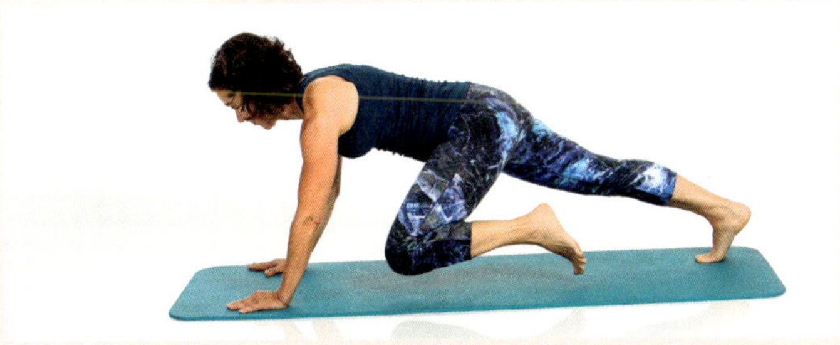

## 4. „KRABBELN"

**Beteiligte Muskulatur:** Arme, Gesäß, Beine, Bauchmuskulatur. Rumpfstabilisation.

**Ausgangsposition:** Den Vierfüßlerstand stabilisieren. Auf der hohlen Handfläche oder wahlweise auf den Fäusten.

**Übungsbeschreibung:** Die Knie knapp über dem Boden halten und dabei vorwärts krabbeln bis zum Mattenende und wieder zurückkrabbeln.

**Variation:** Beide Knie beim Krabbeln auf dem Boden halten.

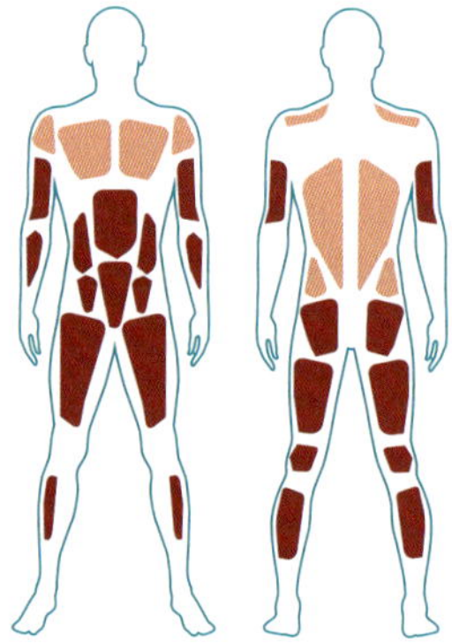

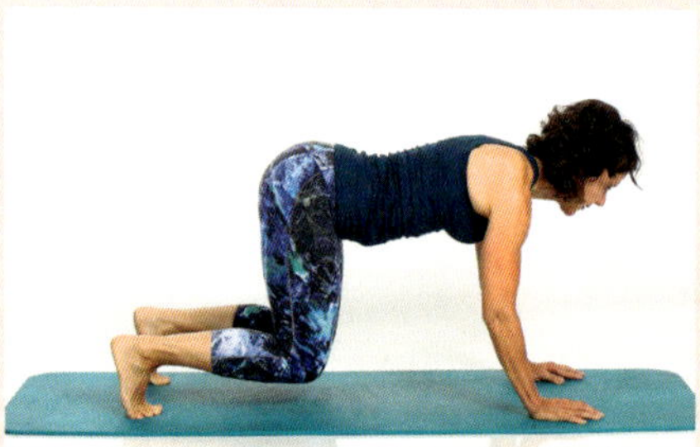

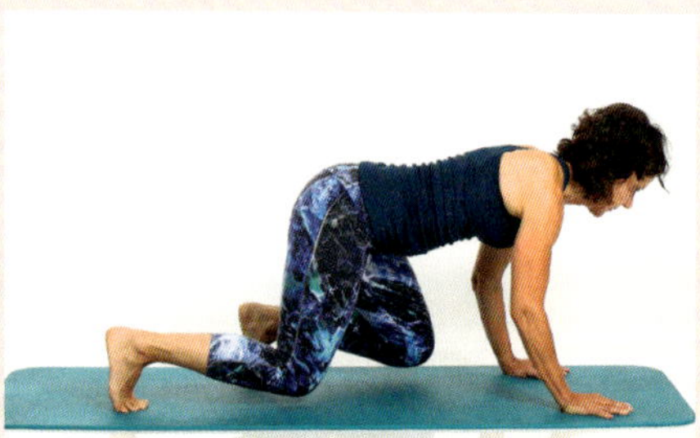

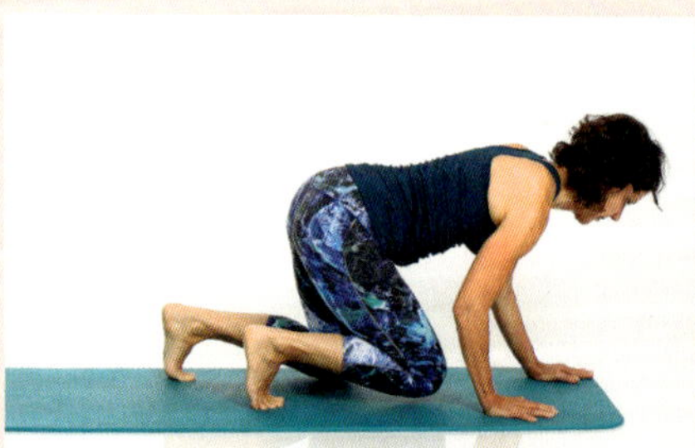

## 5. IM SEITSTÜTZ DAS BECKEN HEBEN UND SENKEN

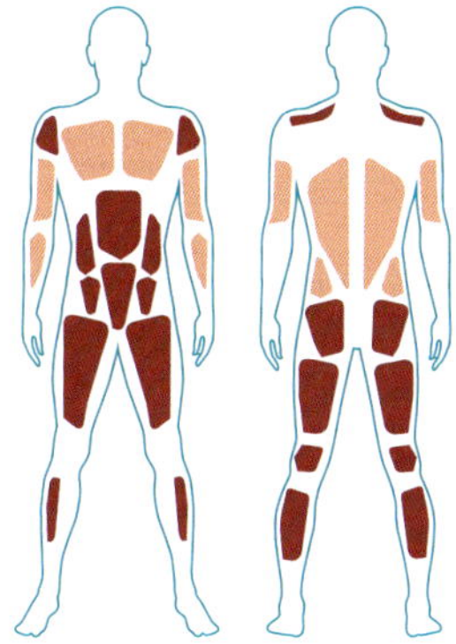

**Beteiligte Muskulatur:** Beine, Gesäß, Bauchmuskulatur, Schultermuskulatur, Rückenstrecker. Rumpfstabilisation, Laterallinie (s. S. 25 oben).

**Ausgangsposition:** Seitzstütz auf dem Unterarm links. Das untere, linke Bein ist gebeugt. Das obere Bein ist gestreckt. Die rechte Hand ist über den Kopf gestreckt. Die Handinnenfläche zeigt nach vorne. Das Becken ist in der Luft stabilisiert.

**Übungsbeschreibung:** Das Becken heben und senken. Gleichzeitig das obere, rechte Knie und den rechten Ellbogen im Wechsel beugen/annähern und wieder strecken.

Variation: Das Gesäß auf der Matte halten.

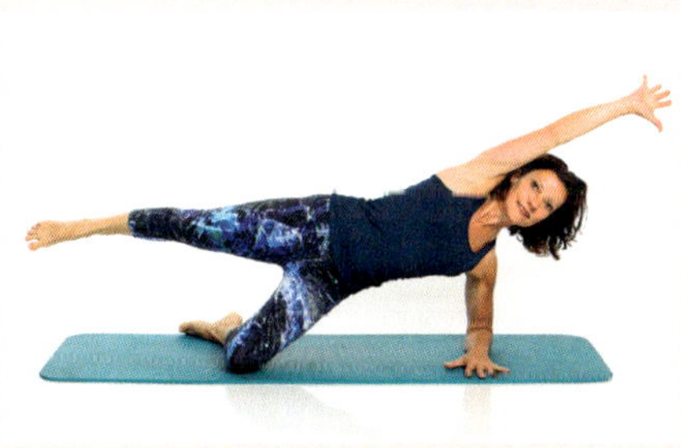
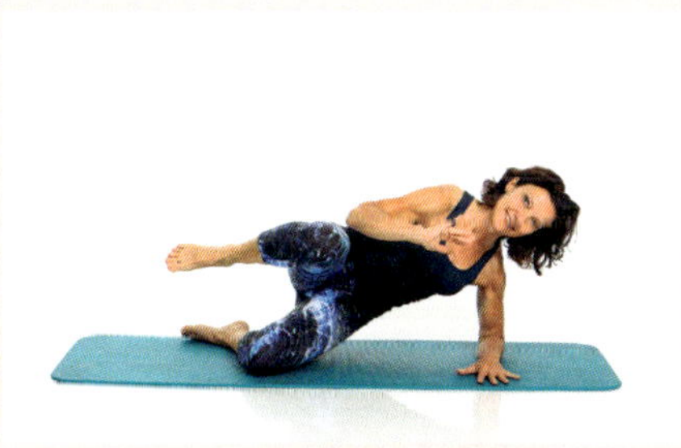
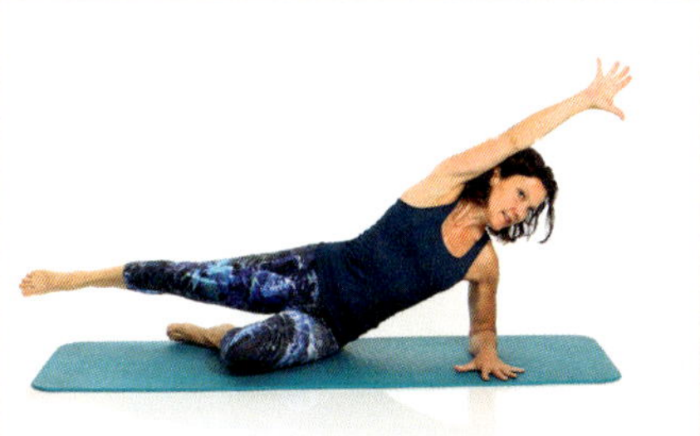
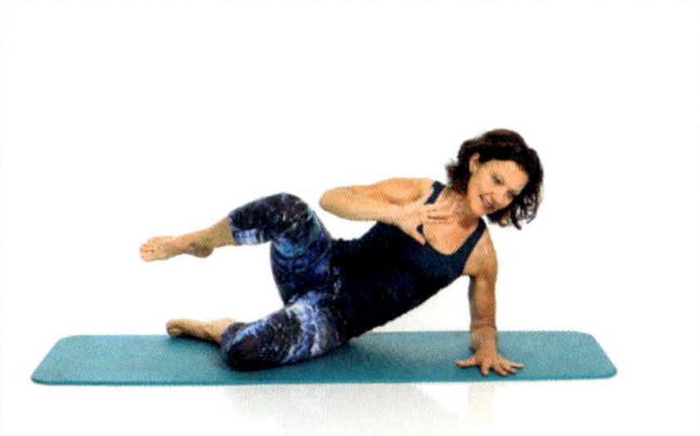

# Workout 10: Starker Rücken und Bauch

**VIDEO WORKOUT 10**

https://download.m-m-sports.com/extras/Einfach_richtig_aelter_werden/Workout_10.mp4

## 1. „KREISE ZIEHEN"

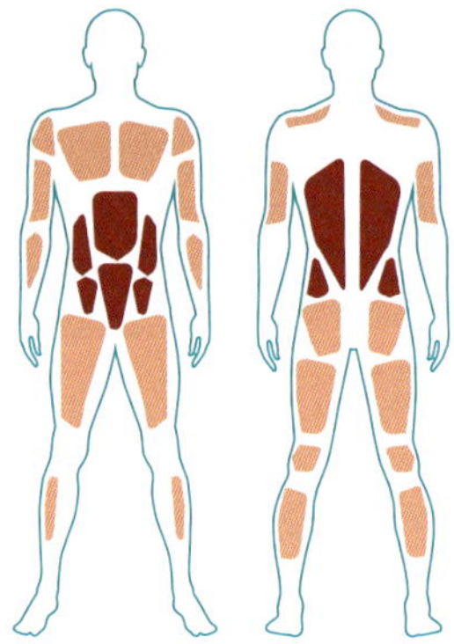

**Beteiligte Muskulatur:** Bauchmuskulatur, Hüftmuskulatur, Rücken. Rumpfstabilisation.
**Ausgangsposition:** Rückenlage. Beide Beine zur Decke strecken. Die Fersen sanft gegeneinanderdrücken. Die Ausgangsposition stabilisieren. Die Arme liegen seitlich auf dem Boden. Die Handinnenflächen zeigen nach oben.
**Übungsbeschreibung:** Nun mit beiden Beinen Kreise ziehen. Das Steißbein fest am Boden halten und sich vorstellen, die ganze Wirbelsäule klebt am Boden, vor allem bei der seitlichen Bewegung. Handrücken, Ellbogen und Schulterblätter dabei in Richtung Boden drücken. Den Toppunkt rausschieben.
**Variante:** Die Arme zur Decke strecken.

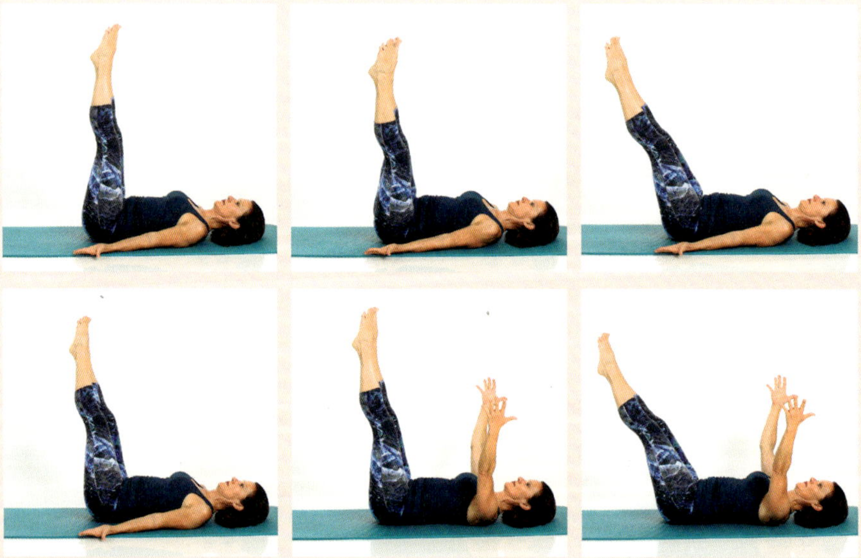

## 2. SCHULTERBRÜCKE MIT GEBEUGTEM BEIN

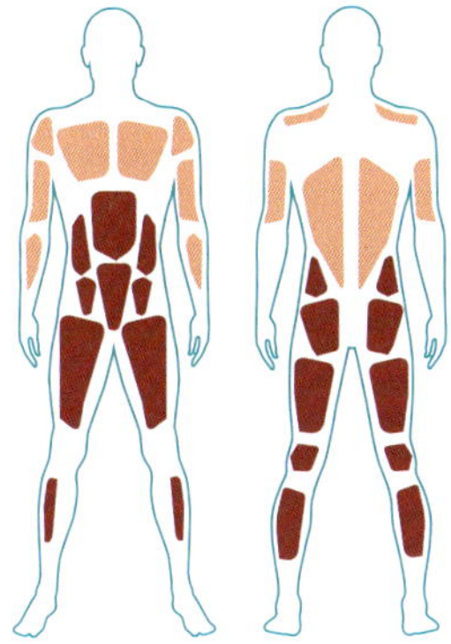

**Beteiligte Muskulatur:** Gesäßmuskulatur, Bauchmuskulatur, Hüften, Beine und der untere Rücken. Stabilisation und Balancefähigkeit.
**Ausgangsposition:** Rückenlage. Die Schulterbrücke stabilisieren.
**Übungsbeschreibung:** Das rechte Bein gebeugt zum Oberkörper hin bewegen und zur Ausgangsposition zurückkehren. Die Hüftknochen auf einer Ebene halten und stabilisieren. Gleichzeitig Handrücken, Ellbogen und beide Schulterblätter sanft auf die Unterlage pressen.
**Variante:** Beide Hände gestreckt nach oben halten.

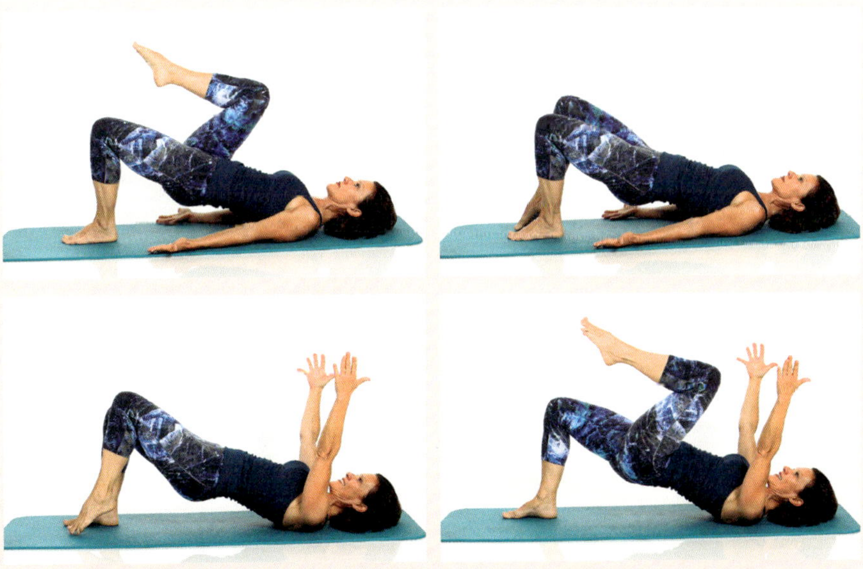

## 3. VOM V INS W IN DER BAUCHLAGE

**Beteiligte Muskulatur:** Schultern, Trapezmuskeln, Rückenstrecker. Unterstützend: Beinbizeps (hinten), Deltamuskel (hinterer Anteil), großer Gesäßmuskel.
**Ausgangsposition:** Bauchlage.
**Übungsbeschreibung:** Die Arme nach vorne ins V strecken und zurück ins W ziehen. Die Fußspitzen fest auf der Matte aufstellen. Die Fersen nach hinten unten rausschieben. Die Knie strecken.
**Variante:** Gleichzeitig ein Bein abheben. Der Fuß ist in Flexion oder Extension.

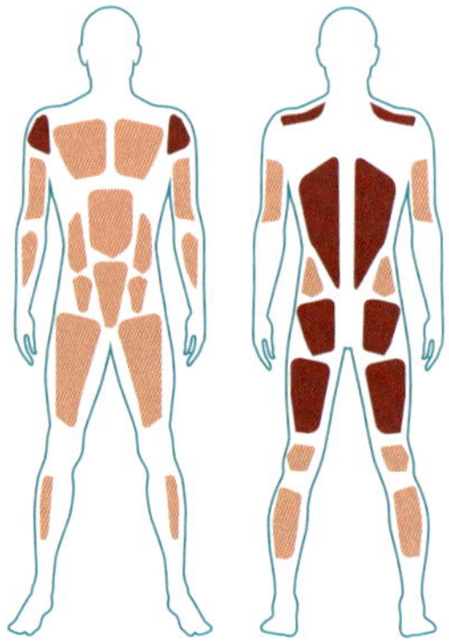

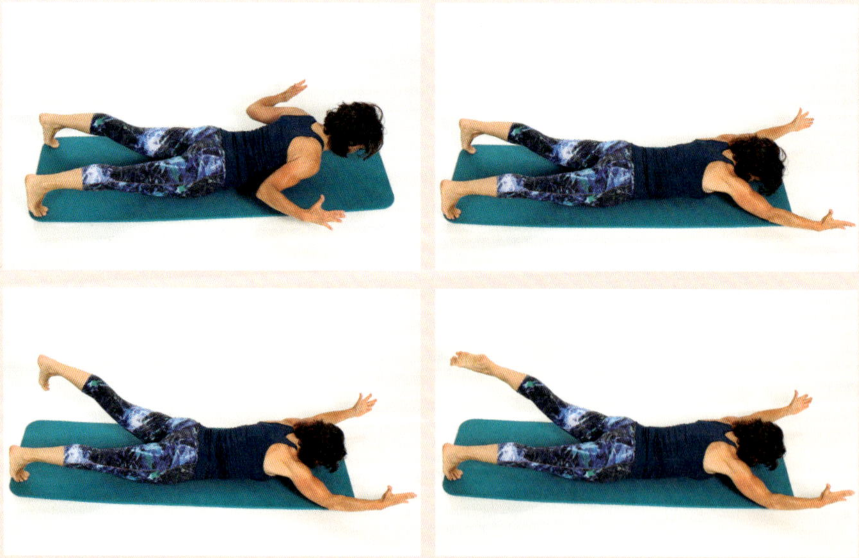

## 4. DIAGONAL GESTRECKTES BEIN

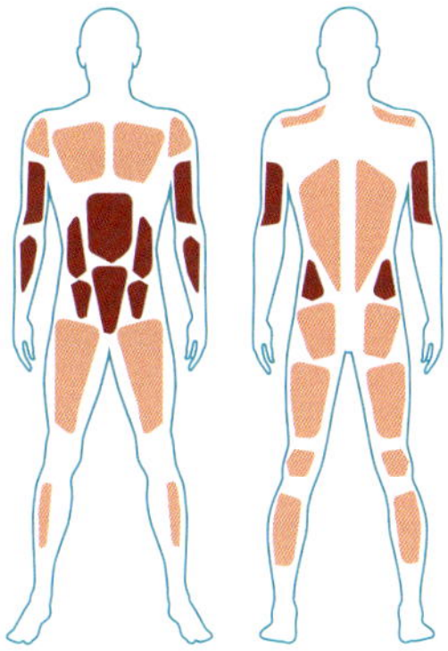

**Beteiligte Muskulatur:** Die gesamte Bauchmuskulatur (gerader Bauchmuskel (M. rectus abdominis), schräger äußerer Bauchmuskel (M. obliquus externus abdominis), schräger innerer Bauchmuskel (M. obliquus internus abdominis), querer Bauchmuskel (M. transversus abdominis) und der gerade, pyramidenförmige Muskel. Unterstützend: Rückenstrecker, die Oberarmmuskeln Bizeps und Trizeps, Unterarm.

**Ausgangsposition:** Rückenlage. Das linke Bein ist gebeugt, die Ferse ist am Boden. Das rechte Bein ist zur Decke gestreckt. Der Kopf ruht in beiden Händen in der Luft.

**Übungsbeschreibung:** AA: Die Schulterblätter vom Boden lösen. Diagonal den linken Ellbogen zum rechten gestreckten Bein hin bewegen. EA: Zur Ausgangsposition zurückkehren. Die Schulterblätter zum Boden bringen.

**Variante:** Die Ferse des gebeugten Beins knapp über dem Boden halten.

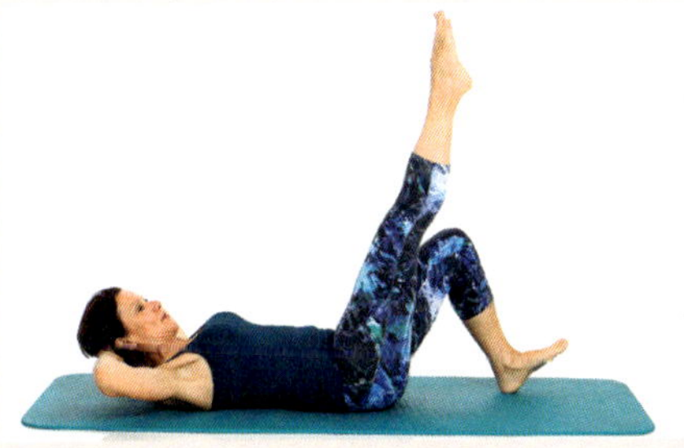

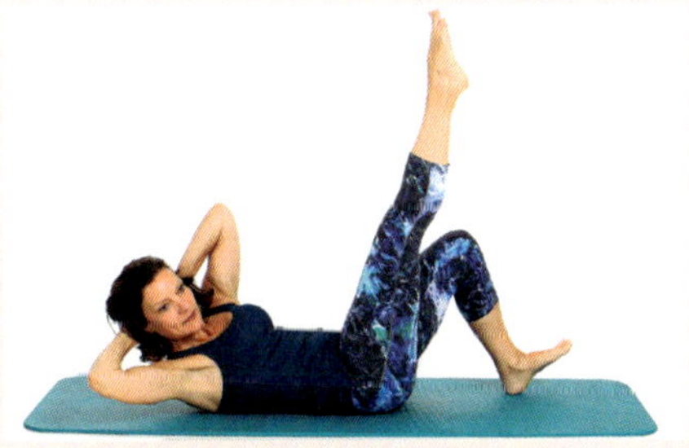

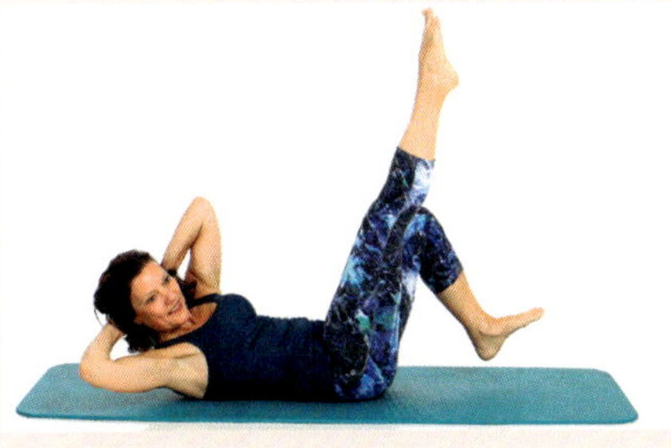

## 5. LANGES PENDEL

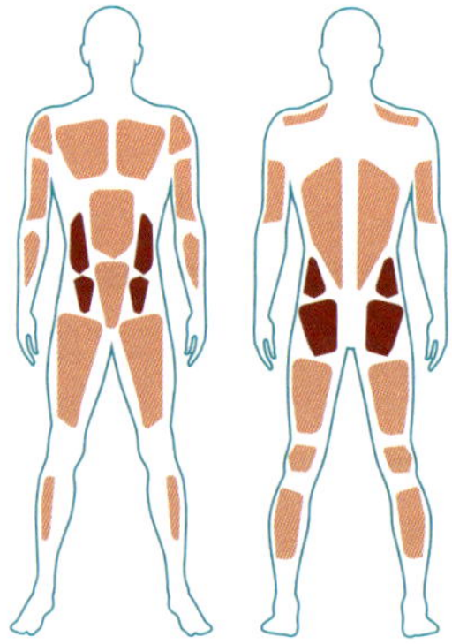

**Beteiligte Muskulatur:** Gesäßmuskulatur, Hüften, schräge Bauchmuskulatur. Rumpfstabilität.
**Ausgangsposition:** Seitlage. Den Körper entlang des Mattenrandes ausrichten. Das untere Bein gebeugt ablegen. Das obere Bein hüftschmal in der Luft stabilisieren. Den Kopf mit gebeugtem Arm unterstützen.
**Übungsbeschreibung:** Das obere Bein hin- und herpendeln. Mit gestrecktem Fußgelenk nach vorne pendeln, mit gebeugtem Fußgelenk nach hinten bis zur Verlängerung der Wirbelsäule zurückführen.
**Wichtig:** Sprung-, Knie-, Hüftgelenk auf einer Ebene halten.
**Variante:** Das untere Bein gestreckt in der Körperlinie ablegen.

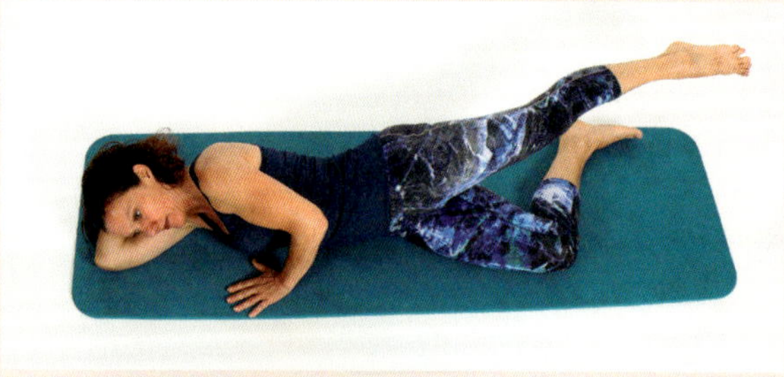

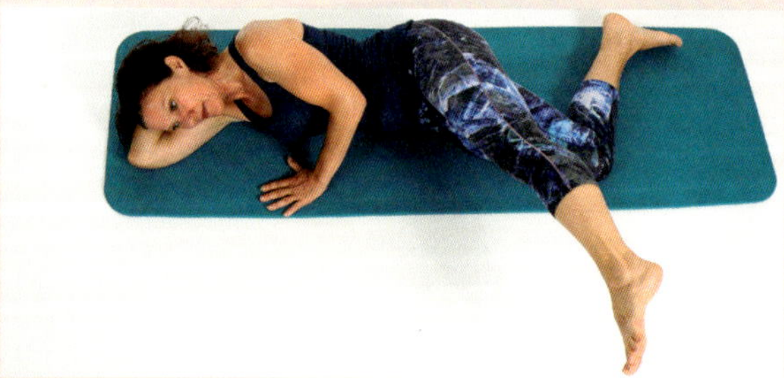

## Workout 11: Starke Arme und Bauch

**VIDEO WORKOUT 11**

https://download.m-m-sports.com/extras/Einfach_richtig_aelter_werden/Workout_11.mp4

### 1. „KATZENBUCKEL"

**Beteiligte Muskulatur:** Rücken- und Bauchmuskulatur. Mobilisation.
**Ausgangsposition:** Den Vierfüßlerstand stabilisieren. Auf der Handfläche oder wahlweise auf den Fäusten.
**Übungsbeschreibung:** Sich in einen Katzbuckel drücken. Diesen auflösen und in eine sanfte Hohlkrümmung ziehen.

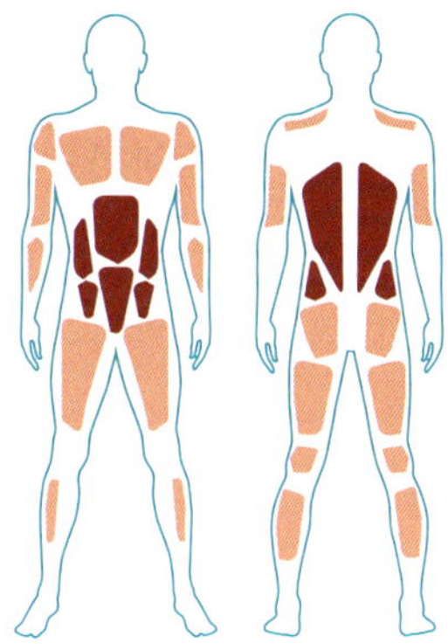

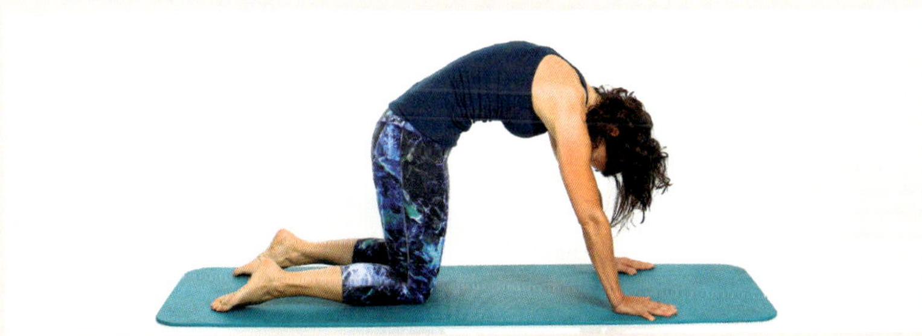

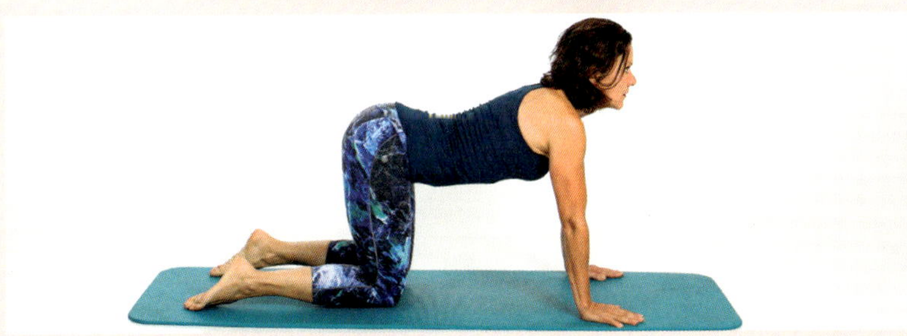

## 2. „SCHWIMMEN"

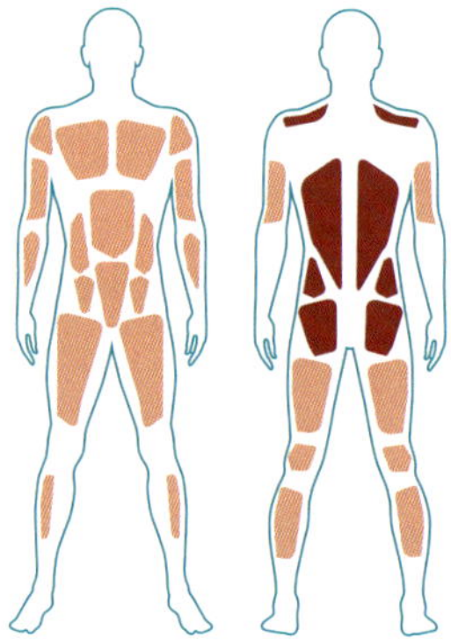

**Beteiligte Muskulatur:** Der untere Rücken, Rückenstrecker, Gesäß, Trapezmuskeln.

**Ausgangsposition:** Stabilisierte Bauchlage. Die Arme sind nach vorne gestreckt, mit der Kleinfingerseite aktiv ablegen.

**Übungsbeschreibung:** Abwechselnd diagonal den rechten Arm und das linke Bein bzw. den linken Arm und das rechte Bein wenige Millimeter abheben und gleichzeitig den rechten/linken Kleinfingerballen in die Unterlage drücken. Die Stirn knapp über dem Boden halten. Bei Schulterproblemen mit den Armen seitlich im 90°-Winkel oder auch darunter trainieren.

**Variation:** Nur einen Arm gestreckt abheben.

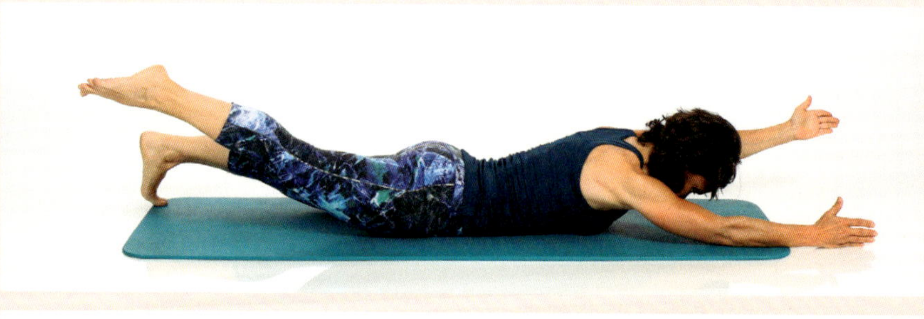

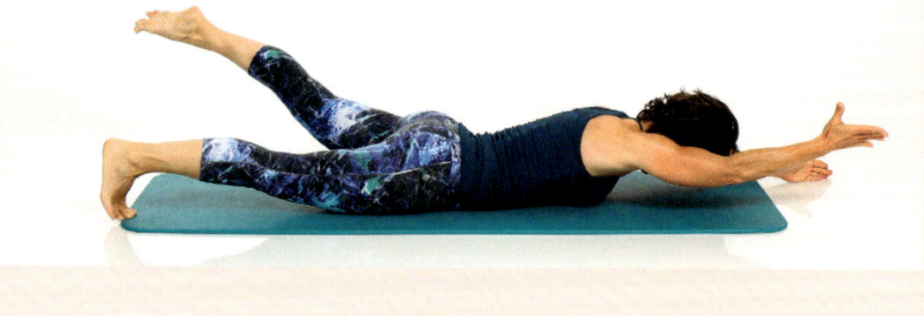

## 3. DIE BEINE SCHEREN

**Beteiligte Muskulatur:** Gesäßmuskulatur, Hüften und die schräge Bauchmuskulatur.
**Ausgangsposition:** Seitenlage links. Der Kopf ruht auf dem gebeugten linken Arm. Die Haltung stabilisieren.
**Übungsbeschreibung:** Beide Beine scheren.
Variation: Das untere Bein ist abgelegt – nur das obere rechte Bein pendeln.
**Variante:** Den oberen Arm abspreizen und halten.

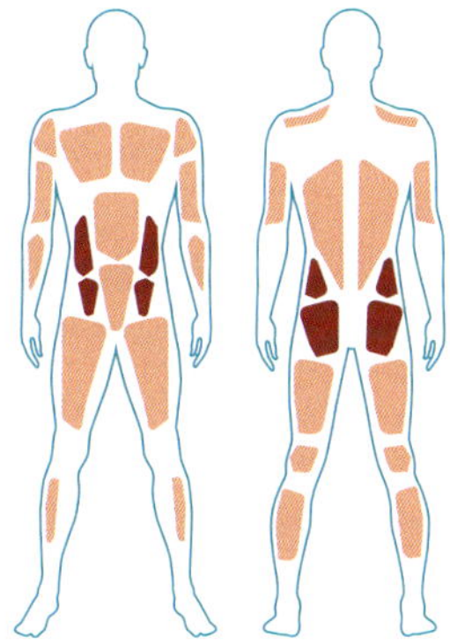

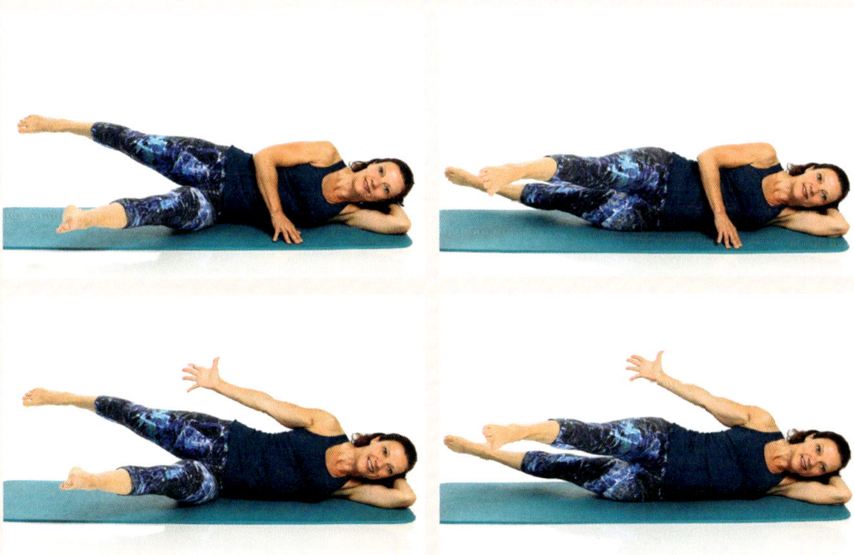

## 4. CRUNCHES/BAUCHPRESSE – GESTRECKTE BEINE

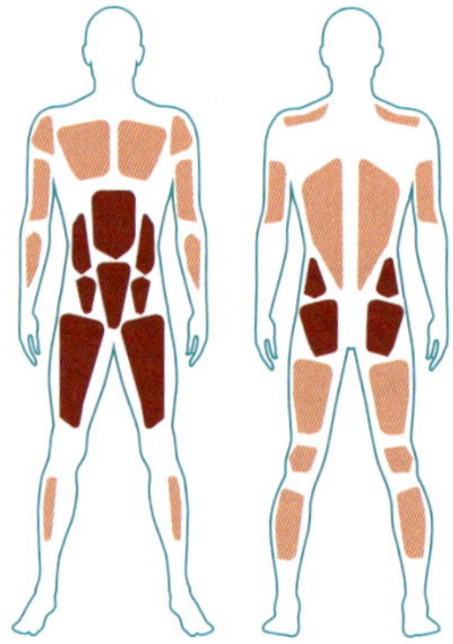

**Beteiligte Muskulatur:** Die komplette Bauchmuskulatur: der gerade Bauchmuskel (M. rectus abdominis), der schräge äußere Bauchmuskel (M. obliquus externus abdominis), der schräge innere Bauchmuskel (M. obliquus internus abdominis), der quere Bauchmuskel (M. transversus abdominis) und der pyramidenförmige Muskel. Die Oberschenkelvorderseite und die Gesäßmuskulatur.

**Ausgangsposition:** Rückenlage. Beide Beine sind zur Decke gestreckt und hüftschmal geöffnet. Der Kopf ruht in beiden Händen. Die Ellbogen sind zur Seite weit geöffnet.

**Übungsbeschreibung:** Die Schulterblätter lösen und wieder absenken. Dabei die Füße in der Luft „stehen" lassen. Der Kopf bleibt in der Luft.

**Variation:** Die Beine im 90°-Winkel in der Luft halten.

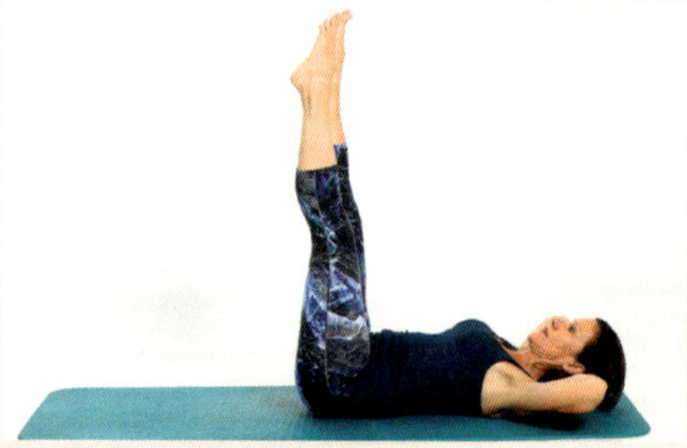

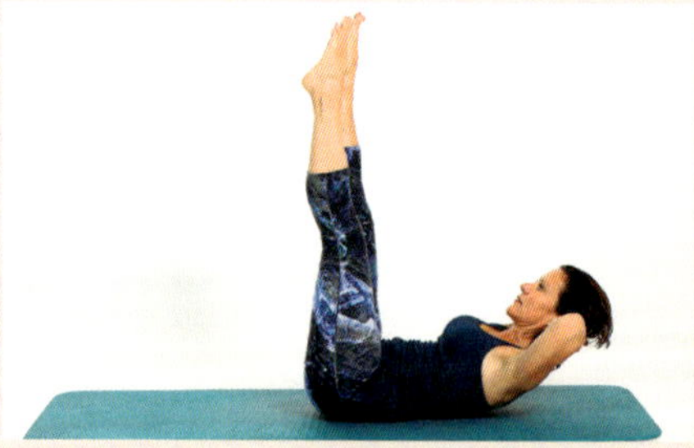

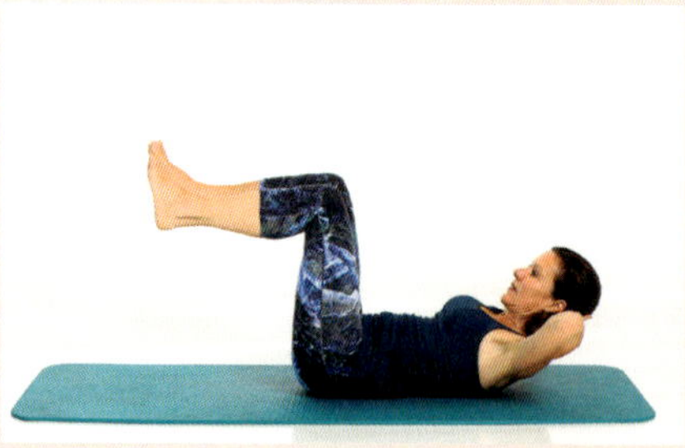

## 5. HOHER SEITSTÜTZ

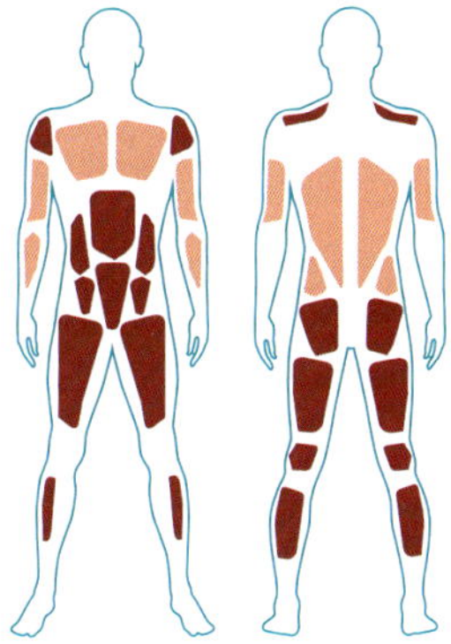

**Beteiligte Muskulatur:** Beine, Gesäß, Bauchmuskulatur, Schultern, Rückenstrecker. Rumpfstabilisation, Laterallinie (s. S. 25 oben).
**Ausgangsposition:** Den hohen Seitstütz links stabilisieren.
**Übungsbeschreibung:** Im hohen Seitstütz die aufrechte Körperhaltung stabilisieren. Die rechte Hand ist seitlich am Hinterkopf. Die Ellbogen sind zur Seite geöffnet.
**Variation:** Das Gesäß am Boden halten.
**Variante:** Das gestreckte rechte Bein und den gestreckten rechten Arm im Wechsel abspreizen und absenken.

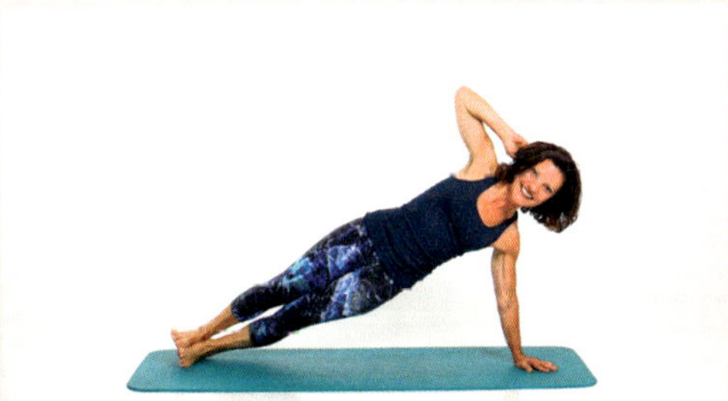

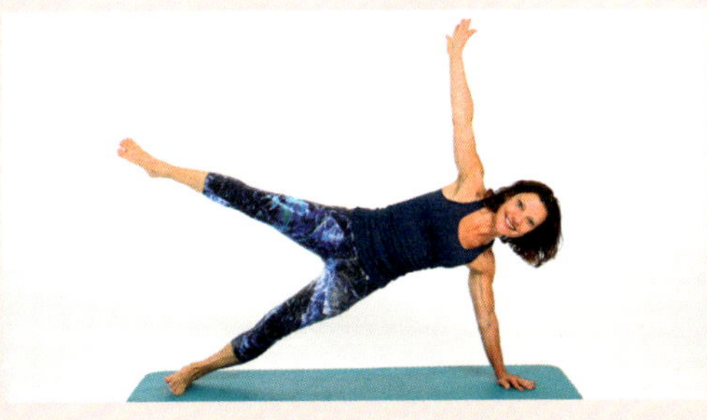

## Workout 12: Bauch, Beine, Po und Haltung

**VIDEO WORKOUT 12**

https://download.m-m-sports.com/extras/Einfach_richtig_aelter_werden/Workout_12.mp4

### 1. SICH IN DER KNIEBEUGE ZUR SEITE BEWEGEN

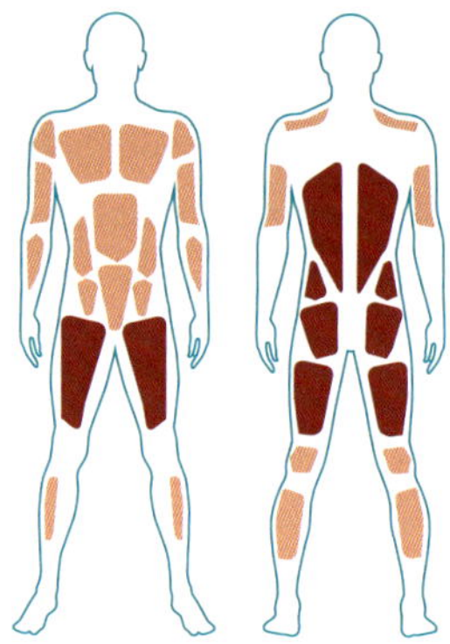

**Beteiligte Muskulatur:** Oberschenkel vorne/hinten, Gesäßmuskulatur und der obere/untere Rücken.
**Ausgangsposition:** Stabiler Stand. Die Kniebeugehaltung ist tief. Arme und Hände seitlich halten, als würde man ein Tablett tragen.
**Übungsbeschreibung:** Auf der Matte seitlich in der tiefen Kniebeuge hin- und hergehen.
**Variante 1:** Im Wechsel die Arme vor den Körper führen und zur Seite ausbreiten.
**Variante 2:** Die Arme sind in Vorhalte.

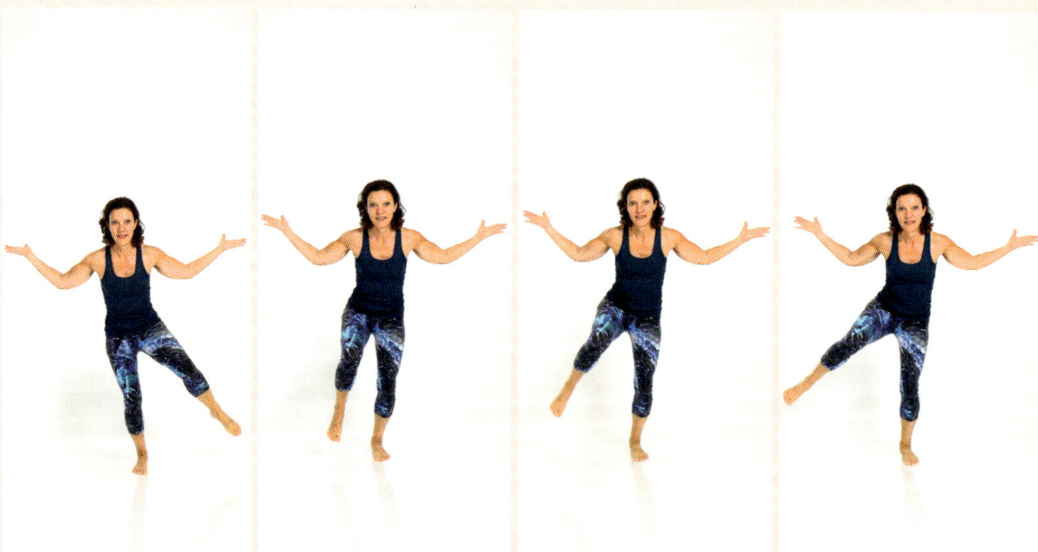

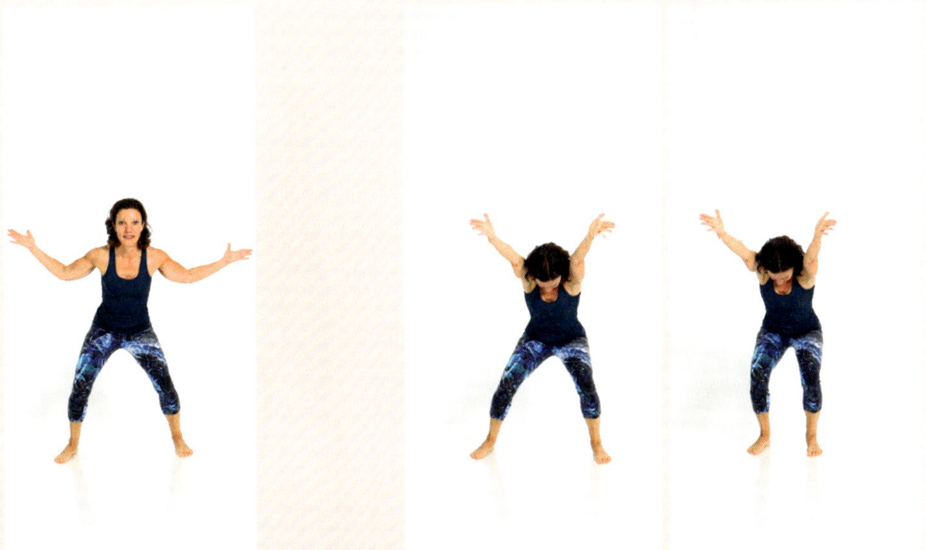

## 2. SPRINGENDE KNIEBEUGE

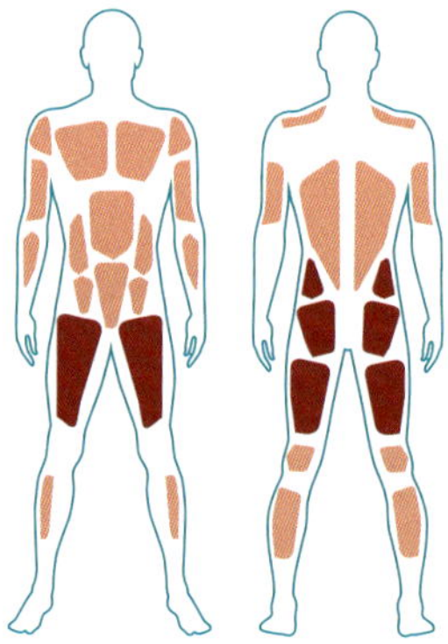

**Beteiligte Muskulatur:** Oberschenkel vorne/hinten, Gesäßmuskulatur und unterer Rücken.
**Ausgangsposition:** Grundposition im Stand. Die Knie sind gebeugt, die Arme sind tief.
**Übungsbeschreibung:** Sich aus der Kniebeuge hochdrücken und wieder in die Kniebeuge springen. Die Arme locker mitnehmen. Weiches Landen.
**Variation:** Die Fußballen am Boden halten und nur die Fersen abheben.

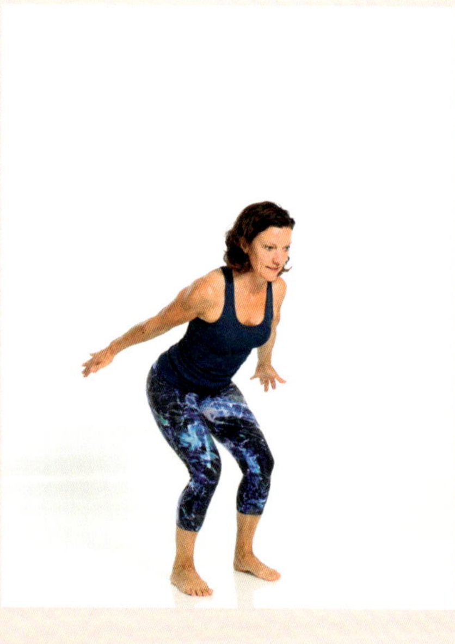

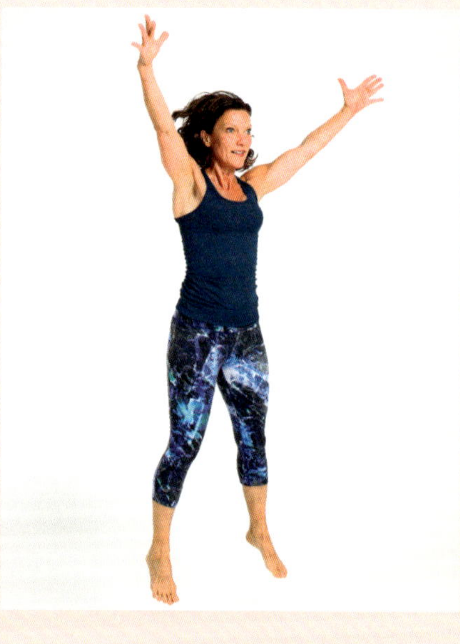

## 3. ÜBER KREUZ

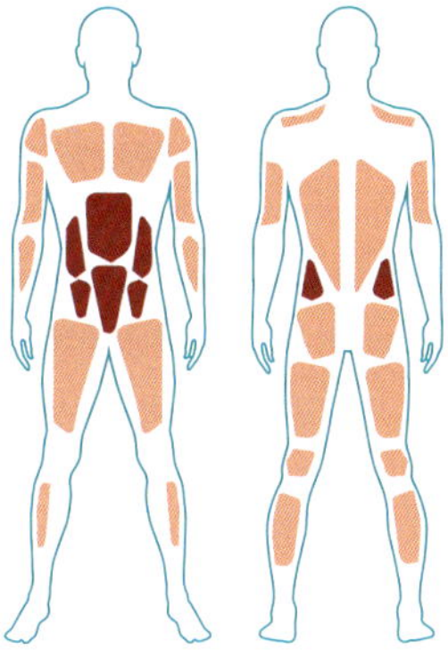

**Beteiligte Muskulatur:** Stärkung der Bauchmuskulatur, insbesondere der schrägen. Verbesserung der Koordination. Dehnung der Hüftbeugemuskulatur und Stabilisation des Beckenbereichs (gerader Bauchmuskel (M. rectus abdominis), schräger äußerer Bauchmuskel (M. obliquus externus abdominis), schräger innerer Bauchmuskel (M. obliquus internus abdominis), querer Bauchmuskel (M. transversus abdominis), M. pyramidalis).

**Ausgangsposition:** Rückenlage. Beide Beine werden hüftschmal geöffnet in einem Winkel von 90° in der Luft gehalten. Den Hinterkopf sanft in beide Hände ablegen und in die Handflächen spannen. Die Ellbogen weit zur Seite geöffnet halten.

**Übungsbeschreibung:** Abwechselnd entlang der Körpermittellinie diagonal die Ellbogen und Knie über Kreuz annähern.

**Wichtig:** Die Ellbogen ruhig in der Luft halten und nur über die Bewegung in der Brustwirbelsäule zum Knie hin „drehen". Das Gegenbein dabei gleichzeitig strecken.

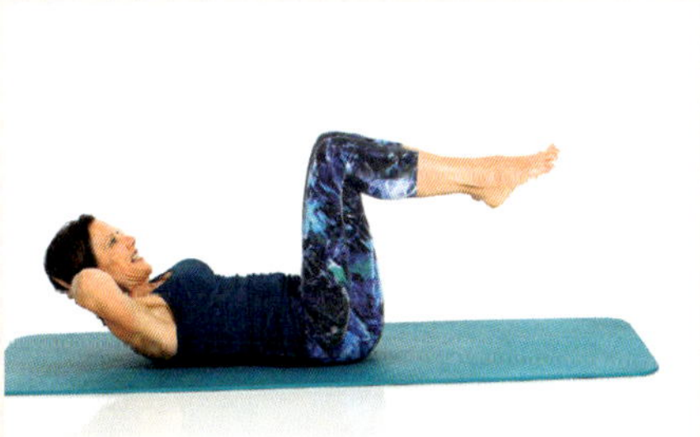

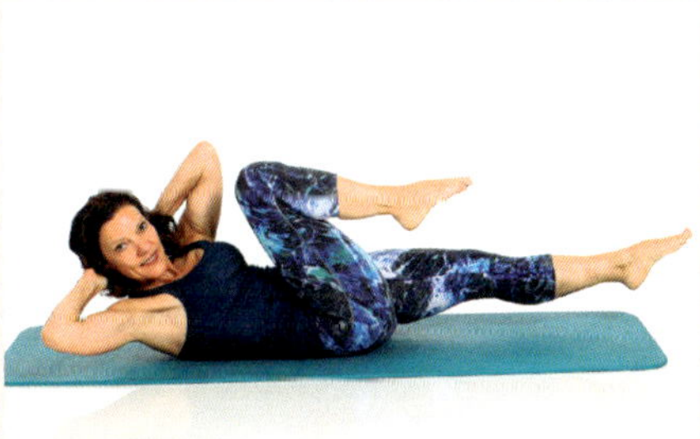

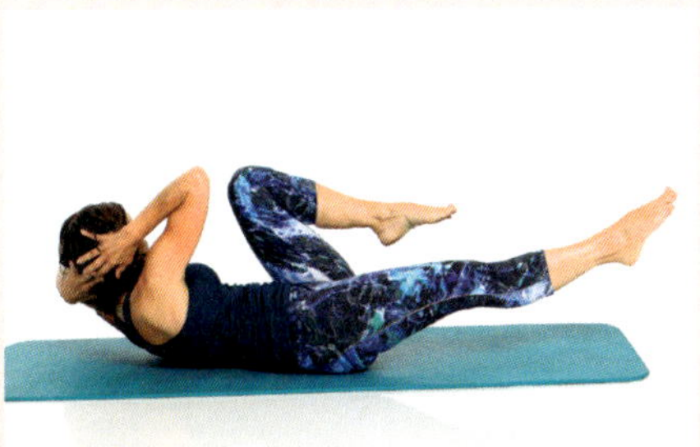

## 4. SCHULTERBRÜCKE MIT GESTRECKTEM BEIN

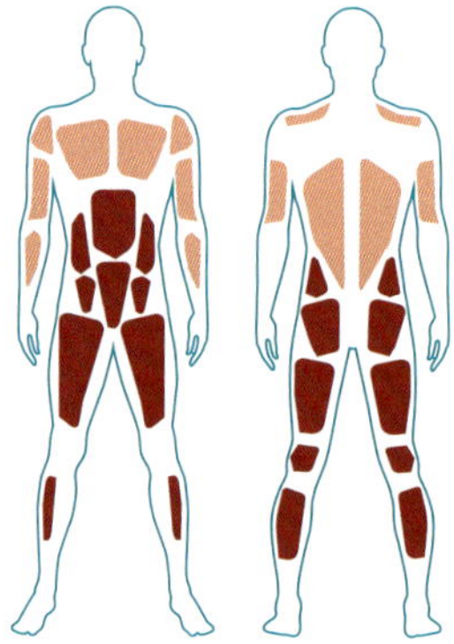

**Beteiligte Muskulatur:** Gesäßmuskulatur, Bauchmuskulatur, Hüften, Beine und der untere Rücken. Stabilisation und Balancefähigkeit.

**Ausgangsposition:** Rückenlage. Schulterbrücke. Das gestreckte Bein parallel zum Standbein halten.

**Übungsbeschreibung:** Das rechte Bein gestreckt in Richtung Decke bewegen und zur Ausgangsposition zurückkehren. Die Hüftknochen auf einer Ebene halten und stabilisieren. Gleichzeitig Handrücken, Ellbogen und die beiden Schulterblätter sanft auf die Unterlage pressen.

**Variante:** Beide Hände gestreckt nach oben halten.

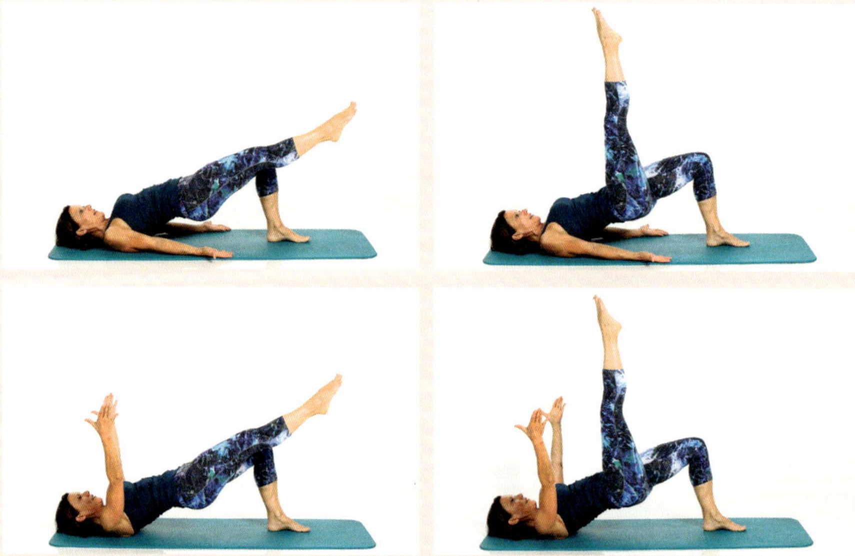

## 5. DEN OBERSCHENKEL HEBEN

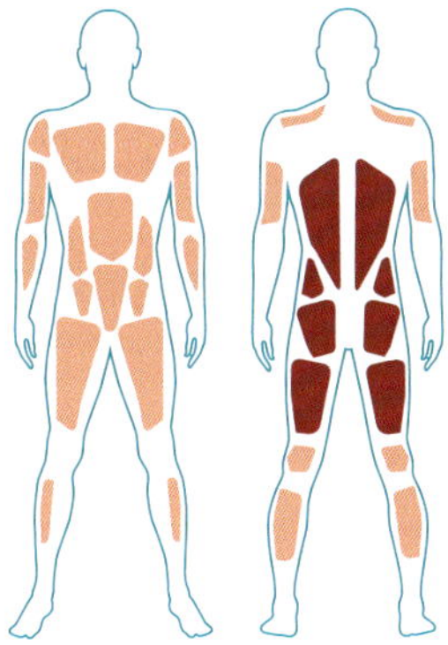

**Beteiligte Muskulatur:** Der obere/untere Rücken, Oberschenkelrückseite, Gesäßmuskulatur.
**Ausgangsposition:** Bauchlage. Die Hände liegen seitlich im 90°-Winkel. Das linke Bein ist gestreckt, das rechte Bein gebeugt.
**Übungsbeschreibung:** Die Arme wenige Millimeter vom Boden abheben und in der Luft halten. Das gebeugte Bein heben und senken. Die Hüftknochen am Boden halten.
**Variante:** Das gestreckte Bein heben und senken.
Variation: Die Arme ablegen.

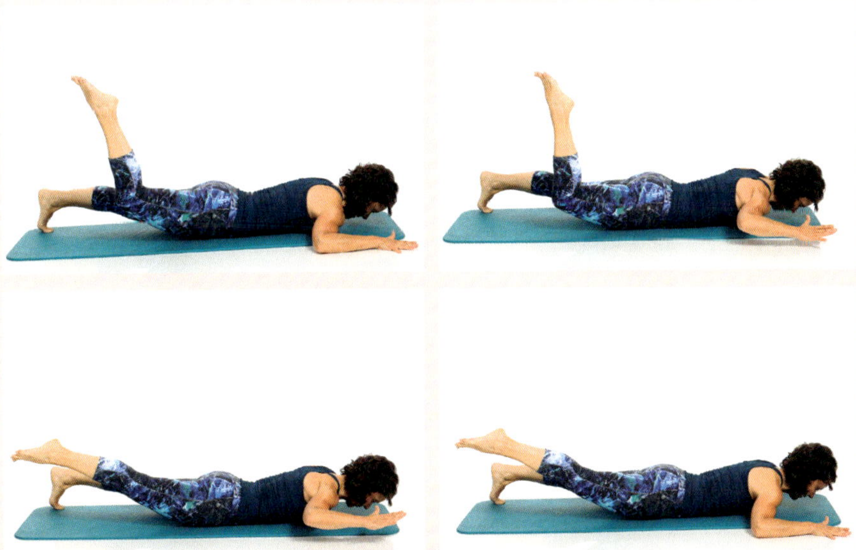

## Glücksworkout 13: Meine sieben Favoriten – ich liebe sie …

**VIDEO GLÜCKSWORKOUT 13**

https://download.m-m-sports.com/extras/Einfach_richtig_aelter_werden/Workout_13.mp4

### 1. SCHRITTSTELLUNG UND DAS BEIN HEBEN

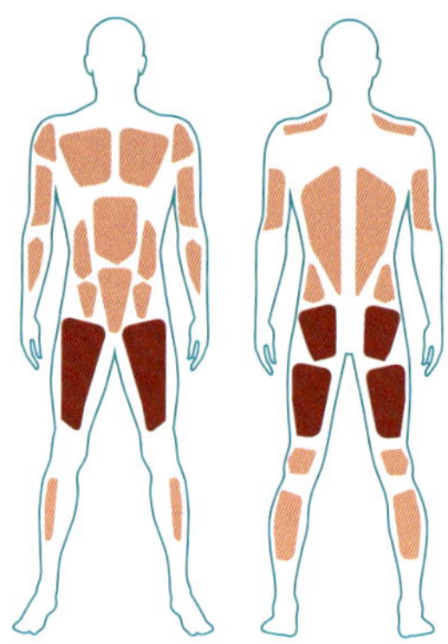

**Beteiligte Muskulatur:** Gesäßmuskulatur und die Oberschenkelmuskulatur. Stabilisation des Rumpfs, Balancefähigkeit und Koordination.
**Ausgangsposition:** Grundposition.
**Übungsbeschreibung:** Abwechselnd in der Vorwärtsbewegung rechts und links hüftschmal nach vorne in die Schrittstellung gehen. Diagonal den Arm mitnehmen (Kreuzkoordination). Beim Zurückgehen zusätzlich das Spielbein nach hinten oben anheben, bis die Aktivierung der Gesäßmuskulatur spürbar wird. Die Arme dabei nach oben anheben und dann erst zur Ausgangsposition zurückkommen. Fließend im Atemrhythmus üben. Der Brustkorb ist weit geöffnet (die Medaille zeigen).
**Variante:** In der Vorwärtsbewegung im Raum üben.

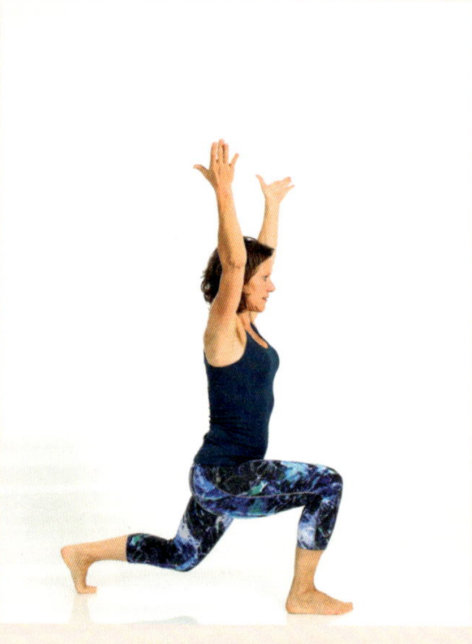

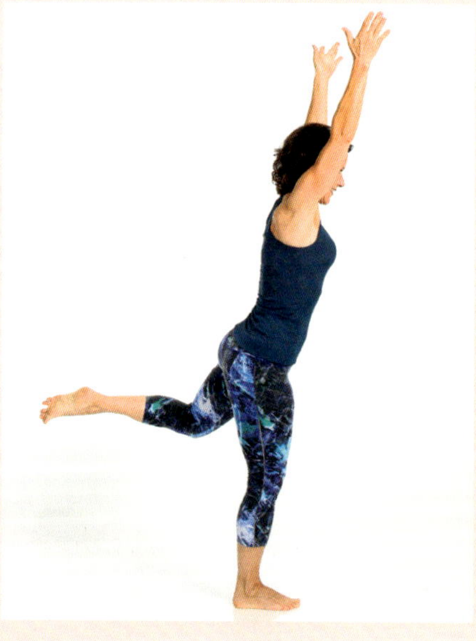

## 2. STANDWAAGE IN DER VOR- UND RÜCKWÄRTSBEWEGUNG

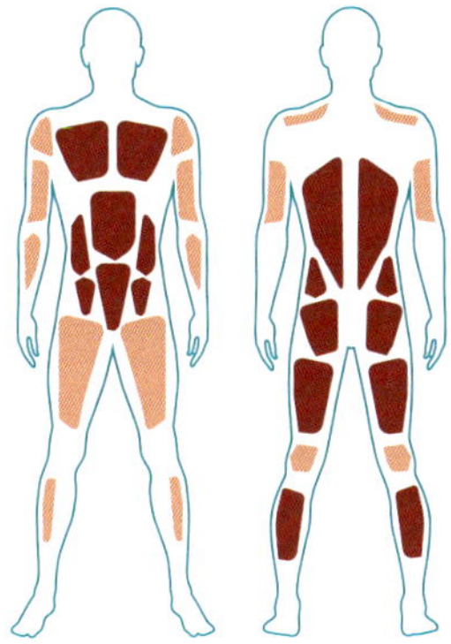

**Beteiligte Muskulatur:** Alle Muskeln, insbesonders die gerade Bauchmuskulatur, der Rückenstrecker und auch die Gesäß- und Beinmuskulatur. Die Übung verbessert die Ganzkörperstabilisation, die Balancefähigkeit und die Koordination.
**Ausgangsposition:** Grundposition im Stand.
**Übungsbeschreibung:** In der Vorwärts- und Rückwärtsbewegung in die Standwaage gehen. Nur so weit in die Schräge nach vorne unten aufbauen, dass ein genauso langsames Zurückkommen in die Ausgangsposition möglich ist.

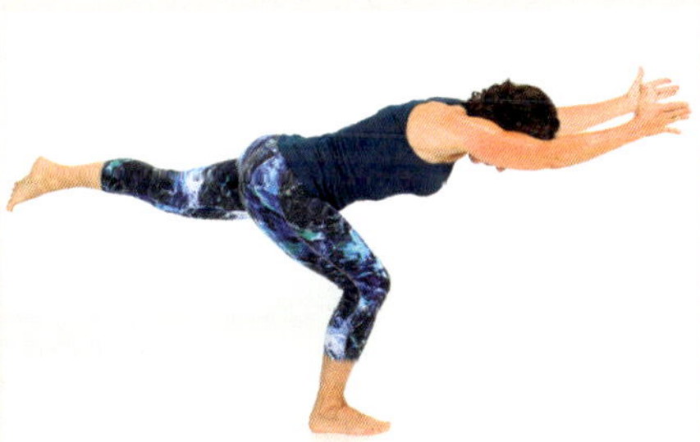

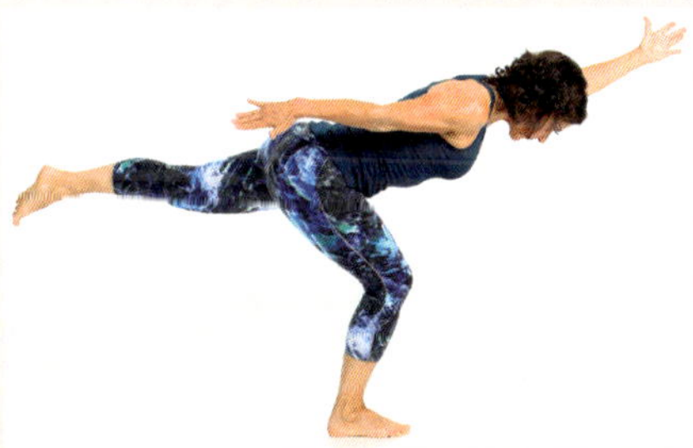

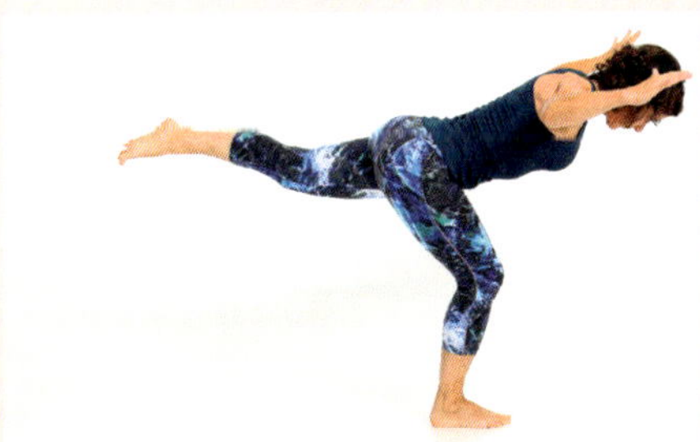

## 3. KNIEBEUGE

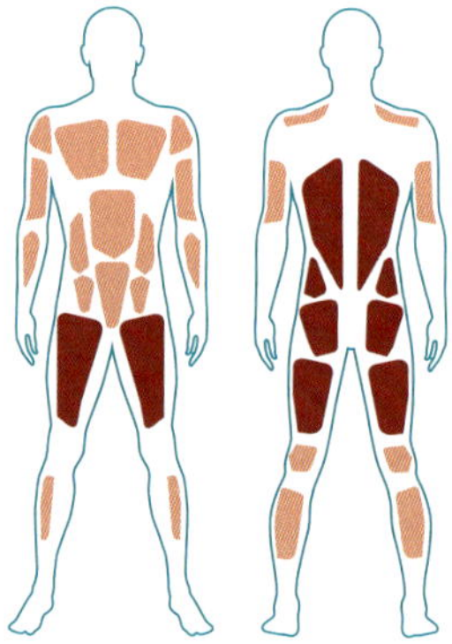

**Beteiligte Muskulatur:** Die vierköpfige Oberschenkelmuskulatur (M. quadriceps), die Muskeln der Oberschenkelrückseite, das Gesäß und der obere/untere Rücken.

**Ausgangsposition:** Grundposition im hüftschmalen Stand.

**Übungsbeschreibung:** Abwechselnd rechts einen Schritt zur Seite machen. Eine Kniebeuge ausführen, sich dabei nach hinten absetzen und die Arme am Ohr vorbei strecken. Zur Mitte nach oben zurückkommen. Dann nach links einen Schritt setzen und sich in der Kniebeuge nach hinten absetzen.

**Variante:** Die Arme im Wechsel vor den Körper nehmen und zur Seite öffnen.

**Wichtig:** Den Rücken mit aktiviertem Krafthaus aufgerichtet stabilisieren. Den Kopf in Verlängerung der Wirbelsäule halten.

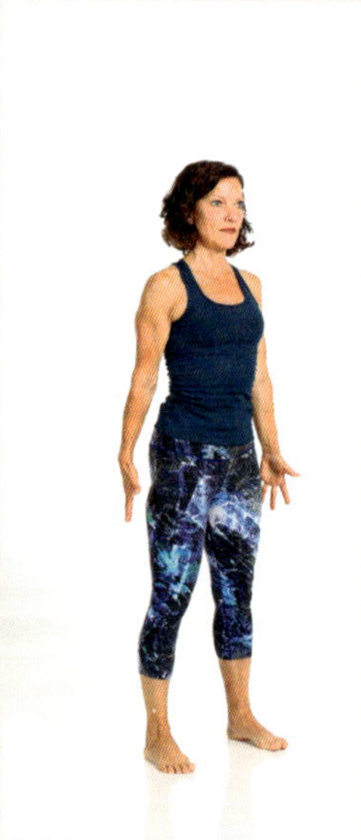

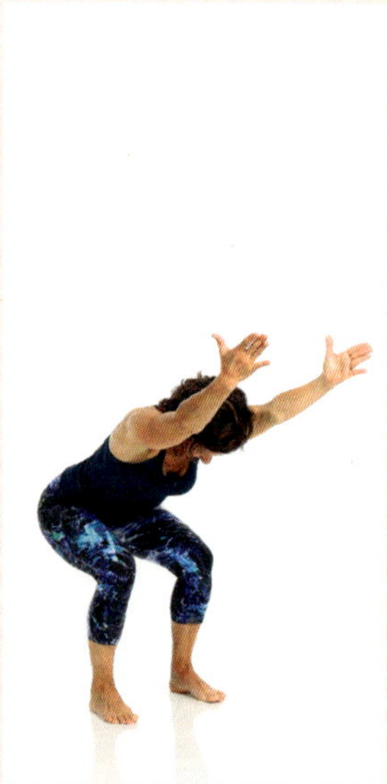

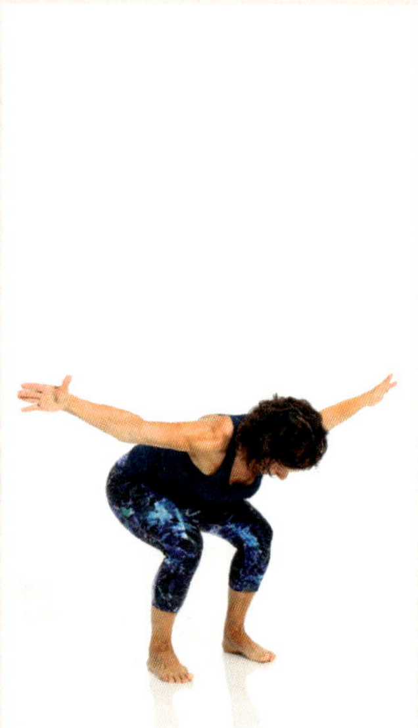

## 4. LIEGESTÜTZ, „ERHÖHT"

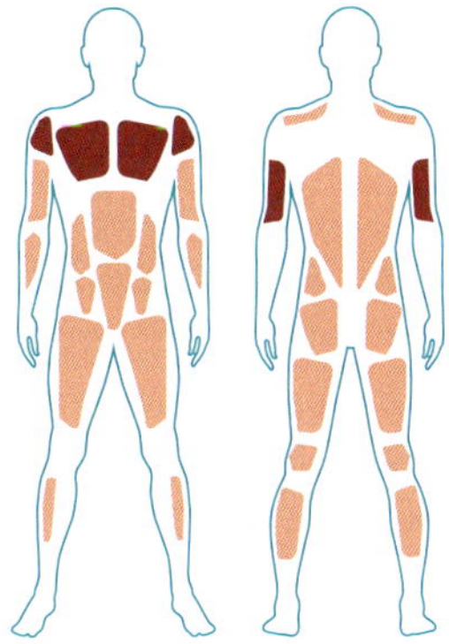

**Beteiligte Muskulatur:** Großer Brustmuskel (M. pectoralis major), Armstrecker (M. trizeps brachii) und der vordere Schultermuskel (Pars clavicularis). Rumpfstabilisation.

**Ausgangsposition:** Grundposition im Stand. Sich auf einer Erhöhung (Fensterbrett, Schreibtisch, Geländer, Liegestützhilfen) abstützen. Die Fersen abheben. Ganzkörperstabilisation aufbauen.

**Übungsbeschreibung:** EA: Die Ellbogen beugen. AA: Sie wieder strecken.

**Wichtig:** Den kompletten Körper in der Schräge aufgerichtet „gestreckt" stabilisieren.

**Variante:** Nur auf einem Bein (ohne Bild).

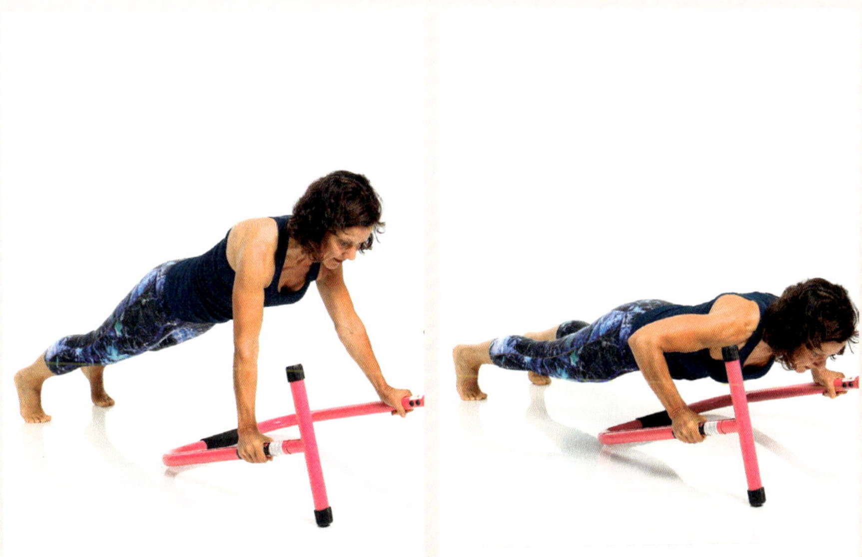

## 5. DIAGONAL GESTRECKTES BEIN

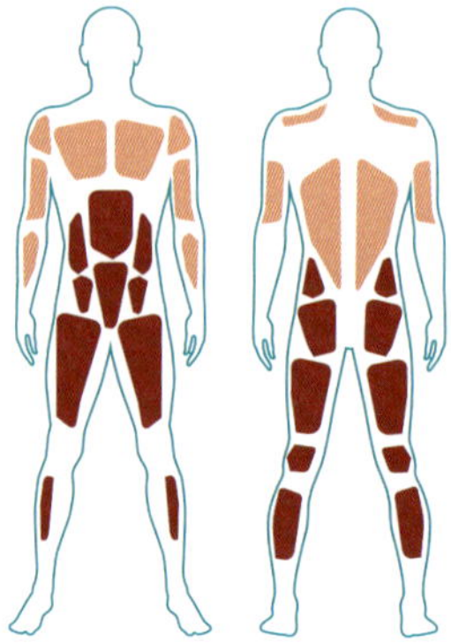

**Beteiligte Muskulatur:** Der gerade Bauchmuskel (M. rectus abdominis), der schräge äußere Bauchmuskel (M. obliquus externus abdominis), der schräge innere Bauchmuskel (M. obliquus internus abdominis), der quere Bauchmuskel (M. transversus abdominis), M. pyramidalis, Beine, Gesäß.
**Ausgangsposition:** Rückenlage. Die linke Ferse in den Boden drücken. Das rechte Bein ist zur Decke gestreckt. Der Kopf ruht in beiden Händen in der Luft.
**Übungsbeschreibung:** AA: Die Schulterblätter vom Boden lösen. Diagonal den linken Ellbogen zum rechten gestreckten Bein hinbewegen. EA: Zur Ausgangsposition zurückkehren. Die Schulterblätter zum Boden bringen.
**Variante:** Die Ferse des gebeugten Beins knapp über dem Boden halten.

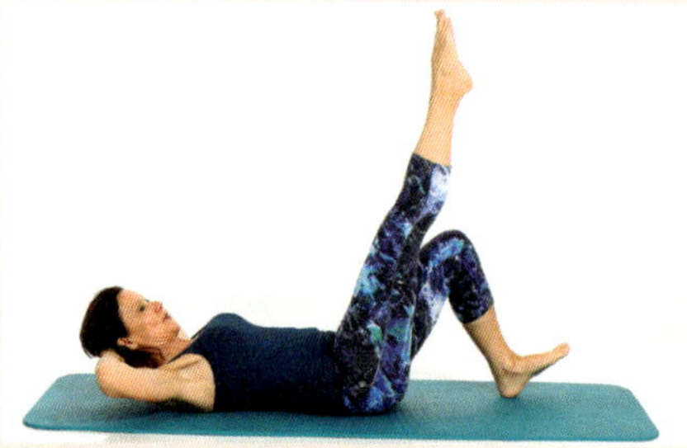

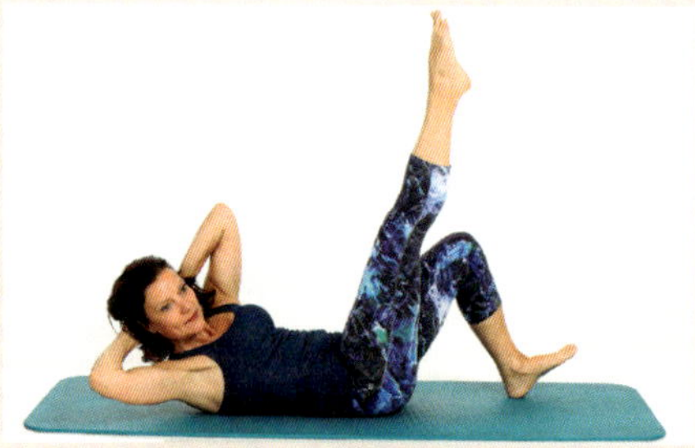

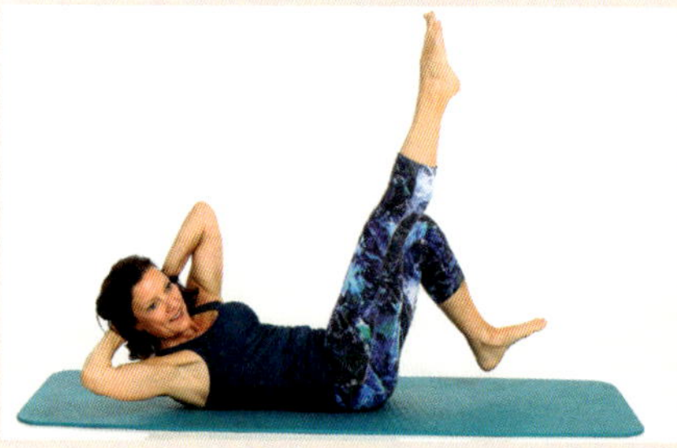

## 6. SCHULTERBRÜCKE MIT GESTRECKTEM BEIN

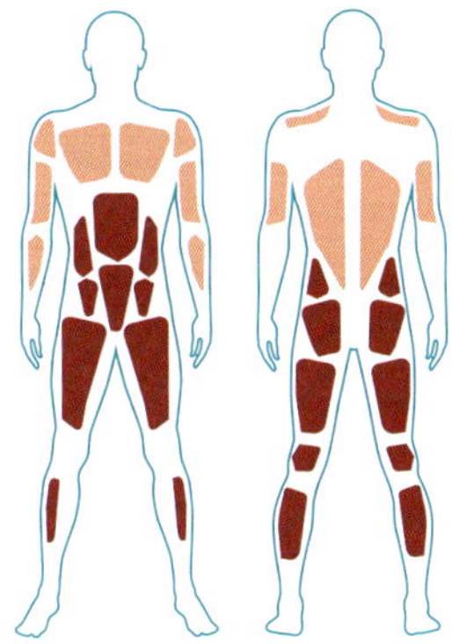

**Beteiligte Muskulatur:** Gesäßmuskulatur, Bauchmuskulatur, Hüften, Beine und der untere Rücken. Stabilisation und Balancefähigkeit.
**Ausgangsposition:** Rückenlage. Schulterbrücke. Das gestreckte Bein parallel zum Standbein halten.
**Übungsbeschreibung:** Das rechte Bein gestreckt in Richtung Decke bewegen und zur Ausgangsposition zurückkehren. Die Hüftknochen auf einer Ebene halten und stabilisieren. Gleichzeitig Handrücken, Ellbogen und die beiden Schulterblätter sanft auf die Unterlage pressen.
**Variante:** Beide Hände gestreckt nach oben halten.

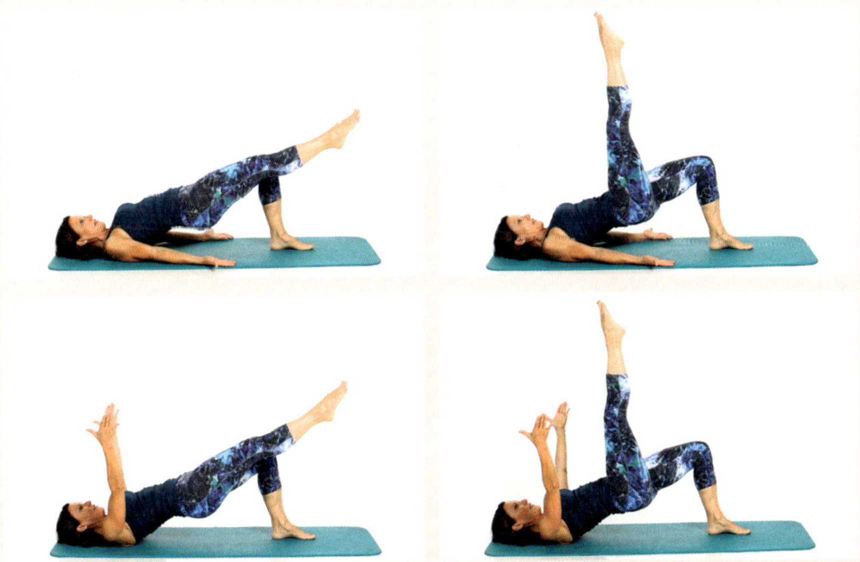

## 7. UNTERARMSTÜTZ

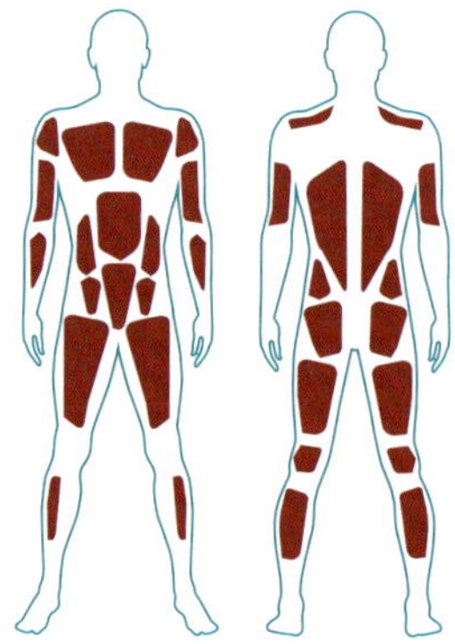

**Beteiligte Muskulatur:** Der gesamte Körper, Brust, Rücken, Rumpf, die Bauchmuskulatur, Beine, Hüften, Gesäß, Schultern. Rumpfstabilisation.

**Ausgangsposition:** Bauchlage. Beide Unterarme seitlich nah zum Körper ziehen und aufsetzen. Die Fußspitzen sind aufgesetzt.

**Übungsbeschreibung:** Das Krafthaus aktivieren. Sich in den Unterarmstütz drücken. Die gestreckte Körperhaltung optimal für 30-45-60-75-90 Sekunden stabilisieren. Gerne gleichzeitig seitlich abwechselnd das rechte oder linke Bein beugen, wie die Beine eines Salamanders (Amphibienbewegung). Eine korrekte Ausführung ist besonders wichtig.

**Hinweis:** siehe Videosequenz.

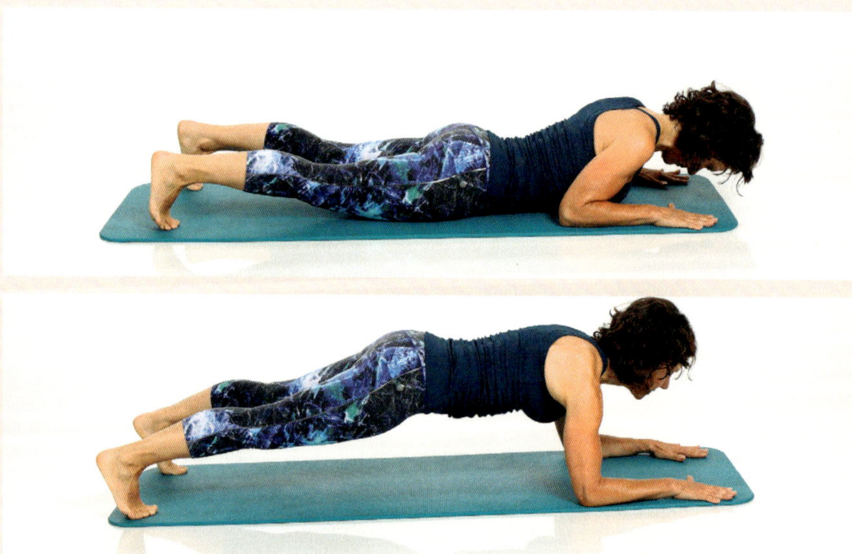

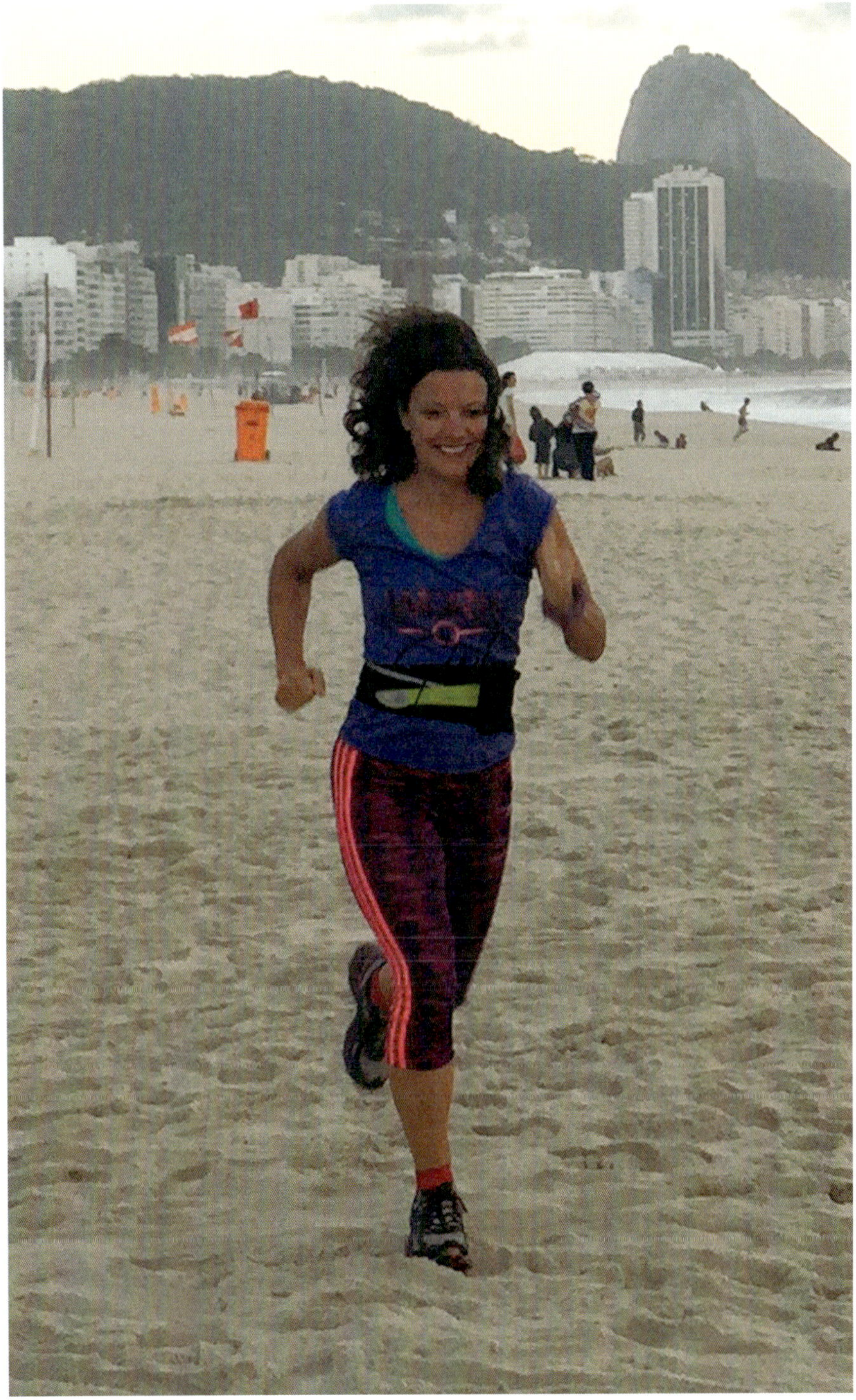

*Jogging an der Copacabana*

# Workouts mit Sporttools

Meine Lieblings-Sporttools kommen seit Jahren immer wieder zum Einsatz: Theragym-Band, der große Gymnastikball (Sitzball), Mini-Band, Redondo®-Ball, Halbrolle, Faszientools, Jacaranda®-Ball. Fit bleiben und gleichzeitig noch mehr Spaß haben (Fit & Fun), steht an oberster Stelle.

### Hinweis

*Meine Lieblings-Sporttools sind preisgünstig und ermöglichen ein abwechslungsreiches, effektives Training.*

## DAS THERAGYM-BAND

Das Theragym-Band ist mein „Markenzeichen", seit ich beruflich aktiv bin. Ich nenne es das „Fitnessstudio aus der Hosentasche". Es passt wirklich in jede noch so kleine Tasche und man kann mit dessen Widerstand gezielt funktionelle Haltungs-, Kräftigungs- und Dehnübungen durchführen, die man ansonsten im Fitnessstudio an aufwendigen Geräten praktiziert. Es ist eine geniale Ergänzung zum Sporttool „eigenes Körpergewicht". Je nach Trainingsniveau kann man auf verschiedene Bandstärken zurückgreifen.

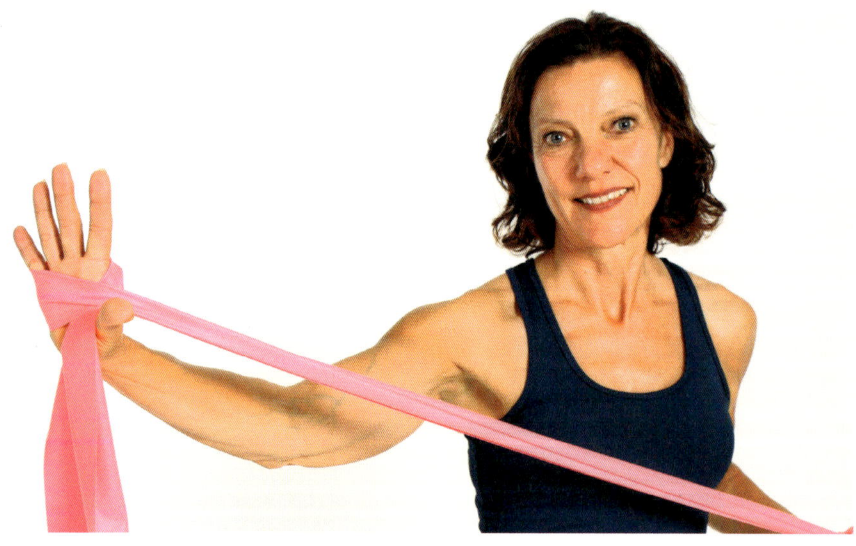

*Handhaltung Theragym-Band*

Die Handhabung ist kinderleicht: Man nimmt das Band in den sogenannten *Klammergriff* und wickelt es 2-3-mal um den Handballen, sodass die Finger frei beweglich bleiben und während der Übungen gestreckt werden können. Die freien Enden hängen zwischen Daumen und Zeigefinger nach unten (siehe Foto). Je enger die Hände am Band sind, desto stärker wird der Zug.

Zu Beginn die Hände eher schulterbreit oder auch noch etwas weiter auseinander am Band platzieren. Mit der Zeit etwas enger greifen, um die Intensität zusätzlich zu steigern. Eine Besonderheit in meinen Trainingseinheiten ist die Handhabung immer mit gespreizten Fingern und Schulteraußenrotation. Dies hat den Vorteil, dass die Übungen auf die sogenannte *Streckkette* bis in die Fingerspitzen wirken.

Um eine Überlastung im Nacken zu vermeiden, ist es ganz wichtig, immer wieder sanft das Kinn in Richtung Kehlkopf zu spannen. Die Bewegungen sollen langsam fließend ausgeführt werden, wobei das Band beim Üben nie ganz seine Spannung verlieren soll. Der Oberkörper bleibt aufgerichtet. Die Ausatmung erfolgt bei der Zugverstärkung, die Einatmung beim Nachgeben zurück in die Ausgangsposition.

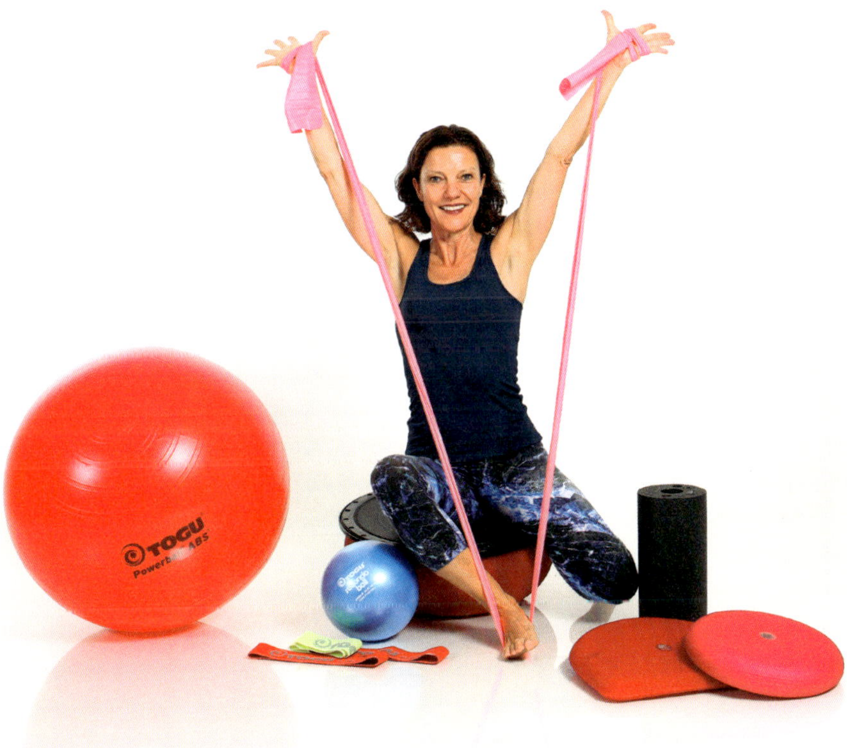

# Workout 1-10

## Workout 1: Fit und Fun mit Theragym-Band

### 1. HORIZONTAL UND DIAGONAL ZIEHEN MIT DEM THERAGYM-BAND

**Beteiligte Muskulatur:** Der obere Rücken und der Schultergürtel. Die Übung dient der Verbesserung der Rumpfstabilisation.
**Ausgangsposition:** Grundposition im Stand. Ungefähr im 90°-Winkel ist das Theragym-Band um den Handballen geschlungen.
**Übungsbeschreibung:** AA: Die Hände/die Arme in einem Halbkreis horizontal nach hinten öffnen. EA: Zurück in die Ausgangsposition führen.

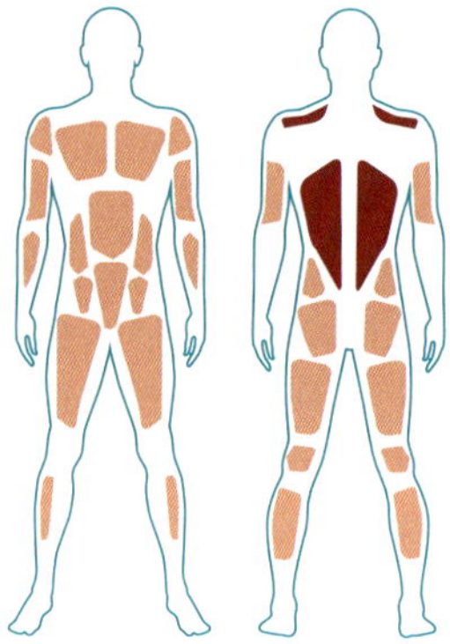

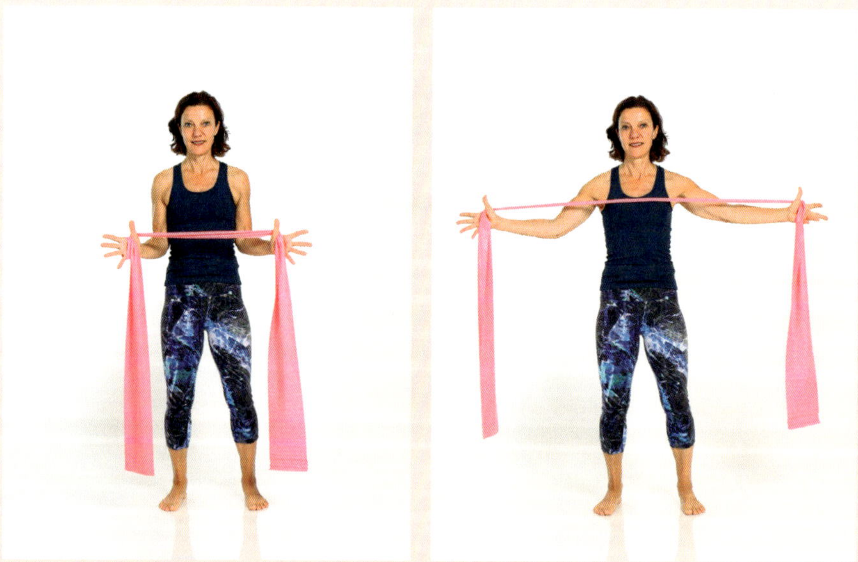

**Achtung:** Das Kinn immer wieder in Richtung Kehlkopf spannen, um die Halswirbelsäule zu strecken und zu entlasten.
**Variante 1:** Diagonal öffnen, dies bedeutet, die rechte Hand zieht im Halbkreis nach hinten oben, gleichzeitig zieht die linke Hand im Halbkreis nach hinten unten und dann direkter Wechsel.
**Variante 2:** Auf einem Bein.

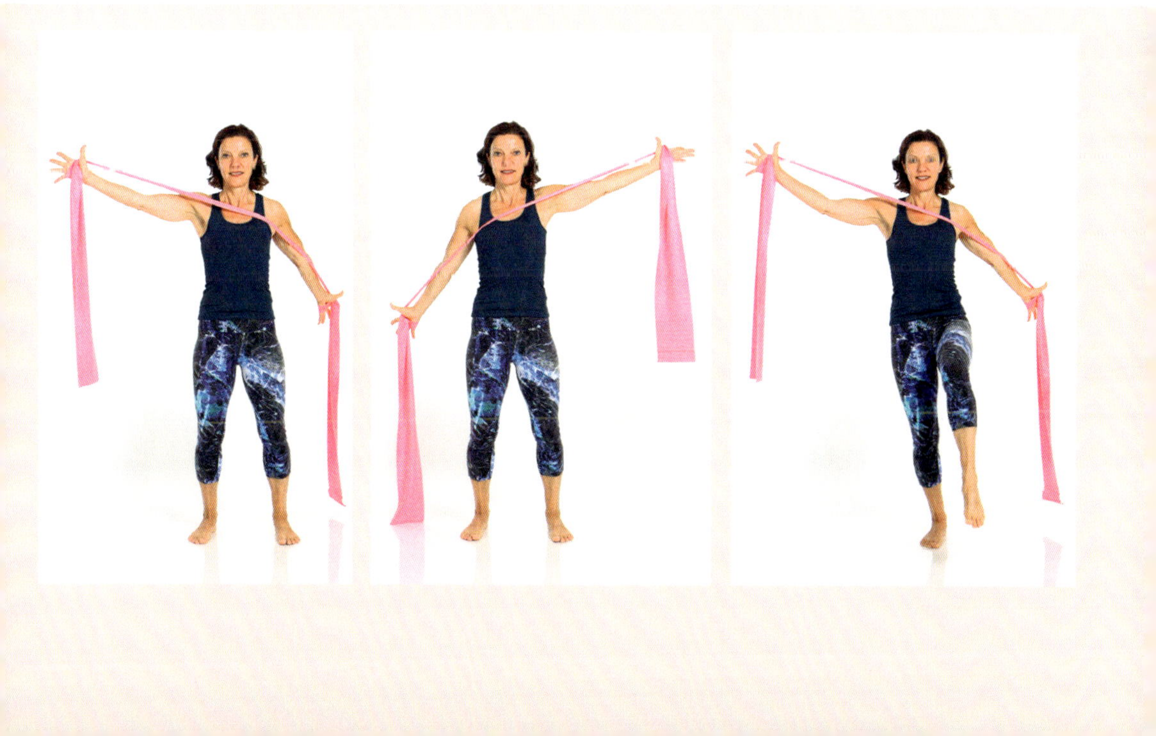

## 2. ARMPENDEL MIT DEM THERAGYM-BAND

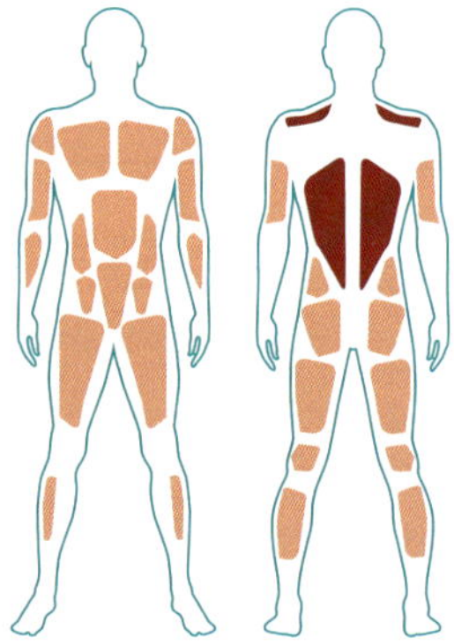

**Beteiligte Muskulatur:** Der obere Rücken und der Schultergürtel. Rumpfstabilisation.
**Ausgangsposition:** Grundposition. Sich mit beiden Füßen mittig hüftschmal auf dem Band stabilisieren. Die die Enden des Theragym-Bands um die Handballen schlingen. Sich nach hinten leicht absetzen und den Oberkörper nach vorne beugen. Der Kopf ist in Verlängerung der Wirbelsäule.
**Übungsbeschreibung:** Die Arme seitlich gegen den Bandwiderstand pendeln, dabei den Arm bis in die Verlängerung des Oberkörpers ziehen. Die Finger spreizen, die Hand/den Daumen nach außen aufdrehen.
**Variante:** Den Oberkörper absenken.

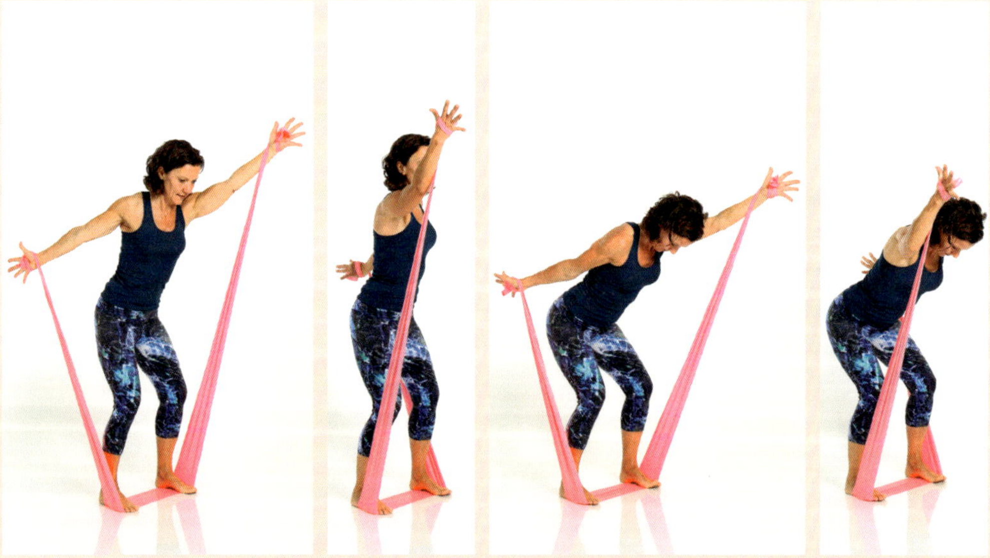

## 3. BEUGEN UND STRECKEN IN RÜCKENLAGE MIT DEM THERAGYM-BAND

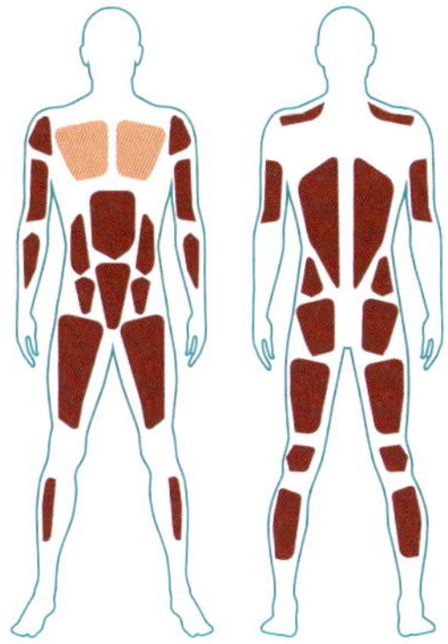

**Beteiligte Muskulatur:** Der gerade Bauchmuskel (M. rectus abdominis), der schräge äußere Bauchmuskel (M. obliquus externus abdominis), der schräge innere Bauchmuskel (M. obliquus internus abdominis), der quere Bauchmuskel (M. transversus abdominis), Beine, Gesäß, Arme, Schultern, Rücken. Koordination.

**Ausgangsposition:** Rückenlage. Die Arme sind gestreckt und die Beine werden gebeugt in der Luft stabilisiert. Das Theragym-Band um die Fußsohlen und die Handballen schlingen.

**Übungsbeschreibung:** Im Wechsel einen Arm und ein Bein beugen und strecken.

**Wichtig:** Das Krafthaus optimal aktivieren und die Wirbelsäule in ihrer Haltung stabilisieren.

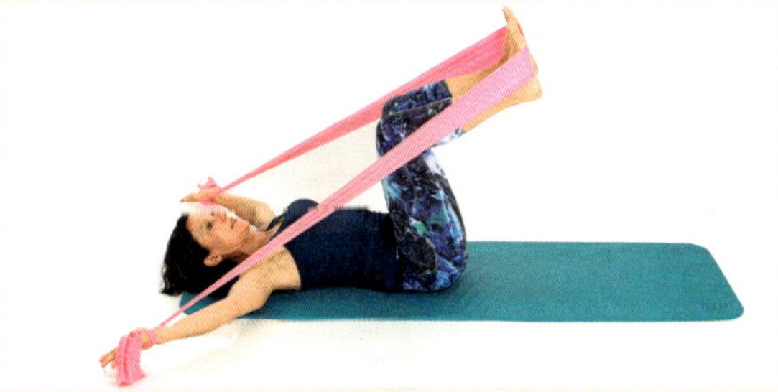

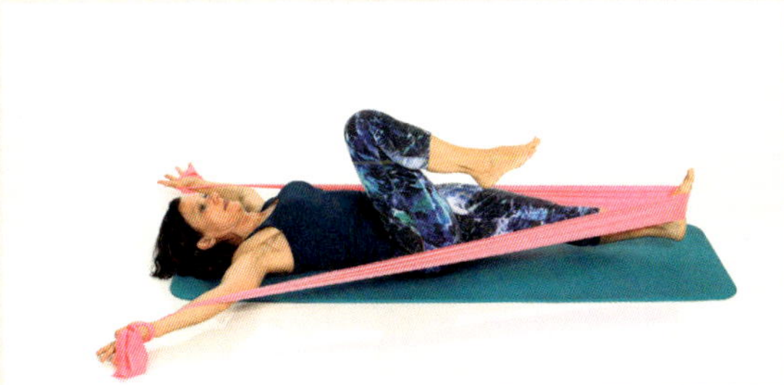

## 4. DEN OBEREN RÜCKEN BEUGEN/STRECKEN MIT DEM THERAGYM-BAND

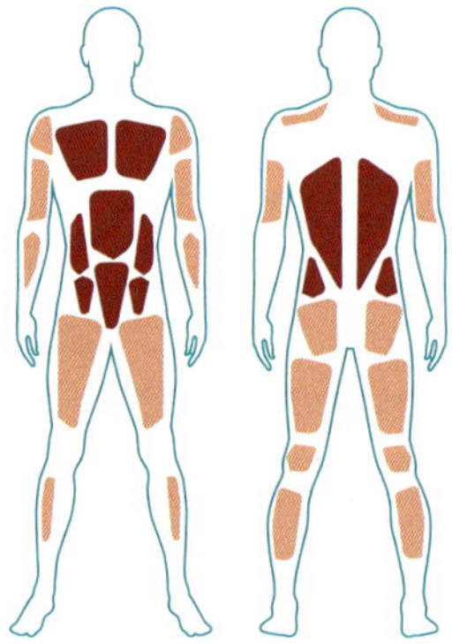

**Beteiligte Muskulatur:** Der obere Rücken und die Rumpfmuskulatur. Mobilisation.
**Ausgangsposition:** Aufrechter Stand. Beide Füße stehen mittig auf dem Band. Die Enden sind um die Hände gewickelt. Die Hände überkreuzt vor dem Oberkörper/den Schultern mit überkreuztem Band halten.
**Übungsbeschreibung:** AA: Den Oberkörper nach vorne beugen/einrollen, runden wie einen Katzenbuckel. EA: Sich gegen den Bandwiderstand wieder strecken und aufrichten.

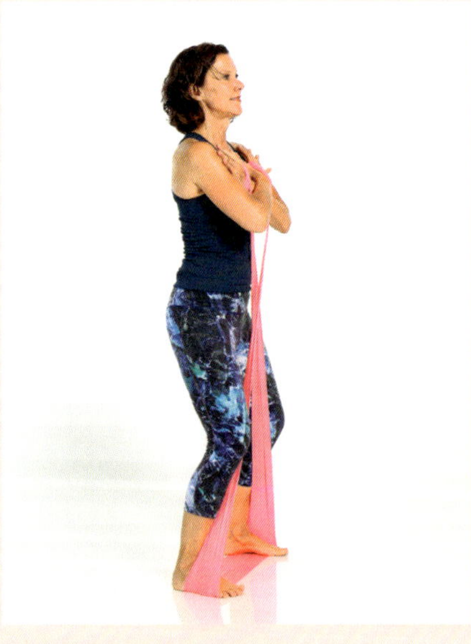

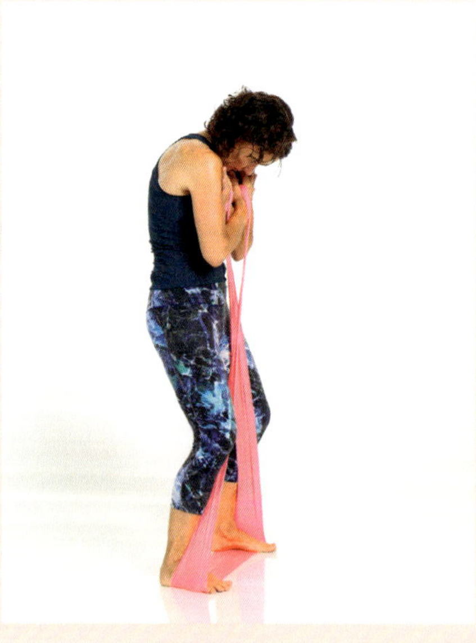

## 5. STARKER NACKEN MIT DEM THERAGYM-BAND

**Beteiligte Muskulatur:** Dekontraktion (Entspannung) der Nackenmuskulatur, Mobilisation der Halswirbelsäule.

**Ausgangsposition:** Grundposition Stand. Das Band liegt breit um den Kopf, die Bandenden um die Hände wickeln.

**Übungsbeschreibung:** Abwechselnd den Kopf gegen den Bandwiderstand heben, der Blick geht nach oben. Den Kopf senken, das Kinn geht zur Brust. Langsam und kontrolliert.

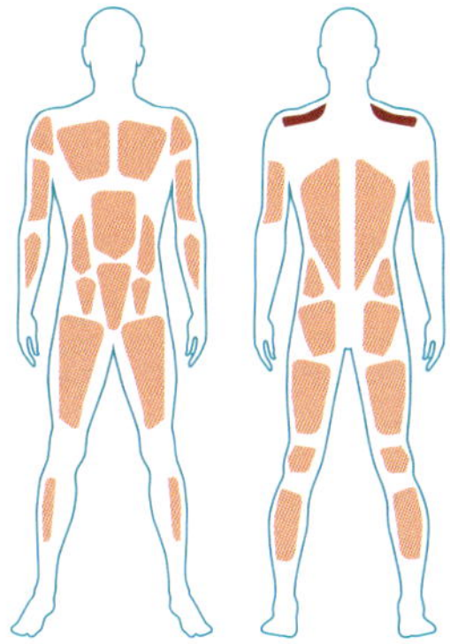

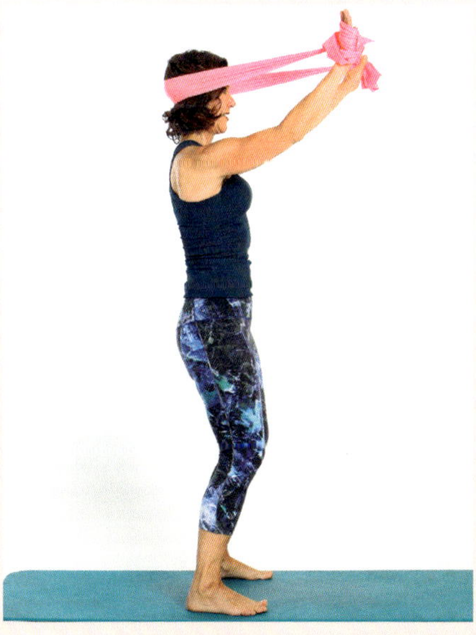

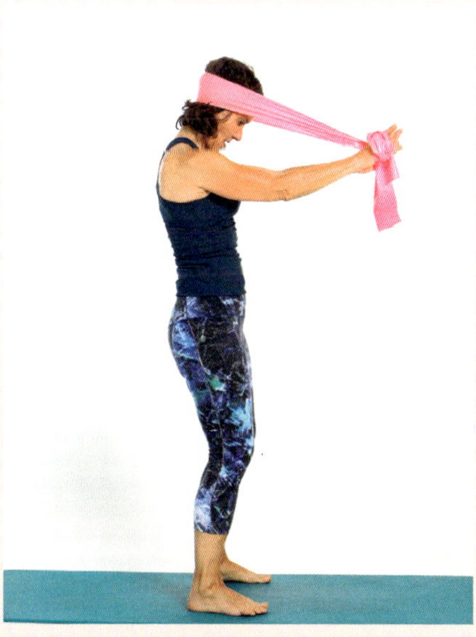

## Workout 2: Fit und Fun mit Theragym-Band

### 1. KNIEBEUGE MIT DEM THERAGYM-BAND

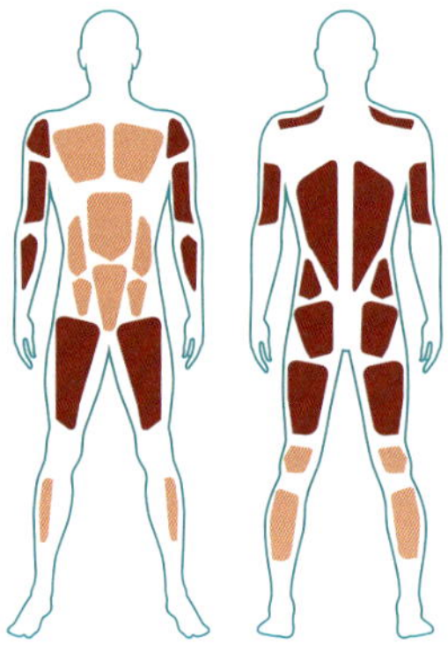

**Beteiligte Muskulatur:** Die vierköpfige Oberschenkelmuskulatur (M. quadriceps), die Muskeln der Oberschenkelrückseite, das Gesäß, der untere Rücken, Schultergürtel, Arme, Rücken.
**Ausgangsposition:** Grundposition im Stand.
**Übungsbeschreibung:** Abwechselnd mit dem rechten/linken Fuß einen Schritt zur Seite öffnen. Sich nach hinten absetzen und in die Kniebeuge gehen. Gleichzeitig mit beiden Händen das Band hinter dem Hinterkopf nach unten ziehen. Beim Aufstehen zurück in die Ausgangsposition gehen. Dabei die Arme mit Theragym-Band nach oben strecken.

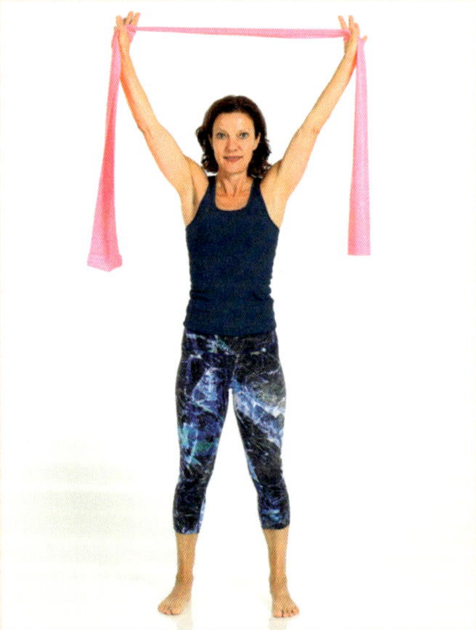

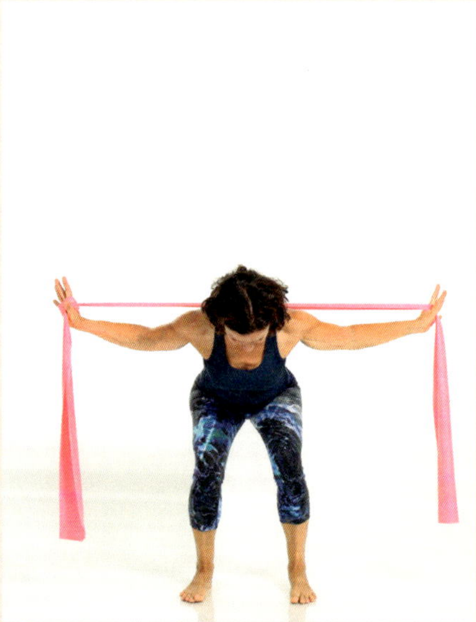

## 2. TRIZEPS „ZIEHEN" MIT DEM THERAGYM-BAND

**Beteiligte Muskulatur:** Oberarmstrecker. Rumpfstabilisation.

**Ausgangsposition:** Stand. Das Theragym-Band straff um beide Hände geschlungen hinter dem Oberkörper halten. Der rechte Arm ist zur Decke gestreckt.

**Übungsbeschreibung:** Im Ellbogen den Arm beugen und strecken. Dabei den Ellbogen „stehen" lassen. Die Finger spreizen. Das Band gleichmäßig ziehen.

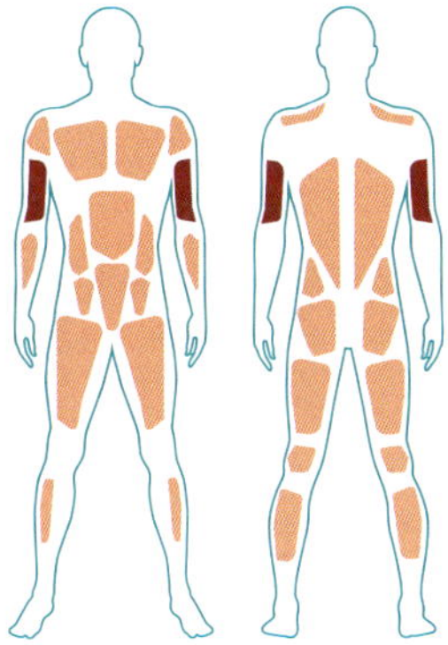

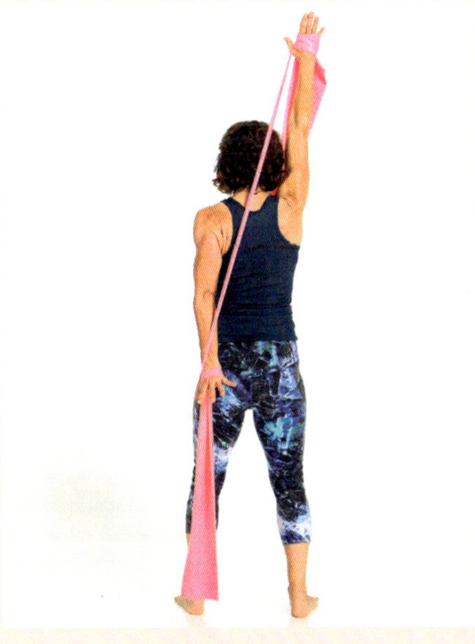

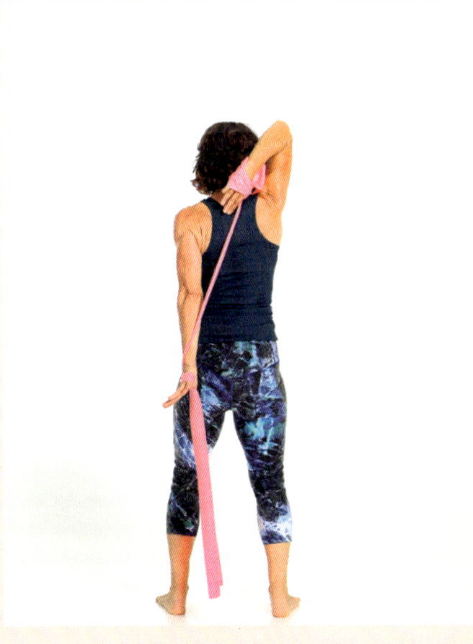

## 3. RUDERN IM SITZEN MIT DEM THERAGYM-BAND

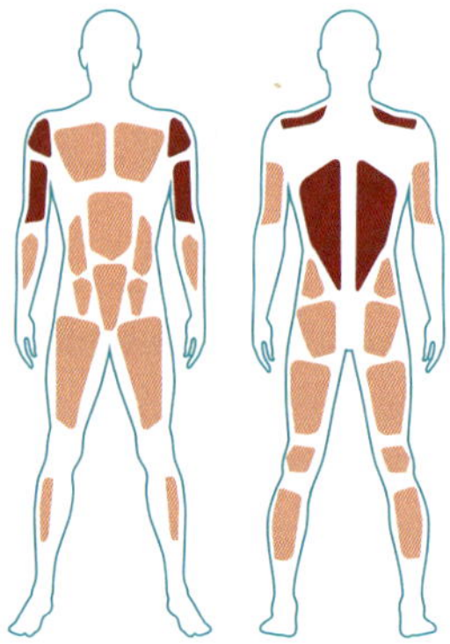

**Beteiligte Muskulatur:** Der breite Rückenmuskel (M. latissimus dorsi). Unterstützende Muskeln: Armbeuger, der hintere Teil des Deltamuskels (M. deltoideus, pars clavicularis), Kapuzenmuskel (M. trapezius), der große und kleine Rautenmuskel (M. rhomboideus minor et major), Untergrätenmuskel (M. infraspinatus).
**Ausgangsposition:** Sitz aufrecht auf dem Boden. Das Band ist um die Fußsohlen geschlungen und wird mit beiden Händen festgehalten.
**Übungsbeschreibung:** Die Hände aufdrehen und zum Oberkörper heranziehen. Die Ellbogen seitlich hinter den Oberkörper ziehen. Die Handinnenflächen nach oben drehen. In einer kontrollierten Bewegung wieder zur Ausgangsposition zurückführen. Den Rücken aufgerichtet stabilisieren.

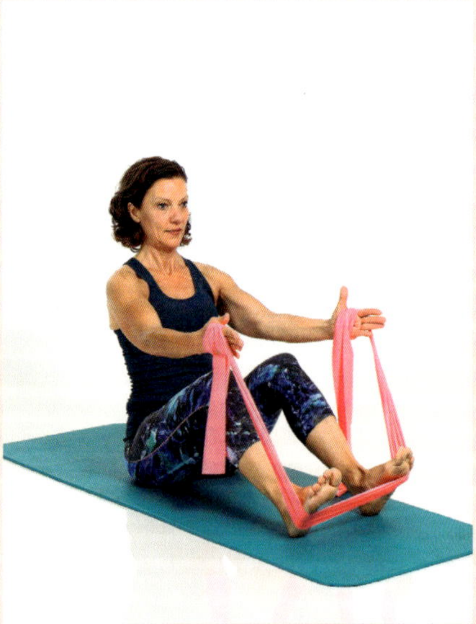

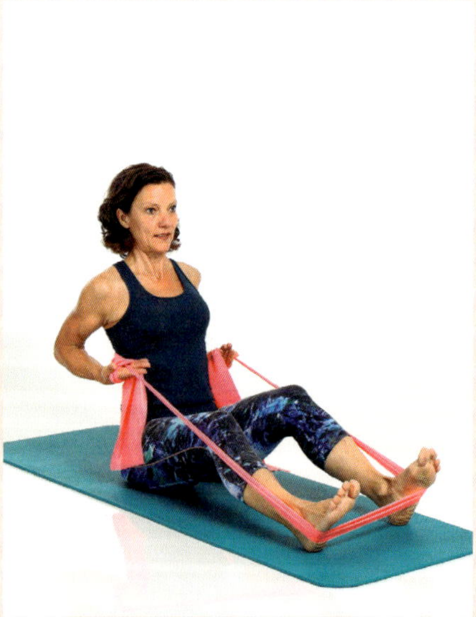

## 4. DIAGONAL ARM UND BEIN KREUZEN MIT ÜBERKREUZTEM THERAGYM-BAND

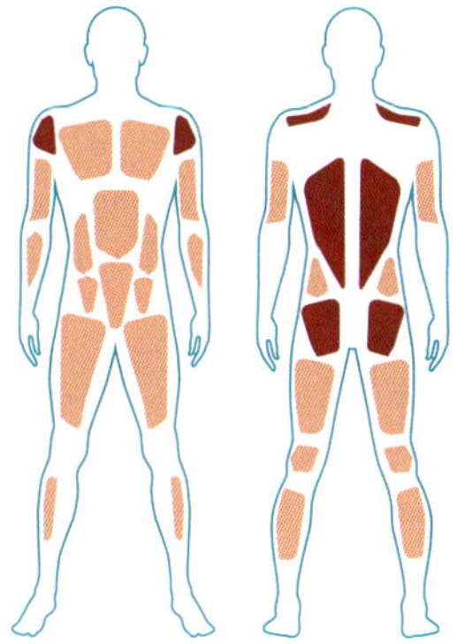

**Beteiligte Muskulatur:** Rückenstrecker, Schulter: der hintere Teil des Deltamuskels (M. deltoideus, pars clavicularis), Kapuzenmuskel (M. trapezius), der große und kleine Rautenmuskel (M. rhomboideus minor et major), Untergrätenmuskel (M. infraspinatus). Bein: Abspreizer (Abduktoren). Verbesserung der Ganzkörperstabilisation und Kreuzkoordination.

**Ausgangsposition:** Grundposition im Stand auf dem Theragym-Band. Das Theragym-Band ist vor dem Körper überkreuzt und um beide Hände geschlungen.

**Übungsbeschreibung:** Das Theragym-Band abwechselnd rechts und links mit den Armen nach hinten oben ziehen und gleichzeitig das diagonale Bein abspreizen. Die Finger spreizen. Die Haltung stabilisieren.

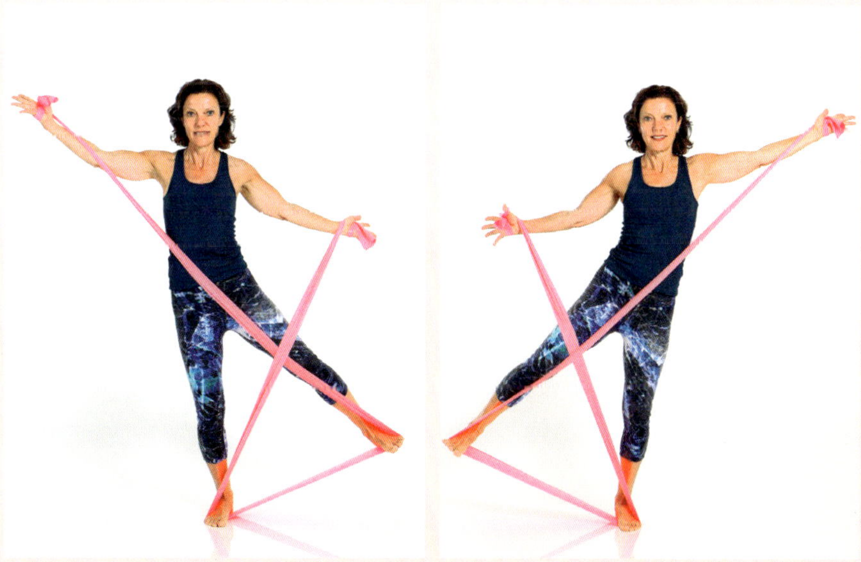

## 5. STANDWAAGE MIT DEM THERAGYM-BAND

**Beteiligte Muskulatur:** Rumpfmuskulatur, d. h. alle Muskeln der Körpermitte: Brustmuskulatur, Rückenmuskulatur, Bauchmuskulatur und auch die Gesäßmuskulatur, Arme und Beine.

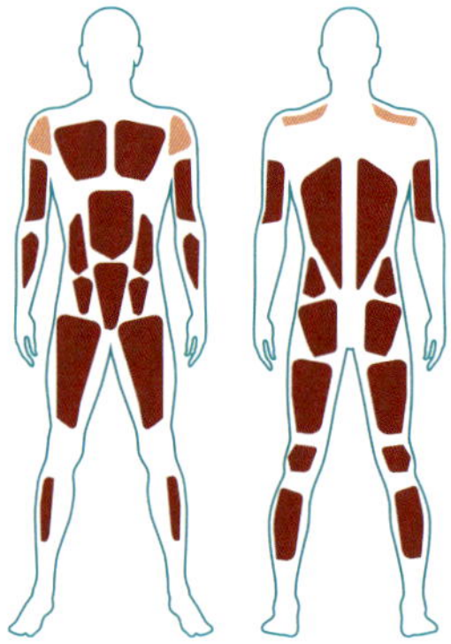

**Ausgangsposition:** Grundposition Stand. Das Theragym-Band ist um den linken Vorfuß und beide Hände geschlungen.

**Übungsbeschreibung:** Langsam auf dem rechten Bein in die Standwaage gehen. Die Arme in die Vorhalte strecken. Gleichmäßig ruhig ausbalancieren.

**Variation:** Das Theragym-Band nur um die Hände schlingen und in der Vorhalte halten.

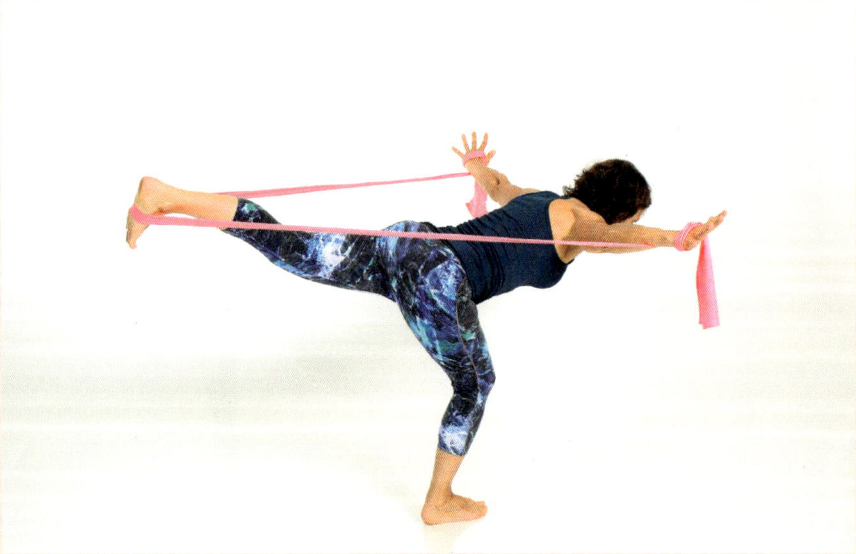

## Workout 3: Fit und Fun mit Mini-Band

### 1 „DAS KNIE HEBEN UND SENKEN MIT DEM MINI-BAND"

**Beteiligte Muskulatur:** Fußmuskulatur, Wadenmuskulatur, die Oberschenkelvorderseite, Gesäß, Bauch und der untere Rücken.
**Ausgangsposition:** Hüftschmaler Stand. Das Mini-Band liegt um die Sprunggelenke.
**Übungsbeschreibung:** Das rechte Knie gegen den Widerstand des Mini-Bands senkrecht nach oben ziehen, gleichzeitig den Gegenarm gebeugt nach vorne bewegen (Kreuzkoordination). Die Finger spreizen.

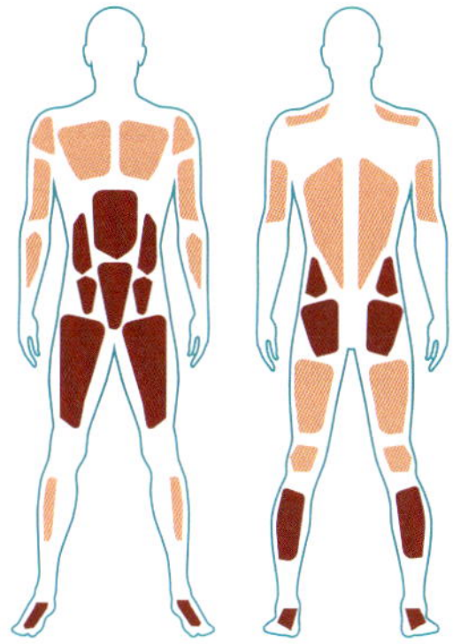

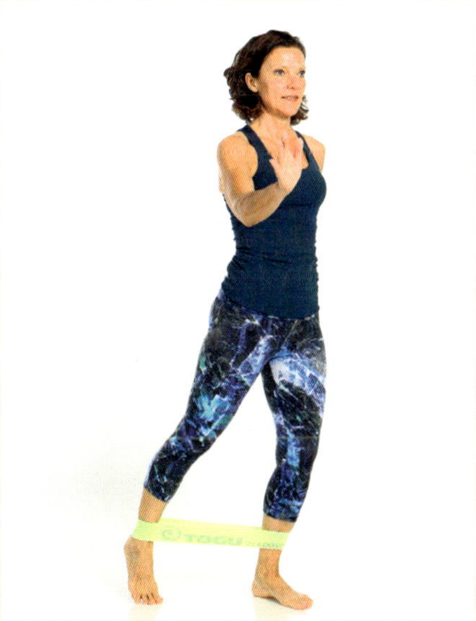

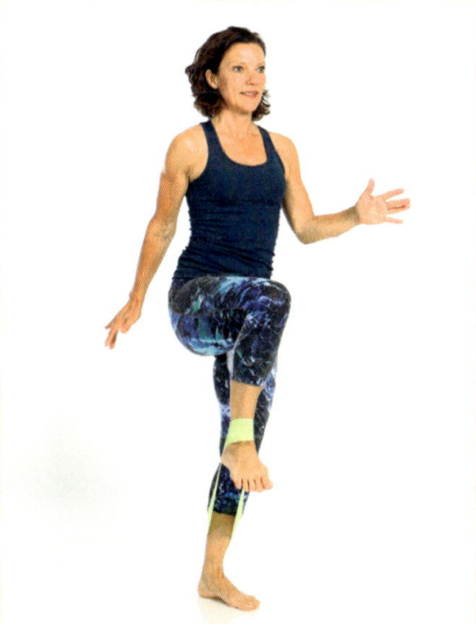

## 2. KNIEBEUGE MIT DREI MINI-BÄNDERN

**Beteiligte Muskulatur:** Die vierköpfige Oberschenkelmuskulatur (M. quadriceps), die Muskeln der Oberschenkelrückseite, das Gesäß und der untere Rücken.

**Ausgangsposition:** Hüftschmaler Stand. Je ein Mini-Band oberhalb der Sprung-, Knie- und Handgelenke anlegen.

**Übungsbeschreibung:** Abwechselnd gegen den Widerstand der Mini-Bänder einen Schritt nach rechts mehr als hüftbreit öffnen. In die Kniebeuge gehen. Die Arme in die Vorhalte führen. Beim Aufstehen zurück in die Ausgangsposition kommen.

**Achtung beim Seitenwechsel:** Über die Mitte nach links öffnen und mittig in die Kniebeuge tief gehen und wieder zum hüftschmalen Stand zurückkommen.

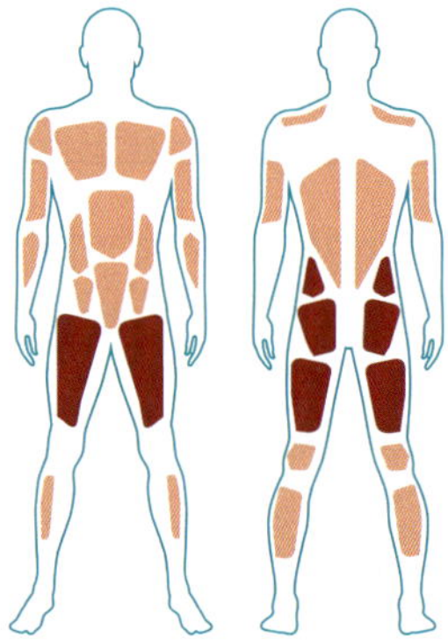

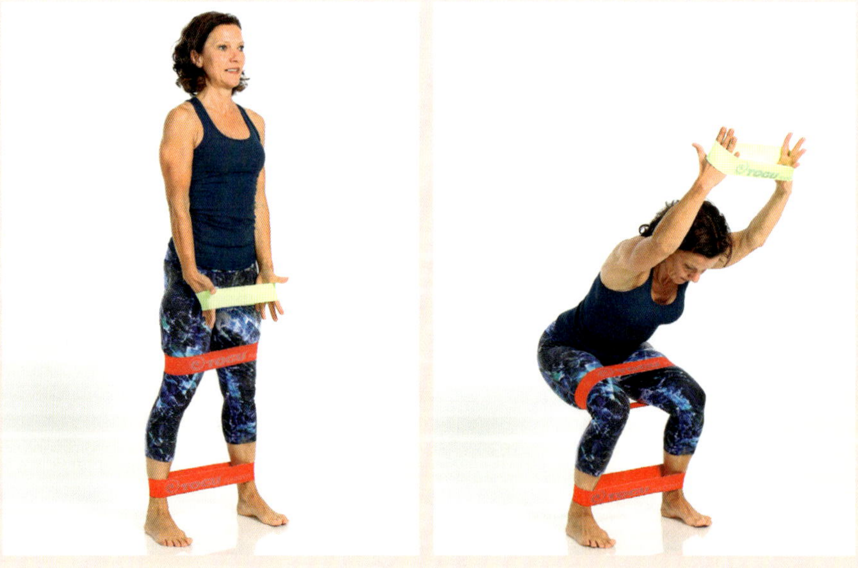

## 3. BEUGEN UND STRECKEN IN RÜCKENLAGE MIT DEM MINI-BAND

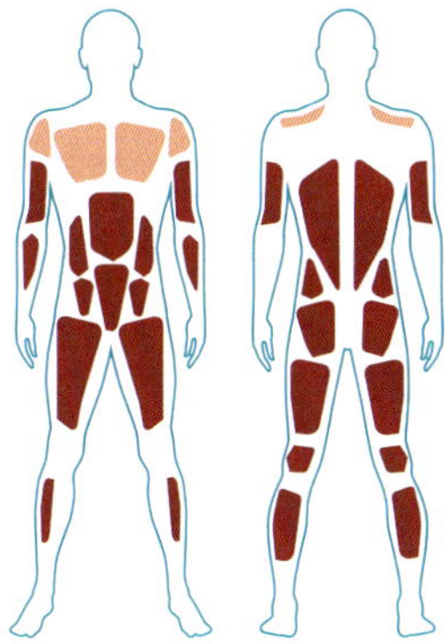

**Beteiligte Muskulatur:** Der gerade Bauchmuskel (M. rectus abdominis), der schräge äußere Bauchmuskel (M. obliquus externus abdominis), der schräge innere Bauchmuskel (M. obliquus internus abdominis), der quere Bauchmuskel (M. transversus abdominis), Beine, Gesäß, Arme, Rücken. Koordination.
**Ausgangsposition:** Rückenlage. Das Mini-Band ist um die Füße geschlungen. Die Beine im 90°-Winkel anheben. Die Oberschenkel hüftschmal zueinander parallel halten. Die Arme liegen seitlich am Boden.
**Übungsbeschreibung:** Im Wechsel die Knie parallel zur Körpermittellinie beugen und strecken. Handrücken, Ellbogen und Schulterblätter zum Boden drücken und das Kinn immer wieder sanft zum Kehlkopf ziehen.
**Variante:** Beide Hände zur Decke gestreckt halten.
**Achtung:** Die Ausgangsposition von Oberkörper und Wirbelsäule gut stabilisieren und halten.

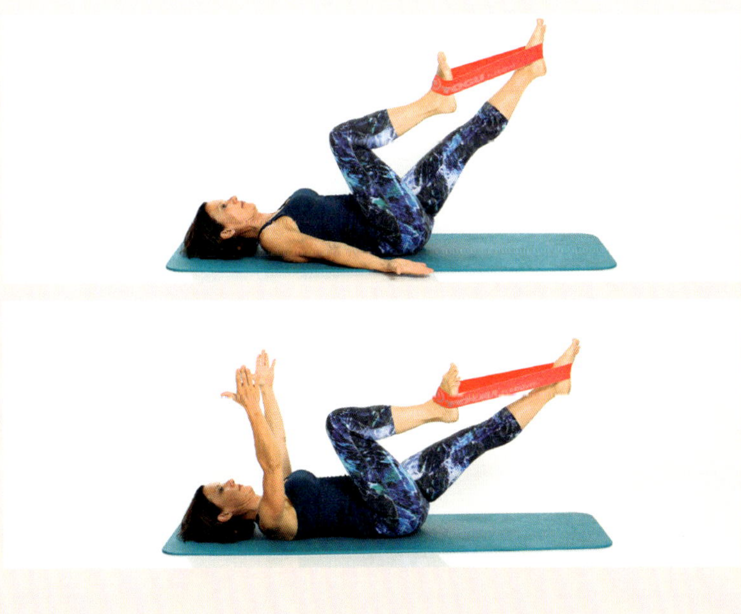

## 4. BEUGEN UND STRECKEN IN SEITENLAGE MIT DEM MINI-BAND

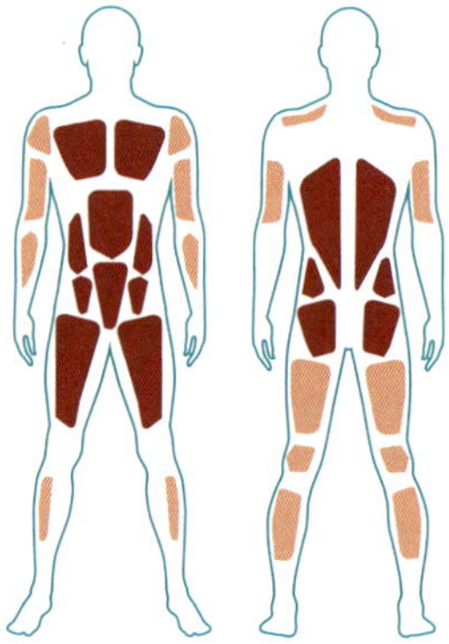

**Beteiligte Muskulatur:** Rumpfmuskulatur, die äußere schräge Bauchmuskulatur, die Hüftmuskulatur, die Oberschenkelmuskulatur vorne.

**Ausgangsposition:** Seitenlage. Das Mini-Band um die Vorfüße legen. Den Körper entlang des Mattenrandes ausrichten. Das untere Bein gestreckt ablegen. Das obere Bein hüftschmal in der Luft stabilisieren.

**Übungsbeschreibung:** Das Spielbeinknie gegen den Widerstand des Bands genau auf Hüftebene in Richtung Brust beugen und wieder strecken.

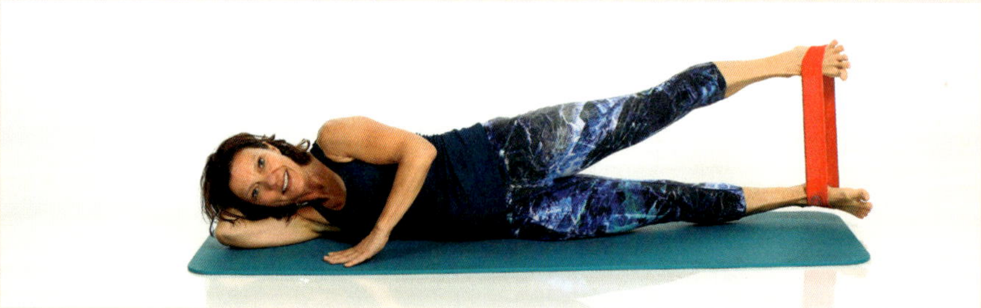

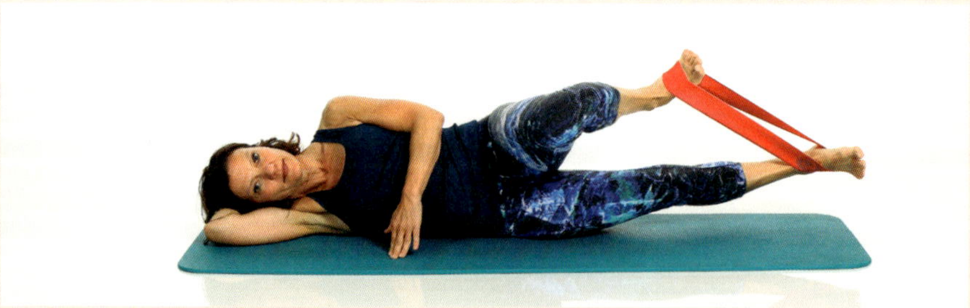

## 5. DAS BEIN HEBEN UND SENKEN IN BAUCHLAGE MIT DEM MINI-BAND

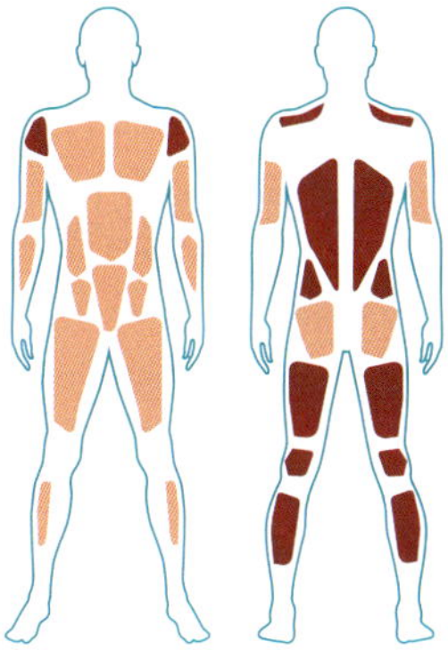

**Beteiligte Muskulatur:** Beinbizeps (M. biceps femoris), Plattsehnenmuskel (M. semimembranosus), Halbsehnenmuskel (M. semitendinosus) = Beinrückseite, der untere Rücken, die Schultern und der obere Rücken.
**Ausgangsposition:** Bauchlage. Die Arme sind im 90°-Winkel abgelegt. Der Kopf ist in Verlängerung der Wirbelsäule, die Stirn nah über dem Boden halten. Den linken Fuß mit den Zehen aufstellen und die Ferse nach unten rausschieben. Der rechte Fuß ist gestreckt. Das Krafthaus optimal aktivieren.
**Übungsbeschreibung:** Das rechte Bein gestreckt heben und senken. Die beiden Hüftknochen bleiben am Boden.
**Variante:** Beide Arme knapp über dem Boden halten.

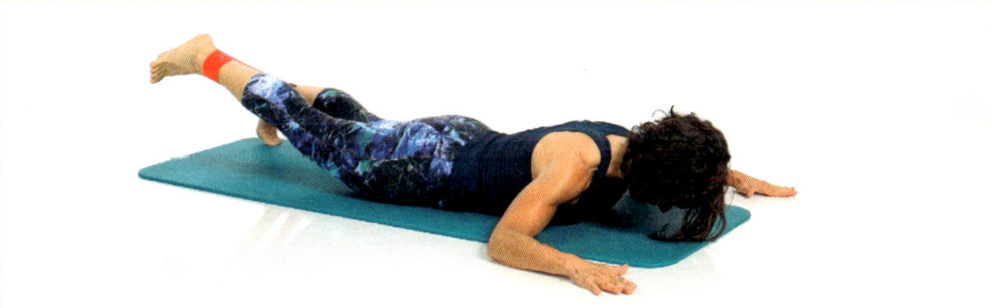

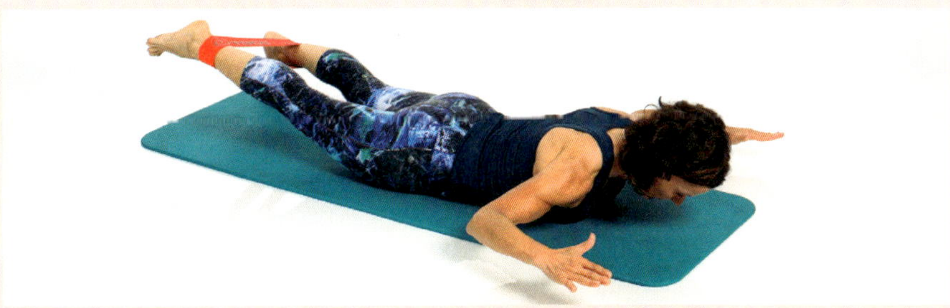

## Workout 4: Fit und Fun mit Theragym- und Mini-Band

### 1. SEITLICHES GEHEN MIT THERAGYM- UND MINI-BAND

**Beteiligte Muskulatur:** Die Oberschenkelmuskulatur vorne/hinten, die Gesäßmuskulatur, der untere Rücken, der obere Rücken und die Schultermuskulatur.

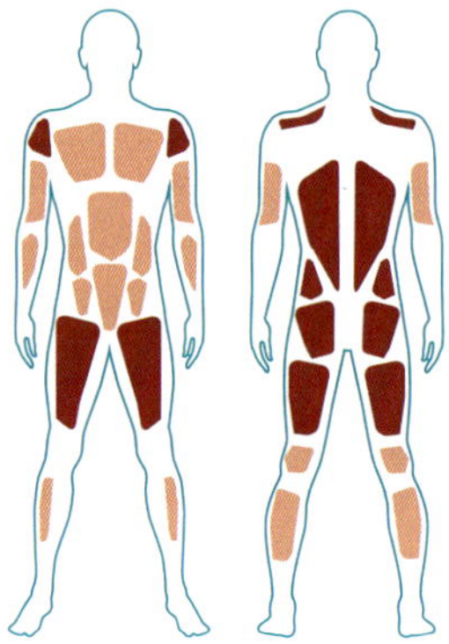

**Ausgangsposition:** Hüftschmaler Stand. Das Mini-Band ist jeweils oberhalb der Knie- und Sprunggelenke. Das Theragym-Band ist schulterbreit um die Handballen geschlungen in Vorhalte. Die Wirbelsäule ist aufgespannt. Der Kopf ist in Verlängerung der HWS.

**Übungsbeschreibung:** Seitlich tiefes Gehen. Die Beine hüftbreit parallel zueinander halten. Gleichzeitig mit dem Theragym-Band an den Handballen kleine Zugbewegungen zur Seite ausführen, die Finger dabei spreizen.

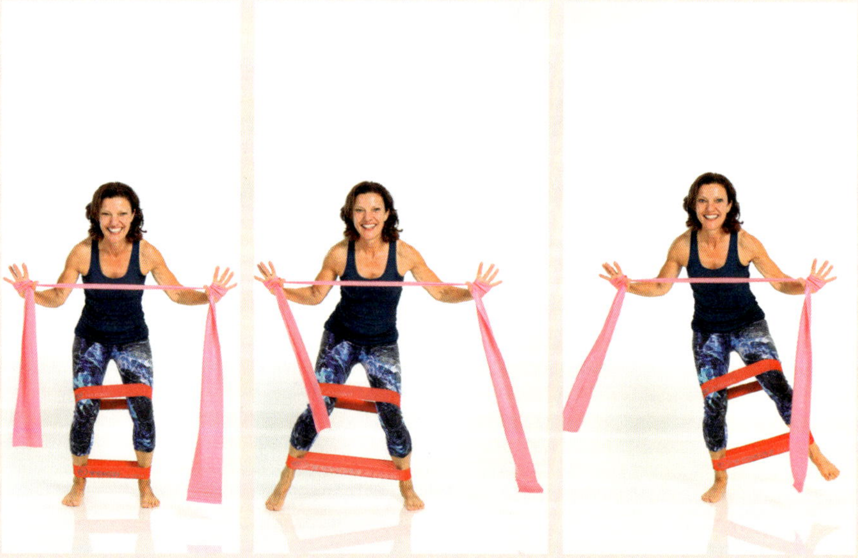

## 2. GESTRECKTES BEIN, GESTRECKTE ARME MIT THERAGYM- UND MINI-BAND

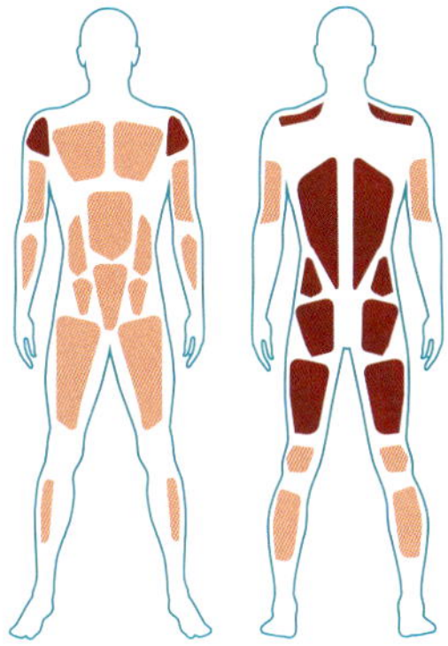

**Beteiligte Muskulatur:** Schultermuskulatur, der obere Rücken, der untere Rücken, die Gesäßmuskulatur und die Oberschenkelrückseite.

**Ausgangsposition:** Hüftschmaler Stand. Das Mini-Band liegt oberhalb der Knie- und der Sprunggelenke. Das Theragym-Band um die Handballen legen. Die Arme sind nach oben gestreckt.

**Übungsbeschreibung:** Abwechselnd das rechte und das linke Bein gegen den Widerstand des Mini-Bands hüftbreit nach hinten ziehen. Die Muskelspannung halten. Die Arme über den Kopf gestreckt halten und mit jeder Beinbewegung gleichzeitig das Theragym-Band auseinanderziehen.

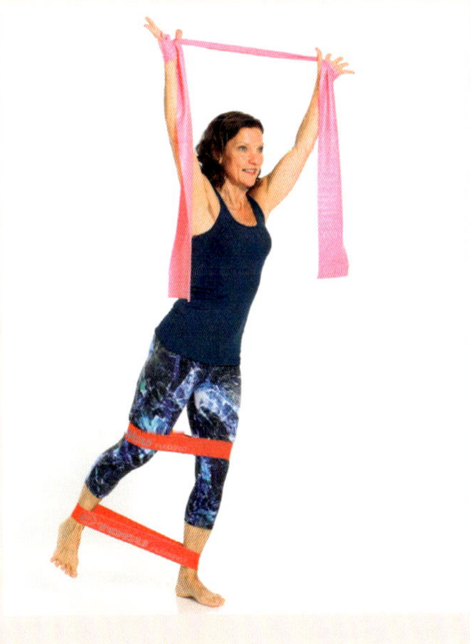

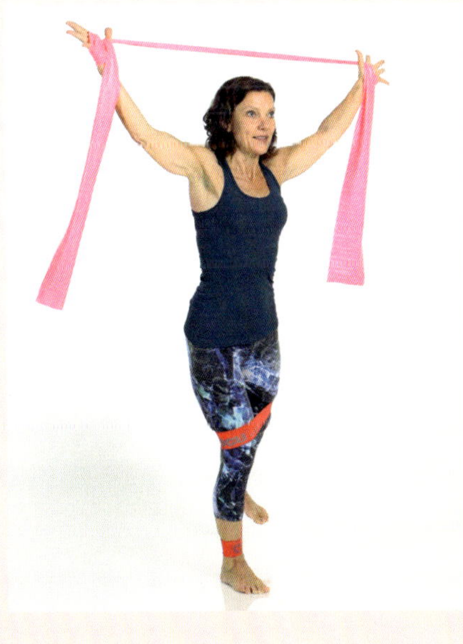

## 3. DIAGONAL DEN ARM/DAS BEIN ABSPREIZEN MIT DEM THERAGYM- UND MINI-BAND

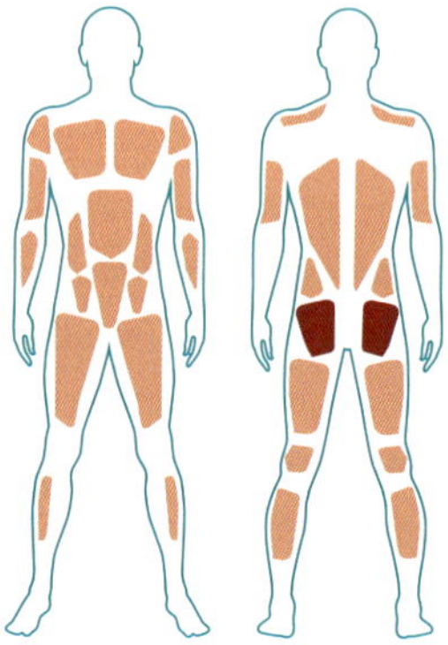

**Beteiligte Muskulatur:** Abduktoren (M. glutaeus medius, M. glutaeus minimus, M. piriformis), M. tensor fasciae latae. Rumpfstabilisation.
**Ausgangsposition:** Hüftschmaler Stand. Das Mini-Band ist oberhalb der Knie- und Sprunggelenke. Das Theragym-Band liegt um die Handballen. Die Arme leicht gebeugt vor dem Oberkörper halten. Die Wirbelsäule ist aufgespannt. Der Kopf ist in Verlängerung der HWS.
**Übungsbeschreibung:** Abwechselnd das rechte und das linke Bein zur Seite abspreizen. Gleichzeitig den diagonalen Arm mit dem Theragym-Band auseinanderziehen, die Finger spreizen.

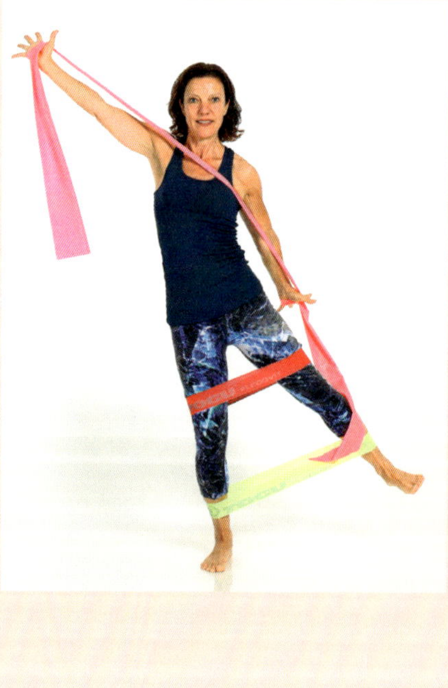

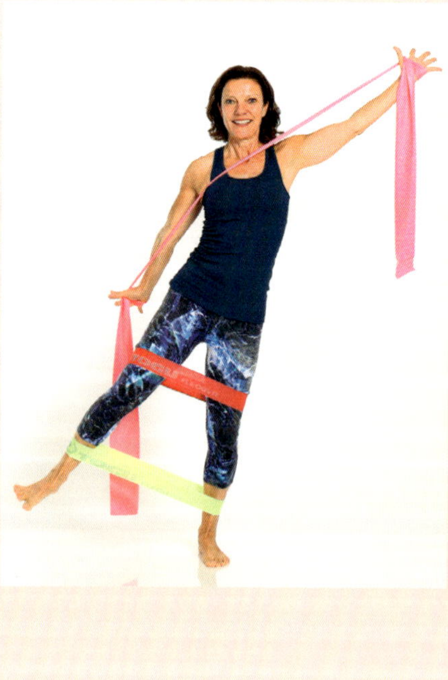

## 4. BERGSTEIGER-PROFI MIT ZWEI MINI-BÄNDERN

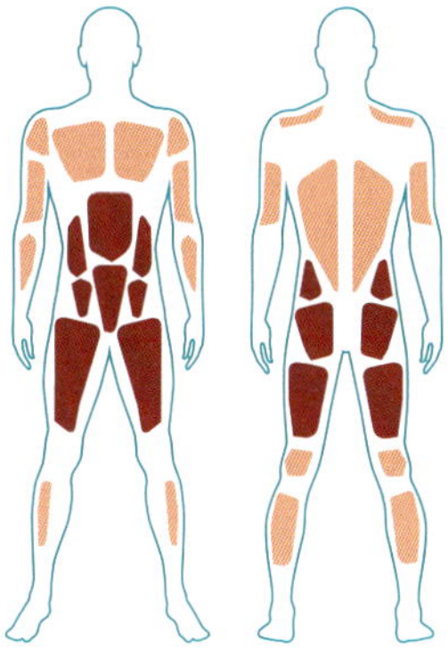

**Beteiligte Muskulatur:** Rückseite des Oberschenkels (Beinbizeps), Gesäßmuskel, Oberschenkelvorderseite (M. quadriceps), der gerade Bauchmuskel. Rückenstrecker, seitliche Bauchmuskulatur.
**Ausgangsposition:** Der hohe Unterarmstütz wird stabilisiert. Die Mini-Bänder liegen oberhalb von Knie- und Sprunggelenk. Den Kopf in Verlängerung der Wirbelsäule stabilisieren.
**Übungsbeschreibung:** Abwechselnd das rechte/linke Knie unter den Bauch ziehen.

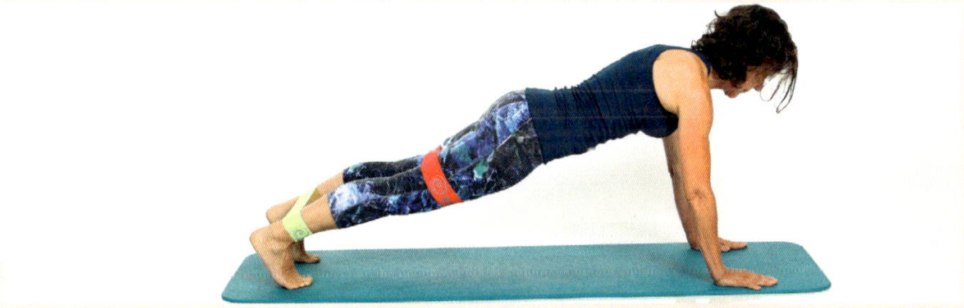

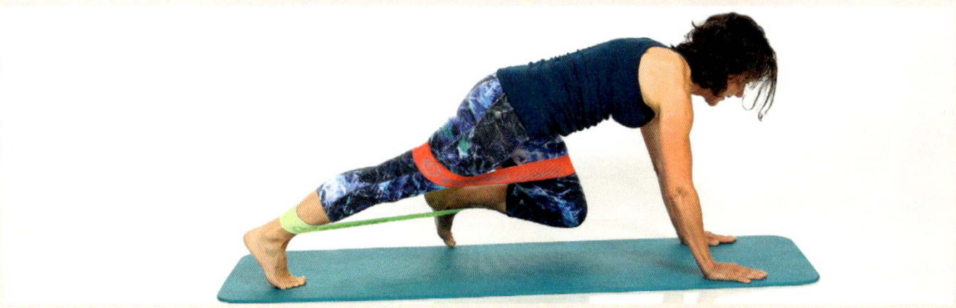

## 5. ARM UND BEIN GESTRECKT HEBEN UND SENKEN MIT DEM THERAGYM- UND DEM MINI-BAND

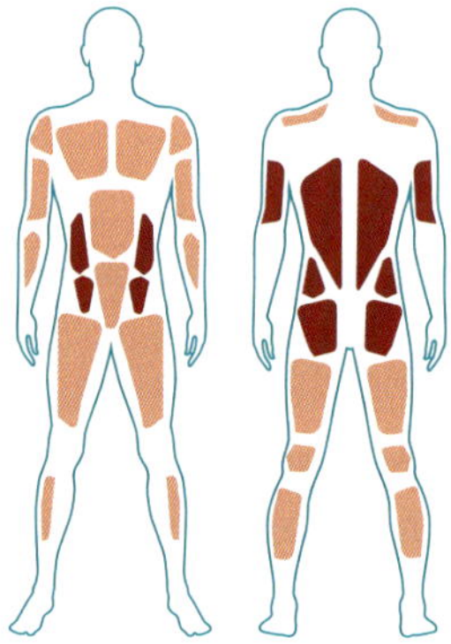

**Beteiligte Muskulatur:** Abduktoren (M. glutaeus medius, M. glutaeus minimus, M. piriformis), M. tensor fasciae latae. Schräge Bauchmuskulatur, Deltamuskeln, Rücken, Trizeps, Hüften. Rumpfstabilisation.
**Ausgangsposition:** Seitenlage, auf dem rechten Unterarm gestützt. Den Körper entlang des Mattenrandes ausrichten. Das untere Bein ist gebeugt, das obere Bein ist gestreckt. Das Mini-Band liegt oberhalb der Knie- und Sprunggelenke. Das Theragym-Band ist um die Handballen geschlungen.
**Übungsbeschreibung:** Arm und Bein gestreckt heben und senken. Den Oberkörper optimal stabilisieren.
**Variante:** Das Becken dabei heben und senken.

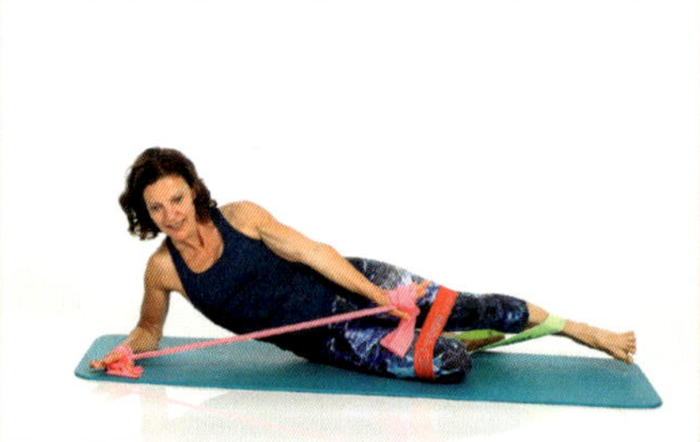

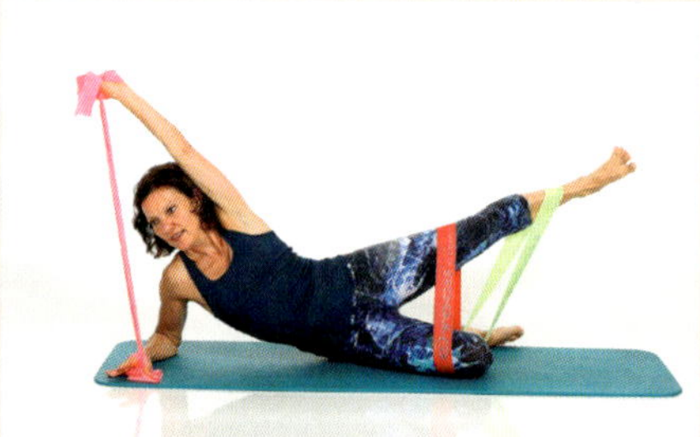

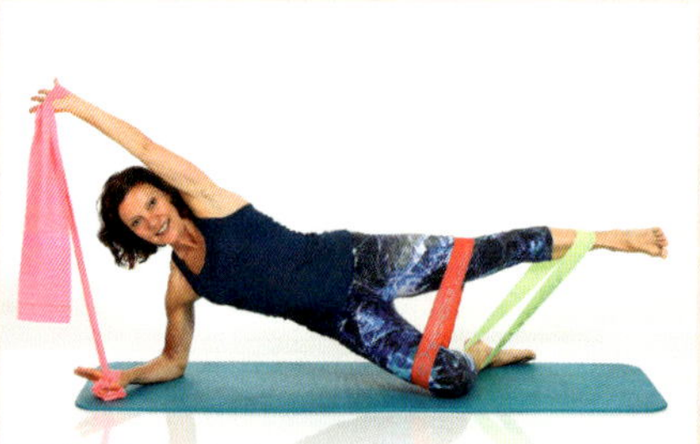

## Workout 5: Halbrolle

### 1. IN DIE SCHRITTSTELLUNG MIT DER HALBROLLE

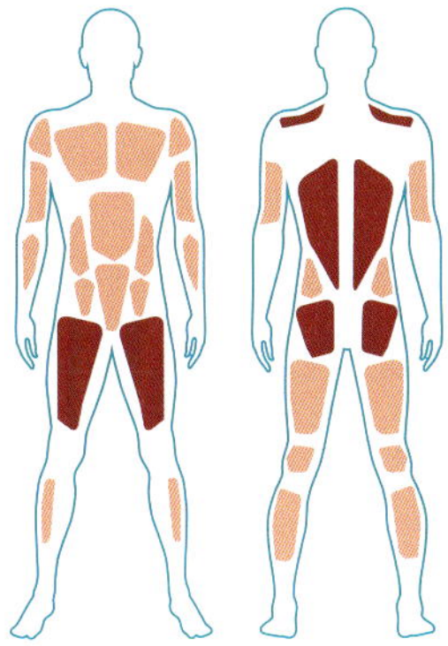

**Beteiligte Muskulatur:** Gesäßmuskulatur, Oberschenkelmuskulatur, der große Rückenmuskel (M. latissimus dorsi), der obere Rücken: der untere Anteil des Kapuzenmuskels (M. trapezius, pars ascendens) sowie der Rautenmuskel (M. rhomboideus). Stabilisation des Rumpfs, Balancefähigkeit und Koordination.
**Ausgangsposition:** Aufrechter Stand.
**Übungsbeschreibung:** Abwechselnd rechts und links hüftschmal nach vorne in die tiefe Schrittstellung gehen, dabei die Halbrolle hinter dem Hinterkopf zum Schultergürtel nach unten ziehen. Beim Zurückgehen in die Ausgangsposition die Arme mit der Halbrolle über den Kopf nach oben strecken. Einen gleichmäßigen Rhythmus im Einklang mit der Atmung finden. Sich immer wieder optimal ausbalancieren.

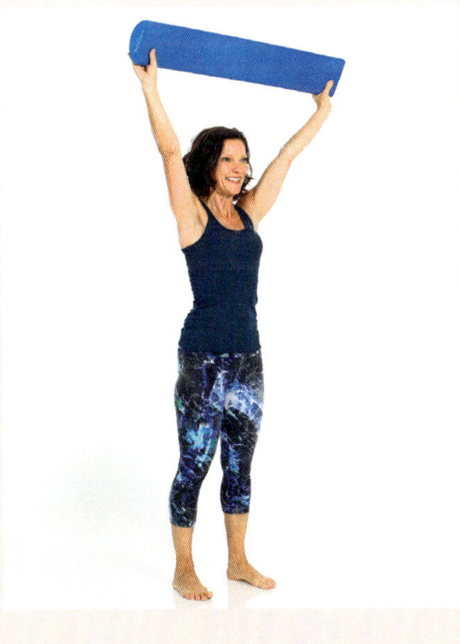

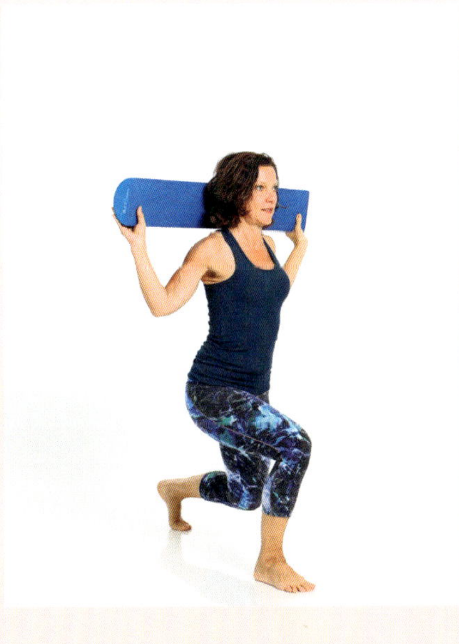

## 2. KNIEBEUGE AUF DER HALBROLLE

**Beteiligte Muskulatur:** Der vierköpfige Oberschenkelmuskulatur (M. quadriceps), die Muskeln der Oberschenkelrückseite, das Gesäß, der untere Rücken.

**Ausgangsposition:** Den hüftschmalen Stand auf der Halbrolle ausbalancieren.

**Übungsbeschreibung:** Die Knie beugen und sich nach hinten absetzen. Die Arme zur Balance vor dem Körper halten. Die Knie strecken und zur Ausgangsposition zurückkommen.

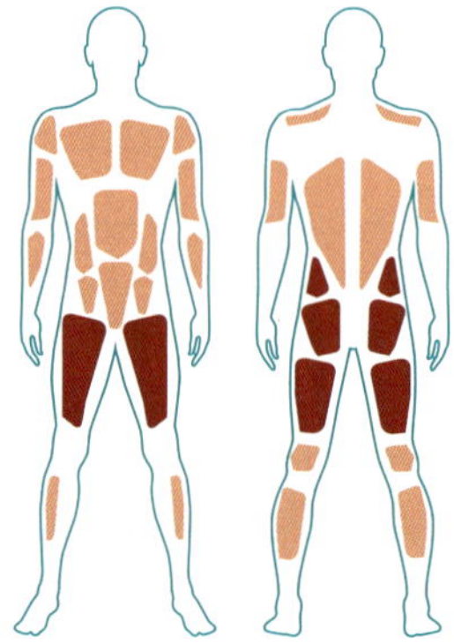

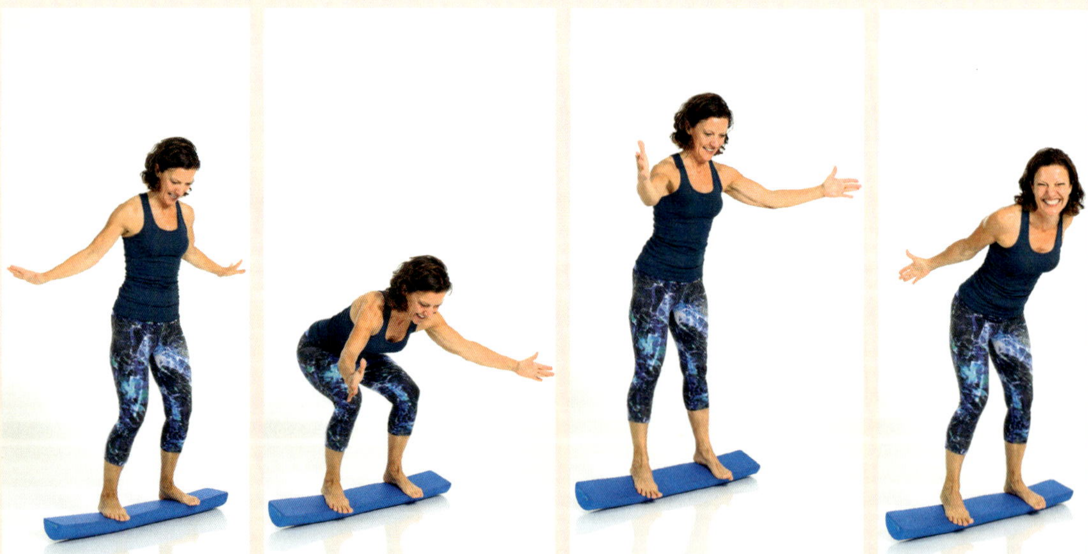

## 3. BEUGEN UND STRECKEN AUF DER HALBROLLE

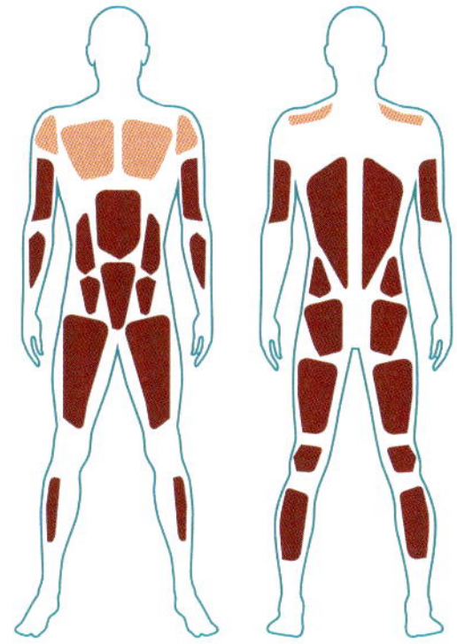

**Beteiligte Muskulatur:** Der gerade Bauchmuskel (M. rectus abdominis), der schräge äußere Bauchmuskel (M. obliquus externus abdominis), der schräge innere Bauchmuskel (M. obliquus internus abdominis), der quere Bauchmuskel (M. transversus abdominis), Beine, Gesäß, Arme, Rücken. Koordination.

**Ausgangsposition:** In der Rückenlage ist das rechte Bein gestreckt, das linke Bein ist gebeugt. Mit der Kleinfingerseite, die Schultern sind außenrotiert, rechts und links auf dem Boden ein wenig halten und ausbalancieren.

**Übungsbeschreibung:** Die Beine sehr grazil beugen und strecken und dabei nur so weit in Richtung Boden bewegen, dass der Rücken in seiner Ausgangsposition stabilisiert und auf der Halbrolle gleichmäßig gehalten werden kann. Die Schwingungen der Wirbelsäule bleiben während des Übens unverändert.

**Variante 1:** Nur den Kleinfingerballen einer Hand am Boden halten.

**Variante 2:** Beide Hände in der Luft halten.

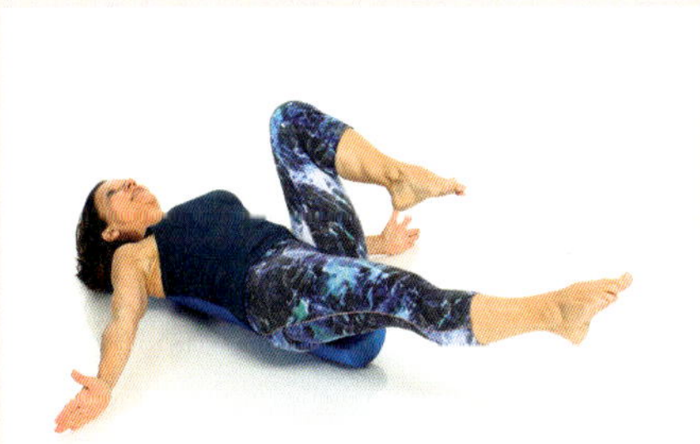

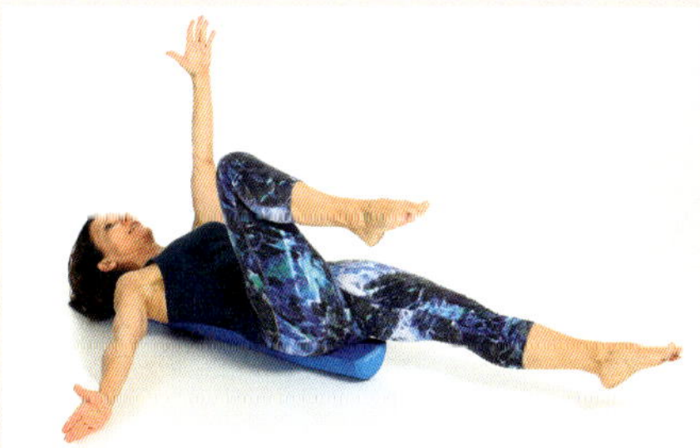

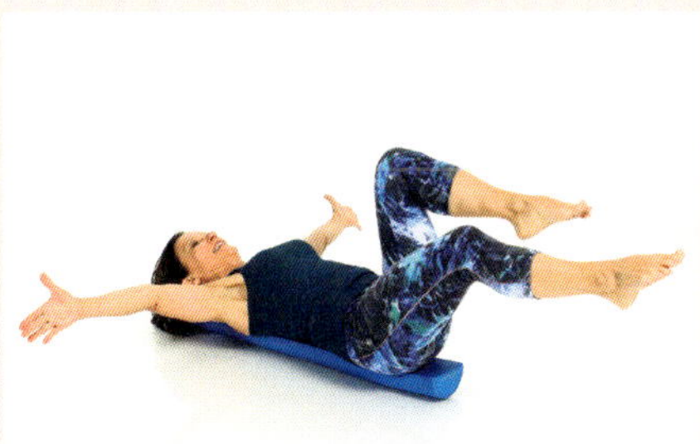

## 4. CRUNCHES/BAUCHPRESSE AUF DER HALBROLLE

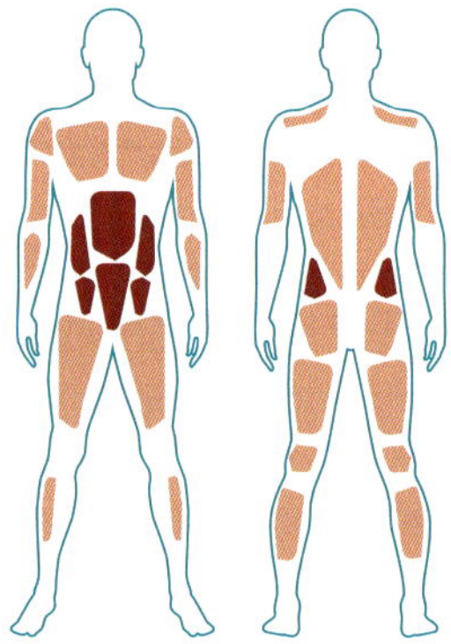

**Beteiligte Muskulatur:** Der gerade Bauchmuskel (M. rectus abdominis), der schräge äußere Bauchmuskel (M. obliquus externus abdominis), der schräge innere Bauchmuskel (M. obliquus internus abdominis), der quere Bauchmuskel (M. transversus abdominis).

**Ausgangsposition:** Rückenlage auf der Halbrolle. Die Beine sind gebeugt hüftbreit aufgestellt. Die Fersen in den Boden drücken. Den Kopf in beide Hände ablegen. Die Ellbogen weit zur Seite geöffnet halten.

**Übungsbeschreibung:** Im Wechsel mit der AA die Schulterblätter von der Halbrolle lösen. Mit der EA wieder zurückführen. Beide Fersen fest in den Boden drücken.

**Variante:** Nur einen Fuß in den Boden drücken.

Variation: Nur eine Hand hält den Kopf, die andere stabilisiert unterstützend die Haltung.

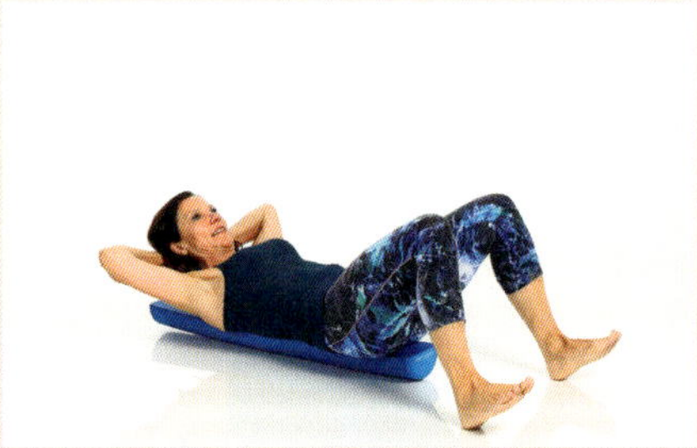

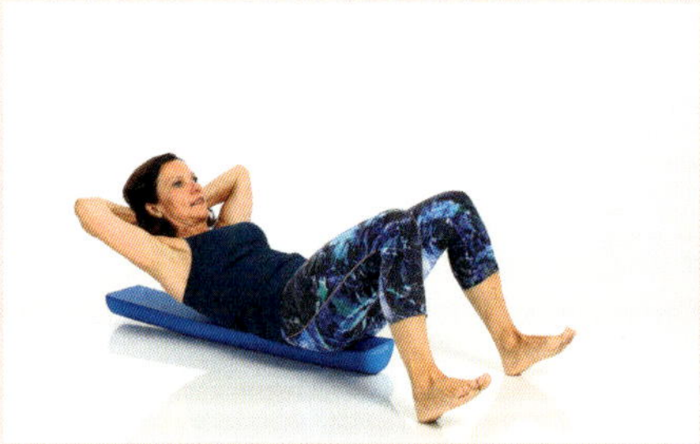

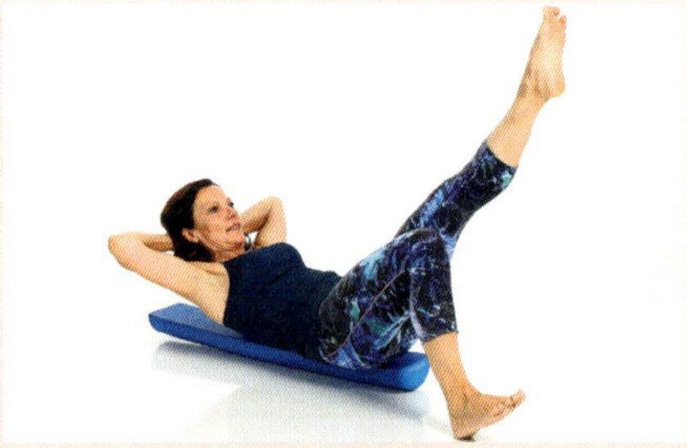

## 5. DAS BECKEN HEBEN UND SENKEN IN SCHULTERBRÜCKE AUF DER HALBROLLE

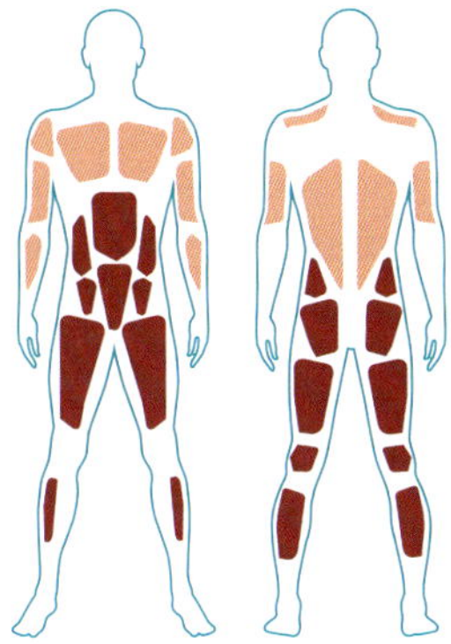

**Beteiligte Muskulatur:** Gesäßmuskulatur, Bauchmuskulatur, Hüften, Beine und der untere Rücken.
**Ausgangsposition:** Schulterbrücke mit beiden Füßen auf der Halbrolle. Die Arme liegen seitlich auf der Matte, die Handinnenflächen sind nach oben aufgedreht.
**Übungsbeschreibung:** Das Becken heben und senken. Die Hüftknochen auf einer Ebene halten und stabilisieren.
**Variante 1:** Beide Hände nach oben gestreckt in der Luft halten.
**Variante 2:** Ein Fuß stabilisiert auf der Halbrolle. Das andere Bein parallel nach vorne gestreckt halten.

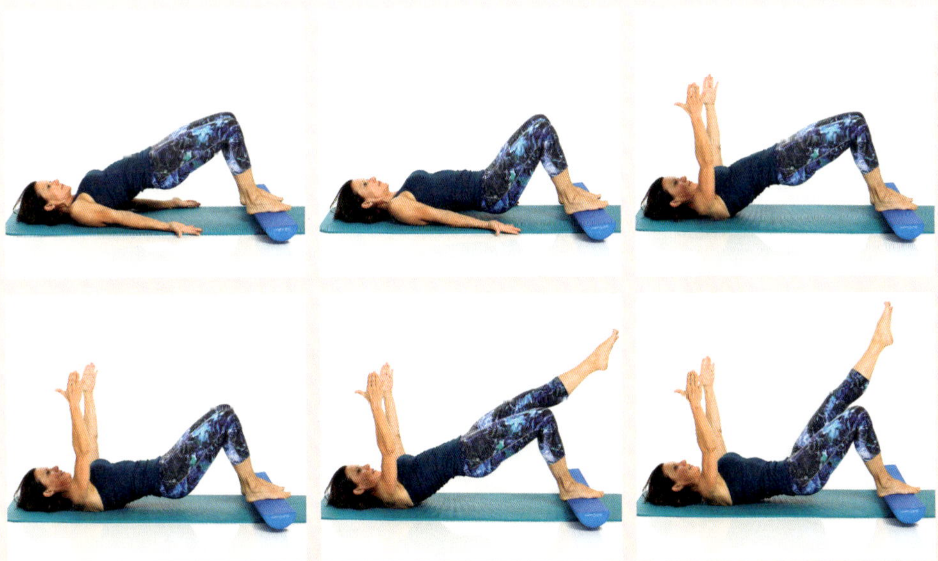

## Workout 6: Redondo®-Ball

### 1. GESTRECKTES ABSITZEN MIT REDONDO®-BALL

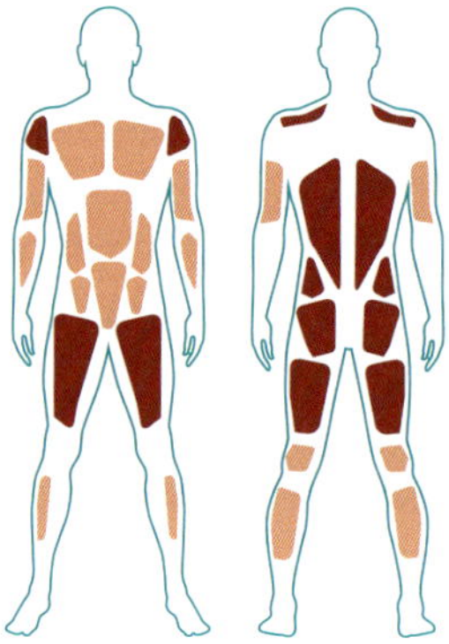

**Beteiligte Muskulatur:** Die vierköpfige Oberschenkelmuskulatur (M. quadriceps), die Muskeln der Oberschenkelrückseite, das Gesäß, der untere Rücken, der obere Rücken, die Schultern.

**Übungsbeschreibung:** EA: Im Stand beide Arme nach oben zu den Ohren anheben, die Hände drücken den Redondo®-Ball sanft zusammen. AA: Gestreckt sich so weit wie möglich nach hinten absetzen. EA: Gestreckt mit langem Rücken aus den Beinen heraus aufstehen. AA: Die Arme langsam absenken. Das Gefühl haben, der Körper ist in allen Positionen optimal lang gestreckt.

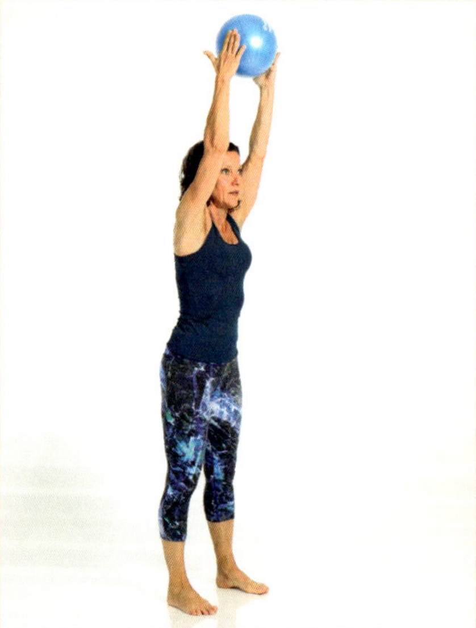

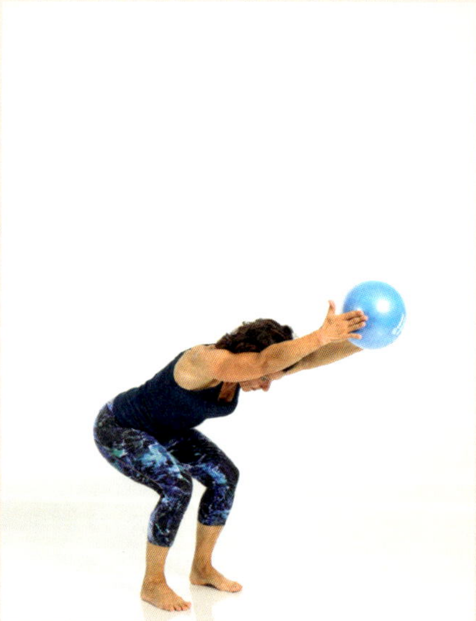

## 2. „EINGEKLEMMT" IN BALANCE MIT DEM REDONDO®-BALL

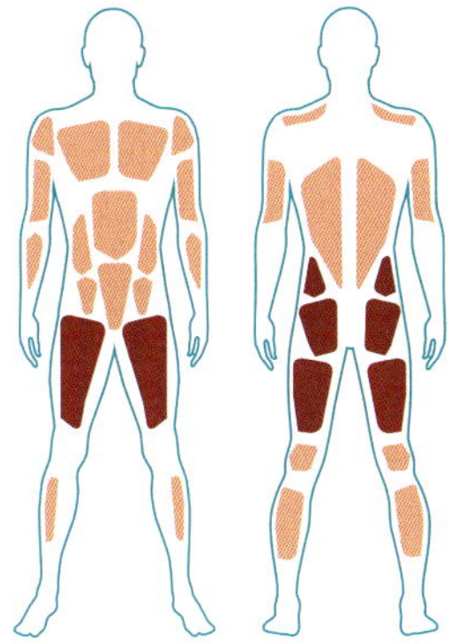

**Beteiligte Muskulatur:** Gesäßmuskulatur, Oberschenkelrückseite/-vorderseite und der untere Rücken. Stabilisation, Balancefähigkeit.
**Ausgangsposition:** Stand. Der Redondo®-Ball ist zwischen dem rechten Oberschenkel und Unterschenkel eingeklemmt. Die Arme zur Decke gestreckt halten.
**Übungsbeschreibung:** Das freie Bein in der Hüfte beugen und strecken.
**Variation:** Die Arme seitlich zum Ausbalancieren der aufrechten Körperhaltung mitbewegen.

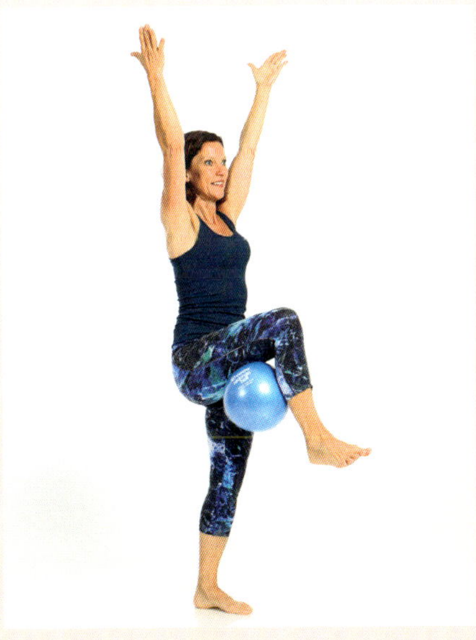

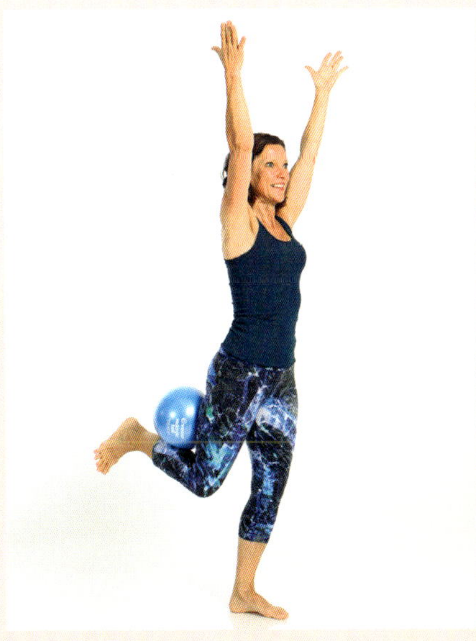

## 3. CRUNCHES/BAUCHPRESSE MIT DEN FERSEN AUF DEM REDONDO®-BALL

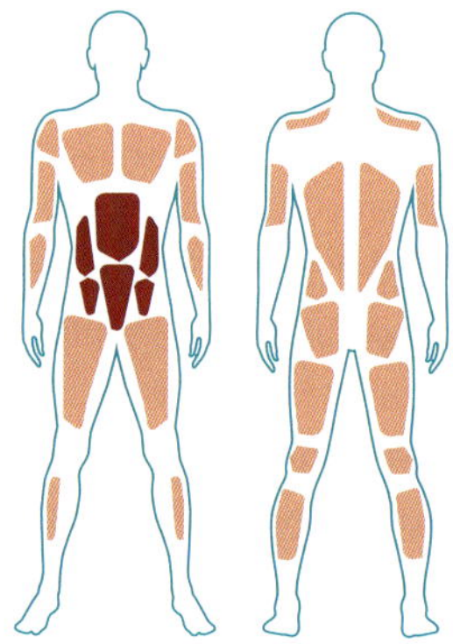

**Beteiligte Muskulatur:** Der gerade Bauchmuskel (M. rectus abdominis), der schräge äußere Bauchmuskel (M. obliquus externus abdominis), der schräge innere Bauchmuskel (M. obliquus internus abdominis), der quere Bauchmuskel (M. transversus abdominis).

**Ausgangsposition:** Beide Beine nur mit den Fersen auf den Redondo®-Ball stellen, den Hinterkopf sanft in beide Hände drücken, die Ellbogen weit zur Seite geöffnet halten. Den Kopf etwas abheben.

**Übungsbeschreibung:** Im Wechsel mit der AA die Schulterblätter von der Unterlage lösen und mit der EA wieder zurückführen. Beide Fersen fest in den Boden drücken.

**Variante:** Nur eine Ferse in den Redondo®-Ball drücken, das andere Bein zur Decke strecken.

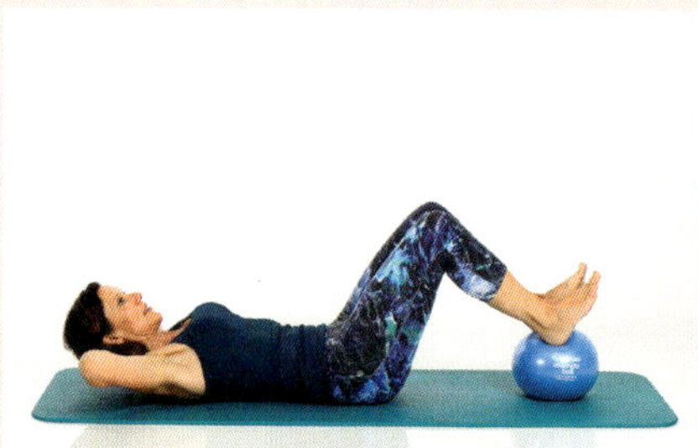

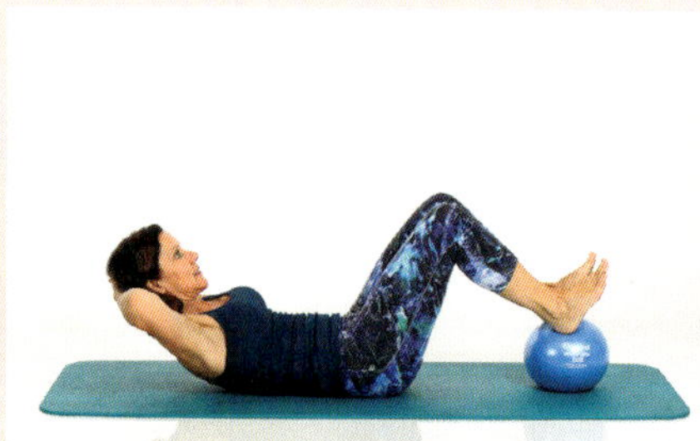

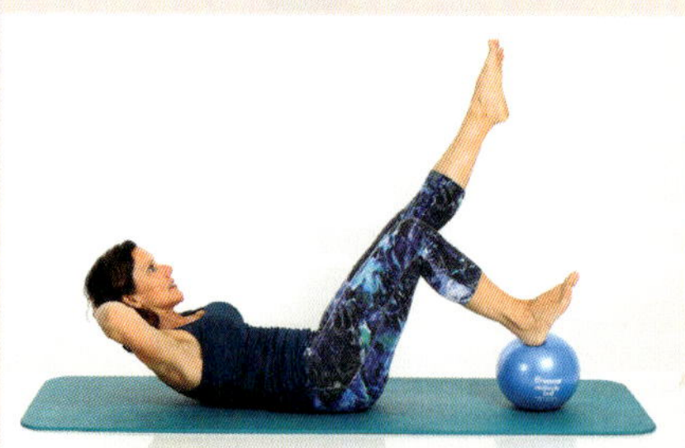

## 4. SCHULTERBRÜCKE AUF DEM REDONDO®-BALL

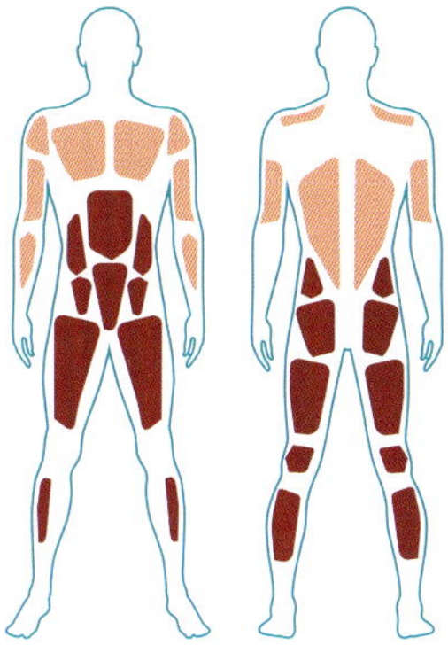

**Beteiligte Muskulatur:** Gesäßmuskulatur, Bauchmuskulatur, Hüften, Beine und der untere Rücken.
**Ausgangsposition:** Schulterbrücke. Beide Füße stehen mittig auf dem Redondo®-Ball. Beide Arme gestreckt in der Luft halten.
**Übungsbeschreibung:** Das Becken heben und senken und die Hüftknochen auf einer Ebene halten sowie optimal stabilisieren.
Variation: Handrücken, Ellbogen und die beiden Schulterblätter sanft auf die Unterlage pressen.

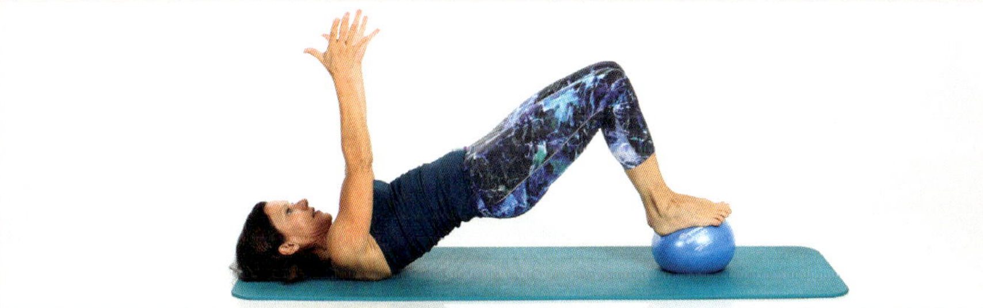

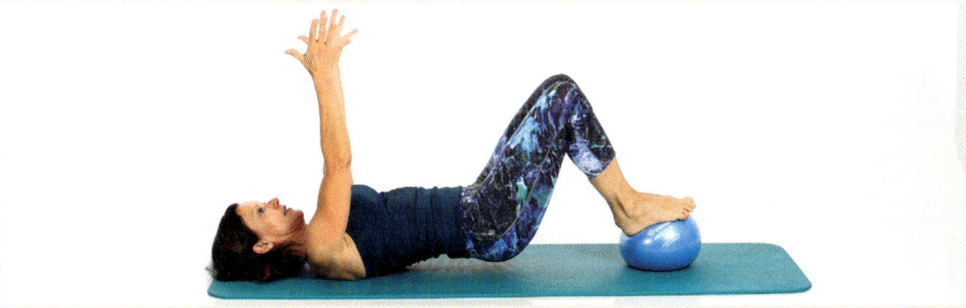

## 5. DEN REDONDO®-BALL ÜBERGEBEN

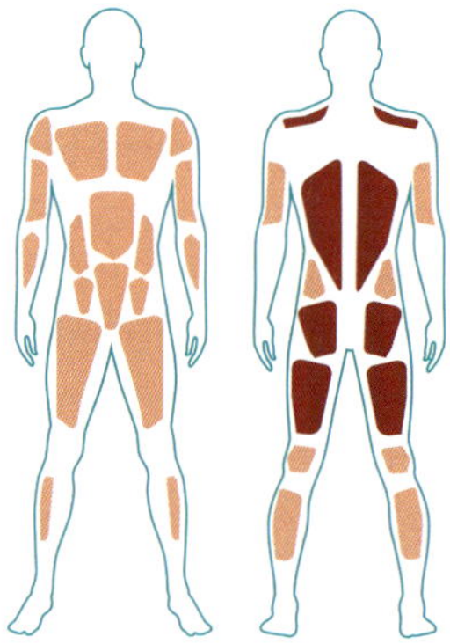

**Beteiligte Muskulatur:** Schultern, Trapezmuskeln, Rückenstrecker. Unterstützend: Beinbizeps (hinten), Deltamuskel (hinterer Anteil), großer Gesäßmuskel.
**Ausgangsposition:** Bauchlage. Den Redondo®-Ball in der rechten Hand halten, seitlich am Körper. Der Daumen ist nach oben gedreht.
**Übungsbeschreibung:** Den rechten Arm gestreckt mit dem Redondo®-Ball zur Mitte zurückführen. Der Daumen ist zur Decke nach außen gedreht. Den Redondo®-Ball vor dem Kopf mit gestreckten Armen in die linke Hand übergeben. Den linken Arm gestreckt mit Ball seitlich zum Körper bewegen. Der Daumen ist zur Decke nach außen gedreht, dann zur Mitte zurückführen. Im direkten Seitenwechsel trainieren.
**Wichtig:** Den Atem ruhig fließen lassen und immer wieder den Bauchnabel sanft nach innen ziehen. Die Daumen zeigen die ganze Zeit zur Decke (Außenrotation der Schulter).

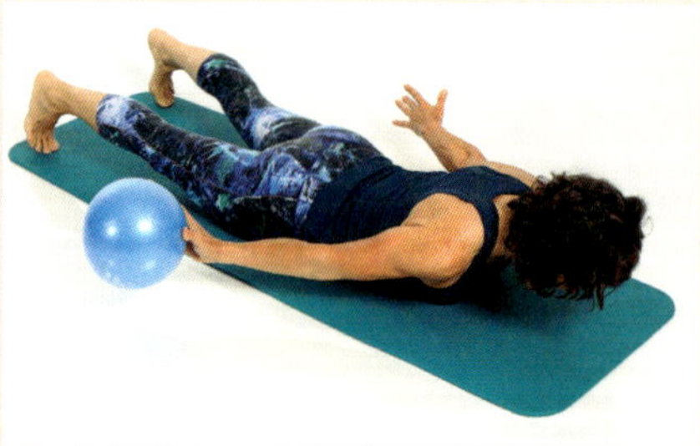

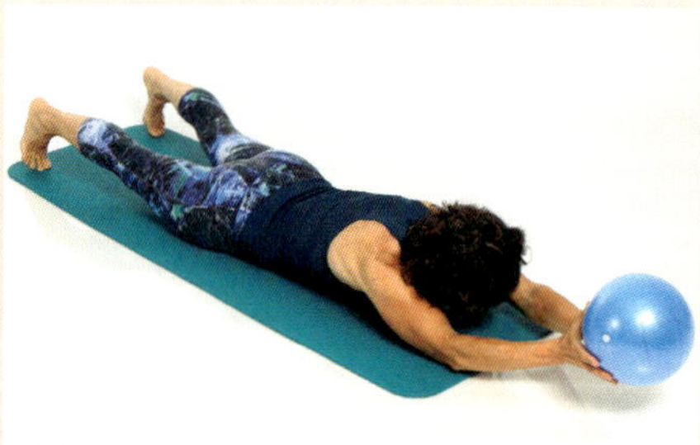

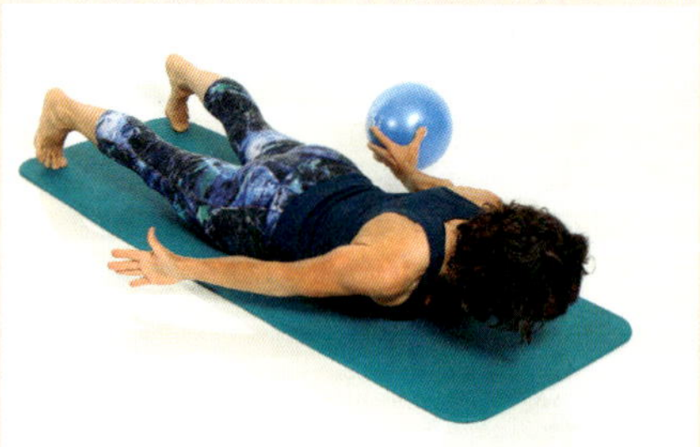

## Workout 7: Faszienrolle

### 1. EINBEINIG BALANCIEREN AUF DER FASZIENROLLE

**Beteiligte Muskulatur:** Dynamische Ganzkörperstabilisation.
**Ausgangsposition:** Aufrechter Stand. Die Faszienrolle auf eine Matte legen, damit sie nicht wegrutscht.
**Übungsbeschreibung:** Abwechselnd mit einem Bein auf die Rolle steigen. Sich kurz in aufrechter Körperhaltung ausbalancieren. Zur Ausgangsposition zurückkehren. Im Wechsel rechts und links üben.

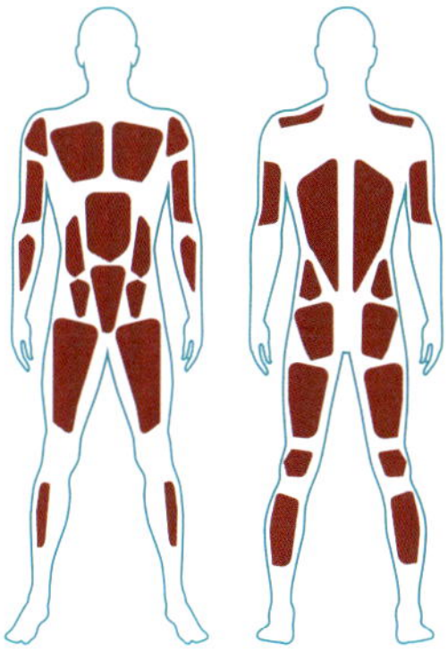

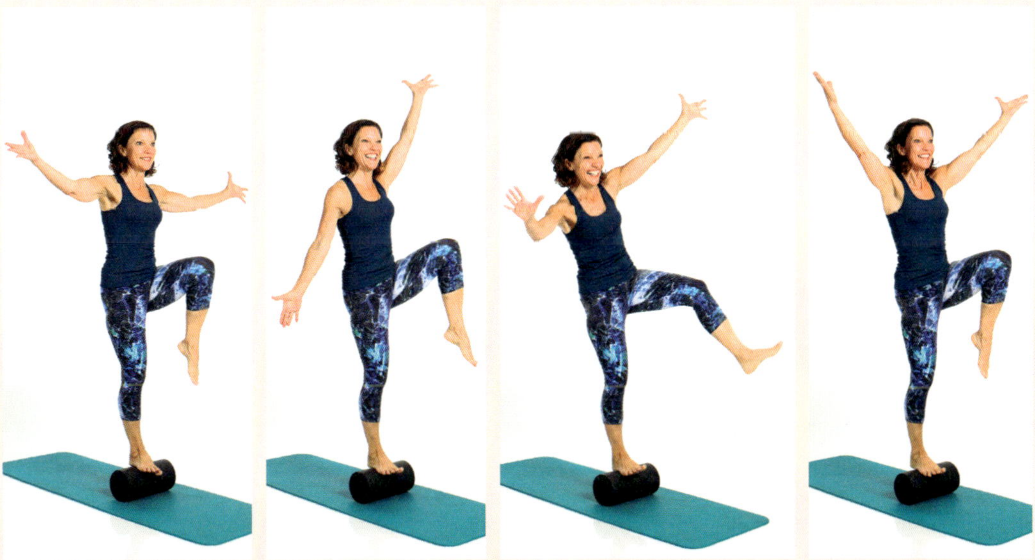

## 2. KNIEBEUGE AUF DER FASZIENROLLE

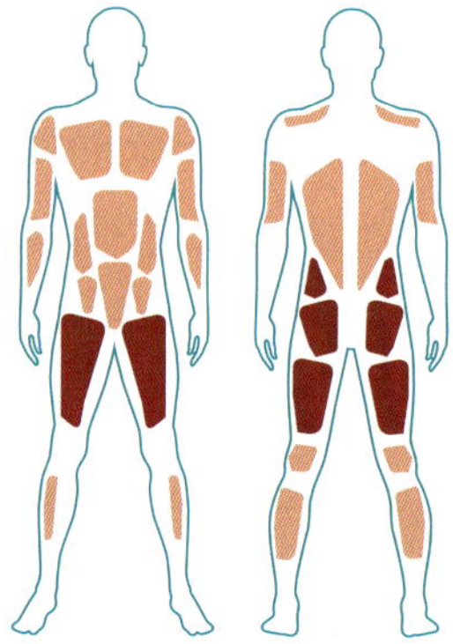

**Beteiligte Muskulatur:** Der vierköpfige Oberschenkelmuskulatur (M. quadriceps), die Muskeln der Oberschenkelrückseite, das Gesäß und der untere Rücken.
**Ausgangsposition:** Aufrechter Stand auf der Faszienrolle.
**Übungsbeschreibung:** Kniebeuge hüftschmal auf der Faszienrolle.
**Variation:** Mit Festhalten.

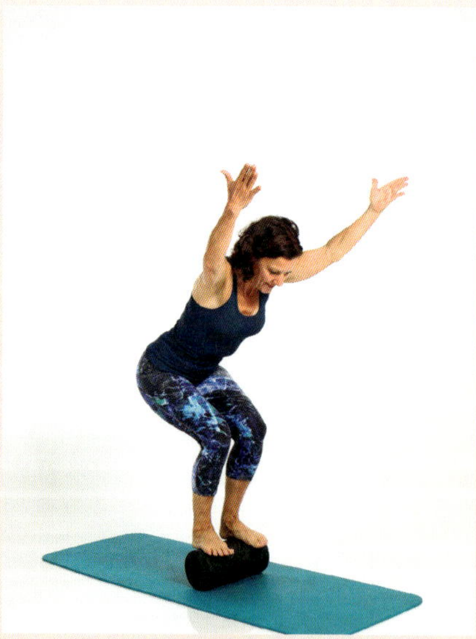

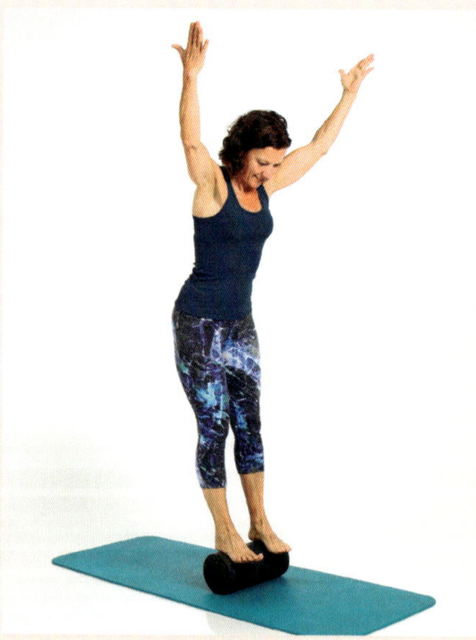

## 3. CRUNCHES/BAUCHPRESSE, EINBEINIG, AUF DER FASZIENROLLE

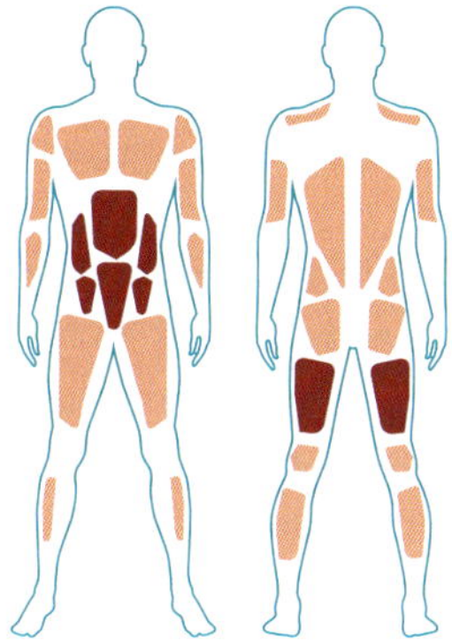

**Beteiligte Muskulatur:** Der gerade Bauchmuskel (M. rectus abdominis), der schräge äußere Bauchmuskel (M. obliquus externus abdominis), der schräge innere Bauchmuskel (M. obliquus internus abdominis), der quere Bauchmuskel (M. transversus abdominis) und die Oberschenkelrückseite.

**Ausgangsposition:** Rückenlage. Ein Bein liegt gebeugt mit der Ferse auf der Faszienrolle. Das andere Bein nach oben zur Decke strecken. Den Hinterkopf sanft in beide Hände drücken. Die Ellbogen weit zur Seite geöffnet halten und den Kopf etwas abheben.

**Übungsbeschreibung:** AA: Die Schulterblätter von der Unterlage lösen. EA: Die Schulterblätter wieder zurückführen. Die Ferse fest in die Rolle drücken.

**Variante:** Mit dem Ellbogen diagonal zum gestreckten Bein hindrehen.

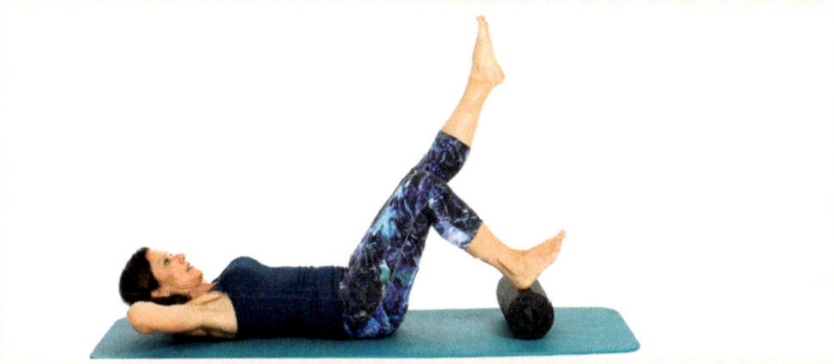

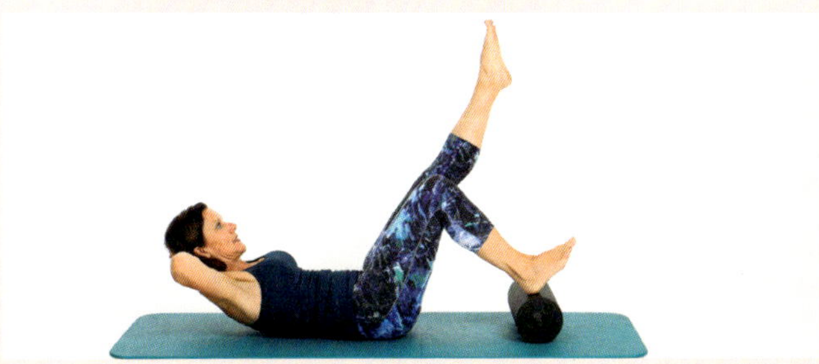

## 4. DAS BECKEN HEBEN UND SENKEN AUF DER FASZIENROLLE

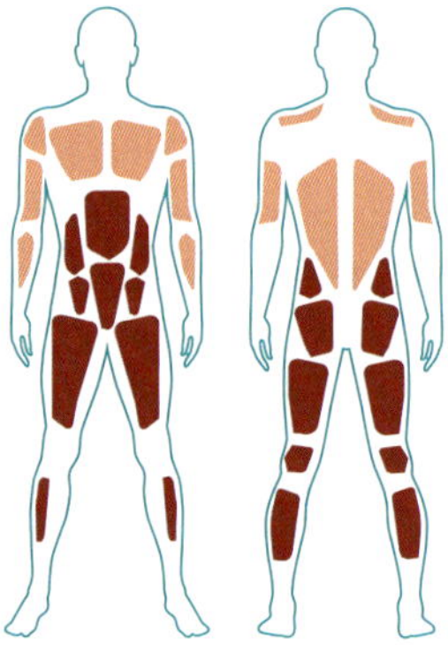

**Beteiligte Muskulatur:** Gesäßmuskulatur, Bauchmuskulatur, Hüften, Beine und der untere Rücken.

**Ausgangsposition:** Schulterbrücke. Beide Füße stehen auf der Faszienrolle. Die Arme zur Decke gestreckt in der Luft halten und die Handinnenflächen zeigen zueinander.

**Übungsbeschreibung:** Das Becken heben und senken.

**Variante 1:** Langsam ein Bein heben und parallel zum Oberschenkel des Standbeins halten. Das Becken heben und senken. Die Hüftknochen auf einer Ebene halten und stabilisieren.

**Variante 2:** Zusätzlich beide Hände nach oben gestreckt in der Luft halten.

Variation: Die Arme liegen seitlich auf der Matte und die Handinnenflächen sind nach oben gedreht (ohne Bild).

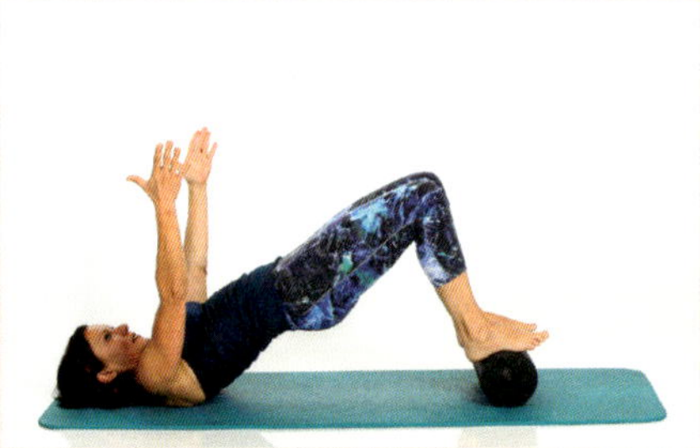

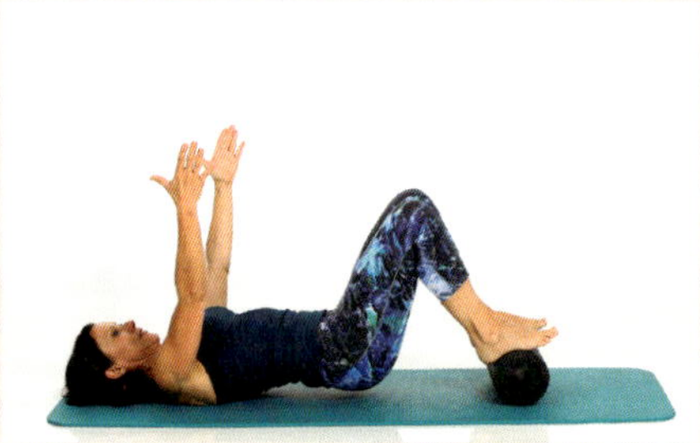

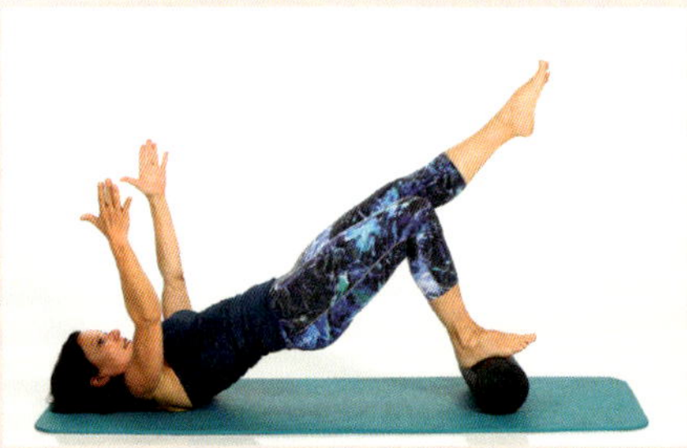

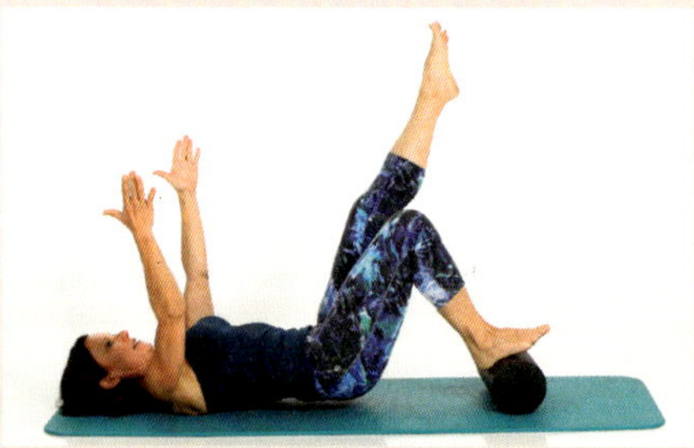

## 5. UNTERARMSTÜTZ AUF DER FASZIENROLLE

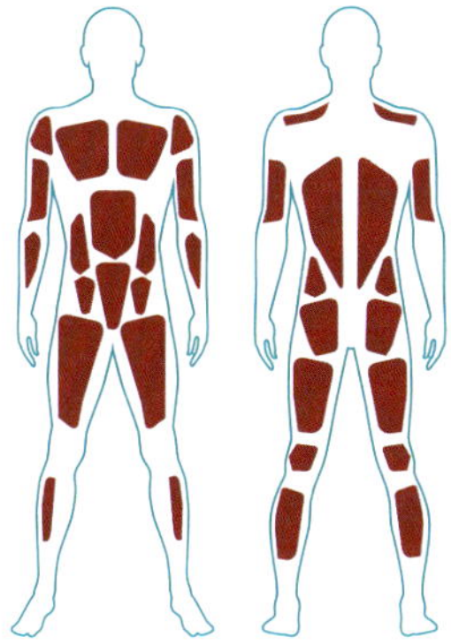

**Beteiligte Muskulatur:** Der gesamte Körper, Brust, Rücken, Rumpf, Beine, Hüften, Gesäß, Schultern. Rumpfstabilisation.
**Ausgangsposition:** Unterarmstütz auf der Faszienrolle.
**Übungsbeschreibung:** Die natürliche Körperhaltung optimal auf der Faszienrolle für 30-60-90-120 Sekunden stabilisieren. Eine korrekte Stabilisation ist besonders wichtig.

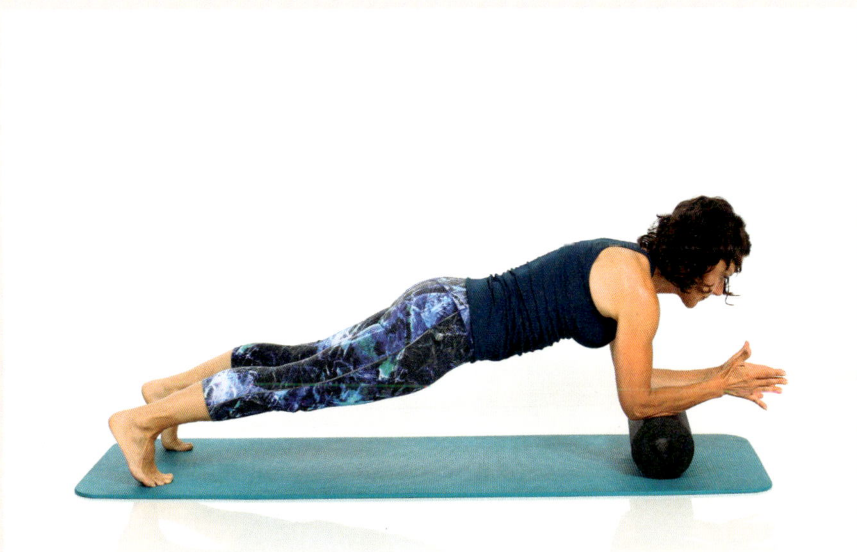

## Workout 8: Großer Gym-Ball

### 1. SANFTES FEDERN IM SITZEN AUF DEM GYM-BALL

**Beteiligte Muskulatur:** Dynamische Rumpfstabilisation.
**Ausgangsposition:** Aufrechter Sitz. Die Füße hüftbreit stabilisieren. Die Wirbelsäule ist aufgespannt.
**Übungsbeschreibung:** Sanftes Federn auf dem Gym-Ball. Das Kinn immer wieder etwas in Richtung Kehlkopf spannen. Die Fersen mit der Hoch-tief-Bewegung heben und senken.
**Variation:** Die Arme nach Lust und Laune variieren.

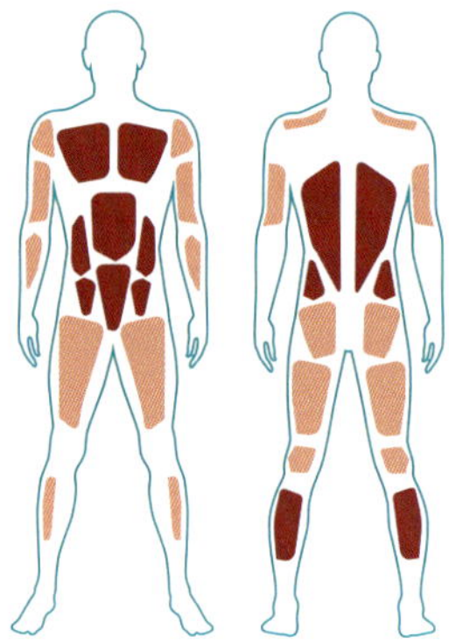

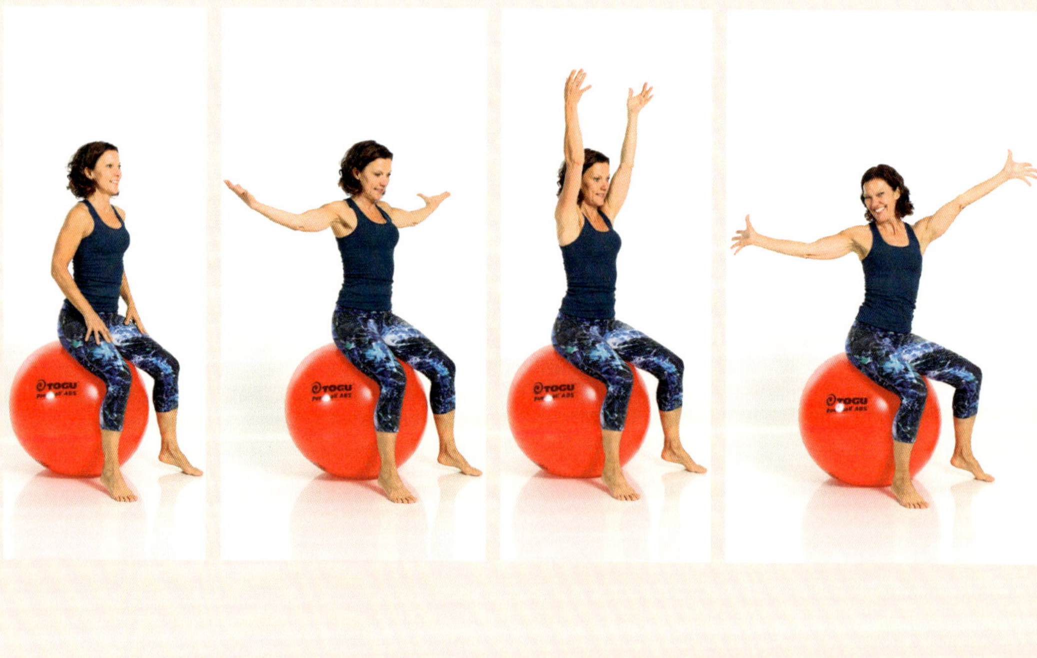

## 2. SCHMETTERLING RÜCKWÄRTS AUF DEM GYM-BALL

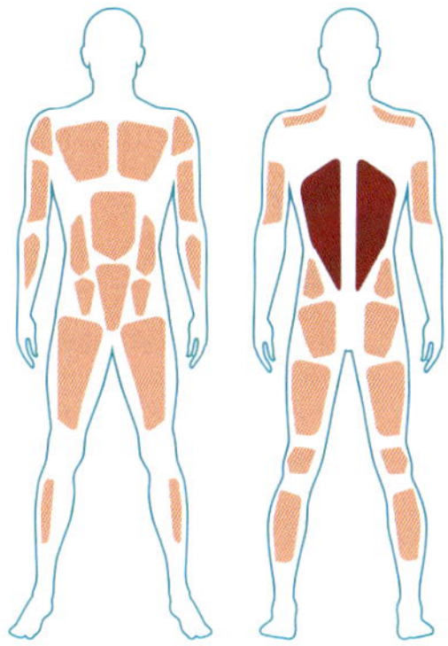

**Beteiligte Muskulatur:** Oberer Rücken: Kapuzenmuskel (M. trapezius). Hinterer Teil des Deltamuskels (M. deltoideus pars spinalis).
**Ausgangsposition:** Bauchlage auf dem großen Ball. Die Füße sind aufgestellt. Die Arme sind gebeugt vor dem Ball. Der Kopf ist in Verlängerung der Halswirbelsäule.
**Übungsbeschreibung:** Die Arme zur Seite heben und senken wie die Flügel eines Schmetterlings.

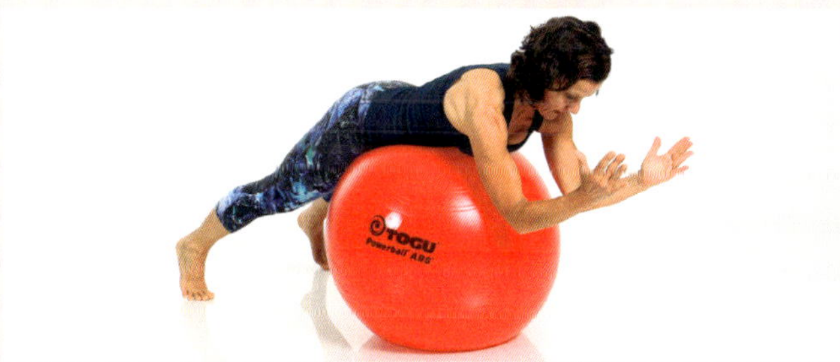

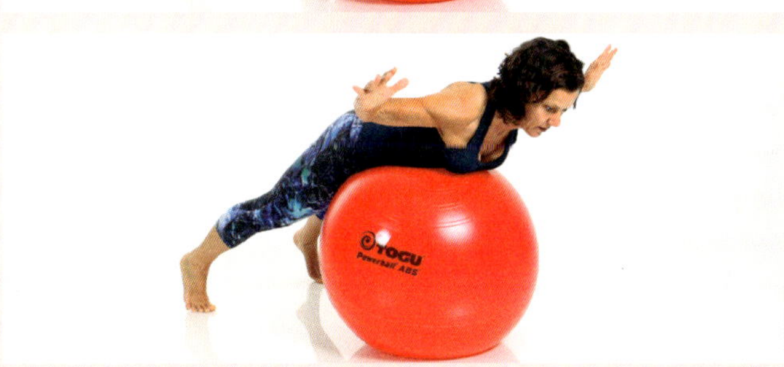

### 3. IN DER SCHULTERBRÜCKE VOR UND ZURÜCK AUF DEM GYM-BALL

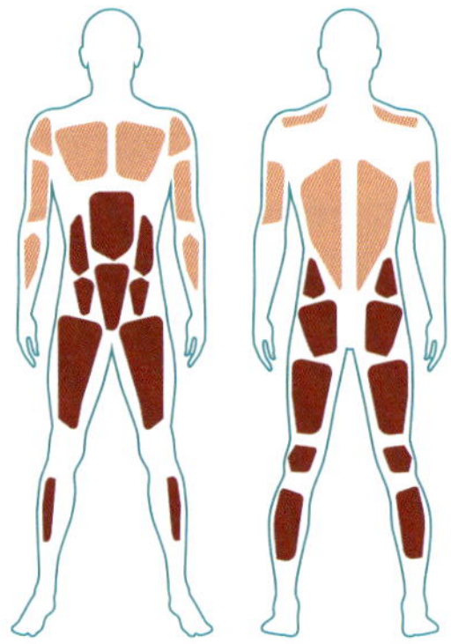

**Beteiligte Muskulatur:** Gesäßmuskulatur, Bauchmuskulatur, Hüften, Beine und der untere Rücken.
**Ausgangsposition:** Schulterbrücke. Beide Füße stehen mit der Ferse mittig auf dem großen Gym-Ball. Die Arme sind an den Seiten.
**Übungsbeschreibung:** Das Becken heben und die Hüftknochen auf einer Ebene halten. Den Oberkörper stabilisieren. Handrücken, Ellbogen und die beiden Schulterblätter sanft auf die Unterlage pressen. Die Knie strecken und beugen und dadurch den Ball zum Körper hin- und wegrollen.
**Variante:** Beide Arme gestreckt in der Luft halten.

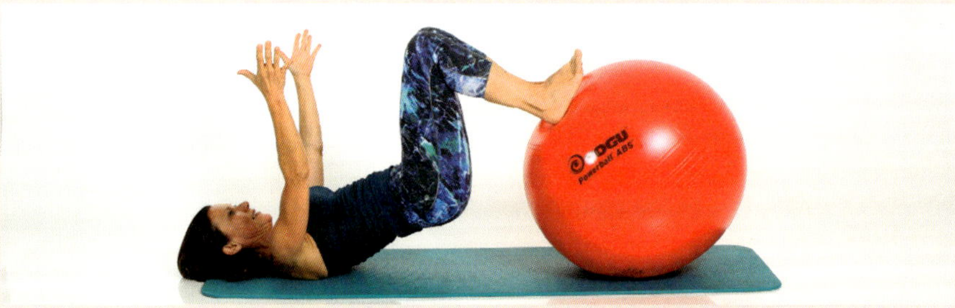

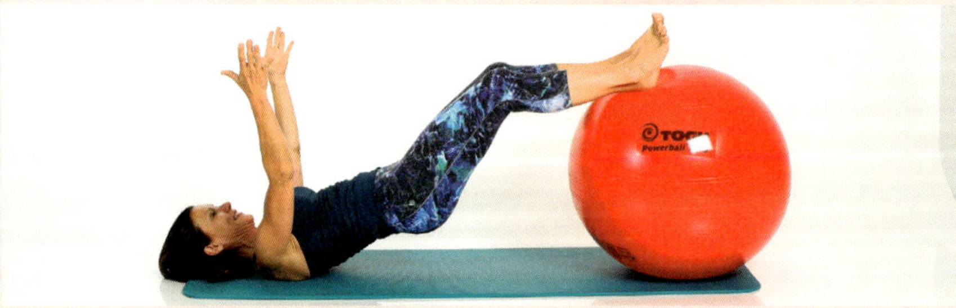

## 4. SCHWIMMEN AUF DEM GYM-BALL

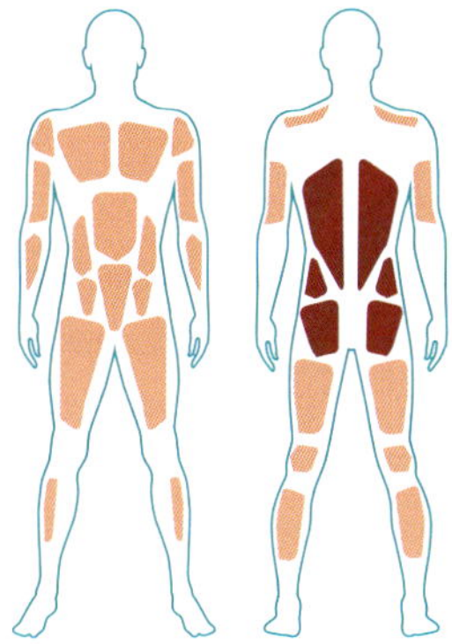

**Beteiligte Muskulatur:** Untere Rückenmuskulatur (M. erector spinae) und obere Rückenmuskeln, Gesäß. Verbessert die Rumpfstabilität.
**Ausgangsposition:** Bauchlage auf dem großen Ball. Die Hände und die Füße stützen auf dem Boden.
**Übungsbeschreibung:** Abwechselnd diagonal das rechte Bein und den linken Arm und das linke Bein und den rechten Arm strecken. Der Kopf bleibt in der Verlängerung der Wirbelsäule.

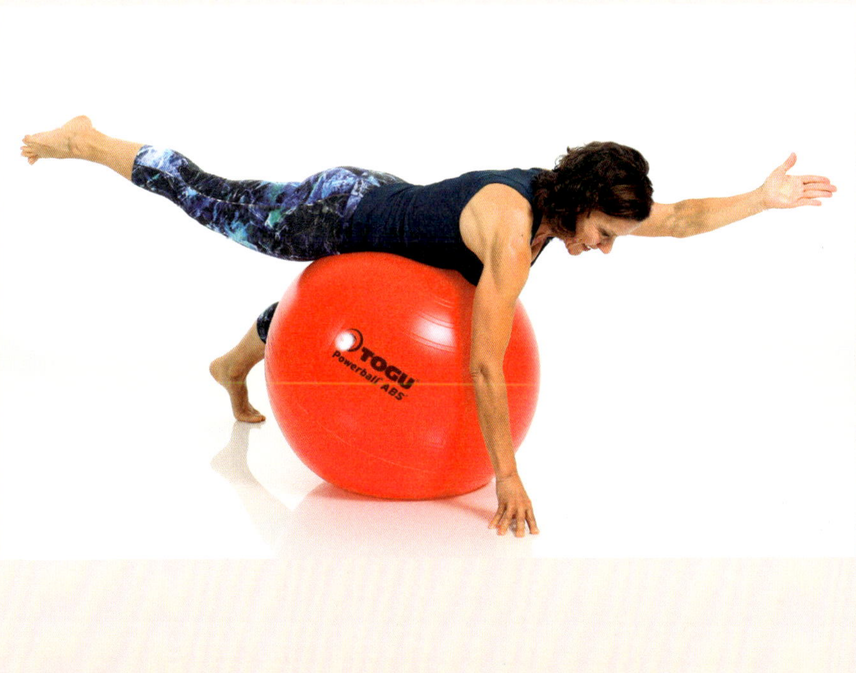

## 5. DEN GYM-BALL KLEMMEN

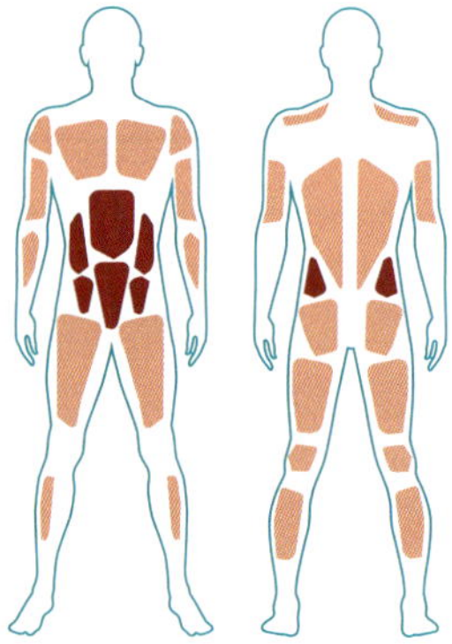

**Beteiligte Muskulatur:** Der gerade Bauchmuskel (M. rectus abdominis), der schräge äußere Bauchmuskel (M. obliquus externus abdominis), der schräge innere Bauchmuskel (M. obliquus internus abdominis) und der quere Bauchmuskel (M. transversus abdominis) sowie der untere Rücken.

**Ausgangsposition:** Stabile Rückenlage. Die Beine sind gestreckt. Der große Gym-Ball wird zwischen die Sprunggelenke geklemmt. Handrücken, Ellbogen und die beiden Schulterblätter sanft auf die Unterlage spannen.

**Übungsbeschreibung:** Langsam kleine Kreise mit Beinen und Ball beschreiben.

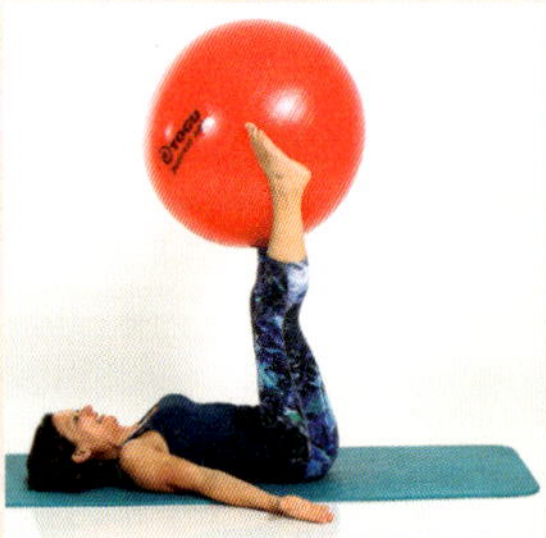
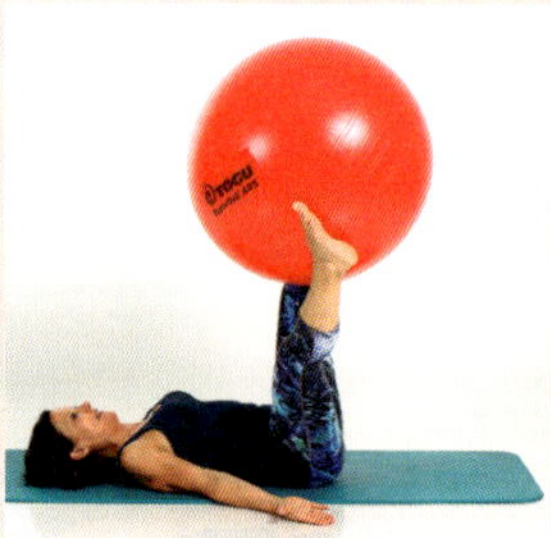
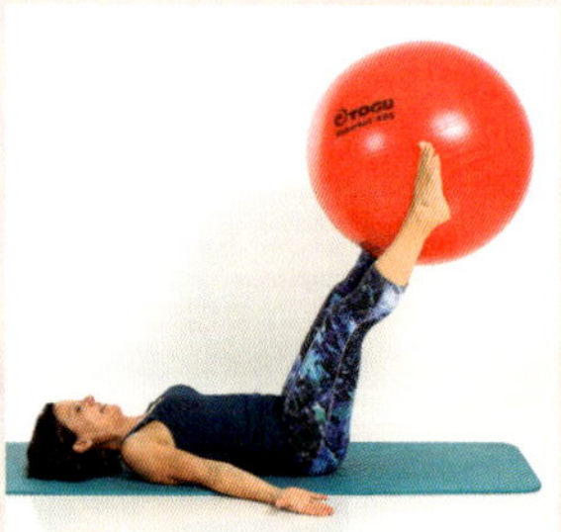
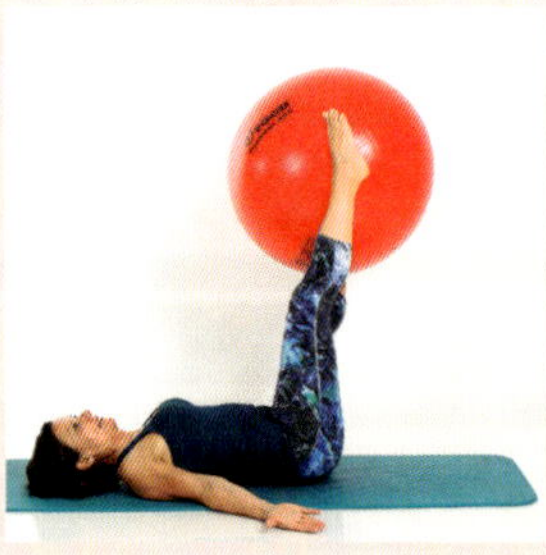
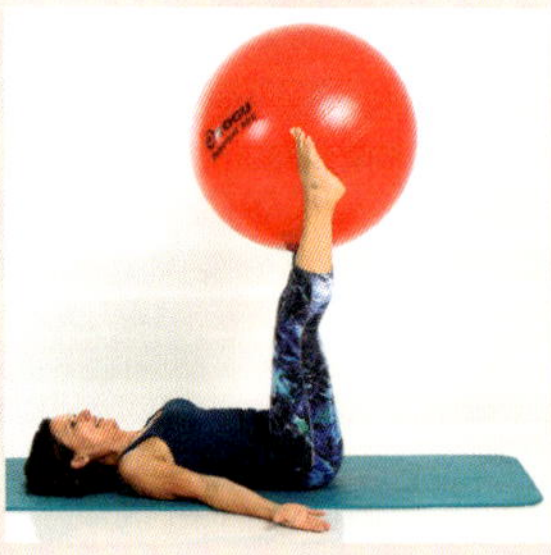

# Workout 9: XXL-Kissen

## 1. BALANCIEREN AUF DEM XXL-KISSEN

**Beteiligte Muskulatur:** Alle Muskeln. Die Übung verbessert die Balancefähigkeit.
**Ausgangsposition:** Grundposition im Stand auf dem XXL-Kissen.
**Übungsbeschreibung:** Die Position ausbalancieren. Gleichzeitig die Arme gestreckt heben und senken. Den Oberkörper dabei aufspannen und stabilisieren.

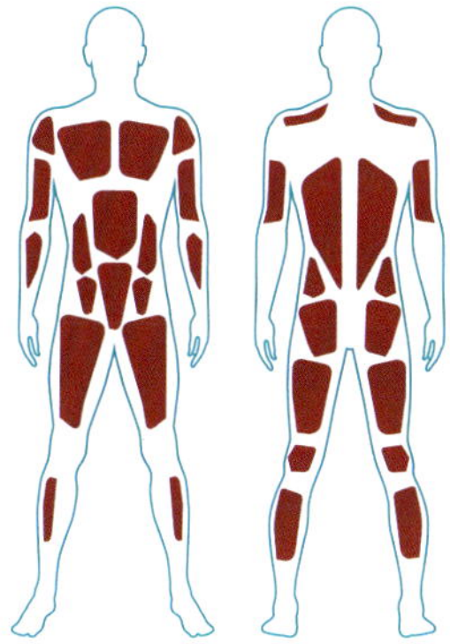

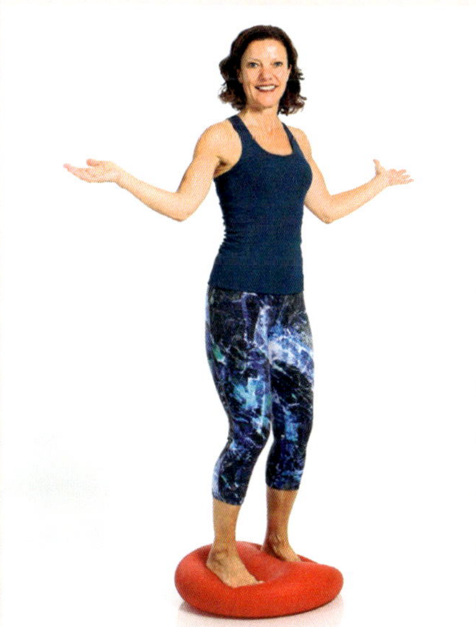

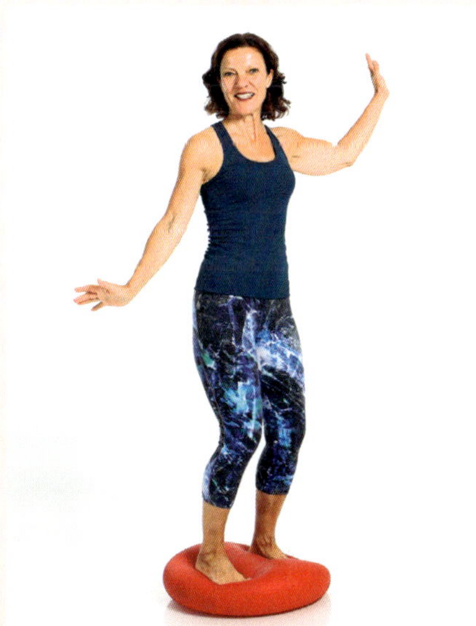

## 2. „CRUNCHES/BAUCHPRESSE" AUF DEM XXL-KISSEN

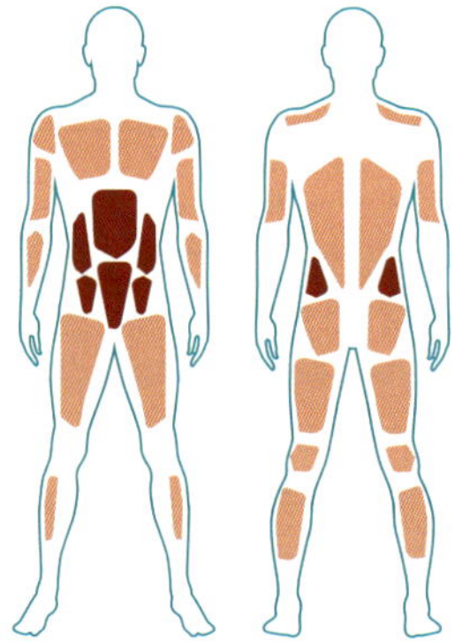

**Beteiligte Muskulatur:** Der gerade Bauchmuskel (M. rectus abdominis), der schräge äußere Bauchmuskel (M. obliquus externus abdominis), der schräge innere Bauchmuskel (M. obliquus internus abdominis) und der quere Bauchmuskel (M. transversus abdominis).
**Ausgangsposition:** Rückenlage mit dem unteren Rücken auf dem XXL-Kissen, sodass die Lendenwirbelsäule optimal unterstützt ist. Die Knie sind gebeugt. Beide Fersen fest in den Boden drücken. Beide Hände stützen den Kopf. Die Ellbogen sind zur Seite weit geöffnet.
**Übungsbeschreibung:** AA: Den Oberkörper weit geöffnet anheben. EA: Den Oberkörper wieder absenken. Die Ellbogen weit geöffnet halten.
**Variante:** Ein Bein zur Decke gestreckt in der Luft halten.

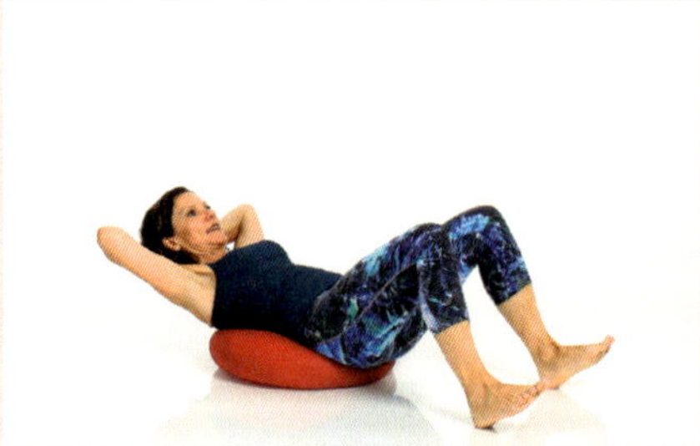

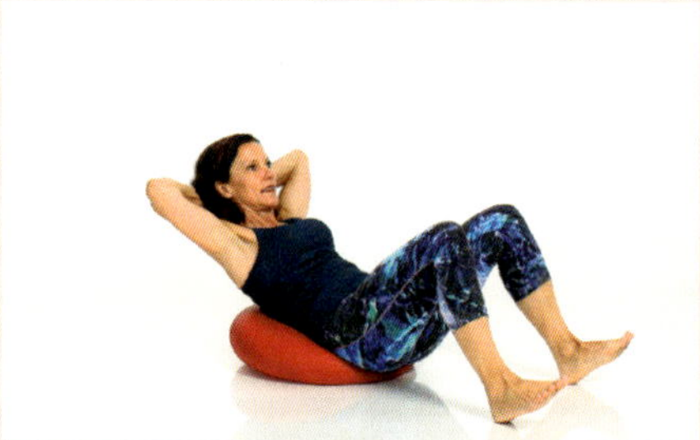

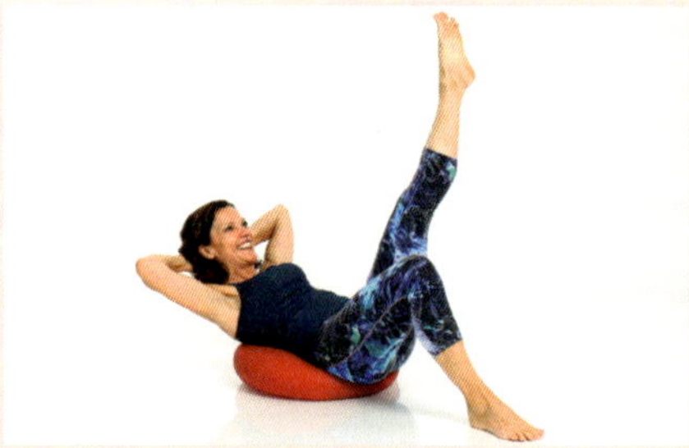

## 3. „SCHWIMMEN" AUF DEM XXL-KISSEN

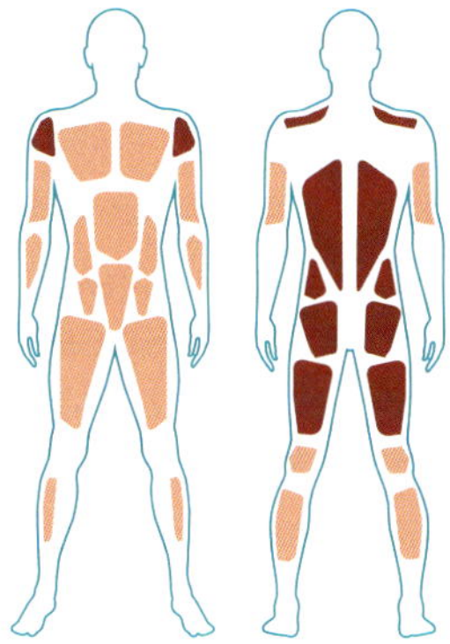

**Beteiligte Muskulatur:** Trapezmuskeln, Rücken, Rückenstrecker, Gesäß und Oberschenkelrückseite.
**Ausgangsposition:** Bauchlage auf dem XXL-Kissen. Das Krafthaus aktivieren. Den Rumpf optimal stabilisieren. Die Arme sind nach vorne gestreckt, mit der Kleinfingerseite zum Boden spannen.
**Übungsbeschreibung:** Abwechselnd diagonal den linken Arm und das rechte Bein bzw. den rechten Arm und das linke Bein abheben. Die Stirn parallel über dem Boden halten. Bei Schulterproblemen mit den Armen seitlich im 90°-Winkel oder auch darunter trainieren.
**Variation:** Nur einen Arm gestreckt anheben und beide Füße am Boden stabilisieren.

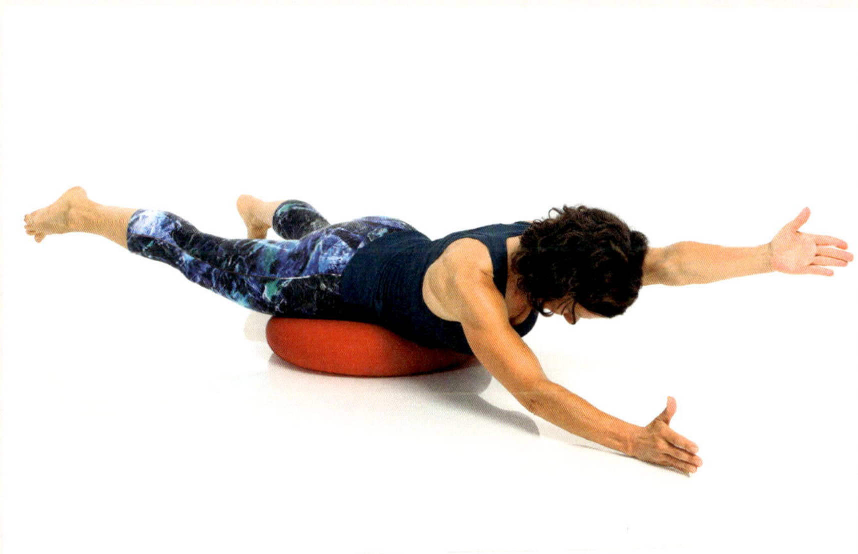

## 4. DAS BECKEN HEBEN UND SENKEN IN DER SCHULTERBRÜCKE AUF DEM XXL-KISSEN

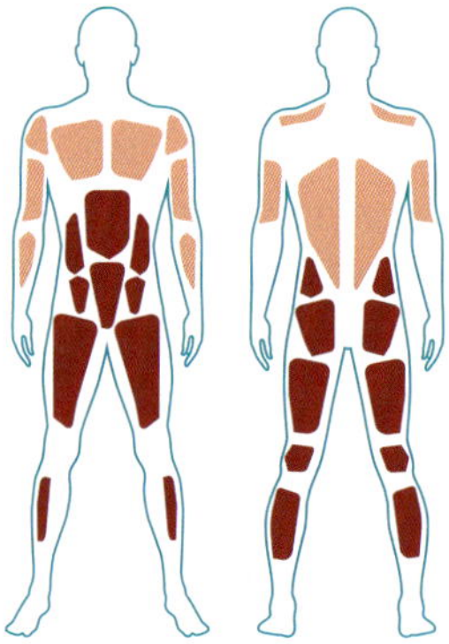

**Beteiligte Muskulatur:** Gesäßmuskulatur, Bauchmuskulatur, Hüften, Beine und der untere Rücken.
**Ausgangsposition:** Schulterbrücke. Beide Füße stehen hüftschmal auf dem XXL-Kissen
**Übungsbeschreibung:** Das Becken heben und senken und die Hüftknochen auf einer Ebene halten. Alles gut stabilisieren. Die Arme gestreckt in der Luft halten.
**Variation:** Handrücken, Ellbogen und die beiden Schulterblätter sanft auf die Unterlage pressen (ohne Bild).

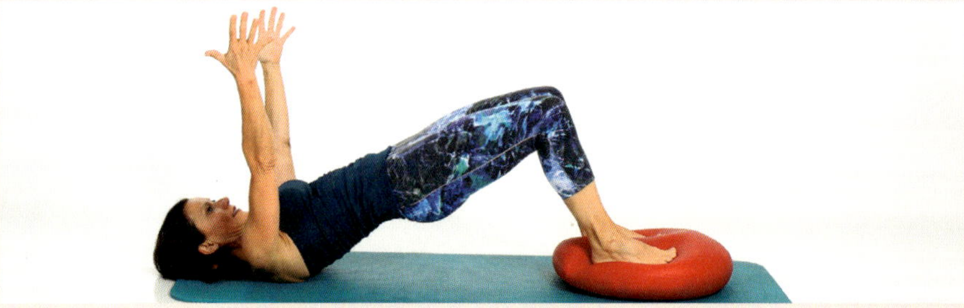

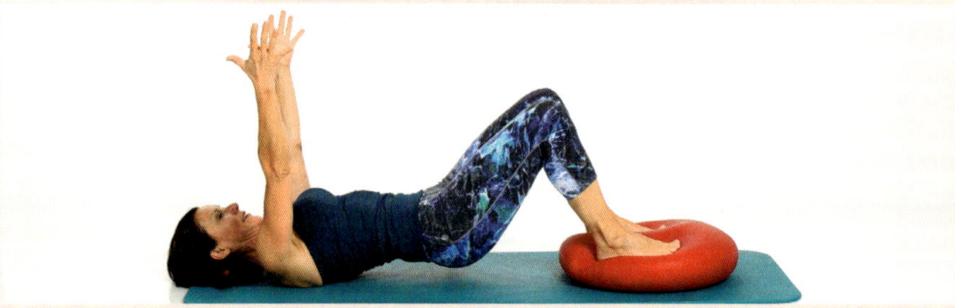

## 5. UNTERARMSTÜTZ AUF DEM XXL-KISSEN

**Beteiligte Muskulatur:** Der gesamte Körper, Brust, Rücken, Rumpf, Beine, Hüften, Gesäß, Schultern. Rumpfstabilisation.

**Übungsbeschreibung:** Unterarmstütz auf dem XXL-Kissen. Die natürliche Körperhaltung optimal auf dem XXL-Kissen für 30-60-90-120 Sekunden stabilisieren. Eine korrekte Stabilisation ist besonders wichtig.

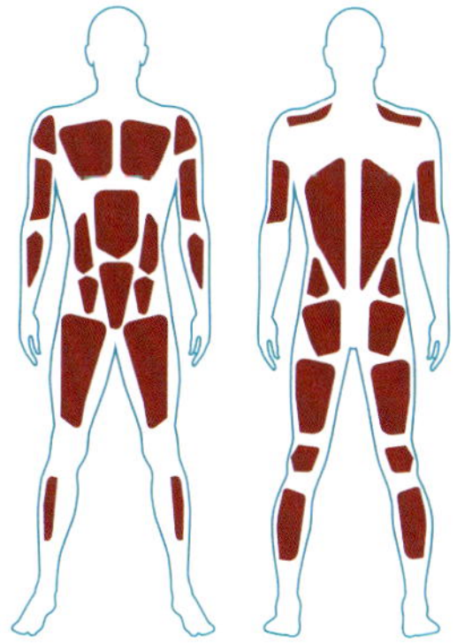

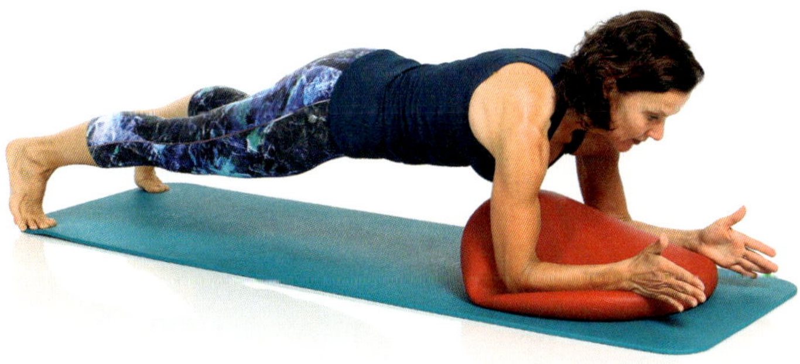

## Workout 10: „Tool-Mix“

### 1. HORIZONTAL AUF DER HALBROLLE MIT THERAGYM- UND MINI-BAND

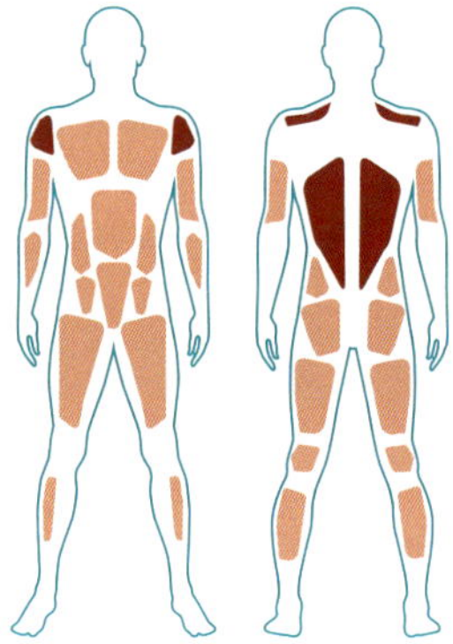

**Beteiligte Muskulatur:** Der obere Rücken und der Schultergürtel. Ganzkörperstabilisation.
**Ausgangsposition:** Grundposition im Stand auf der Halbrolle. Die Arme sind in Seithalte; mit dem Theragym-Band hinter dem Oberkörper um die Handballen geschlungen. Je ein Mini-Band ist oberhalb der Knie- und Fußgelenke.
**Übungsbeschreibung:** AA: Die Hände/die Arme am Band hinter dem Kopf auseinanderziehen. EA: In die Ausgangsposition zurückkehren.
**Achtung:** Das Kinn immer wieder in Richtung Kehlkopf spannen, um die Halswirbelsäule zu strecken.

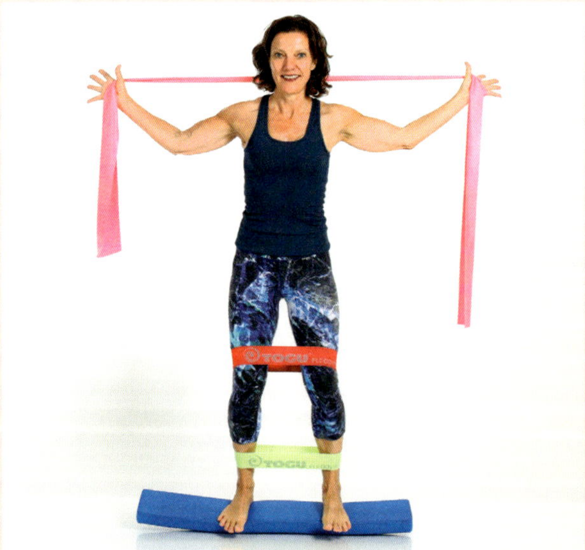

## 2. BECKEN HEBEN UND SENKEN AUF DER HALBROLLE, MIT DEM REDONDO-BALL UND DEM MINI-BAND

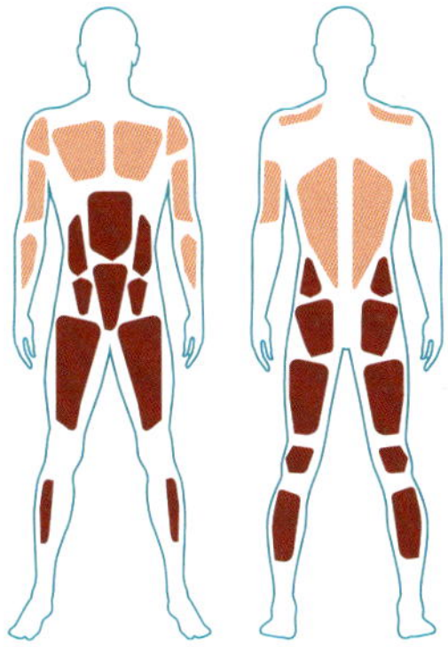

**Beteiligte Muskulatur:** Gesäßmuskulatur, Bauchmuskulatur, Hüften, Beine und der untere Rücken.

**Ausgangsposition:** Schulterbrücke auf der Halbrolle, die Füße sind auf dem Redondo®-Ball. Das Mini-Band ist oberhalb der Kniegelenke. Beide Kleinfingerballen stabilisieren auf dem Boden.

**Übungsbeschreibung:** Das Becken heben und senken und die Hüftknochen auf einer Ebene halten und stabilisieren.

**Variante:** Eine Hand nach oben gestreckt in der Luft halten.

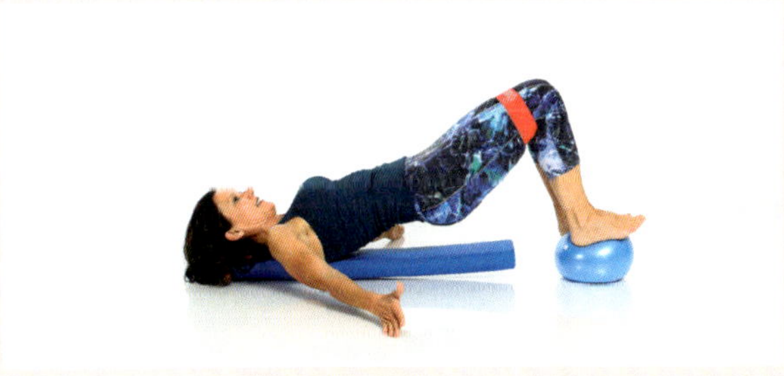

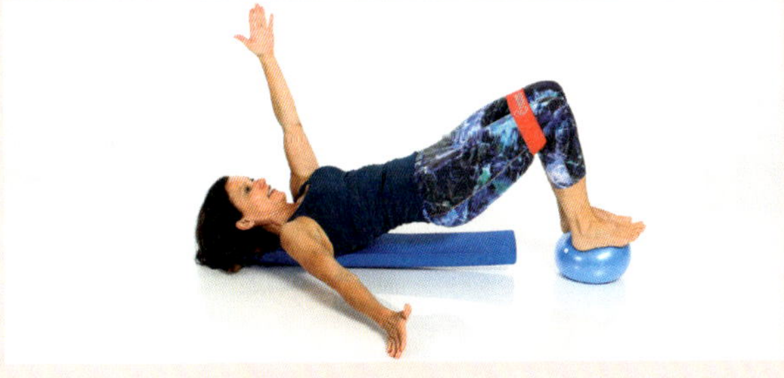

## 3. BECKEN HEBEN UND SENKEN AUF DER HALBROLLE MIT REDONDO-BALL, MINI-BAND UND THERAGYM-BAND

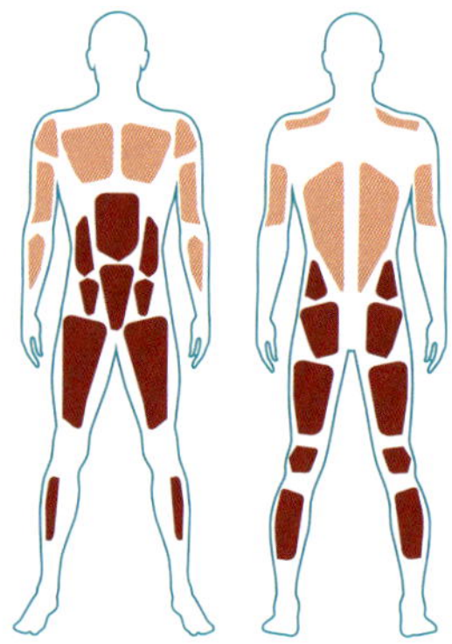

**Beteiligte Muskulatur:** Gesäßmuskulatur, Bauchmuskulatur, Hüften, Beine und der untere Rücken.

**Ausgangsposition:** Schulterbrücke, die Füße stehen auf der Halbrolle, der Redondo ist zwischen den Knien eingeklemmt, das Mini-Band ist oberhalb der Sprunggelenke, das Theraband um die Handballen geschlungen.

**Übungsbeschreibung:** Das Becken heben und senken und die Hüftknochen auf einer Ebene halten und stabilisieren. Dabei die Arme hinter den Kopf bewegen und zur Ausgangsposition zurück.

**Variante:** Ein Bein strecken. Arme über dem Kopf stabilisieren.

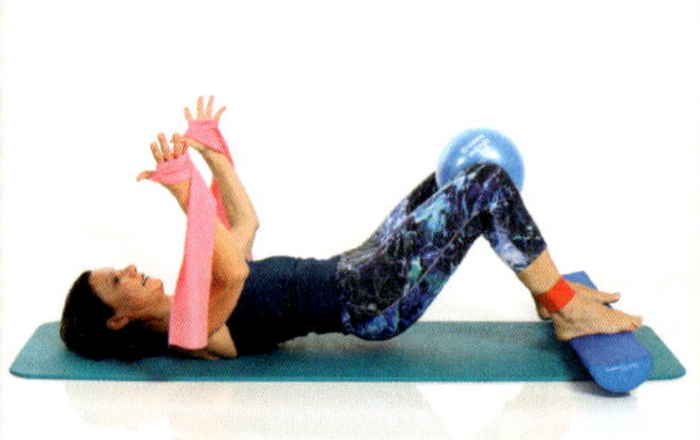
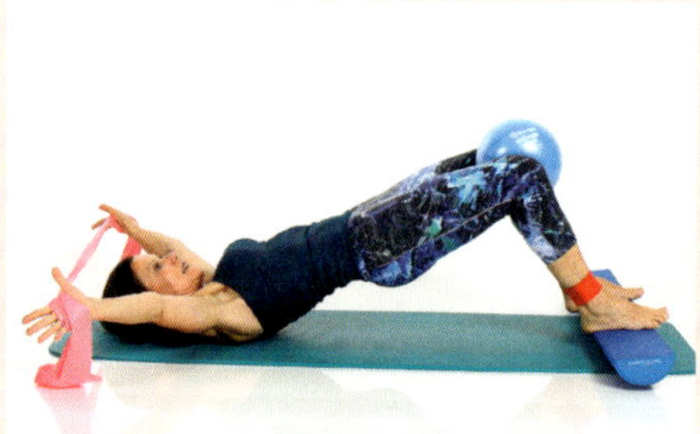
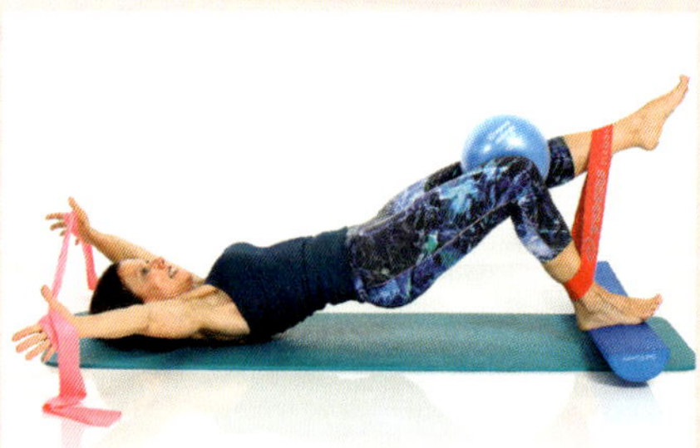
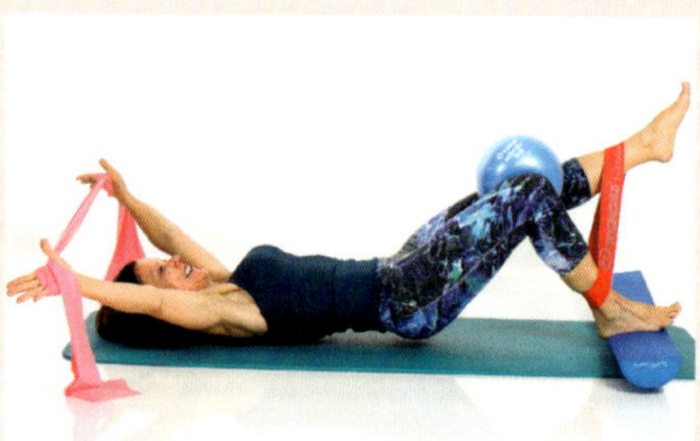

## 4. SCHWIMMEN MIT HALBROLLE UND MINI-BAND

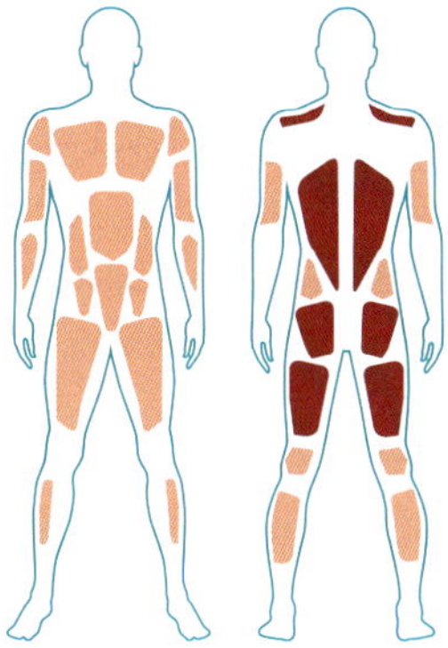

**Beteiligte Muskulatur:** Trapezmuskeln, Rücken, Rückenstrecker, Gesäß und die Oberschenkelrückseite.
**Ausgangsposition:** Bauchlage. Das Mini-Band liegt um die Sprunggelenke. Die Arme sind gestreckt mit dem Kleinfingerballen auf der Halbrolle vor dem Kopf.
**Übungsbeschreibung:** Abwechselnd diagonal den linken Arm und das rechte Bein bzw. den rechten Arm und das linke Bein gestreckt abheben.

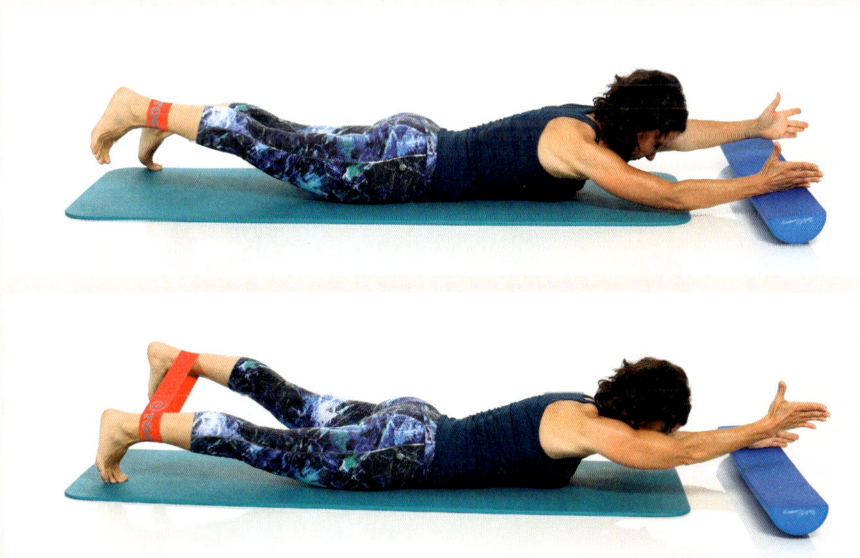

## 5. IM HOHEN SEITSTÜTZ DAS BEIN UND DEN ARM ABSPREIZEN MIT MINI-BAND UND THERAGYM-BAND

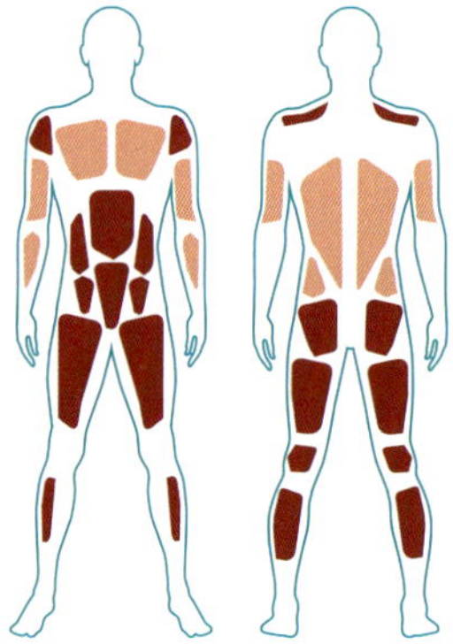

**Beteiligte Muskulatur:** Beine, Gesäß, Bauchmuskulatur, Schultermuskulatur, Rückenstrecker. Rumpfstabilisation, Laterallinie (s. S. 25 oben).

**Ausgangsposition:** Hoher Seitstütz. Das Theragym-Band ist um die Hände geschlungen. Je ein Mini-Band ist oberhalb der Kniegelenke, oberhalb der Sprunggelenke. Die Beine sind gestreckt.

**Übungsbeschreibung:** Den oberen Arm und das Bein abspreizen.

**Variation:** Arm und Bein nur halten und ausbalancieren.

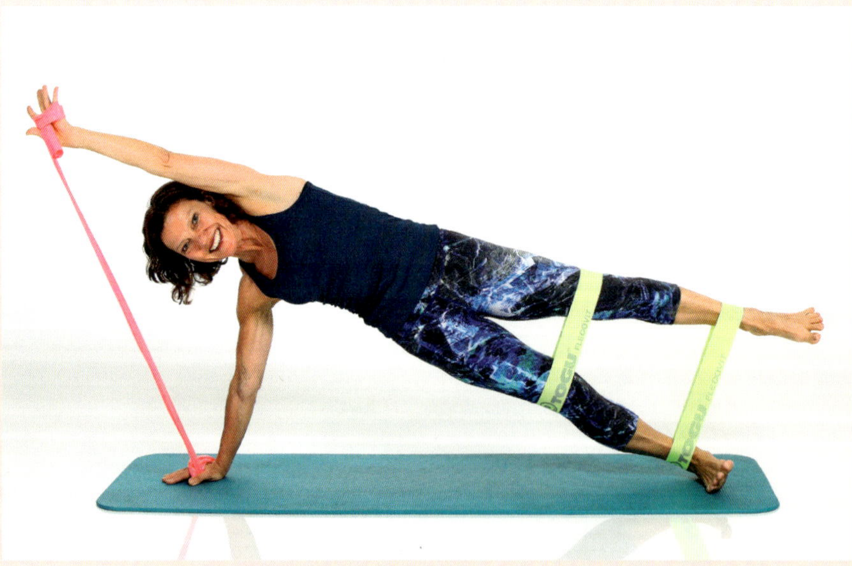

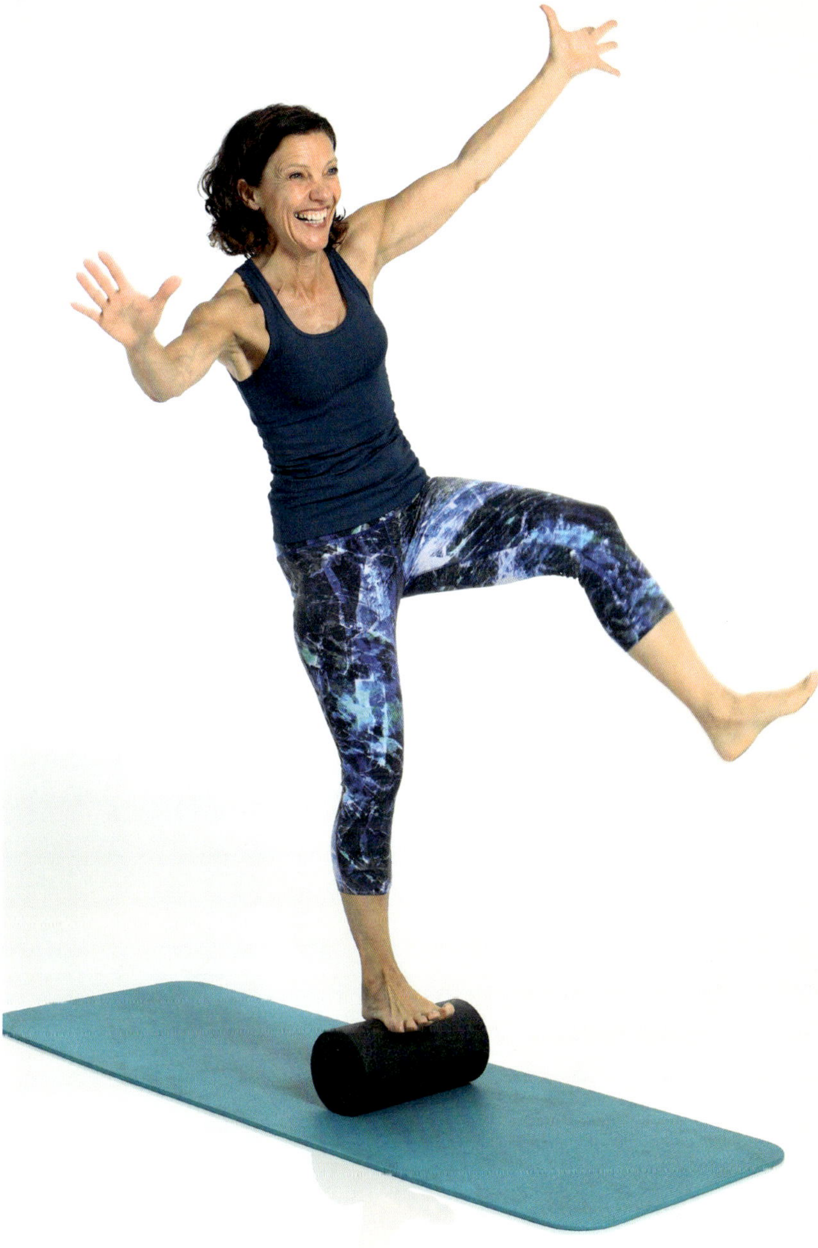

*Wackelige Angelegenheiten machen Spaß.*

# 3 Fit ganz nebenbei in Alltagsaktivitäten

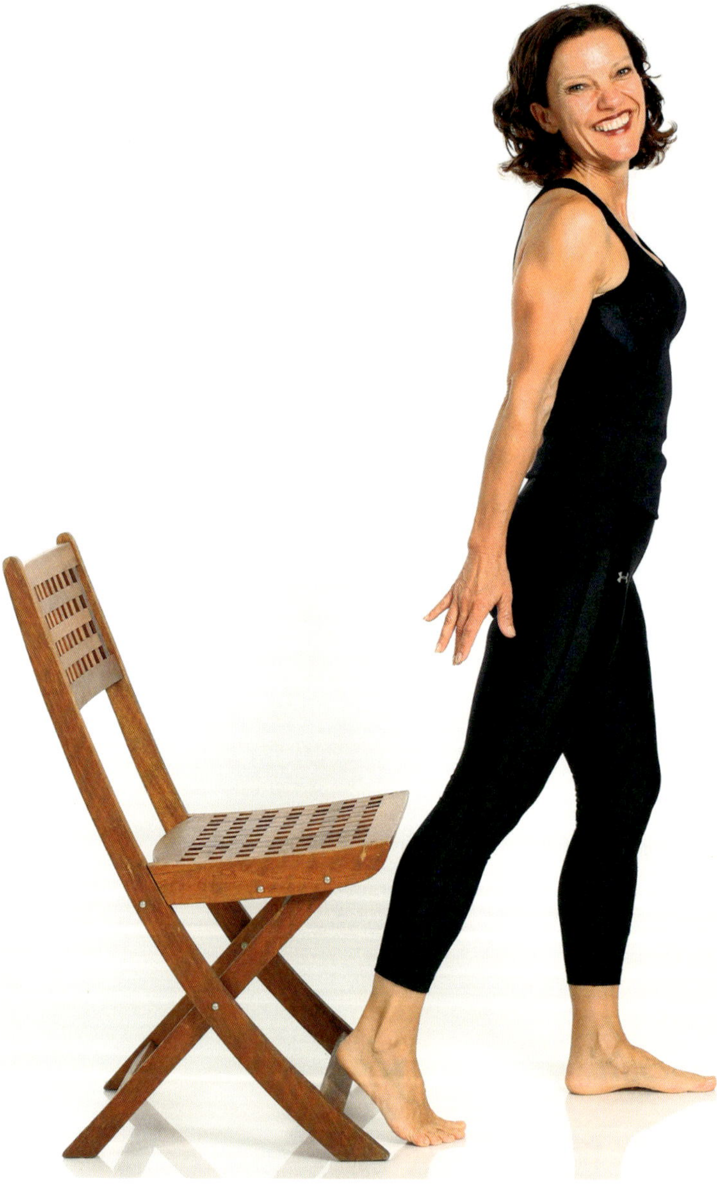

## TIPP

**Lasse dein Leben Gymnastik sein und aktiviere immer wieder deine „Nicht-Schokoladenseite“ im Alltag!**

Fit im Alltag ganz nebenbei gelingt, indem wir einfach bestimmte Übungen mit bestimmten Alltagsaktionen verknüpfen. Das hat einen enormen körperlichen und psychischen Nutzen ganz nebenbei ohne Mehraufwand, aber mit einem enormen Mehrwert!

## FIT OHNE MEHRAUFWAND, ABER MIT MEHRWERT!

Unsere Bewegungsgewohnheiten im Alltag sind fast immer unbewusst einseitig. Jeder aktiviert automatisch seine sogenannte *Schokoladenseite*, sprich die dominante Seite, häufiger.

Wenn wir uns zum Beispiel auf einen Stuhl absetzen, werden wir immer das gleiche Bein nach hinten stellen bzw. beim Aufstehen uns immer über das gleiche Bein nach vorne oben hochdrücken. Dies fördert ganz unbewusst gewisse Muskeln mehr als andere. Auf Dauer entsteht eine Dysbalance. Dies kann man effektiv vermeiden.

### Selbstbeobachtung im Alltag

*Beginnen Sie, Ihre Bewegungsmuster im Alltag zu entdecken und auszugleichen, indem Sie die Bewegungen Ihres eigenen Körpers beobachten, beim Treppensteigen, beim Beladen Ihres Kofferraums mit Einkaufstaschen, beim generellen Bewegen in Alltagssituationen.*

Auch andere Menschen bei alltäglichen Aktivitäten, wie dem Tragen, Heben, Bücken, zu beobachten, bewirkt eine Sensibilisierung des eigenen Bewegungsverhaltens. Entdeckt man unfunktionelle, belastende Bewegungen bei Mitmenschen, versucht man, diese selbst zu vermeiden.

Beobachten Sie einmal beim Treppensteigen andere, die vor Ihnen gehen. Sie werden feststellen, dass viele instabil im Sprung- und Kniegelenk nach innen knicken. Nutzen Sie ab sofort das Treppensteigen als gymnastische Übung. Spannen Sie

Ihre Knie in Richtung der mittleren Zehen und sagen Sie sich innerlich: „Fest, stabil, geschmeidig!"

Hilfreich ist es dabei, sich eine gewisse Routine einzubauen, indem Sie sich sogenannte *Anker* setzen. Versuchen Sie, mit diesen „Rezepten" in Ihrem Alltag so viel Bewegung wie möglich unterzubringen.

Es gibt so viele Möglichkeiten, um die Kraft, Ausdauer, Beweglichkeit und Koordination direkt im Alltag ohne zusätzlichen Zeitaufwand zu trainieren. Alle Ausgangspositionen und die meisten Basisübungen können direkt in tägliche Alltagsaktionen integriert werden.

Die Anzahl an Wiederholungen kann nach Lust und Laune variieren.

## „Anker" setzen im Alltag

- Die neue Fitnessformel: 7 x 2 x 3 = 42!

  Während des Zähneputzens drei Minuten eine der zahlreichen Übungen auswählen und ausführen. So können Sie sich an sieben Tagen 2 x 3 Minuten = 42 Minuten (!) pro Woche fit halten ohne zusätzlichen Zeitaufwand!
- Das Duschen generell mit einer Atemübung verbinden und diese paar Minuten nutzen, um den Parasympathikus und damit die Entspannungsfähigkeit bewusst zu aktivieren.
- Im Alltag das Entdecken der Lieblingsfarbe mit einer prompten Bewusstmachung: „Wie ist im Moment meine Haltung?", kombinieren. Gleichzeitig, bei den Füßen beginnend, die Haltung bis zum Toppunkt aufspannen, aktiv aufrichten und optimieren.
- Das Krafthaus immer wieder bewusst bei allen Aktivitäten nicht nur im Stand aktivieren.
- Alltagsaktivitäten generell in einer stabilen, aufrechten Haltung und einer axialen Belastung der tragenden Gelenke (Sprung-, Knie-, Hüftgelenk) ausführen.
- Lange, monotone Arbeitshaltungen mit kurzen Bewegungs- und Beweglichkeitsübungen unterbrechen.
- Wartezeiten jeder Art mit Übungen verkürzen.
- Und auch an dieser Stelle: immer wieder lächeln oder lachen.

# Einfach alltagstauglich: Alltagsübungen – fit ganz nebenbei

## 1. DIE KNIEBEUGE IM ALLTAG – BESONDERS ALLTAGSTAUGLICH

Bei Alltagsaktivitäten wie Zähneputzen, beim Toilettengang, Spülmaschine ein- und ausräumen, Akten aus einem tiefen Schrank holen, im Supermarkt am Regal, schwere Gegenstände anheben.

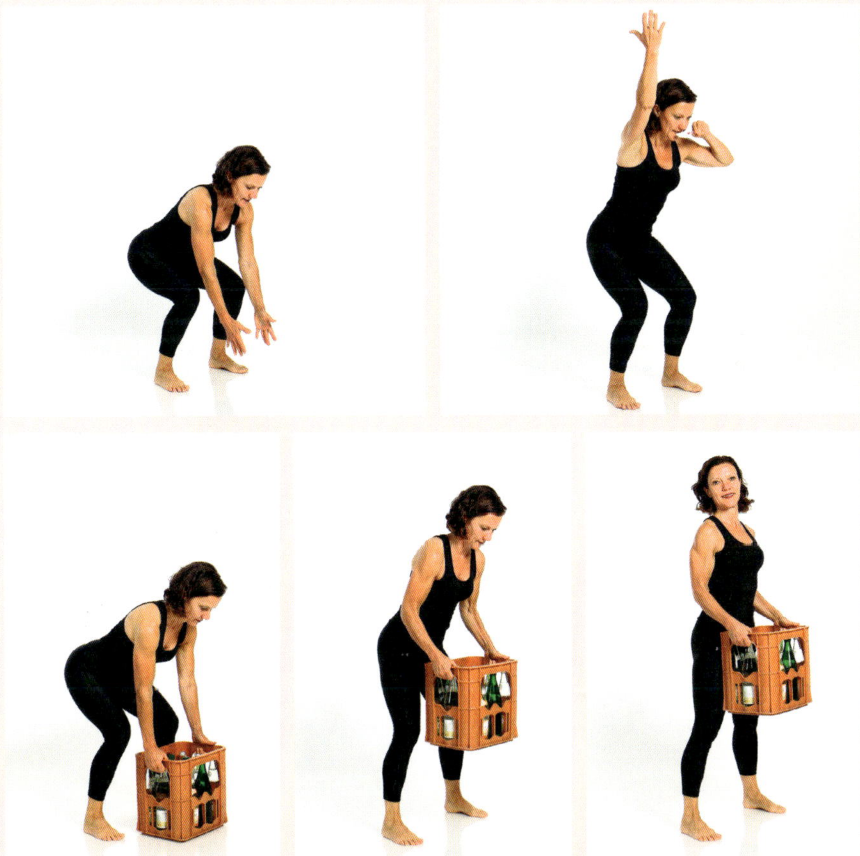

## 2. SICH RECKEN UND STRECKEN WIE EINE KATZE NACH MONOTONEN ARBEITSHALTUNGEN

**Ausgangsposition:** Aufrechter Sitz oder Stand.
**Übungsbeschreibung:** Die Arme abwechselnd rechts und links in Richtung Decke mit leichter Seitneigung recken und sich strecken wie eine Katze.

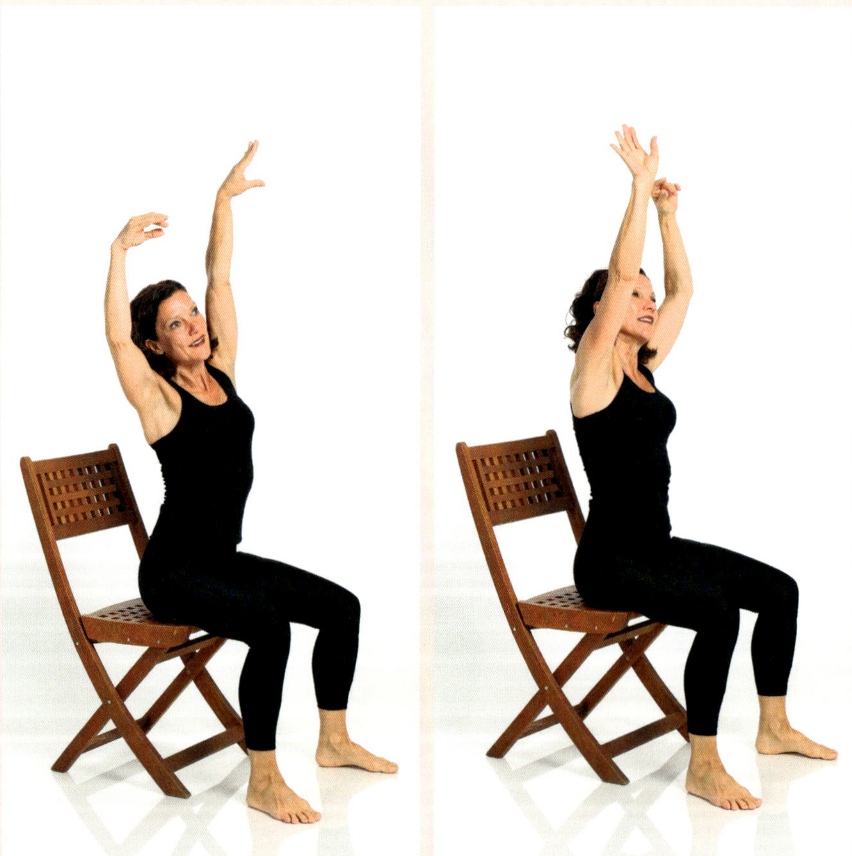

## 3. KATZENBUCKEL IM STEHEN NACH JEDEM HÄNDEWASCHEN

**Ausgangsposition:** Stand. Die Hände stützen auf den Oberschenkeln, die Knie sind leicht gebeugt. Der Oberkörper ist etwa um 45° nach vorne gebeugt. Der Kopf ist in Verlängerung der Wirbelsäule.

**Übungsbeschreibung:** AA: Den Blick nach unten richten und das Kinn zur Brust bringen. Die Wirbelsäule einrollen – ein Katzenbuckel entsteht. EA: Den Blick nach oben richten und sich sanft in ein Hohlkreuz drücken. Das Gesäß streckt sich dabei nach hinten raus, bis eine Anspannung entlang der Wirbelsäule spürbar wird.

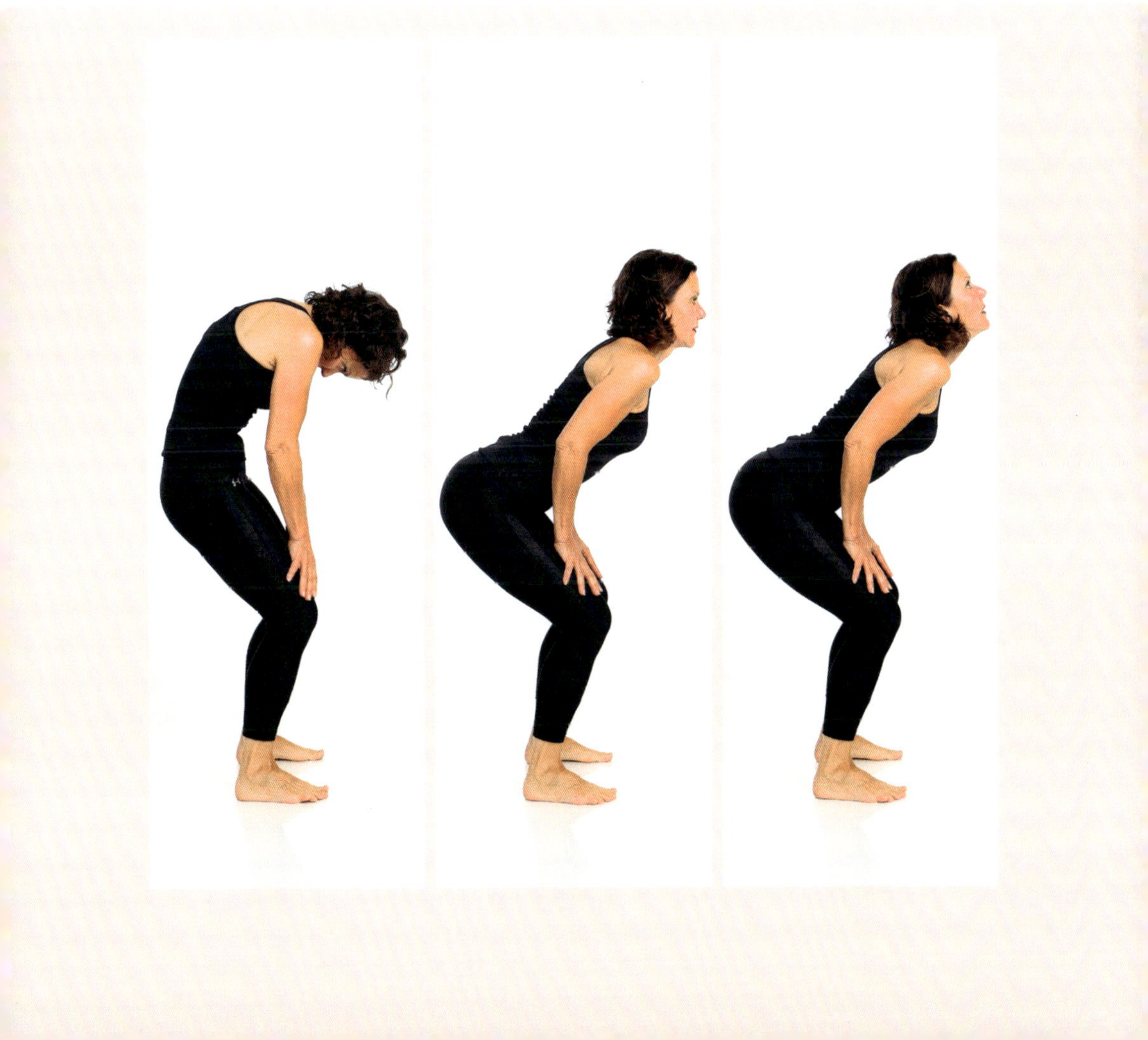

## 4. DAS „KRAFTHAUS" AKTIVIEREN BEIM ARBEITEN AN EINER ARBEITSFLÄCHE

**Übungsbeschreibung:** Die äußere Beckenbodenmuskulatur anspannen, als wollte man die Sitzbeinhöcker über ein miteinander verbindendes Gummiband zusammenziehen. Die tief liegende Beckenbodenmuskulatur anspannen, so, als würde diese „Aufzug fahren". Den Bauchnabel sanft nach innen ziehen. Das Becken richtet sich dadurch automatisch ein wenig auf. Die Wirbelsäule gleichmäßig in einer zarten „Hohlkreuzhaltung" von unten nach oben stabilisieren. Den Brustkorb heben, als zeige man eine um den Hals hängende Medaille.

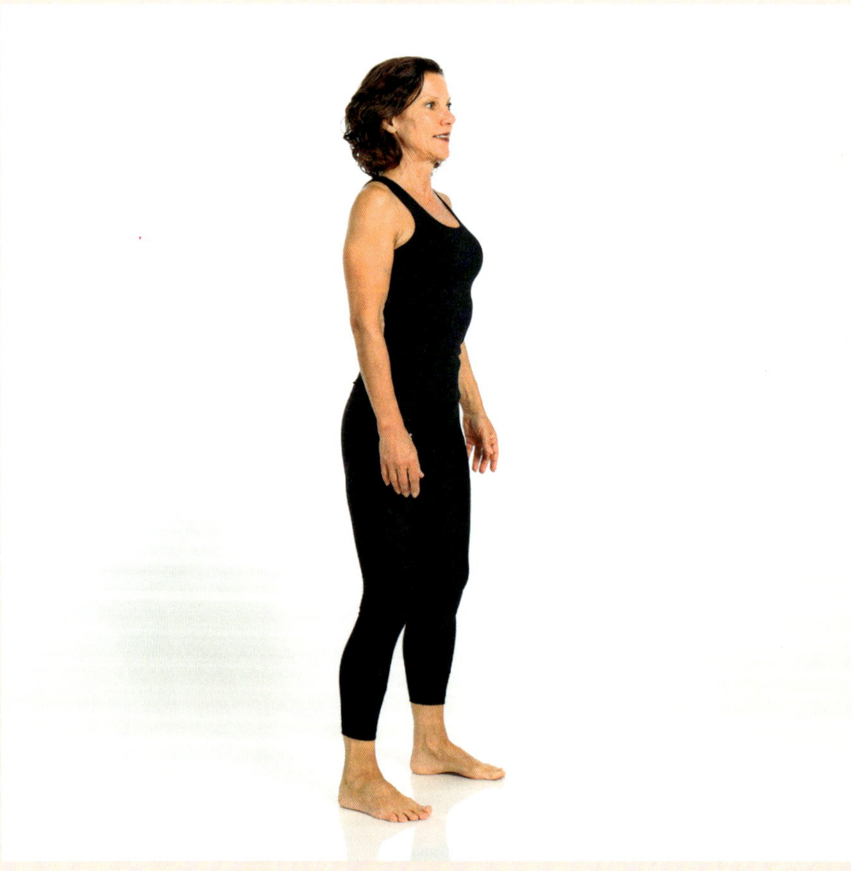

## 5. DER FLAMINGO IM ALLTAG – „AUF EINEM BEIN STABIL BALANCIEREN"

Bei allen möglichen Alltagsaktionen versucht man, auf einem Bein stabilisiert in aufrechter Grundhaltung die Balance zu halten. Beim Zähneputzen, bei allen Alltagsaktionen, die am Ort im Stand ausgeführt werden, beim Telefonieren, im Aufzug usw.

**Übungsbeschreibung:** Stand. Die aufrechte Haltung auf einem Bein ausbalancieren. Die Arme zum Ausgleich zur Seite spannen. Den Oberkörper weiten.

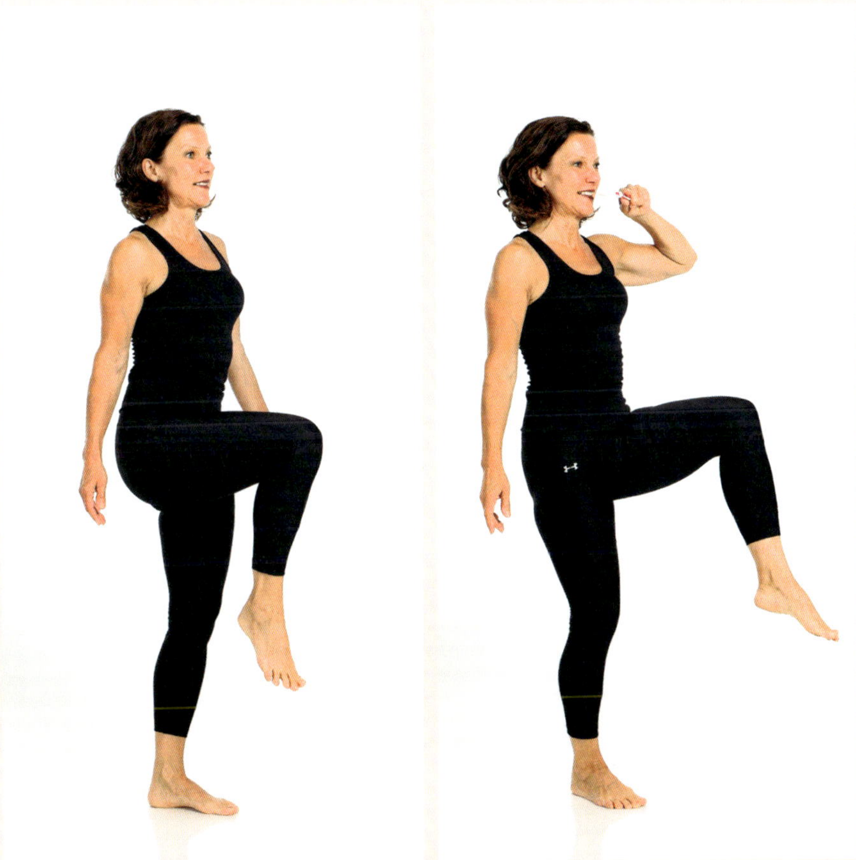

## 6. DIE MUSKELPUMPE IM ALLTAG AKTIVIEREN – IMMER WIEDER GELEGENHEITEN DAZU NUTZEN!

**Ausgangsposition:** Grundposition Stand oder im Sitzen.
**Übungsbeschreibung:** Im Wechsel rollend auf die Fußballen und auf die Fersen gehen. Das Gewicht dabei nach oben drücken. Die Haltung aufgerichtet stabilisieren.
**Tipp:** Immer wieder während des Sitzens die Füße im Sprunggelenk beugen und strecken.

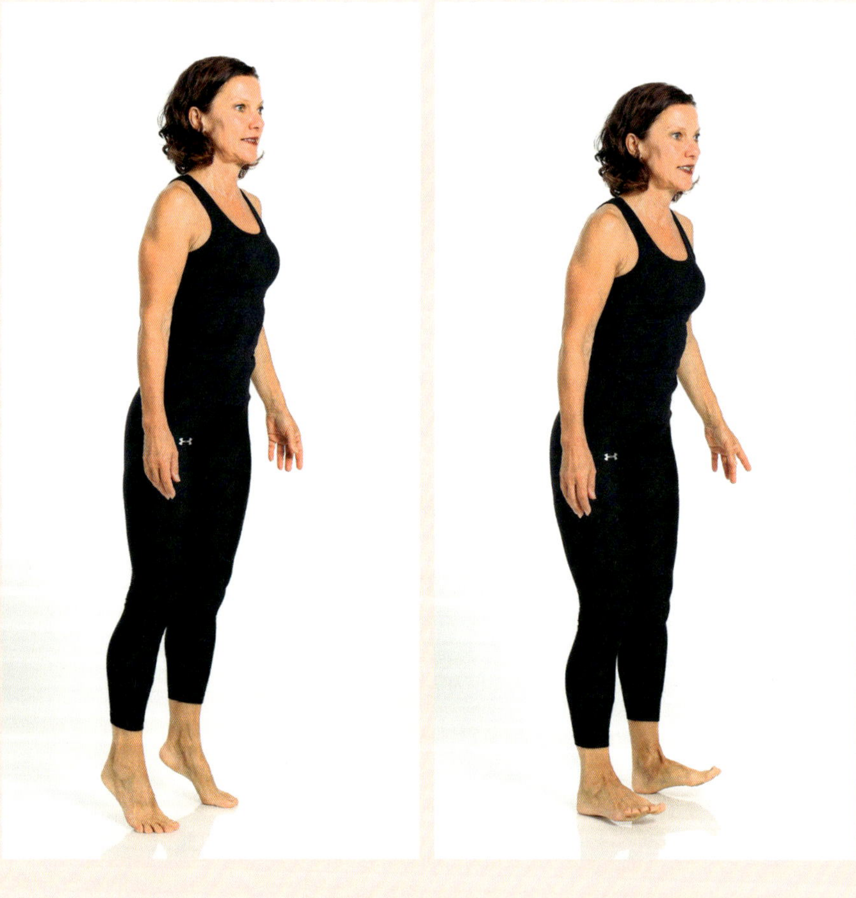

## 7. DEN BRUSTKORB WEITEN AN EINER ARBEITSFLÄCHE, EINER STUHLLEHNE, EINER WAND. IMMER GENAU DANN, WENN MAN ES „BRAUCHT“

**Ausgangsposition:** Grundposition im Stand vor der Wand. Beide Handflächen gespreizt gegen die Wand legen oder ablegen, sodass der Oberkörper und die Arme gestreckt sind. Die Knie sind sanft gebeugt.
**Übungsbeschreibung:** AA: Das Brustbein zum Boden spannen. EA: In dieser Position wieder locker lassen.

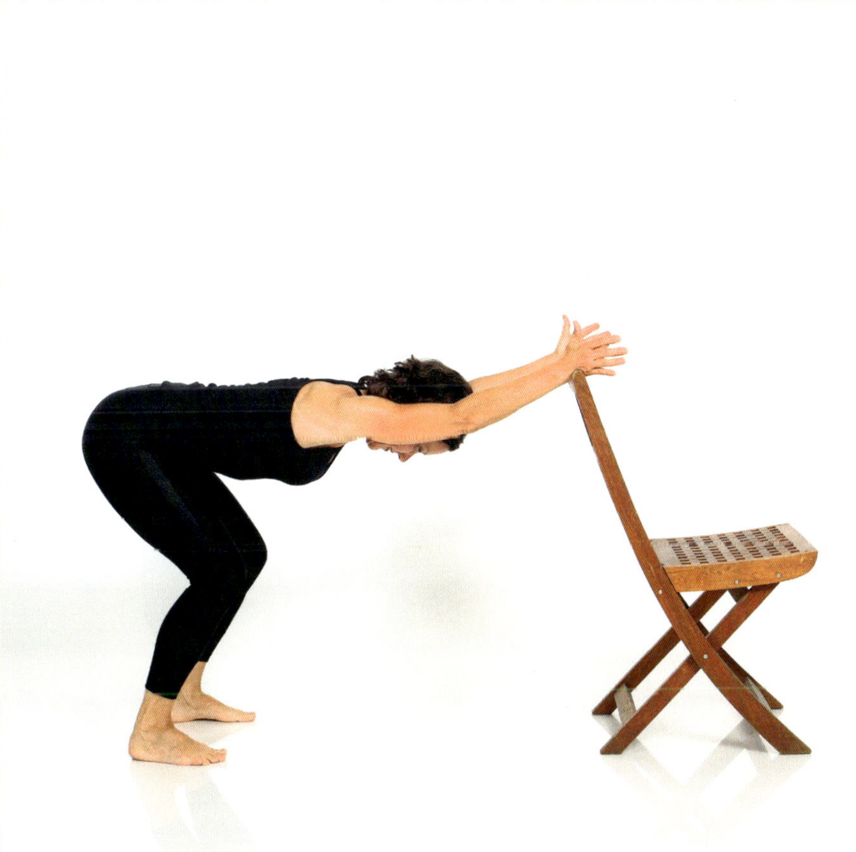

## 8. DAS AUFSTEHEN UND HINSETZEN IM ALLTAG MIT LANGEM RÜCKEN

**Ausgangsposition:** Aufrechter Sitz. Die Füße sind in stabiler Schrittstellung hüftbreit geöffnet. Die Arme werden seitlich gehalten.

**Übungsbeschreibung:** Aus den Beinen heraus aufstehen und sich dann wieder langsam absetzen, ohne sich dabei auf die Sitzfläche plumpsen zu lassen. Den Rücken gestreckt halten. Das Kinn sanft in Richtung Kehlkopf ziehen. Fließender Wechsel der Schrittstellung, d. h., einmal ist das rechte Bein vorne im Wechsel mit dem linken Bein.

**Variante:** Ohne Absetzen tief gehen, bevor Sie die Sitzfläche berühren, direkt wieder nach oben aufstehen. Die Schrittstellung dann erst nach einem kompletten Durchgang wechseln.

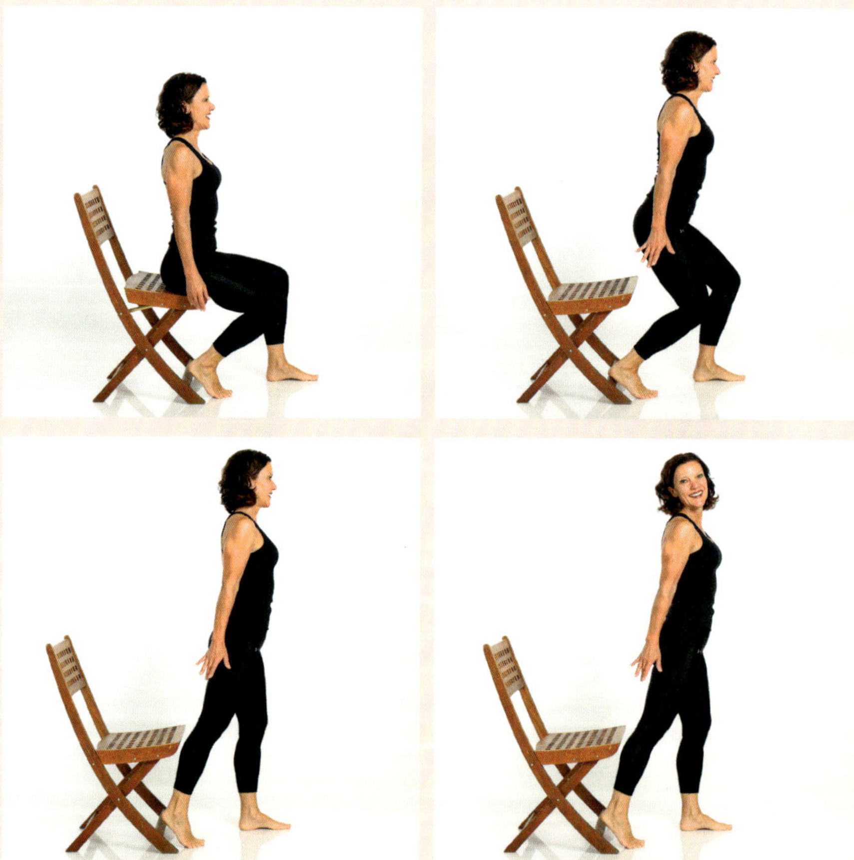

## 9. „FLIEGER“ IM ALLTAG

**Ausgangsposition:** Stabiler Stand. Fersen, Gesäß, Schulterblätter und Hinterkopf spannen, als berühre man gleichmäßig eine Wand. Das Krafthaus aktivieren, die „Medaille“ zeigen und das Kinn in Richtung Kehlkopf ziehen. Die Handinnenflächen zeigen nach vorne.
**Übungsbeschreibung:** Die Arme heben und senken. Handrücken und Ellbogen auf einer Linie/Ebene halten.

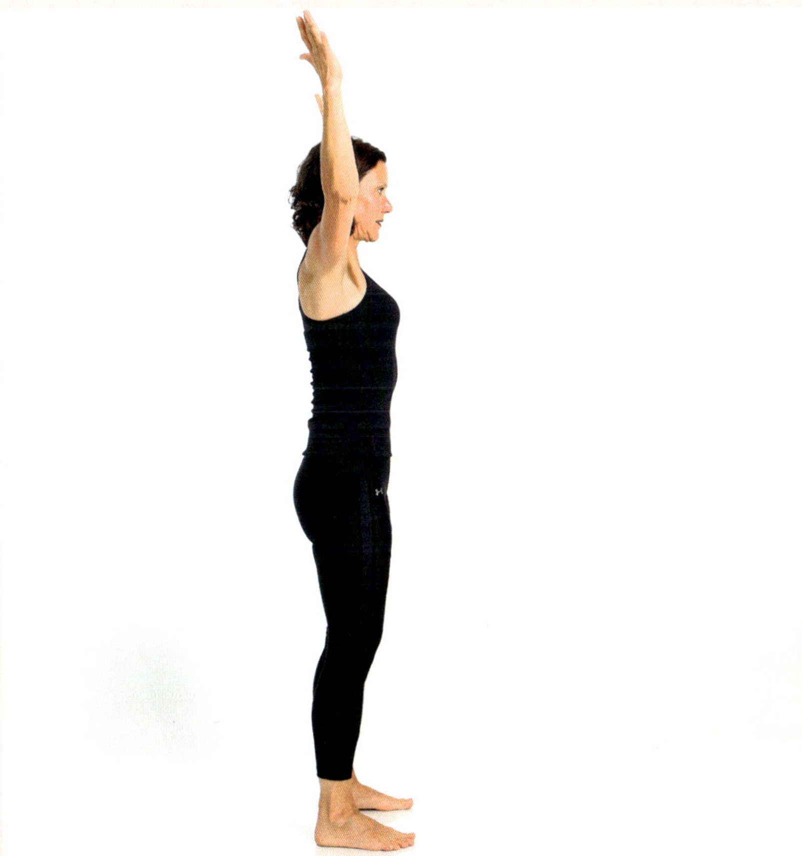

## 10. DIE WANDWELLE ZWISCHENDURCH UND NACH LANGEN SITZPHASEN

**Ausgangsposition:** Hüftbreiter Stand, etwas entfernt vor einer Wand. Mit dem Hinterkopf die Wand berühren. Der Kopf ist möglichst in Verlängerung der Halswirbelsäule. Steht keine Wand zur Verfügung, stellt man sich vor, man bewegt sich Wirbel für Wirbel entlang einer Wand.

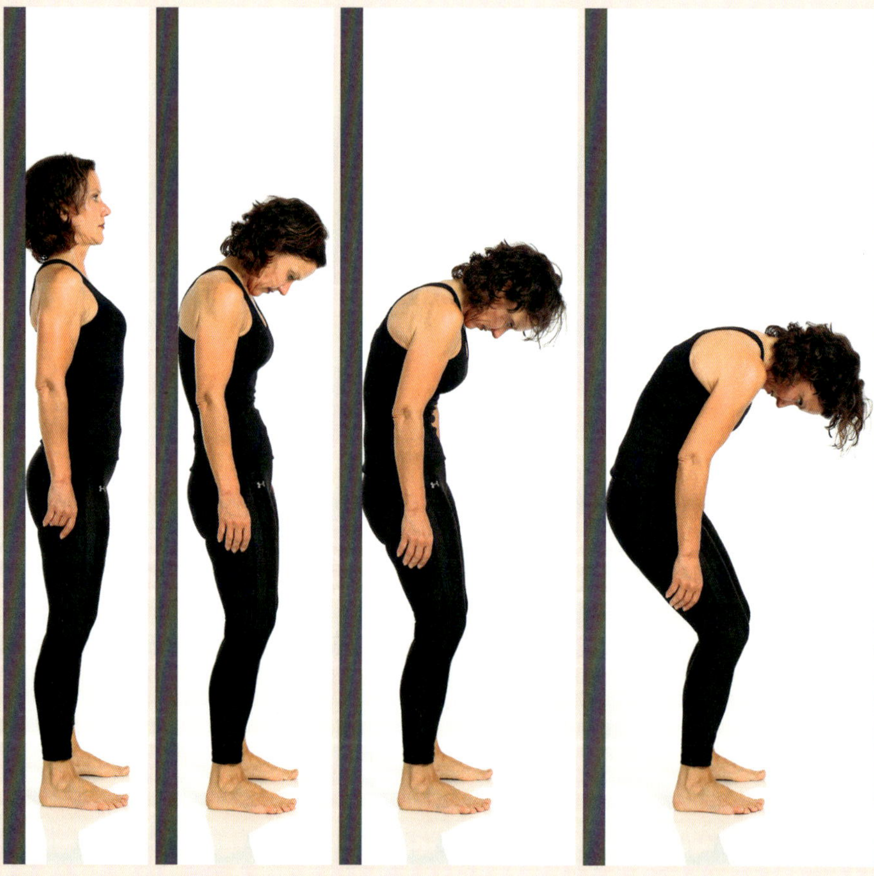

**Übungsbeschreibung:** Wirbel für Wirbel die Wand entlangrollen. Den Kopf nach vorne unten nehmen, zum Bauchnabel schauen und spüren, wie der Rücken rund wird. Wirbel für Wirbel nach unten rollen, bis das Becken an der Wand ist. Einen Entenpopo machen und dabei mit dem gesamten Körper ins „Hohlkreuz" gehen, nur das Steißbein berührt die Wand. Von unten langsam wieder Wirbel für Wirbel nach oben wandern, bis der Hinterkopf die Wand wieder berührt. Die Arme sind seitlich zur Wand und den Brustkorb öffnen. Fließend wellenförmig an der Wand entlang Wirbel für Wirbel nach oben und unten „wandern", dabei vom Hohlkreuz über den Rundrücken wieder in die Streckung (Ausgangsposition) kommen.

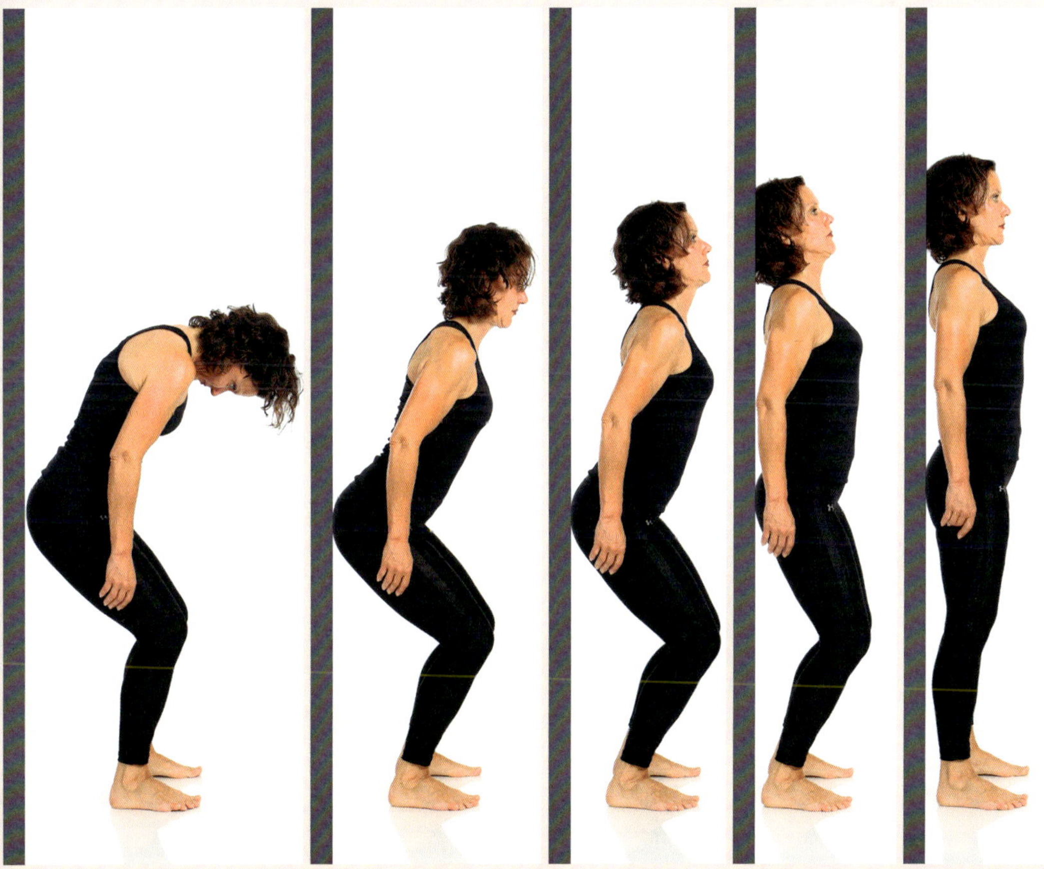

## 11. DER WANDSITZ BEIM TELEFONIEREN MIT DEM HANDY

**Ausgangsposition:** Stand mit dem Rücken an der Wand oder an einem Gegenstand.
**Übungsbeschreibung:** Sich an der Wand bis zu einem 90°-Kniewinkel absetzen. Den Handrücken und den gebeugten Ellbogen der freien Hand, Schulterblätter und die Lendenwirbelsäule nach hinten gegen die Wand spannen.
**Wichtig:** Das Krafthaus aktivieren, sodass die Lücke zwischen Lendenwirbelsäule und Wand relativ klein ist. Die Position halten, solange es geht oder mit Pausen.

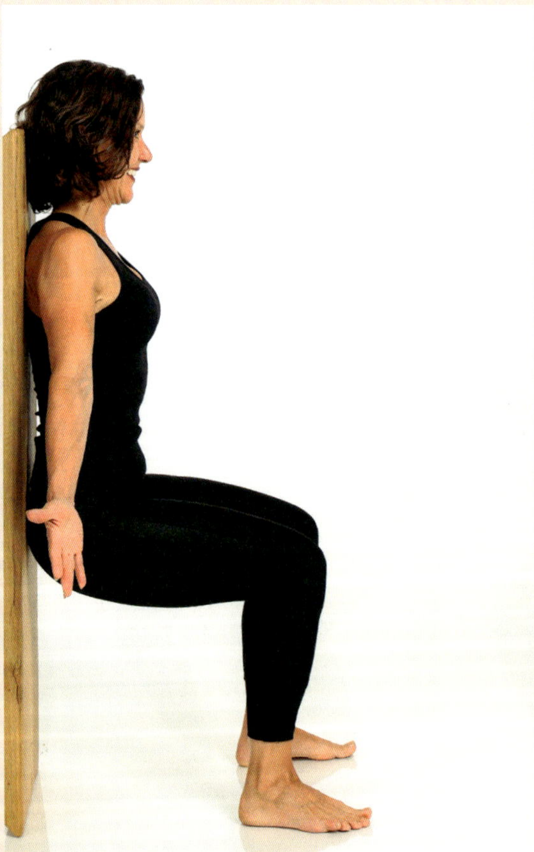

## 12. STABILE SCHRITTSTELLUNG BEI ALLTAGSAKTIONEN, WIE KEHREN, STAUBSAUGEN, PUTZEN, SCHAUFELN

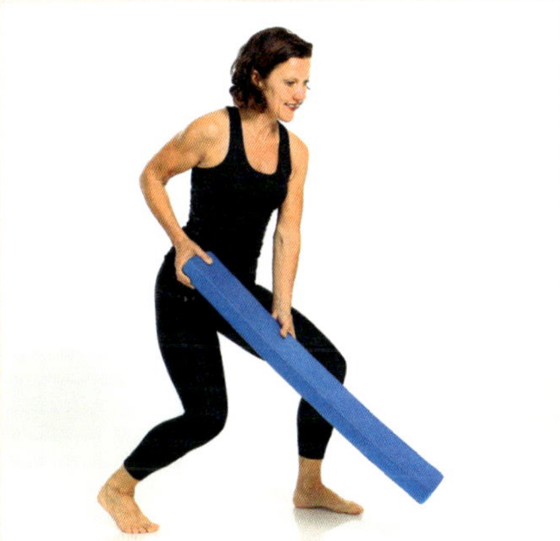

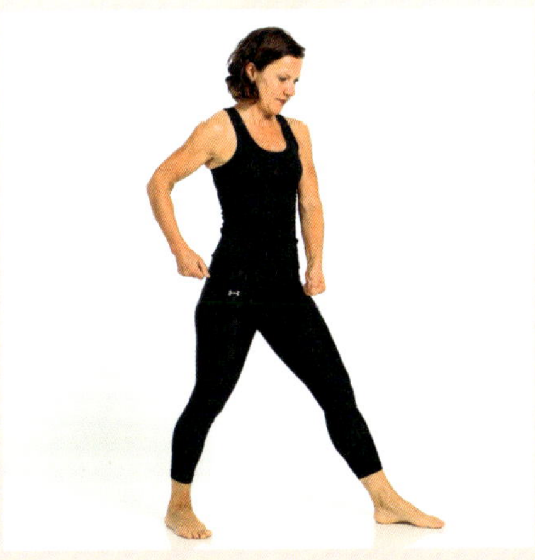

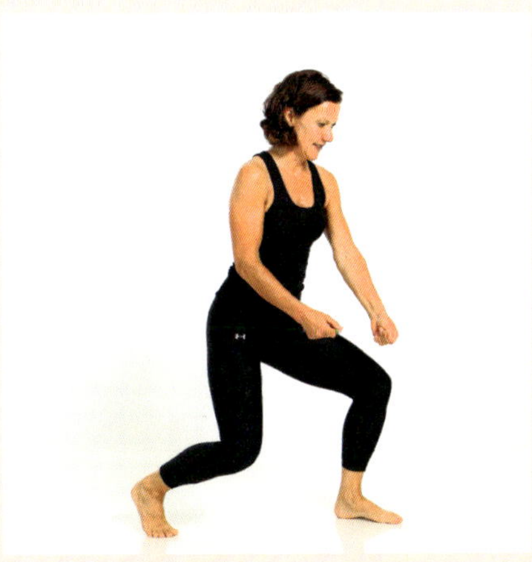

13. IN STABILER GRUNDHALTUNG WIE EIN „ROBOTER“ SCHWERE GEGENSTÄNDE EIN- UND AUSRÄUMEN (EINKÄUFE, WEINKISTE IN DEN KOFFERRAUM EINLADEN). DIE FÜSSE „GEHEN MIT“.

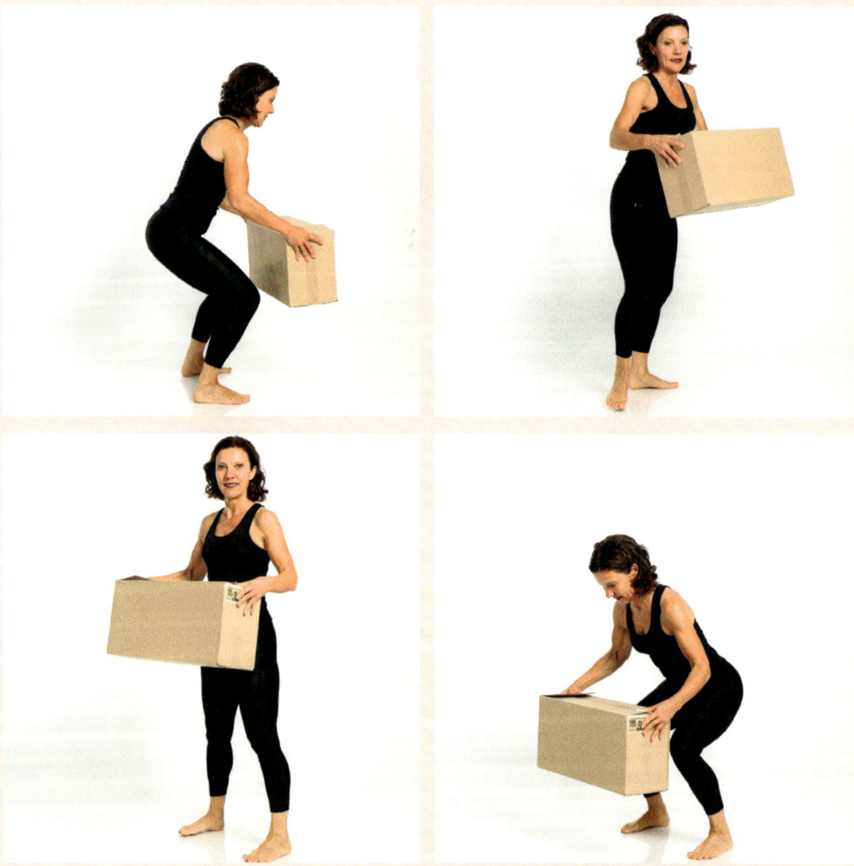

## 14 „FERSEN TIEF" AUF JEDER ERSTEN TREPPENSTUFE

**Ausgangsposition:** Stand hüftschmal auf einer Treppenstufe.
**Übungsbeschreibung:** Abwechselnd langsam die rechte oder linke Ferse mit wenig Belastung unter die Stufe bewegen. Dabei das linke oder rechte Knie beugen. Die Arme gebeugt in Kreuzkoordination mitnehmen oder sich am Geländer halten.

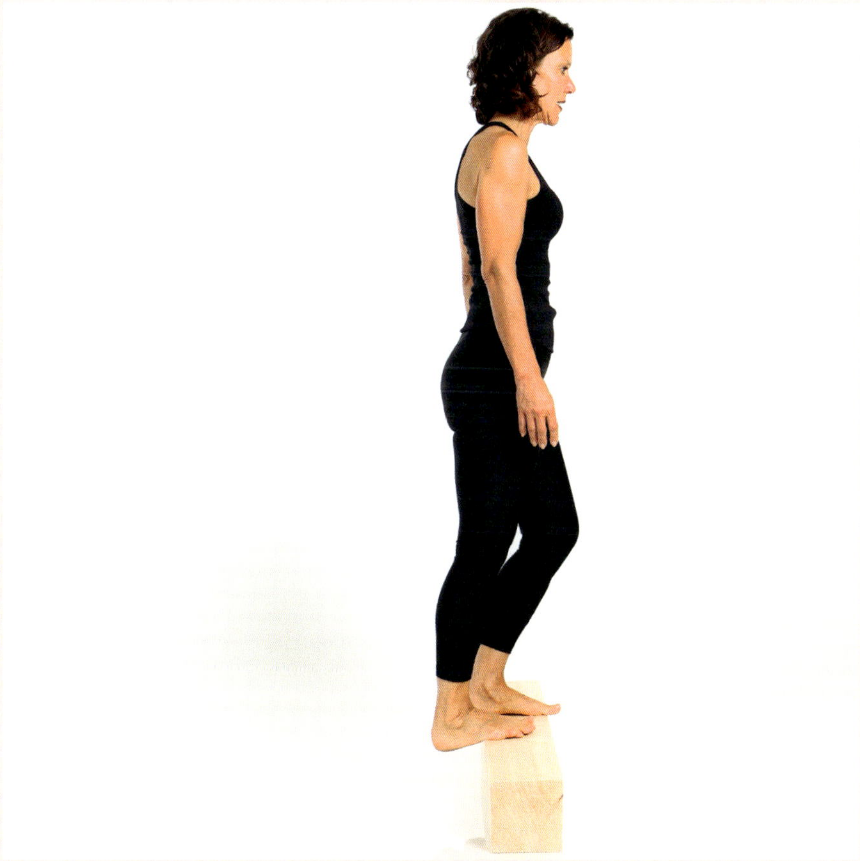

## 15. „KNIESTABILES" TREPPENSTEIGEN

**Übungsbeschreibung:** Bewusst auf jeder Stufe die Knie in Richtung mittlere Zehen und leicht nach außen spannen. Noch effektiver: Stabil zwei Stufen auf einmal nehmen!

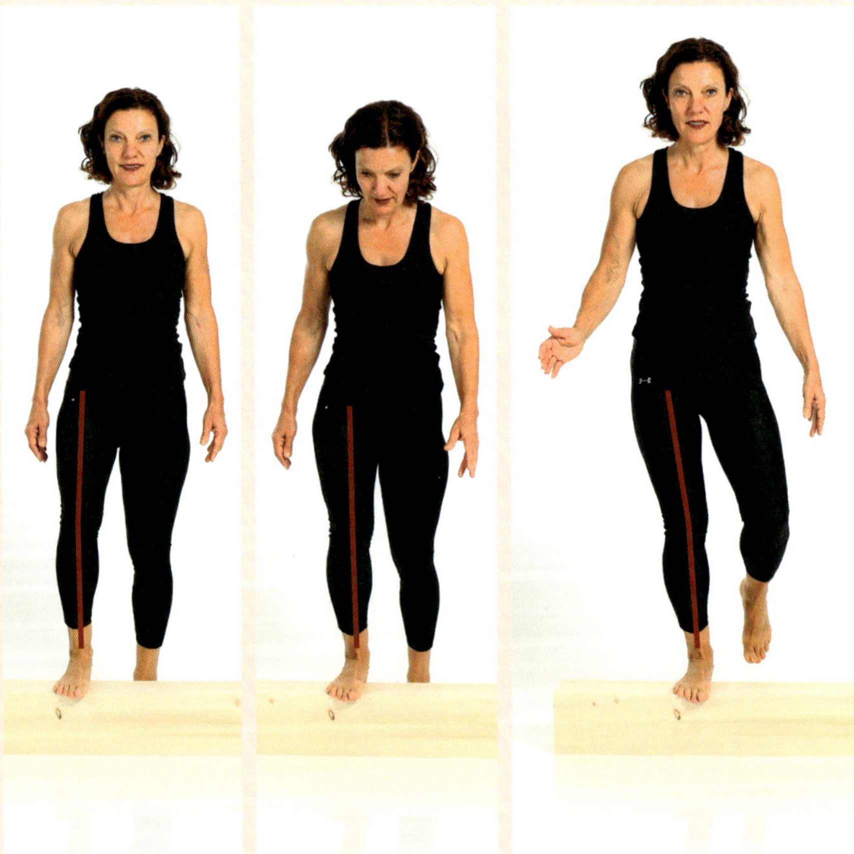

## 16. IM KREBSGANG ZU HAUSE DIE TREPPE HOCHLAUFEN, MACHT TIERISCH SPASS

**Ausgangsposition:** Handstütz rücklings auf der zweiten Treppenstufe. Das Gesäß ist mit den Händen auf derselben Höhe. Die Beine sind hüftschmal gebeugt in axialer Linie.

**Übungsbeschreibung:** Im „Krebsgang" mit den Händen immer eine Stufe weitergreifen und gleichzeitig ein Bein auf die nächste Stufe heben.

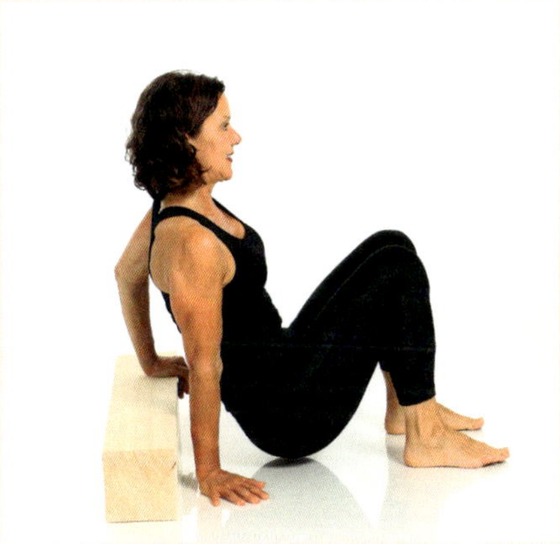

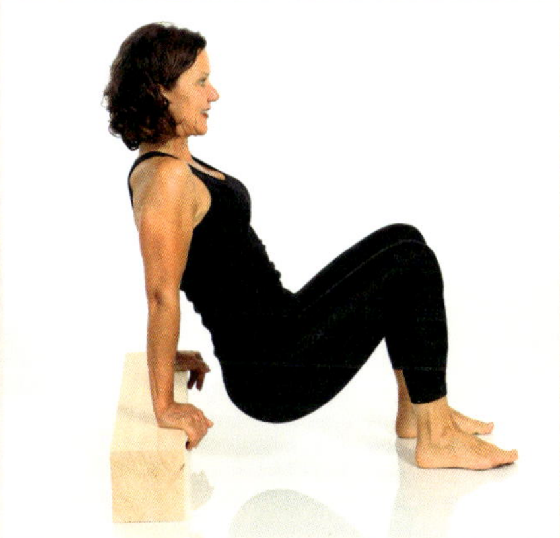

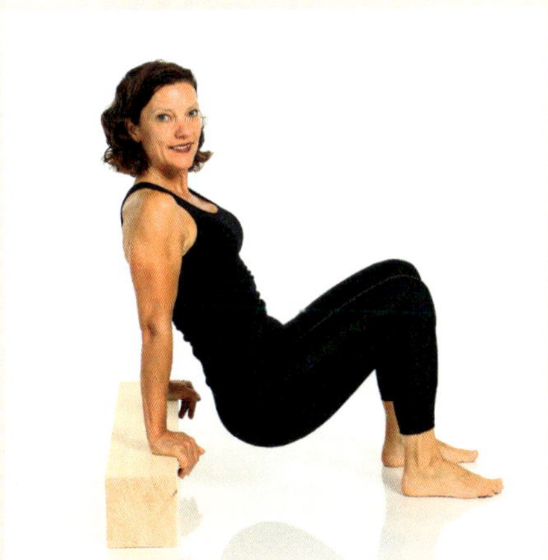

## 17. DER LIEGESTÜTZ IM ALLTAG ERHÖHT AM WASCHBECKEN, SCHREIBTISCH, KÜCHENTISCH, AN EINER ARBEITSFLÄCHE, EINEM BAUMSTUMPF IM WALD ODER AN EINER SITZBANK

**Ausgangsposition:** Stabiler Stand. Sich mit den Händen auf einer Erhöhung abstützen. Die Fersen abheben und Ganzkörperstabilisation aufbauen.
**Übungsbeschreibung:** EA: Die Ellbogen beugen. AA: Die Ellbogen strecken. Bewusst gleichmäßig und ruhig atmen.
**Wichtig:** Den kompletten Körper aufgerichtet „gestreckt" stabilisieren.
**Variante:** Nur auf einem Bein ausführen.

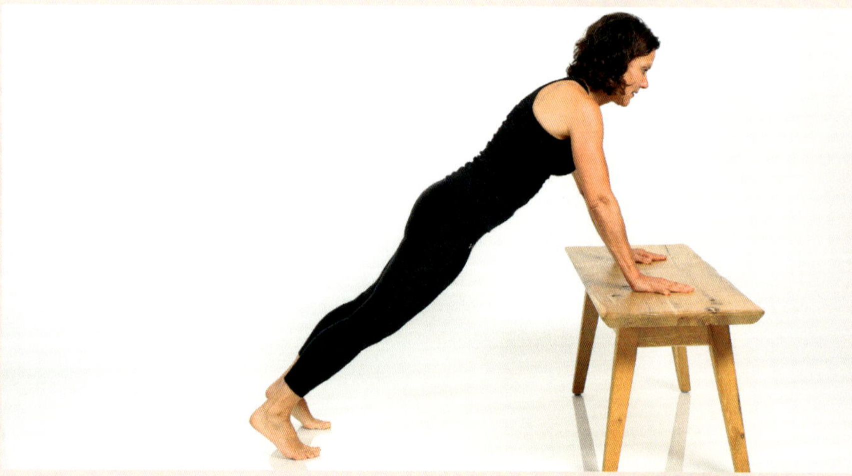

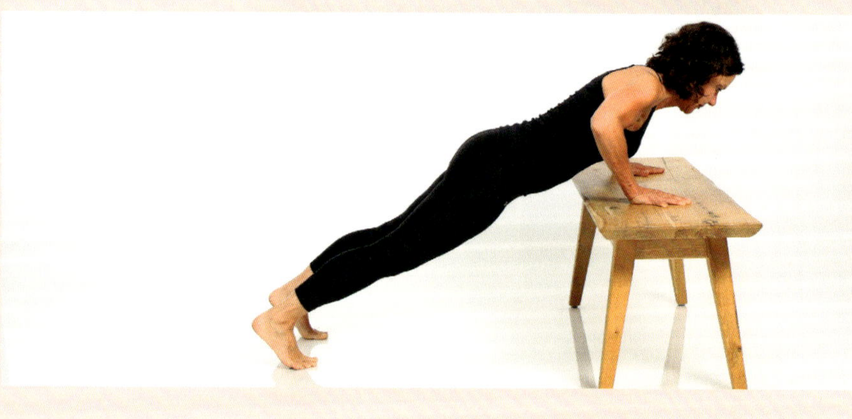

## 18. SITZBANKÜBUNG AN WARTESTELLEN

An den meisten Wartestellen steht eine Sitzbank. Nutzen Sie die kostbare Zeit nebenbei!

**Ausgangsposition:** Stabile Schrittstellung. Der linke Fuß steht auf einer Sitzbank (sauber halten!) oder auf einer festen Erhöhung.
**Übungsbeschreibung:** Das rechte Bein und den linken Arm gebeugt nach oben bewegen. Gleichzeitig das linke Bein strecken und den rechten Arm nach unten bewegen. Langsam den rechten Fuß, rollend von der Fußspitze bis zur Ferse, auf dem Boden absetzen, anschließend direkt Seitenwechsel.

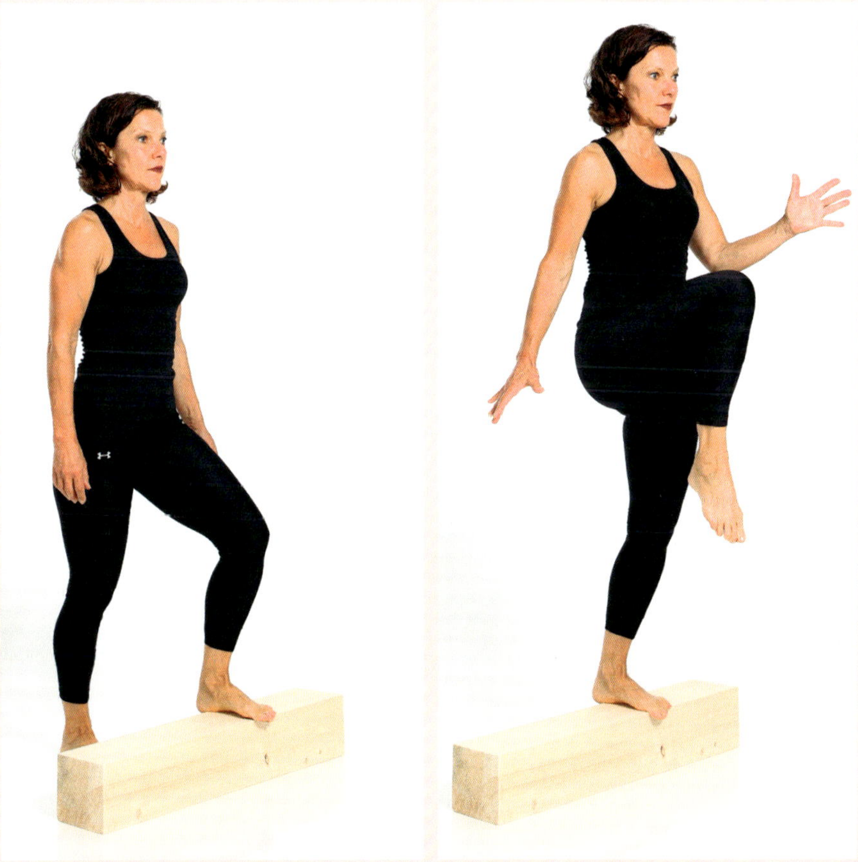

## 19. SEITSTÜTZ-HAMPELMANN IM ALLTAG

**Ausgangsposition:** Seitstütz an einem Geländer, auf einer Treppenstufe. Auf dem linken Fußaußenrist die Haltung in der Schräge aufbauen. Der obere Fuß liegt auf dem unteren Fuß.
**Übungsbeschreibung:** Körperspannung in gerader Linie halten. Das freie Bein hüftbreit stabilisieren. Nun das obere Bein und den oberen Arm abspreizen und wieder senken. Bewusst gleichmäßig und ruhig atmen.

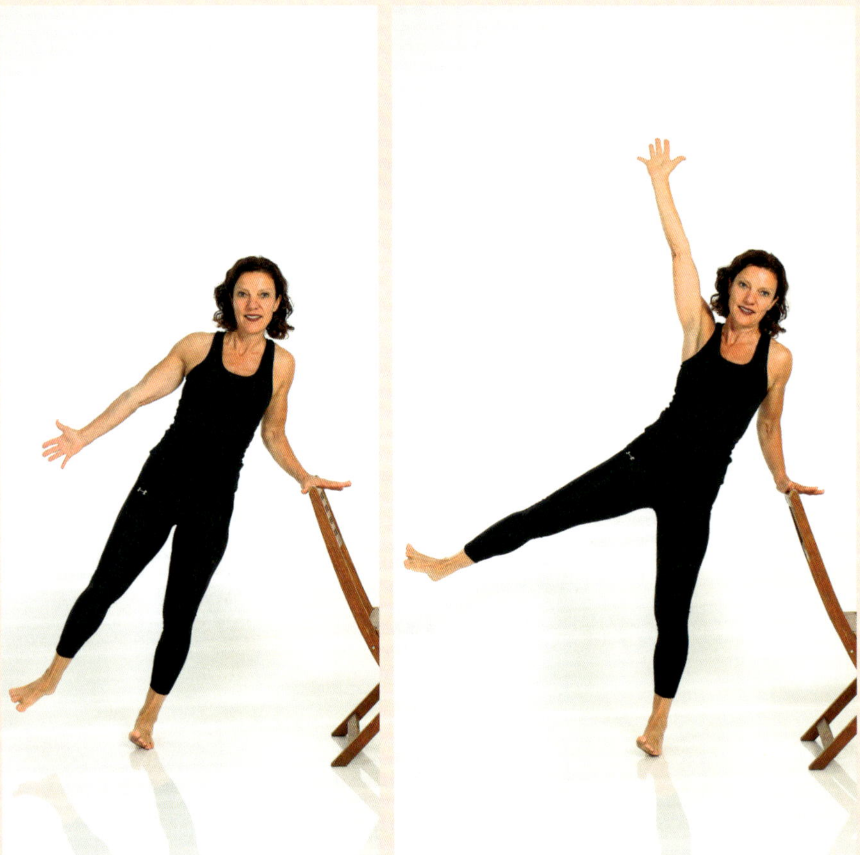

## 20. DIPS AN FESTEN, STABILEN, TIEFEN STÜTZFLÄCHEN, WIE BADEWANNE, SOFA, SITZBANK, AM STABILEN STUHL

**Ausgangsposition:** Handstütz rücklings auf der tiefen, stabilen Stützfläche. Die Füße stehen hüftschmal. Die Beine sind gebeugt, Sprung-, Knie-, Hüftgelenk stehen in axialer Linie.
**Übungsbeschreibung:** Die Ellbogen beugen und strecken. Bewusst gleichmäßig und ruhig atmen.

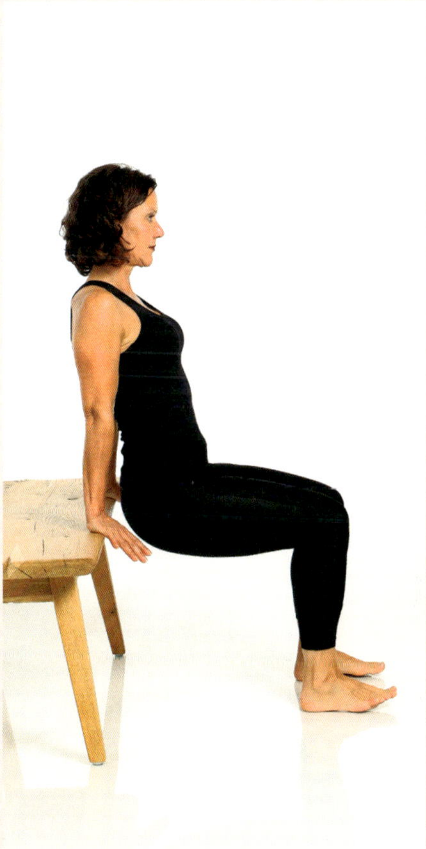

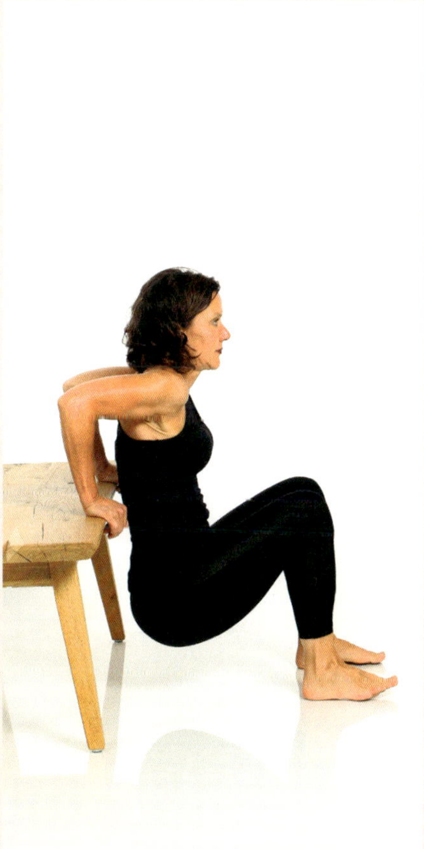

## 21. DIE STANDWAAGE IM ALLTAG IN DER VOR- UND RÜCKWÄRTSBEWEGUNG – SO OFT MAN FREUDE DARAN HAT!

**Ausgangsposition:** Grundposition im Stand.
**Übungsbeschreibung:** In der Vorwärts- und Rückwärtsbewegung in die Standwaage gehen. Die Standwaage nur so weit in die Schräge nach vorne unten aufbauen, dass ein genauso langsames Zurückkommen in die Ausgangsposition möglich ist.

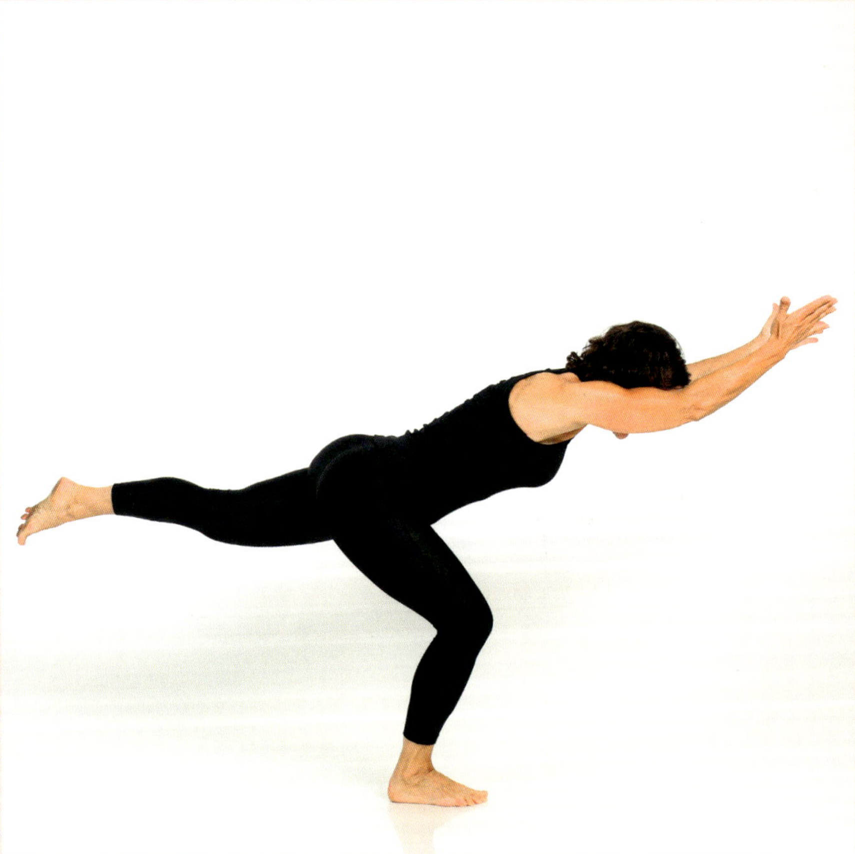

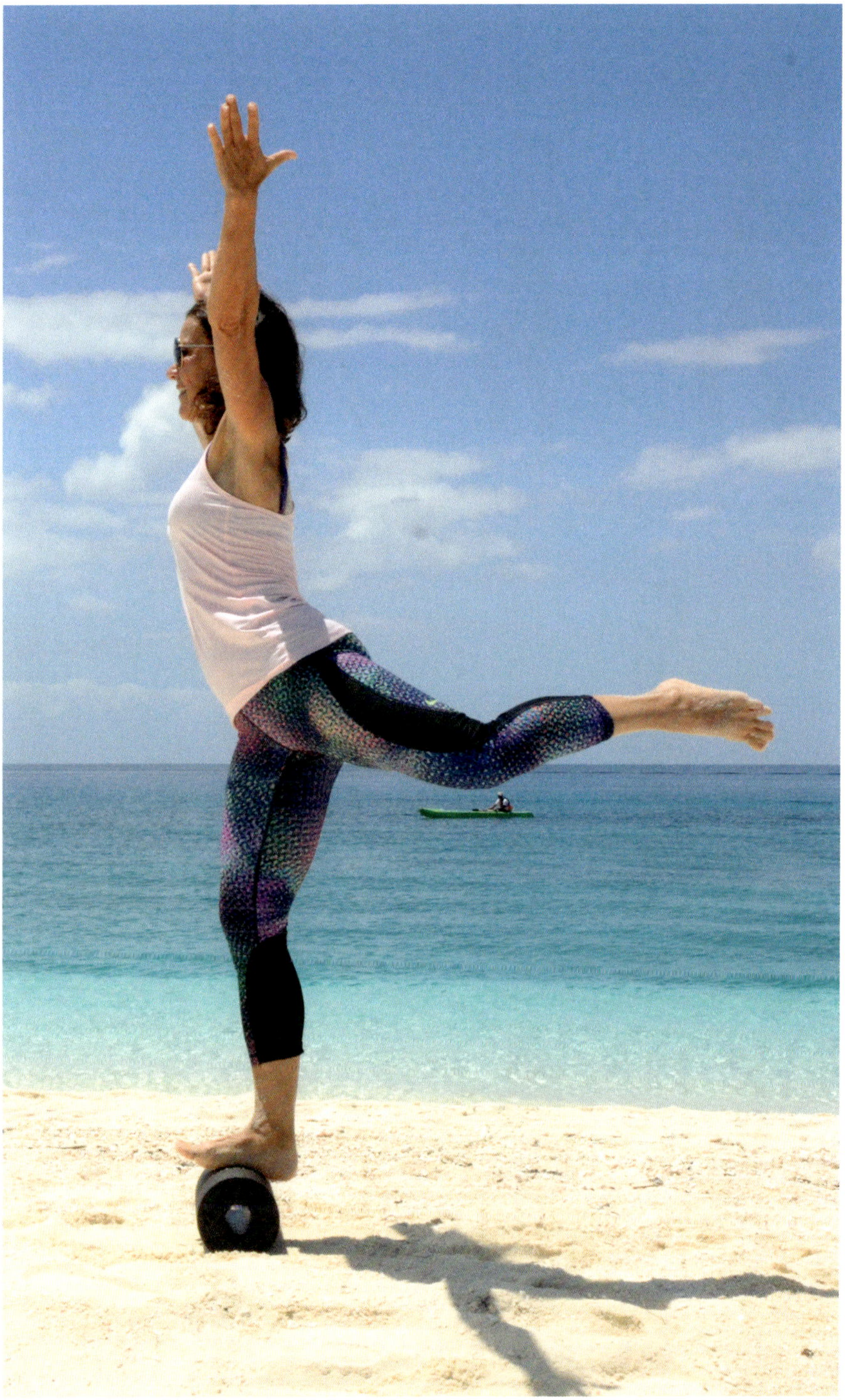

# Halte dich fit auf dem Weg ins Büro

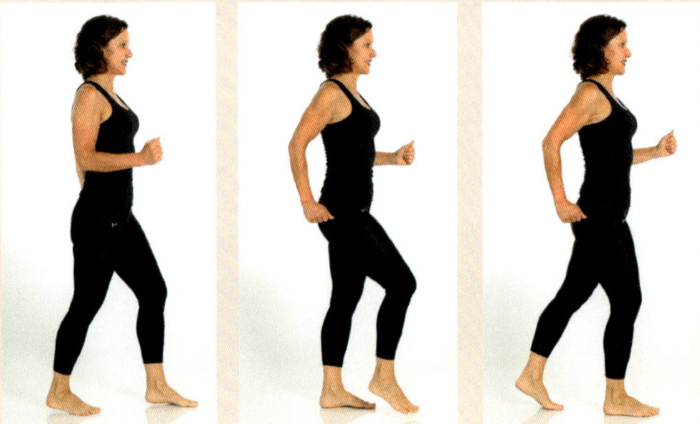

1. Etwas entfernt vom Arbeitsplatz parken, das letzte Stück stramm gehen

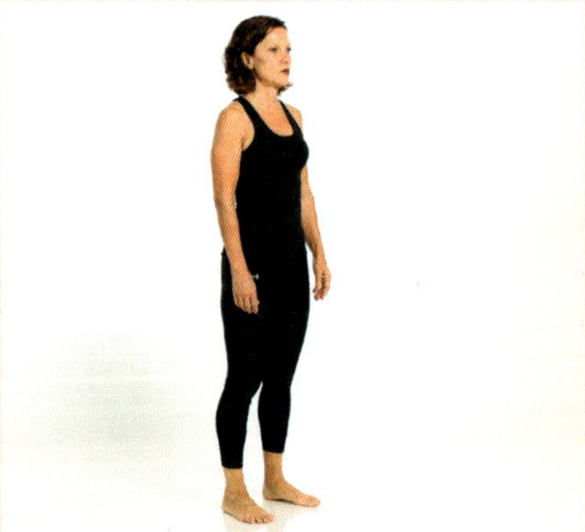

2. Bewusst ruhig, kontrolliert, rhythmisch atmen mit kombinierter Bauch-Brust-Atmung (siehe Kap. 2)

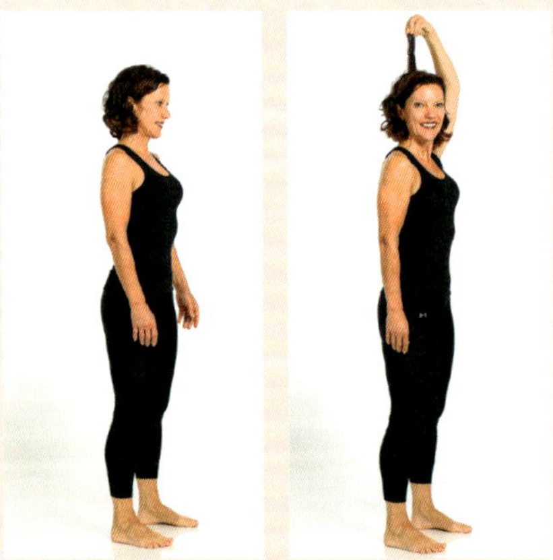

3. Beim Betreten des Bürogebäudes sich aufrichten und bewusst den Toppunkt nach oben spannen, um wie die Royals erhobenen Hauptes geschmeidig einzutreten. Die innere/äußere Haltung beeinflusst sich gegenseitig!

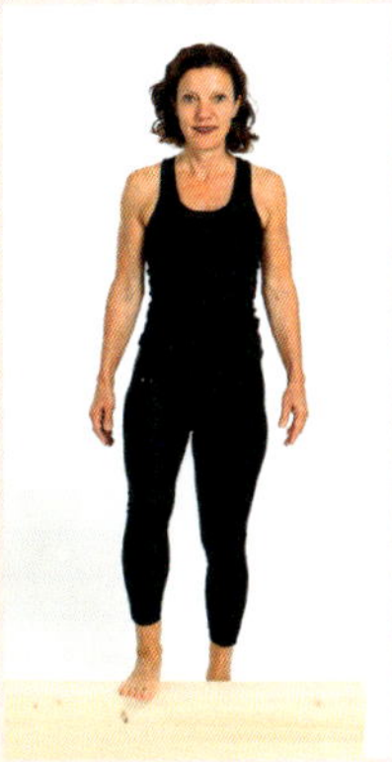
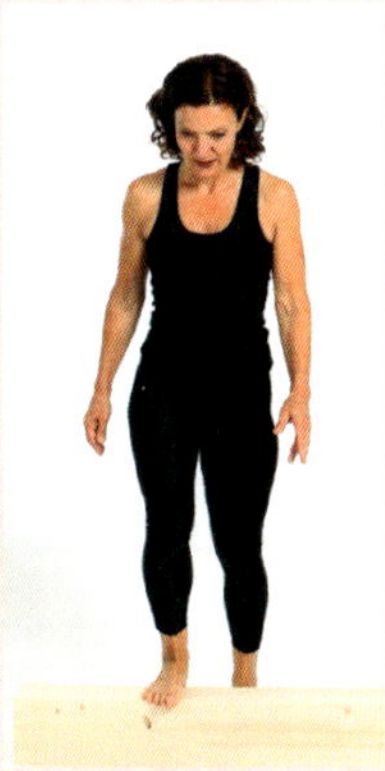
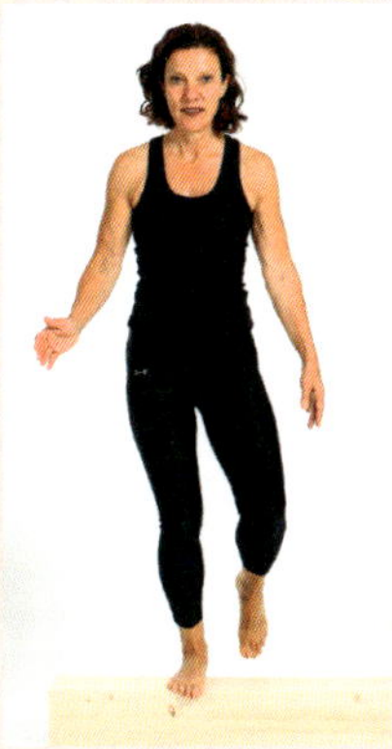

4. Kniestabiles Treppensteigen

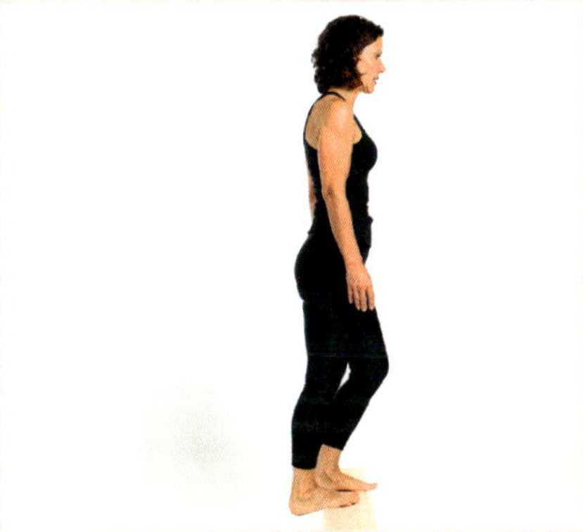

5. „Fersen tief“ auf jeder ersten Treppenstufe

# Fit im Büro

## Mobilisation und Dehnung im Büro

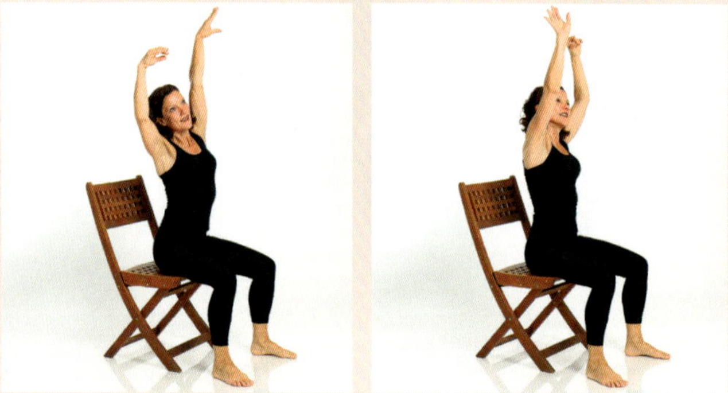

1. Sich recken und strecken wie meine Katze

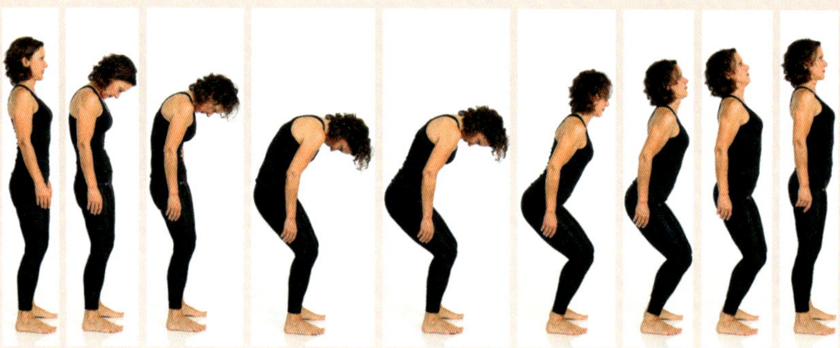

2. Welle

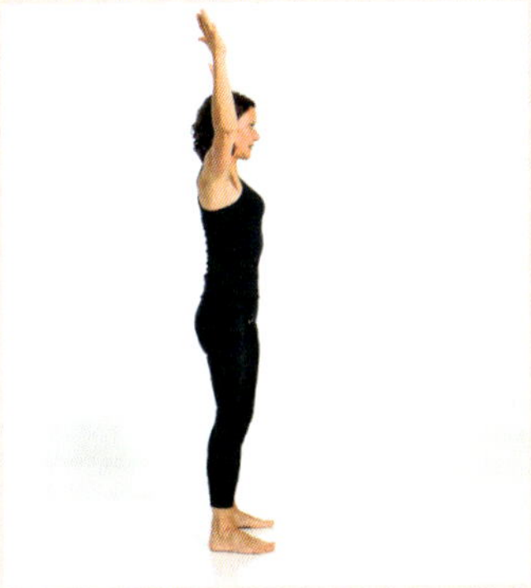

3. Flieger

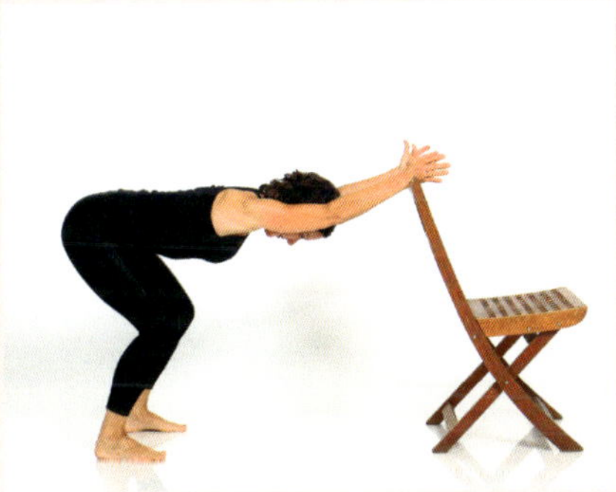

4. Den Brustkorb weiten
mit den Händen
auf dem Schreibtisch/
auf der Stuhllehne

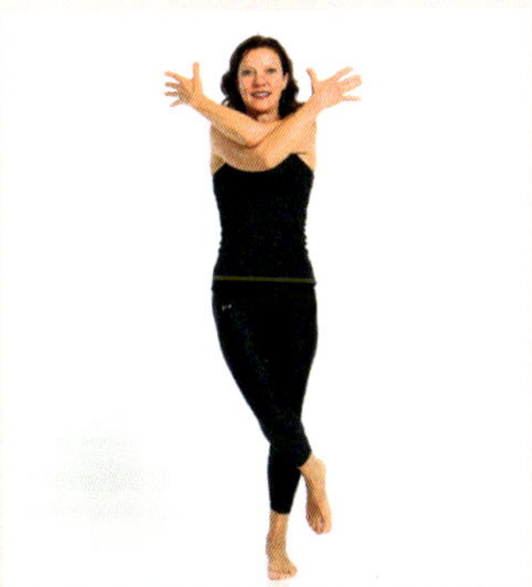

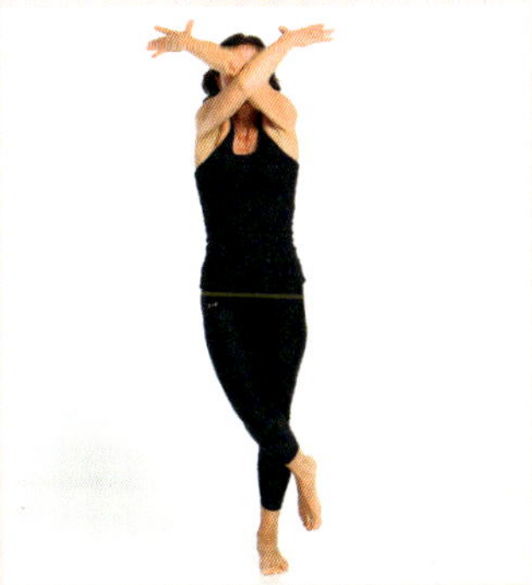

5. Der Elch –
die Arm-Linie-
Dehnung

## Bewegung und Kraft im Büro

Ständig benötigte Utensilien außerhalb vom Schreibtisch lagern, um regelmäßig Aufstehen zu „müssen".

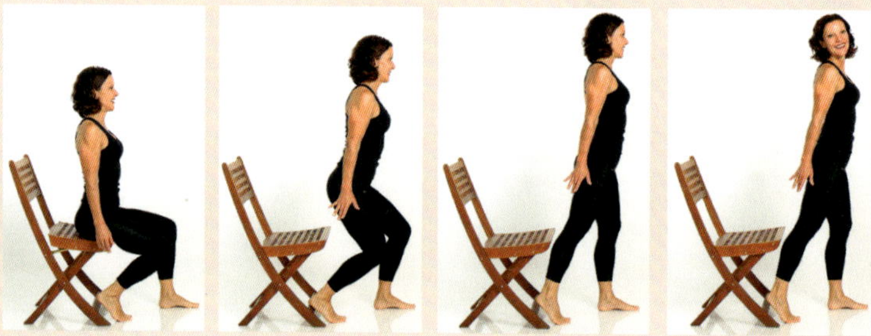

1. **Aufstehen und Hinsetzen mit langem Rücken**

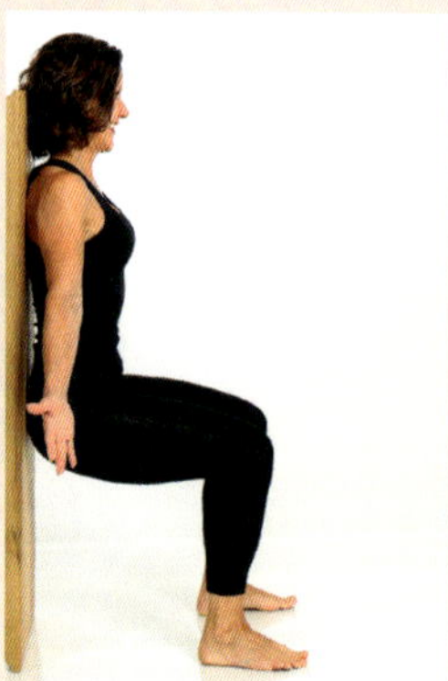

2. **Wandsitz beim Telefonieren mit dem Handy**

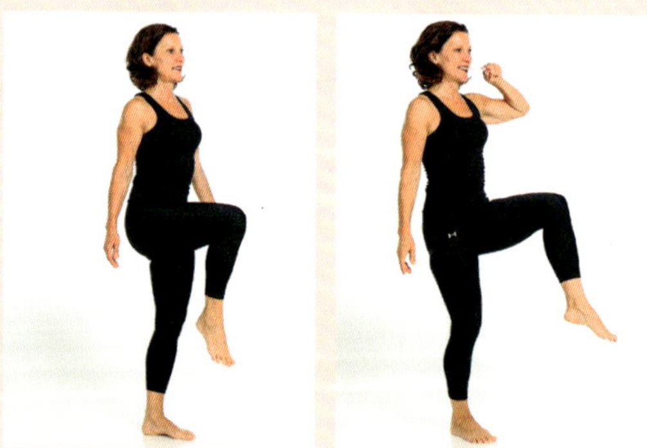

3. **Der Flamingo: Auf einem Bein stabil balancieren**

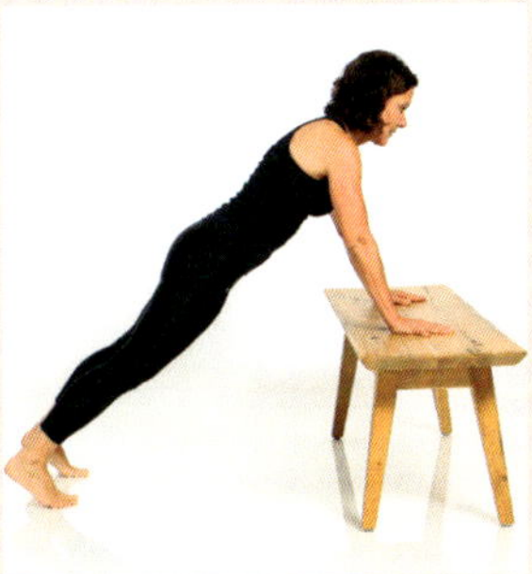
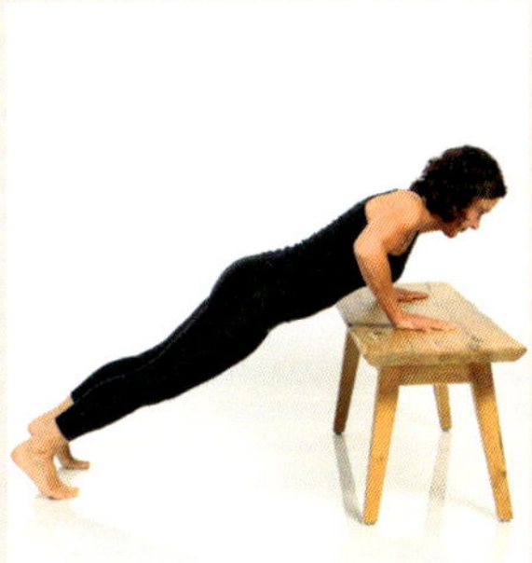

**4. Liegestütz erhöht am Schreibtisch/ stabilem Stuhl/ Bank**

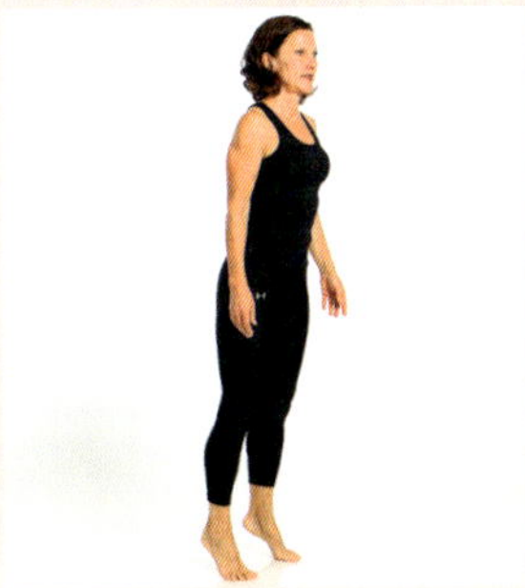
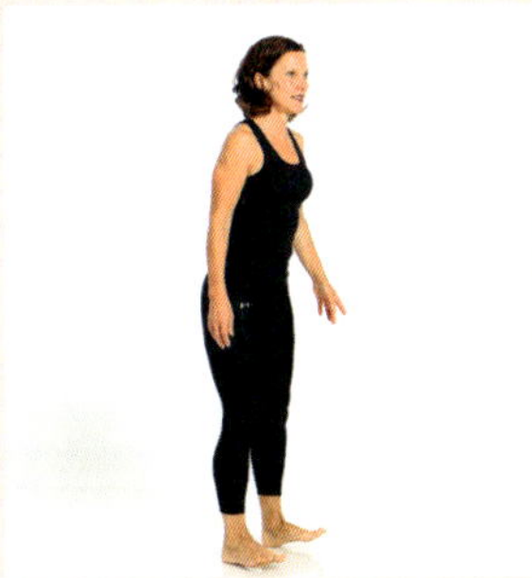

**5. Die Muskelpumpe aktivieren**

## *Fit in 60 Sekunden*

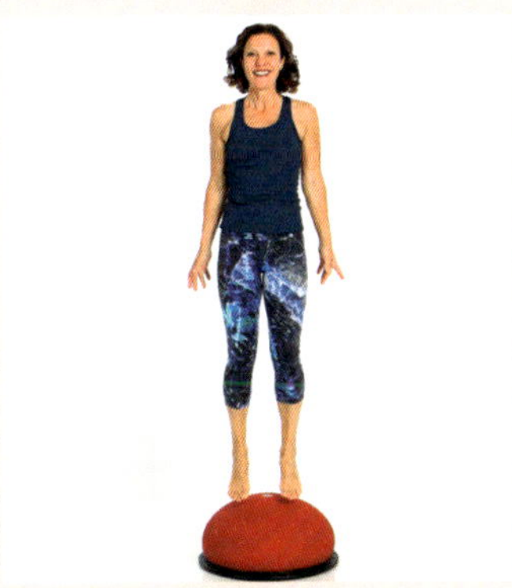

Spürt man ein Konzentrationsloch oder Müdigkeitstief, ist man mit federndem Hüpfen in 60 Sekunden wieder topfit und aufnahmefähig. Am Rande erwähnt: Nach einer Blasenentleerung durchgeführt, stärkt diese Übung enorm die Beckenbodenmuskulatur. Hilfreich bei Stressinkontinenz. Auch ohne den Jumper von der Firma TOGU, einfach auf der Stelle federnd und weich landend hüpfen.

# 4 Dehnen und beweglich sein

## Geschmeidig wie meine Katze

Dehnen, Recken und Strecken sind eigentlich eine ganz natürliche Angelegenheit. Tiere zum Beispiel dehnen sich nach einer Ruhepause, und auch der Mensch hat ein Dehnbedürfnis, das in der Alltagshektik allerdings meist untergeht. Stretching richtig erlebt, bedeutet, sich sensibel für körperliche Veränderungen in einen Dehnzustand zu begeben und diesen zu genießen. Es entsteht eine Körpererfahrungsform mit meditativer Qualität.

Man denkt nicht an die Effektivität während des Übens, sondern spürt und genießt nur den eigenen Körper. Durch regelmäßiges Dehnen (Detonisieren) und Beweglichkeitstraining kann der Bewegungsumfang jedes einzelnen Gelenks erweitert werden. Erreicht man über die Dehnung und das Beweglichmachen ein hohes Maß in allen Bereichen, erzielt man eine gute, allgemeine Flexibilität. Gleichzeitig wird die Koordination verbessert.

Die Beweglichkeit ist abhängig von der anatomischen Konstruktion eines Gelenks und gleichzeitig von der Elastizität der Bänder, Gelenkkapseln und Sehnen. Die bestmögliche Muskel-Gelenk-Beziehung kann man durch ein regelmäßiges, kurzes Beweglichkeitstraining erreichen. Um eine größere Bewegungsamplitude (Bewegungsumfang) in einem Gelenk zu erarbeiten, empfiehlt es sich, eine Dehnung langsam auszuführen, um die Entspannung des Muskels zu erreichen.

Wippende „Dehnübungen" sind im Gesundheitssport zu vermeiden, weil dies den Muskeldehnreflex auslösen kann. Der Muskel würde sich zum Eigenschutz vor Verletzungen krampfartig zusammenziehen. Um die Faszien noch ein wenig mehr zu „bearbeiten", kann man an der individuellen Dehngrenze ein wenig „spielen". Dies bedeutet, am Grenzpunkt der Dehnung sanft und einfühlsam die Dehnung mehr oder ein ganz klein wenig zu verstärken und wieder zu lösen. Eine äußere Bewegung ist dabei kaum sichtbar.

Demgegenüber besteht die Möglichkeit, zwischen der Anfangs- und Endposition kontinuierlich „hin und her zu wandern". Man tastet sich langsam an seine

Dehngrenze heran. Sobald man eine sanfte Dehnung intensiv fühlt, kehrt man im fließenden Wechsel in die Ausgangsposition zurück, um direkt wieder bis an die Dehngrenze die gleichmäßige Bewegung umzukehren.

### Am Grenzpunkt „spielen"

*An der individuellen Dehngrenze (Grenzpunkt der Dehnung) „spielen". Dies bedeutet, behutsam ein wenig mehr in die Dehnung schieben und wieder nachgeben. Eine Bewegung von außen wird dadurch kaum sichtbar. Dadurch wirkt sich die Dehnung weniger statisch auf den Körper aus und wird effektiver. Intensiv bewusst spüren und in die Dehnung hineinfühlen. Das Spannungsgefühl sollte nach einigen Sekunden nachlassen. Ist dies nicht der Fall, ist man zu weit gegangen.*

## Methodische Tipps

### TIPP

**Trainieren Sie die Beweglichkeit mit nur zwei Dehn- oder Beweglichkeitsübungen nach dem *Prinzip 5 + 2*.**

Die Dehnpositionen langsam einnehmen, langsam in den Dehnungszustand des Körpers hineingehen. Sich behutsam an die persönliche Dehngrenze herantasten.

**Variante 1:** Die Position wird so lange gehalten, bis man ein Nachlassen des Dehnwiderstandes verspürt, mindestens 20 bis etwa 60 Sekunden halten und am Grenzpunkt, wie beschrieben, „spielen". Jede Dehnübung bzw. Körperseite 1-3-mal dehnen.
**Variante 2:** Die Dehn- und Beweglichkeitsübungen mehrmals hintereinander, 5-8-mal, fließend, entspannt, aufmerksam, der individuellen Bewegungsamplitude entsprechend und erweiternd ausführen.
**Atmung:** Den Atem ruhig, kontrolliert, rhythmisch fließen lassen. In den Bereich der größten Spannung ausatmen. Mit jeder Ausatmung innerlich bewusst noch mehr in diesem Bereich loslassen, sich innerlich „sinken" lassen.

### Hinweis

*Alle Dehn- und Beweglichkeitsübungen können immer wieder einzeln in den Alltag integriert werden.*

# Dehn- und Beweglichkeitsübungen

## 1. WELLE

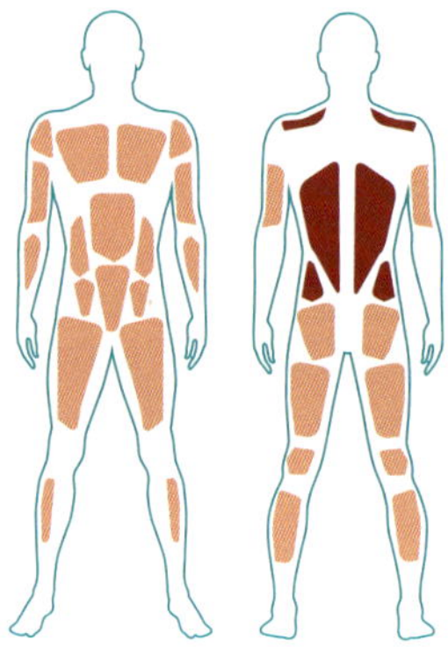

**Beteiligte Muskulatur:** Dehnen der oberflächlichen Rücken- (s. S. 23) und Frontallinie (s. S. 24), verbessert die Beweglichkeit der Wirbelsäule
**Ausgangsposition:** Stand hüftbreit. Mit dem siebten Halswirbel (dem nach außen ragenden, prominenten Dornfortsatz des siebten Halswirbels) bewusst ein wenig nach hinten „spannen".

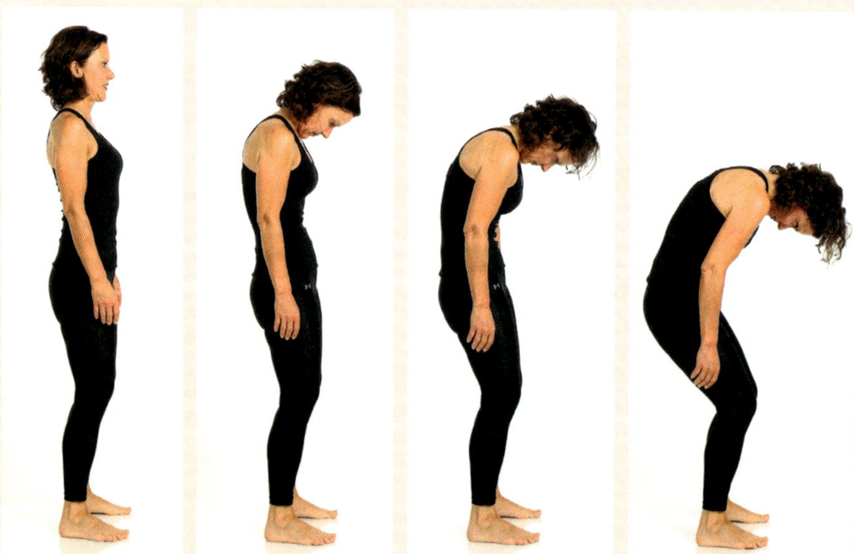

**Übungsbeschreibung:** Wirbel für Wirbel, in der Vorstellung wie eine Welle „rollen". Den Kopf nach vorne unten nehmen, zum Bauchnabel schauen und spüren, wie der Rücken rund wird. Wirbel für Wirbel nach unten rollen, bis das Becken nach hinten aufgerichtet ist. Dann einen Entenpopo machen und dabei mit dem gesamten Körper ins „Hohlkreuz" gehen. Von unten langsam wieder Wirbel für Wirbel nach oben wandern, bis der siebte Dornfortsatz des Halswirbels wieder nach hinten oben gerichtet ist. Die Arme sind an den Körperseiten. Den Brustkorb öffnen. Fließend wellenförmig Wirbel für Wirbel nach oben und unten rollen, dabei vom Hohlkreuz über den Rundrücken wieder in die Streckung (Ausgangsposition) kommen. Den Atem fließen lassen.

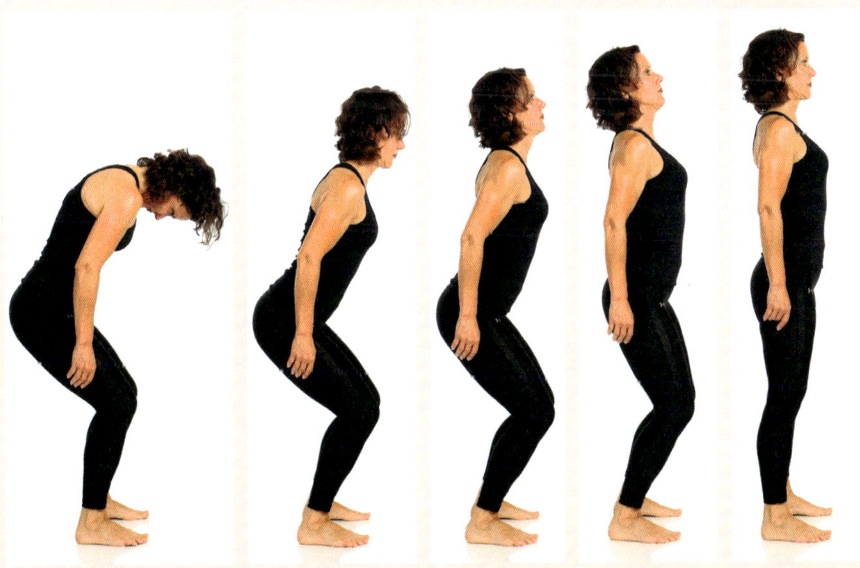

## 2. „LANGSAMES NICKEN"

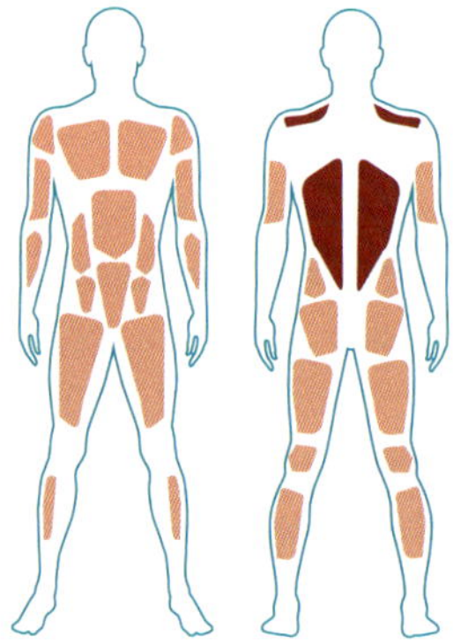

**Beteiligte Muskulatur:** Dehnung des oberen Teils des Rückenstreckers
**Ausgangsposition:** Grundposition im Stand.
**Übungsbeschreibung:** Das Kinn langsam in Richtung Brustbein ziehen, ohne dies zu berühren, bis ein leichtes Dehnen im Nacken rechts und links der Halswirbelsäule zu spüren ist.

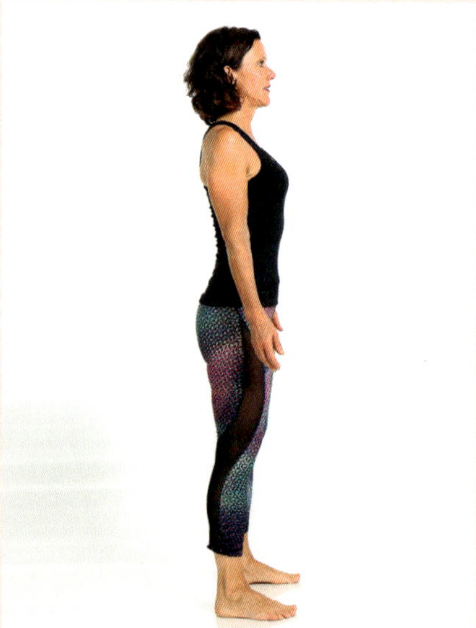

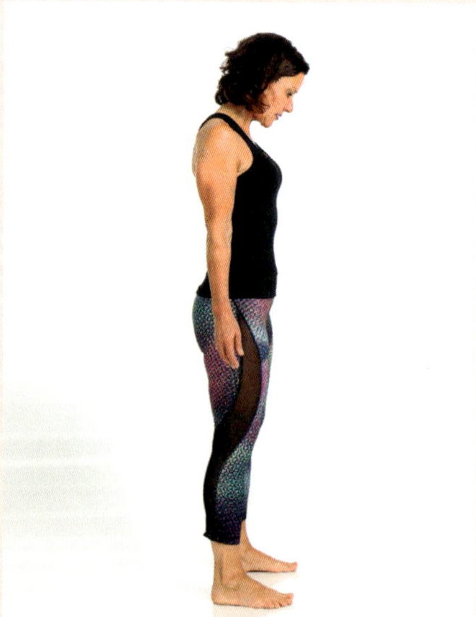

## 3. DEN KOPF „KIPPEN"

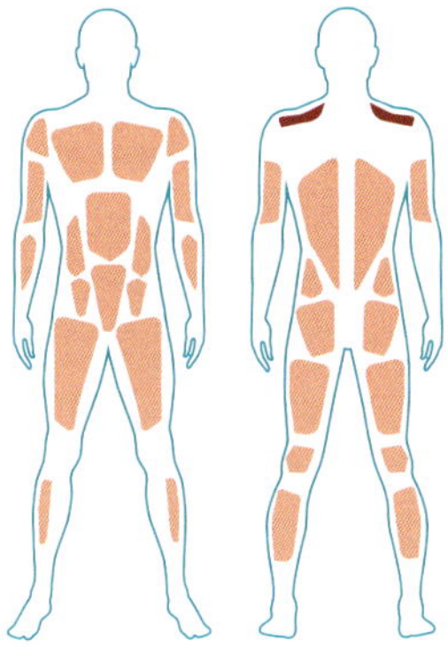

**Beteiligte Muskulatur:** Dehnung der seitlichen Muskulatur der Halswirbelsäule (Kappenmuskel = M. trapezius, pars descendens)
**Ausgangsposition:** Grundposition im Stand.
**Übungsbeschreibung:** Die linke Schulter etwas nach unten ziehen. Den Kopf zur Gegenseite nach rechts kippen, als wollte man das Ohr auf die Schulter legen, bis auf der linken Halsseite ein leichtes Ziehen spürbar ist. Diese Übung kann haltend, wie beschrieben, durchgeführt werden. Aber auch ein harmonisch langsames Bewegen in verschiedenen Bewegungswinkeln, bis seitlich im Nacken ein leichter Zug spürbar wird, ist möglich und angenehm.

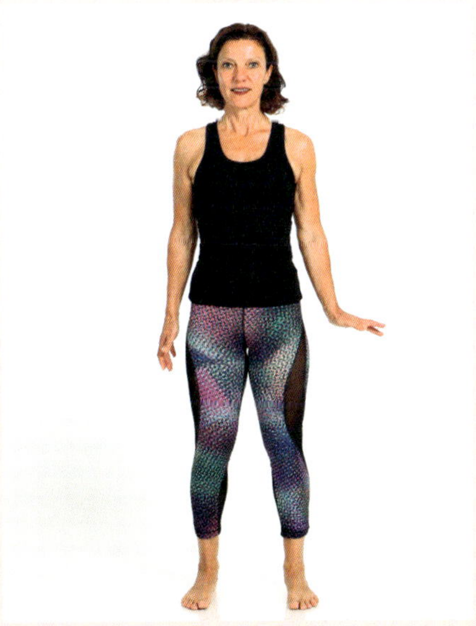

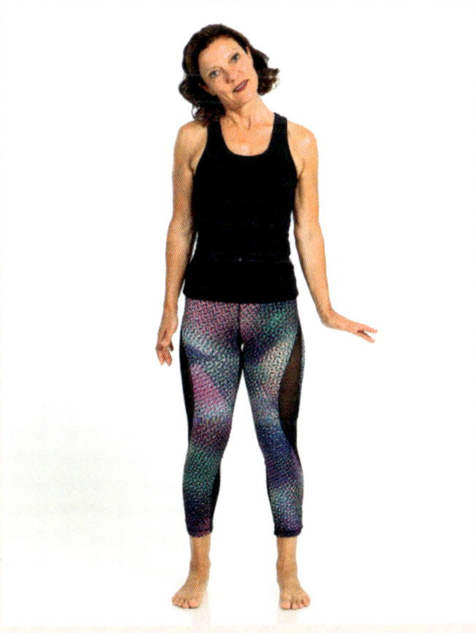

## 4. IMAGINÄRER „TÜRRAHMEN“

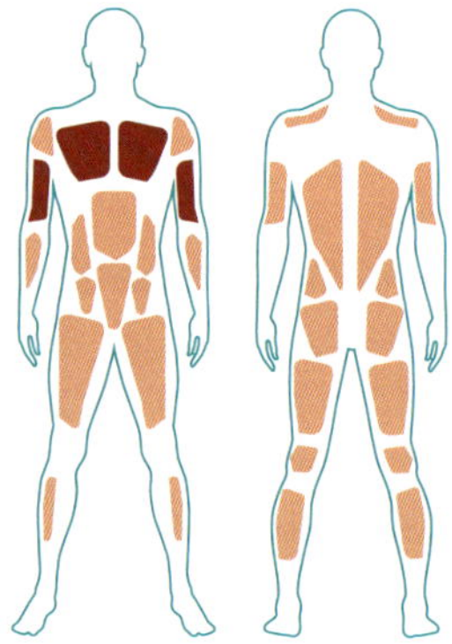

**Beteiligte Muskulatur:** Aktives Dehnen der Brustmuskulatur, des Oberarms innen/Bizeps.
**Ausgangsposition:** Grundposition im Stand. In der Vorstellung vor einem Türrahmen. Beide Arme gestreckt schräg nach vorne oben nehmen.
**Übungsbeschreibung:** Rechts einen Schritt nach vorne in den imaginären Türrahmen hineinsetzen. Den ganzen Oberkörper nach vorne schieben. Das Gewicht auf den vorderen rechten Fuß mitnehmen. Hinterkopf, Schulter und Gesäß bilden mit der Ferse eine Linie. Ein sanftes Dehnen im Oberkörper spüren und halten. Gleichmäßig und ruhig atmen. Beinwechsel. Am Endpunkt „spielen“. Man kann sich auch in einen Türrahmen stellen, die Hände von außen dagegen lehnen und „durch“ die Tür hindurch dehnen.

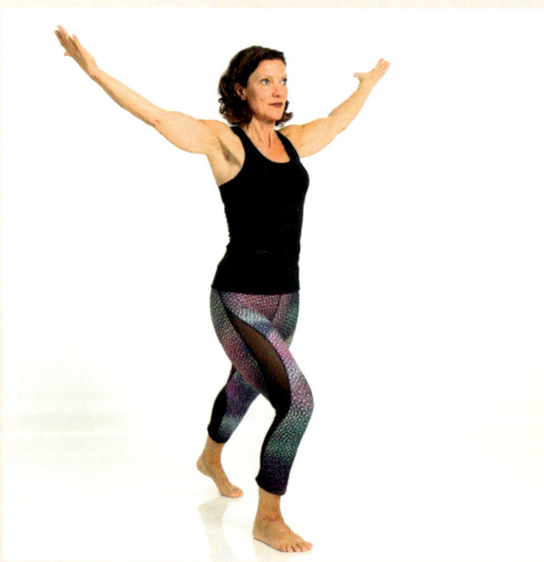

## 5. „DAS BRUSTBEIN SPANNEN"

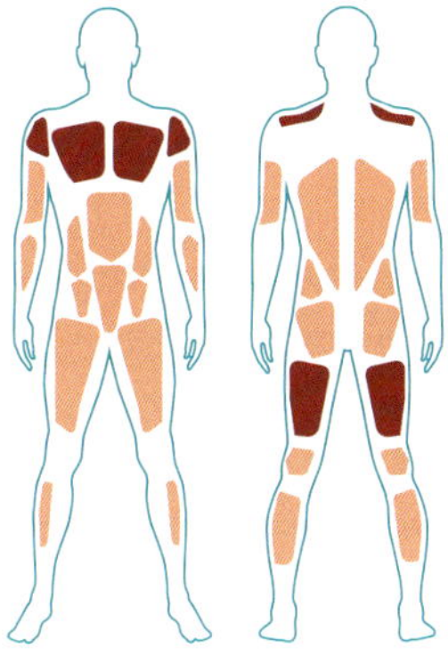

**Beteiligte Muskulatur:** Dehnen der Brust- und Schultergürtelmuskulatur und der Muskulatur der Oberschenkelrückseite.
**Ausgangsposition:** Stand vor einer Stuhllehne, einem Tisch, Fensterbrett oder Geländer. Die Arme gestreckt abgelegen. Der Rücken ist gestreckt. Die Knie sind gebeugt.
**Übungsbeschreibung:** Das Brustbein zum Boden spannen – mit der Ausatmung bewusst loslassen. Am Endpunkt „spielen". Das Knie sanft strecken.

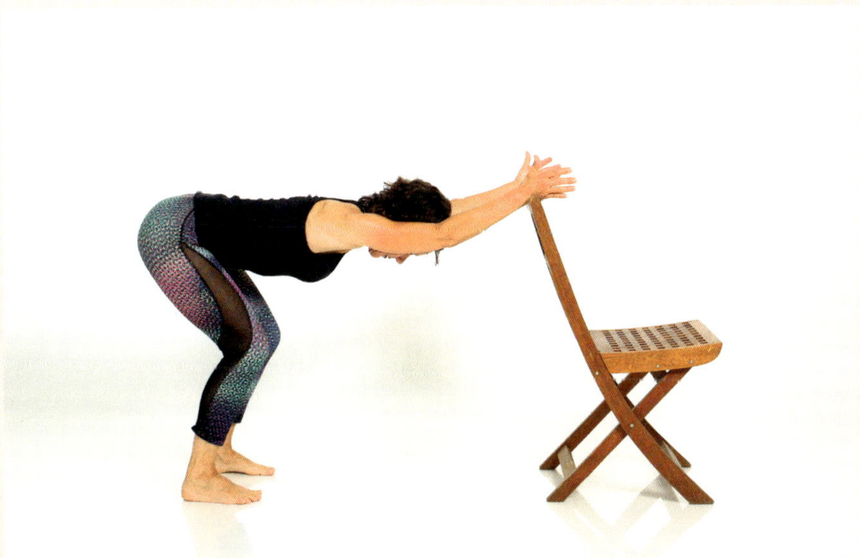

## 6. „V"-DEHNUNG IM VIERFÜSSLERSTAND

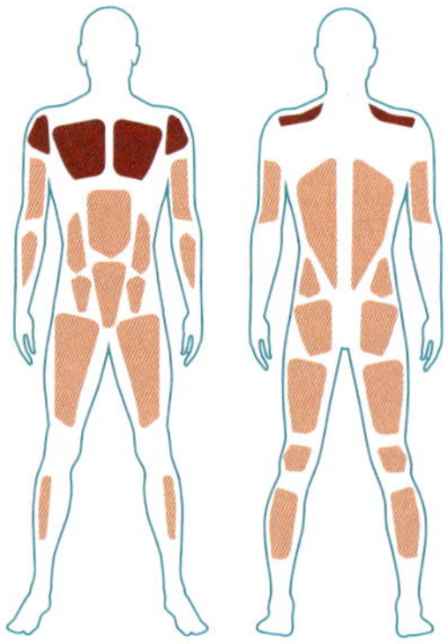

**Beteiligte Muskulatur:** Dehnung der Brust- und Schultergürtelmuskulatur.

**Ausgangsposition:** Vierfüßlerstand. Beide Hände in einem weiten „V" mehr als schulterbreit vor dem Körper ablegen.

**Übungsbeschreibung:** Mit dem Gesäß nach hinten spannen, als wollte man sich auf die Fersen setzen. Das Brustbein in Richtung Boden spannen. Die Hände eventuell nochmals auseinanderschieben. Mit der Ausatmung bewusst loslassen. Am Endpunkt „spielen".

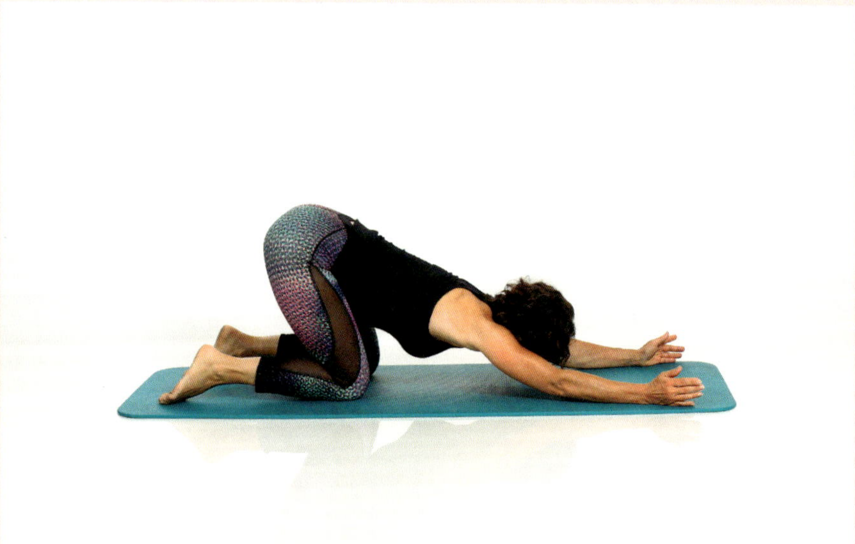

## 7. „SCHULTERN" IM VIERFÜSSLERSTAND

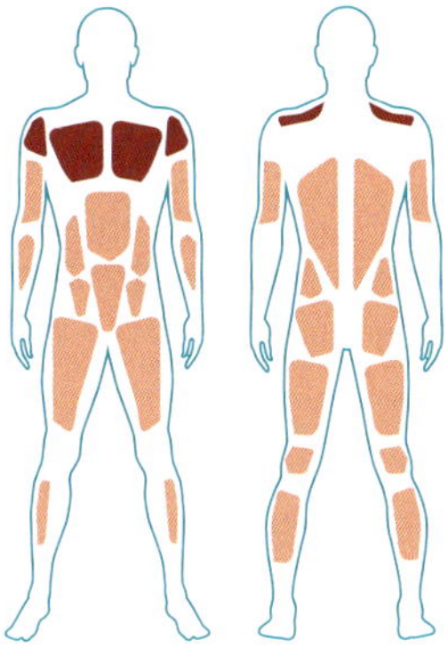

**Beteiligte Muskulatur:** Dehnung der Brust- und Schultergürtelmuskulatur, Verbesserung der Schulterbeweglichkeit.
**Ausgangsposition:** Vierfüßlerstand. Beide Hände in einem weiten „V" mehr als schulterbreit vor dem Körper ablegen.
**Übungsbeschreibung:** Den rechten Arm unter dem Oberkörper so weit wie möglich nach links schieben. Danach nach rechts oben aufdrehen im steten Wechsel.

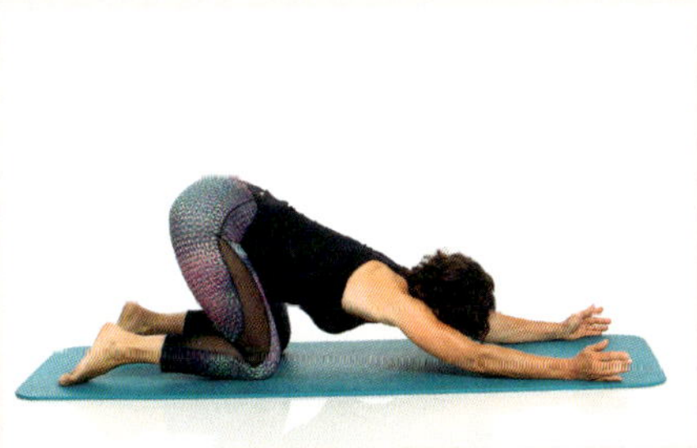

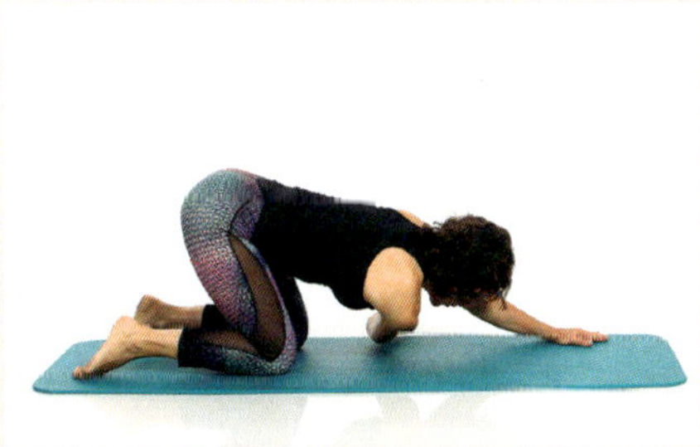

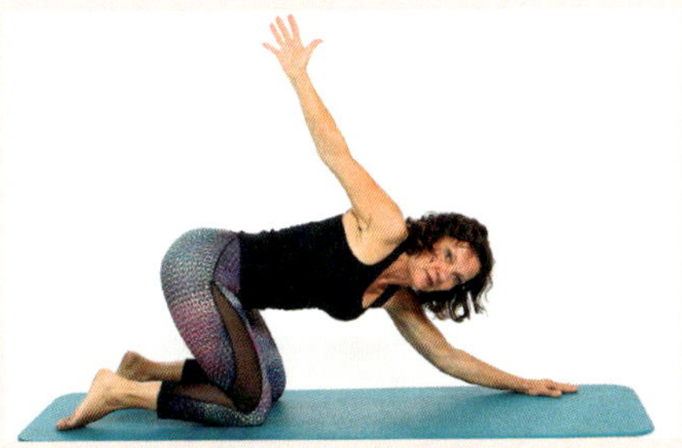

## 8. DAS KNIE ZUR BRUST ZIEHEN

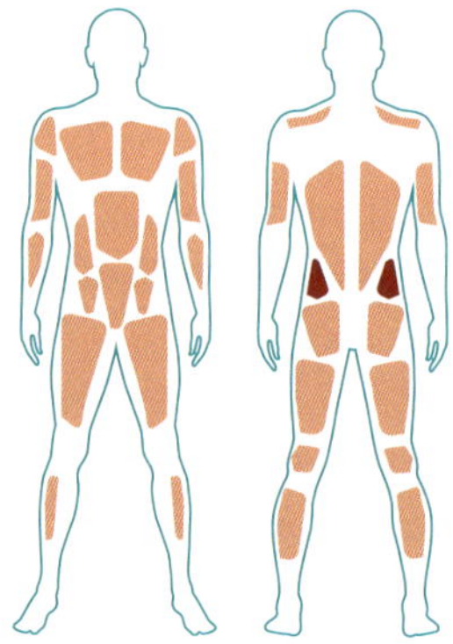

**Beteiligte Muskulatur:** Dehnung der unteren Rückenmuskulatur.
**Ausgangsposition:** Rückenlage.
**Übungsbeschreibung:** Langsam die Knie mit beiden Händen seitlich zur Brust ziehen. Das Steißbein am Boden halten, bis ein Gefühl entsteht, dass die untere Rückenmuskulatur lang gezogen wird. Kompakt das Gewicht etwas nach rechts und links verlagern und dabei beide Knie ein wenig nach rechts und links ziehen. Am Endpunkt „spielen". Abschließend langsam die Nase/den Kopf zu den Knien ziehen. Sehr entspannend!

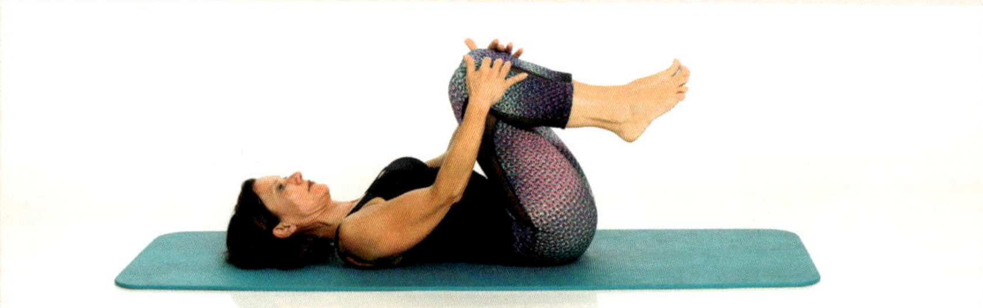

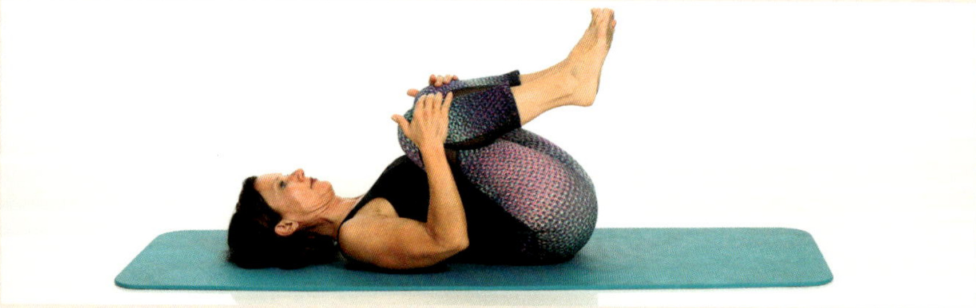

## 9. LANGES BEIN IN RÜCKENLAGE

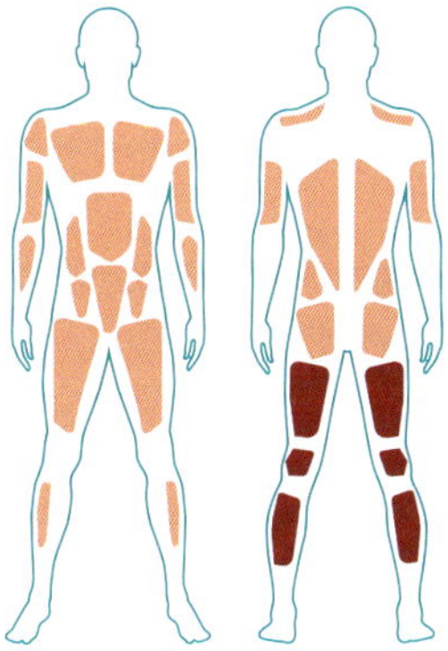

**Beteiligte Muskulatur:** Dehnung der Muskulatur der Beinrückseite.
**Ausgangsposition:** Rückenlage.
**Übungsbeschreibung:** Das rechte Knie gebeugt mit beiden Händen, einem Theragym-Band oder Handtuch so weit wie möglich zur Brust ziehen. Den Unterschenkel langsam zur Decke strecken, bis ein Ziehen auf der Rückseite des Oberschenkels/der Wade spürbar ist. Die Zehenspitzen immer wieder bewusst in Richtung Knie in Flexion ziehen und die Ferse immer wieder ein wenig in Richtung Decke schieben, um an der individuellen Dehngrenze sanft zu „spielen". Das linke Bein gestreckt am Boden halten und immer wieder zum Boden spannen und den Fuß in Flexion ziehen.

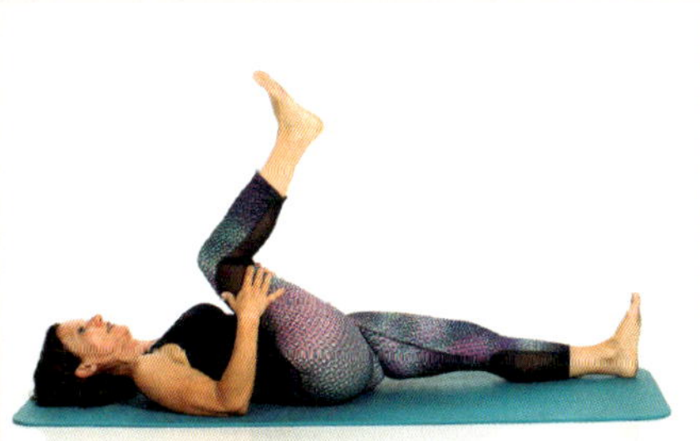

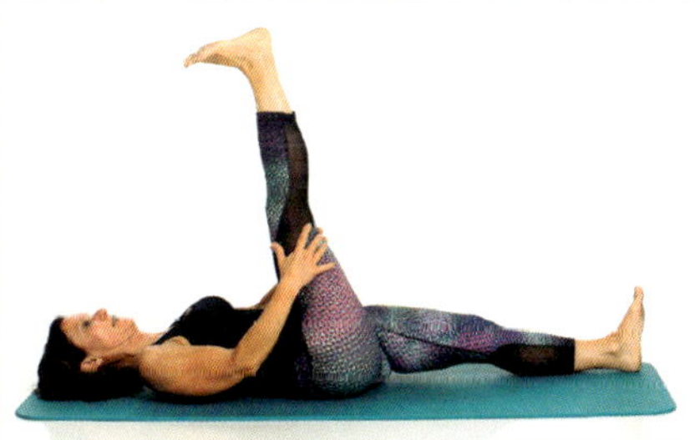

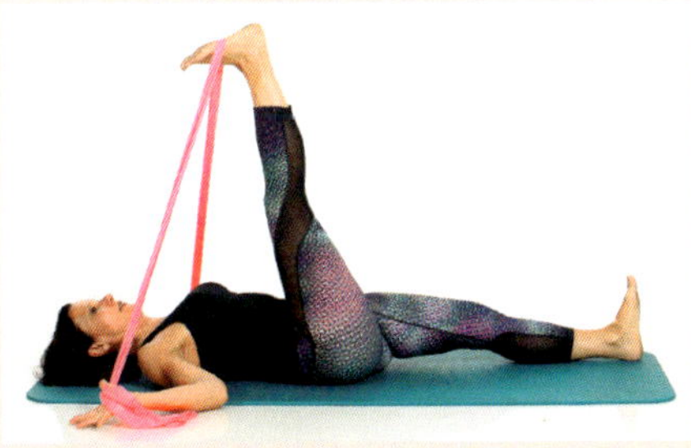

## 10. LANGES BEIN ERHÖHT

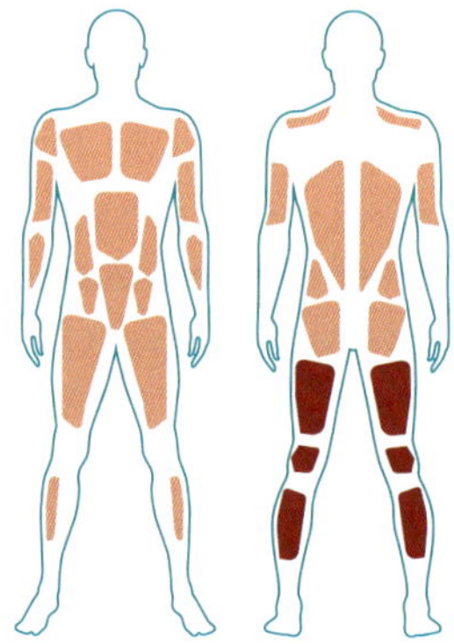

**Beteiligte Muskulatur:** Dehnung der Muskulatur der Beinrückseite – Spirallinie (s. S. 25 unten).

**Ausgangsposition:** Einbeinstand links. Das rechte Bein ist mit der Ferse erhöht abgelegt, z. B. auf einer Bank. Der Fuß ist in Dorsalflexion.

**Übungsbeschreibung:** AA: Sich langsam mit gestrecktem Rücken nach hinten unten absetzen, bis ein Ziehen auf der Oberschenkelrückseite spürbar wird. Dabei den Bauchnabel zum Oberschenkel nähern. Die Arme und Hände nach hinten aufspannen. EA: Langsam das Standbeinknie strecken und den Oberkörper aufrichten. Die linke Hand auf das rechte Knie legen und in die Außenrotation aufdrehen.

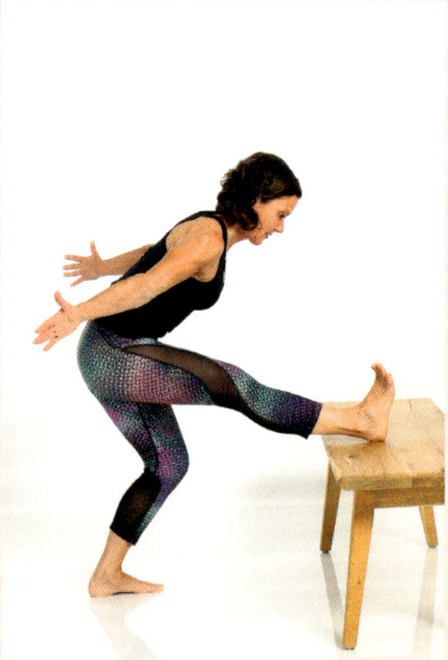

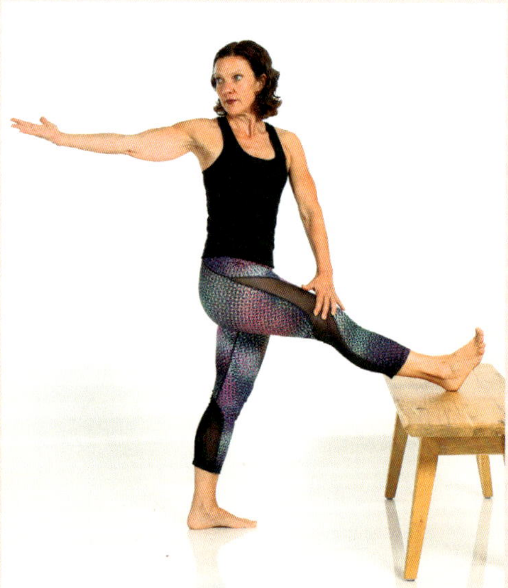

## 11. „AUF DIE PLÄTZE"

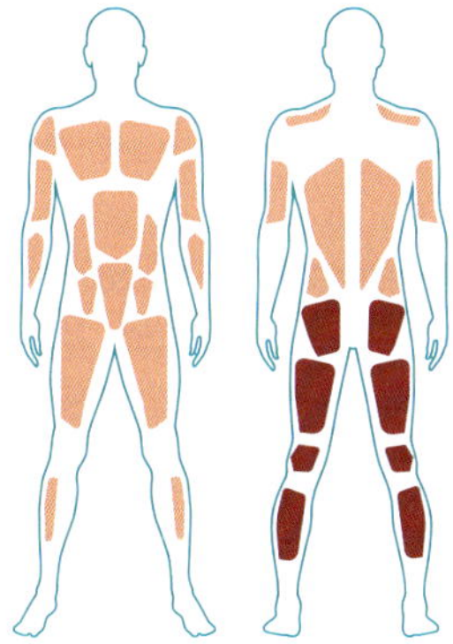

**Beteiligte Muskulatur:** Dehnung der Muskulatur der Beinrückseiten, der Gesäßmuskulatur und der oberflächlichen Rückenlinie (s. S. 23).
**Ausgangsposition:** In Startposition gehen wie bei einem 100-m-Lauf. Das linke Bein ist vorne, das rechte Bein ist hinten mit dem Knie aufgesetzt.
**Übungsbeschreibung:** Langsam das Gesäß heben und das vordere Bein bis an die individuelle Dehngrenze strecken. Gleichzeitig das hintere rechte Bein so weit wie möglich strecken. Den Oberkörper nach vorne unten „loslassen". Sobald ein Ziehen spürbar wird, langsam und kontrolliert in die Ausgangsposition zurückkehren. Fließender Wechsel mehrmals hintereinander aus der Ausgangsposition in die Endposition und wieder zurück. Bewusst langsam und lang in der Endposition ausatmen.

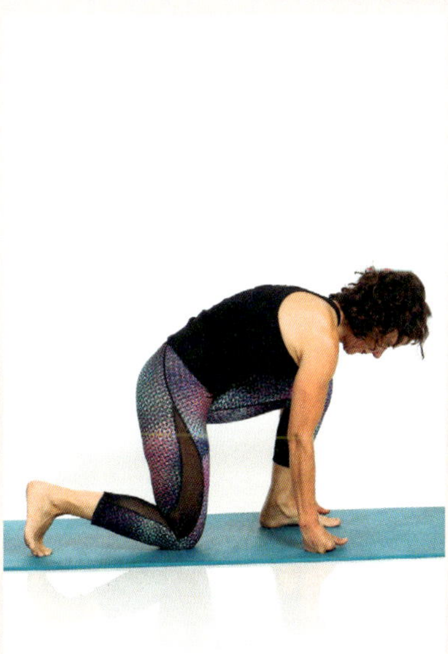

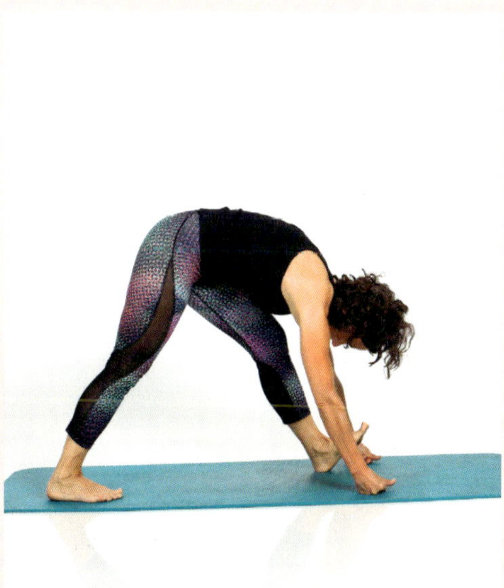

## 12. TIEFER AUSFALLSCHRITT, KNIEND

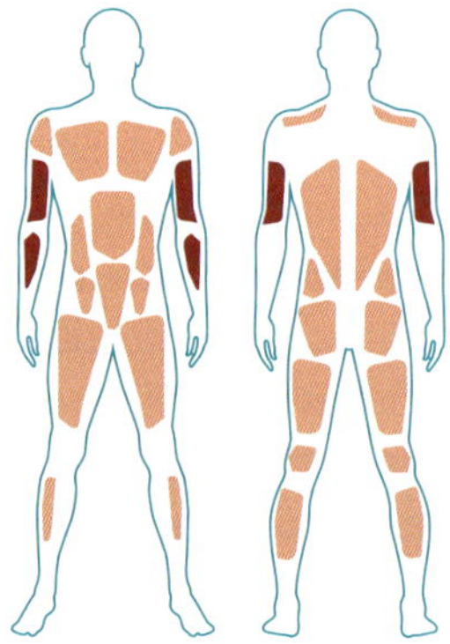

**Beteiligte Muskulatur:** Dehnung der Spirallinie (s. S. 24 unten) und der Armlinie (s. S. 26 oben).
**Ausgangsposition:** Tiefer Ausfallschritt, hüftschmal. Das rechte Knie ist am Boden.
**Übungsbeschreibung:** Den linken Ellbogen entlang der Innenseite des linken Unterschenkels langsam so tief wie möglich bewegen. Den rechten Arm locker halten. Langsam wieder nach oben kommen und die rechte Hand auf den linken Oberschenkel legen. Mit dem linken Arm nach hinten oben aufdrehen und in die Außenrotation dehnen und der Hand nachschauen. Die linke Hand auf das linke Knie legen und mit der rechten Hand schräg nach hinten oben in die Außenrotation dehnen.
**Achtung:** Das Knie die ganze Zeit stehen lassen, um die Gelenkachsen optimal zu halten.

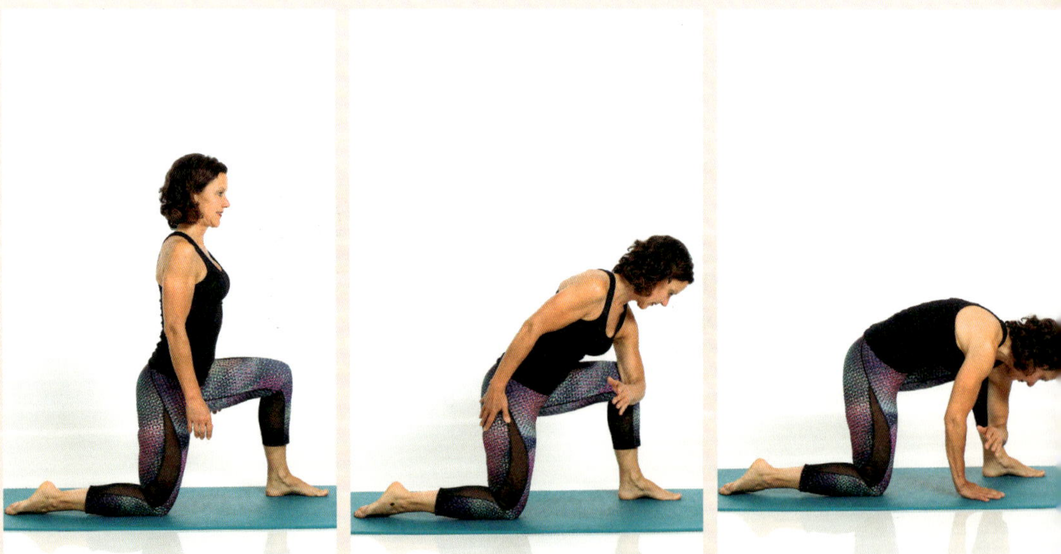

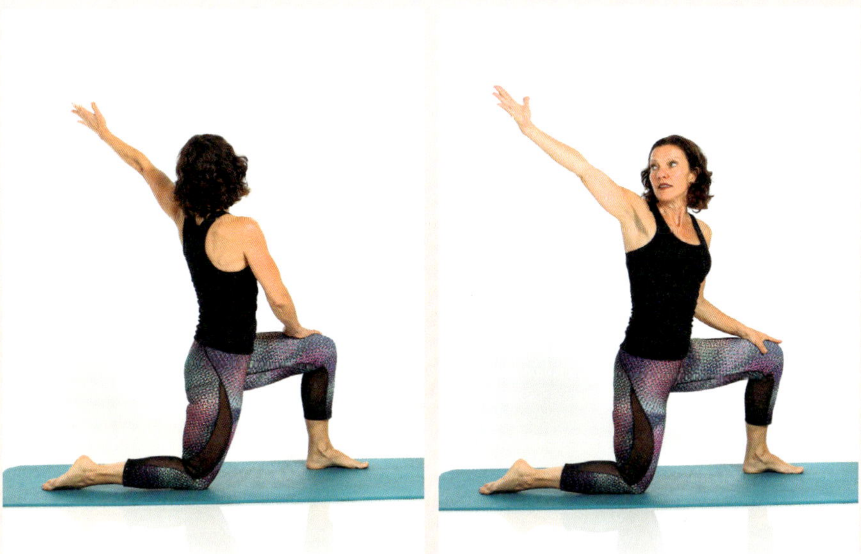

## 13. IM AUSFALLSCHRITT AUFSPANNEN

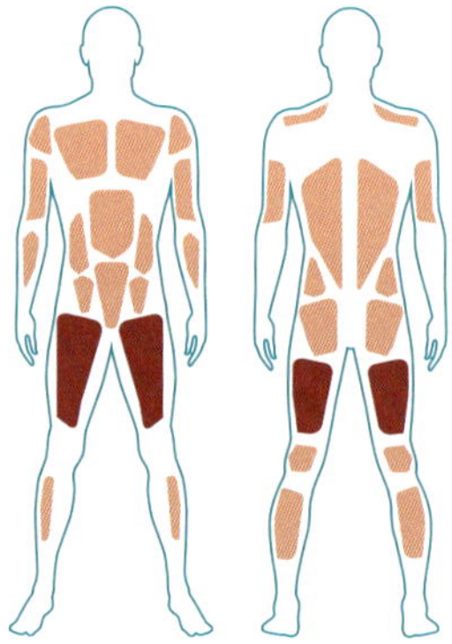

**Beteiligte Muskulatur:** Dehnung der Innenseite und der Vorderseite des Oberschenkels, M. iliopsoas (vom Oberschenkelkopf zur Wirbelsäule).
**Ausgangsposition:** Tiefer Ausfallschritt, hüftschmal. Das rechte Knie ist am Boden.
**Übungsbeschreibung:** Langsam den Oberkörper über die Hüfte aufspannen, bis ein sanftes Ziehen am Übergang Oberschenkel, Unterbauch, Wirbelsäule spürbar wird (siehe rechte Hand).

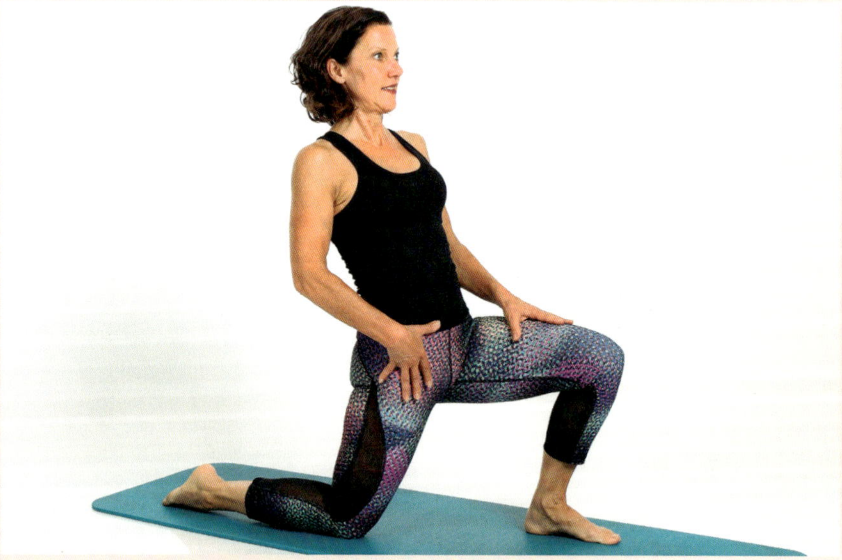

## 14. IM SITZ AUFSPANNEN

**Beteiligte Muskulatur:** Dehnung der Frontal- (s. S. 24) und Spirallinie (s. S. 25 unten), der Gesäßmuskulatur, der Innenseite und Vorderseite des Oberschenkels, M. iliopsoas (vom Oberschenkelkopf zur Wirbelsäule).
**Ausgangsposition:** Sitz kniend auf dem rechten Bein. Das linke Bein nach hinten gestreckt ablegen. Die Arme sind an den Körperseiten in der Luft.
**Übungsbeschreibung:** Den linken Arm nach oben nehmen und den Oberkörper weit aufspannen, bis auf der Vorderseite des linken Oberschenkels bis in den linken Unterbauch ein sanftes Dehnen spürbar wird.

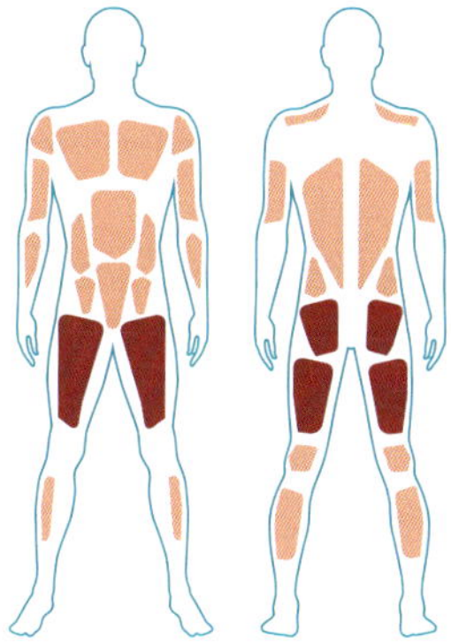

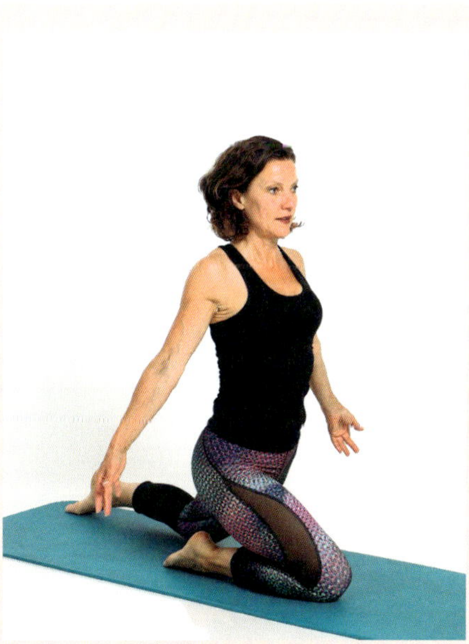

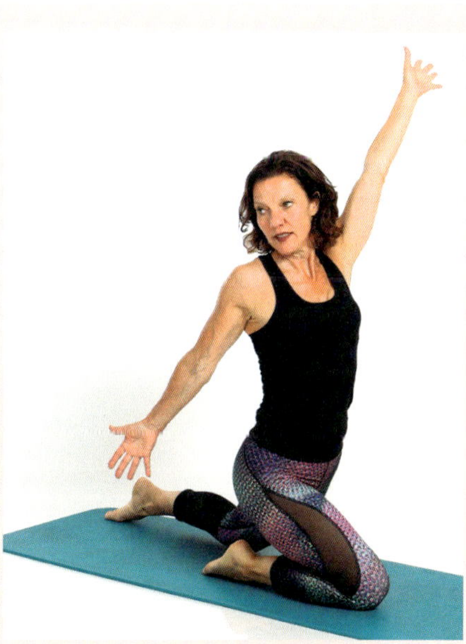

## 15. SICHELDEHNUNG

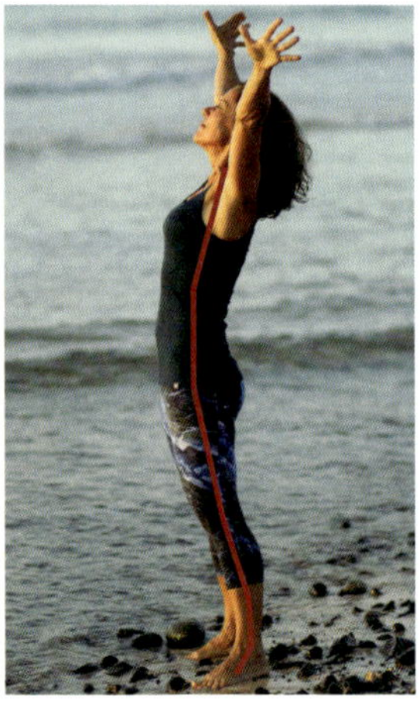

**Beteiligte Muskulatur:** Dehnen der Laterallinie (s. S. 25 oben) am Boden.
**Ausgangsposition:** Rückenlage. Die Arme und die Beine sind gestreckt.
**Übungsbeschreibung:** Langsam die gestreckten Arme und gestreckten Beine (ein Bein nach dem anderen) nach rechts schieben, bis eine Flankendehnung links spürbar ist. Ruhig und gleichmäßig atmen. Zur anderen Seite wechseln. Die Oberarme und die Ellbogen halten entspannt Bodenkontakt.

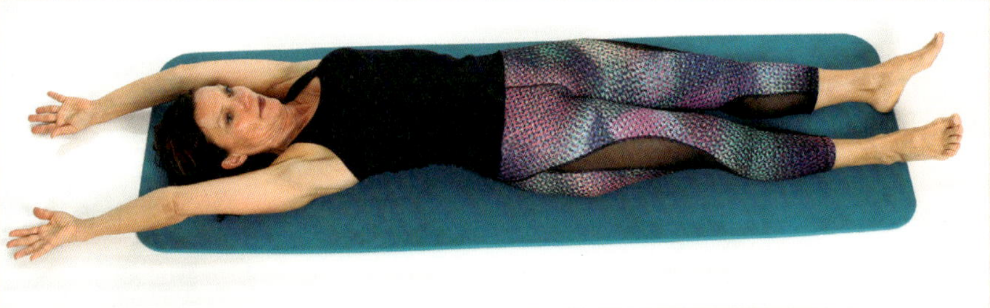

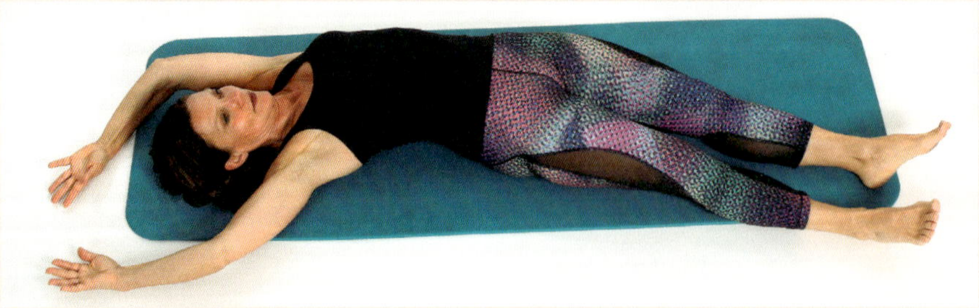

## 16. FLANKENDEHNUNG

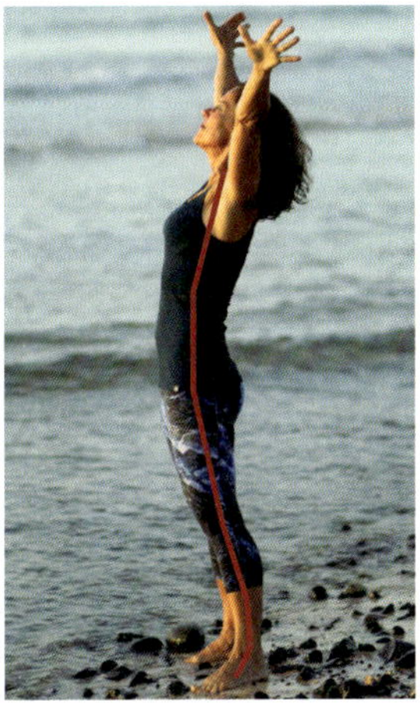

**Beteiligte Muskulatur:** Dehnung der Laterallinie (s. S. 25 oben).
**Ausgangsposition:** Aufrechter Stand. Die Arme sind über den Kopf gestreckt. Die Handflächen sind ineinandergelegt.
**Übungsbeschreibung:** Sich langsam nach rechts und links in die Dehnung bewegen. Stellen Sie sich vor, Sie stehen mit dem Rücken an einer Wand und bleiben frontal geöffnet, ohne wegzudrehen.

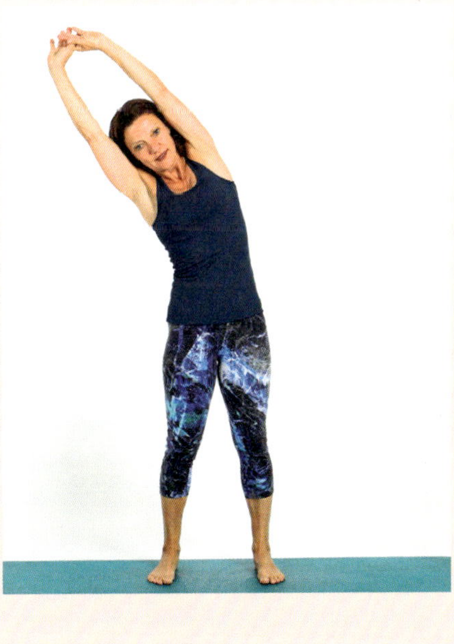

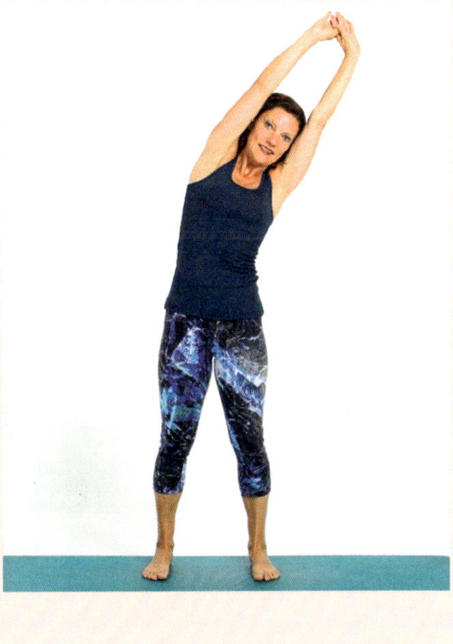

## 17. DREHDEHNEN IM SEITLICHEN SITZ

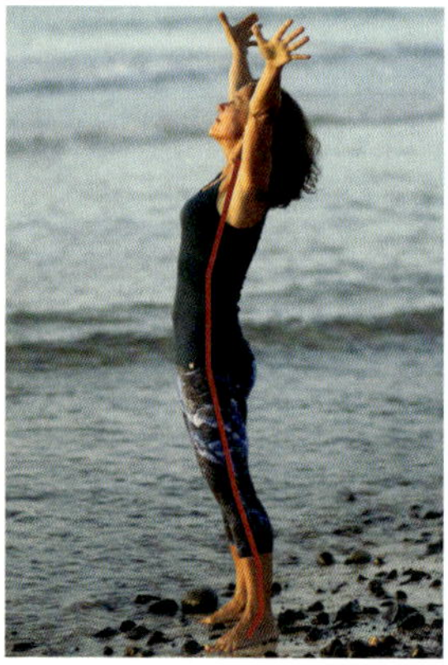

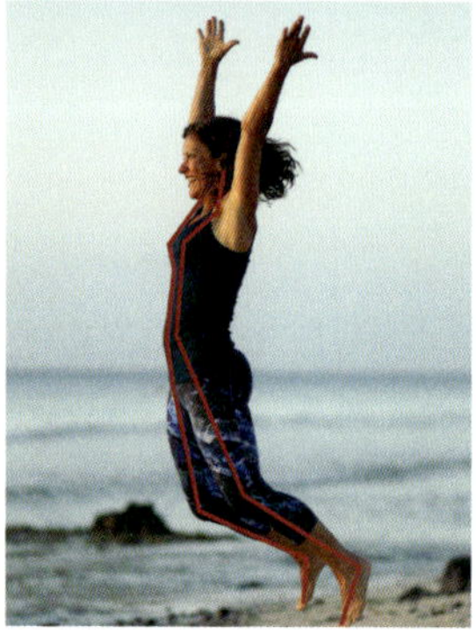

**Beteiligte Muskulatur:** Dehnen der oberflächlichen Frontal- (s. S. 24) und Laterallinie (s. s. 25 oben).

**Ausgangsposition:** Im Sitz ist das rechte Bein vor dem Körper gebeugt. Das linke Bein ist nach hinten gebeugt. Den Oberkörper mit dem rechten Arm stützen. Der linke Arm ruht auf dem linken Oberschenkel.

**Übungsbeschreibung:** Das Becken heben. Das Gewicht auf den Stützarm und die Knie verlagern. Den Oberkörper aufspannen. Den oberen linken Arm seitlich nach hinten aufdrehen.

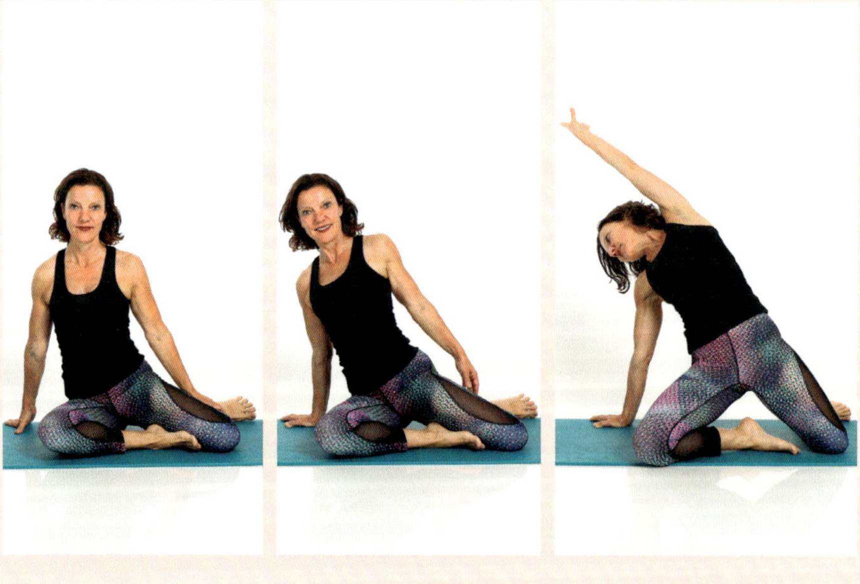

## 18. DREHDEHNLAGE

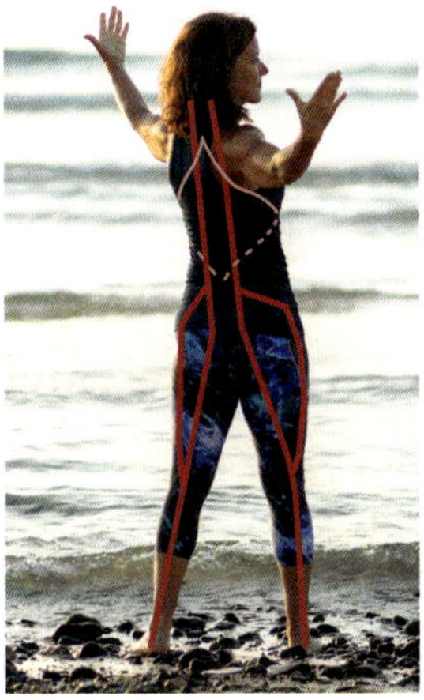

**Beteiligte Muskulatur:** Dehnen der frontalen Arm- und Spirallinie (s. S. 25 unten).
**Ausgangsposition:** Seitenlage rechts entlang des hinteren Mattenrands. Das untere Bein ist gestreckt. Das obere linke Bein ist in Hüfte und Knie gebeugt und nah zum Oberkörper herangezogen und abgelegt. Der rechte Arm liegt als Stütze unter dem Kopf. Der linke Arm liegt seitlich auf dem Körper.
**Übungsbeschreibung:** Den linken Arm langsam nach oben zum Ohr bewegen und von hier aus nach hinten aufdrehen, bis die Dehnung in der Brust- und seitlichen Rumpfmuskulatur bis zum unteren Rücken spürbar ist. Den Atem ruhig und gleichmäßig fließen lassen. Mit jeder Ausatmung innerlich noch mehr loslassen. Zum Auflösen langsam den Arm zum Ohr nach vorne zurückbewegen.

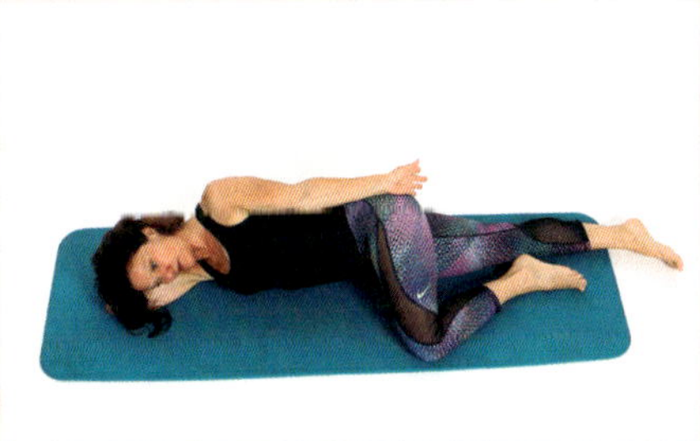

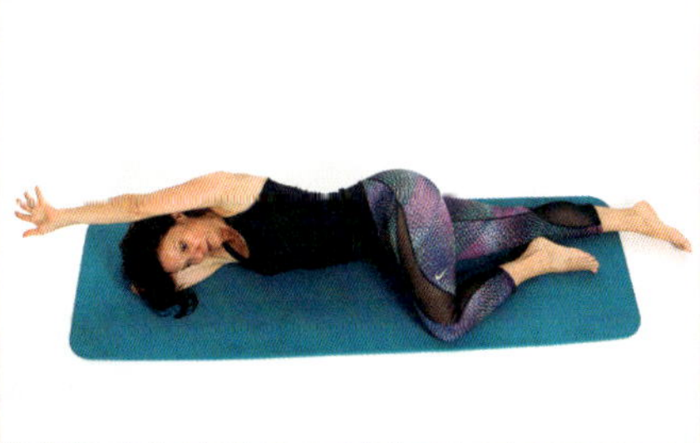

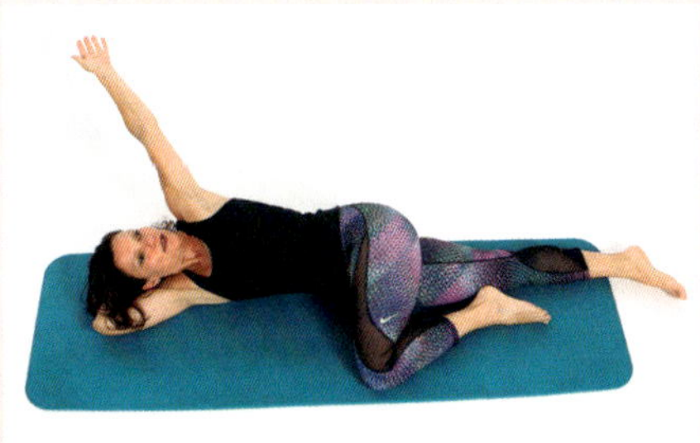

## 19. SCHULTERBRÜCKE

**Beteiligte Muskulatur:** Dehnung der oberflächlichen Frontallinie (s. S. 24).
**Ausgangsposition:** Rückenlage. Beide Füße sind hüftbreit aufgestellt. Die Arme liegen seitlich im V neben dem Kopf. Die Handrücken zeigen nach unten.
**Übungsbeschreibung:** Langsam das Becken anheben, bis ein Aufdehnen frontal spürbar wird.

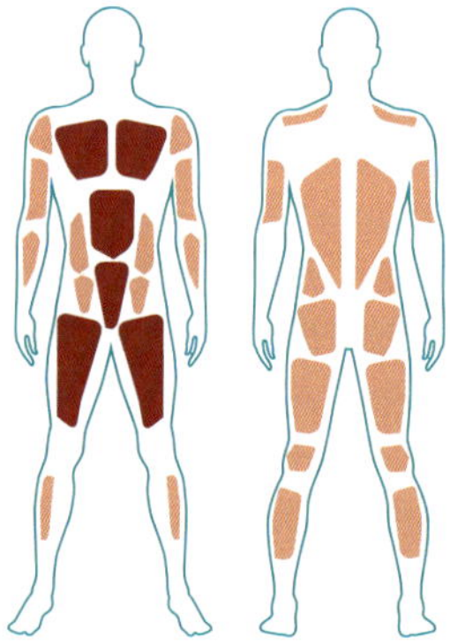

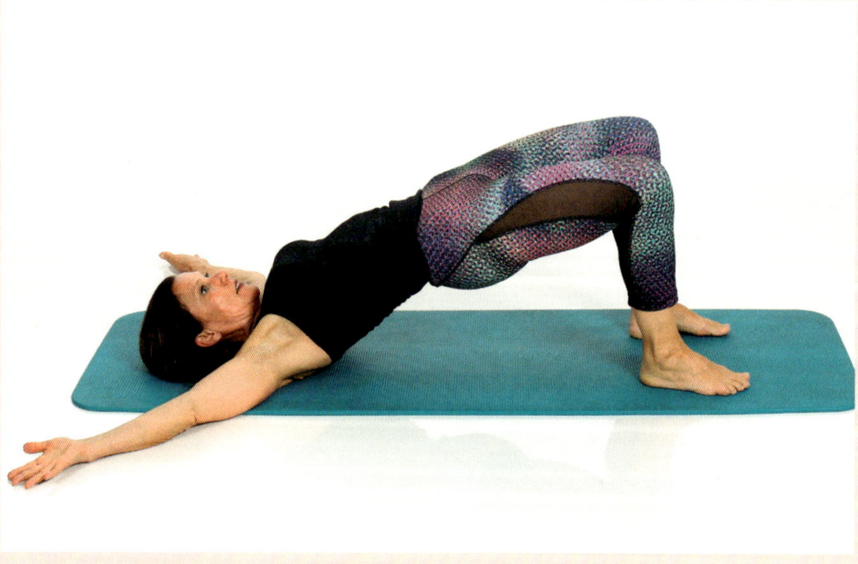

## 20. DEHNLAGERUNG

**Beteiligte Muskulatur:** Dehnen der oberflächlichen Frontallinie (s. S. 24) und der Muskulatur der Oberschenkelinnenseite.

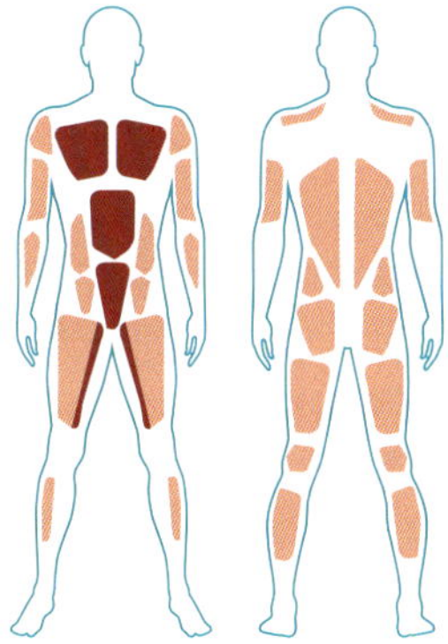

**Ausgangsposition:** Rückenlage auf einer zweiten zusammengerollten Matte oder einem zusammengerollten, großen Badehandtuch. Die Füße sind geschlossen aufgestellt. Die Arme liegen seitlich neben dem Kopf. Die Handrücken liegen am Boden.

**Übungsbeschreibung:** Die Knie langsam zur Seite öffnen. Eine natürliche Lücke zwischen Lendenwirbelsäule und Unterlage halten. Die Arme gewinkelt am Boden liegend etwas nach oben schieben, bis eine Dehnung auch im Brustkorb spürbar ist.

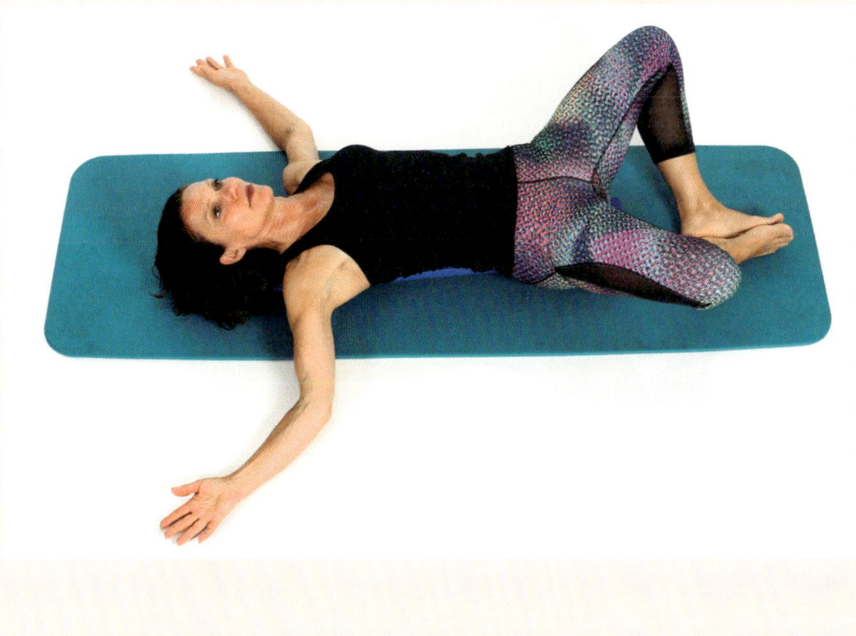

## 21. AMPHIBIENDEHNUNG

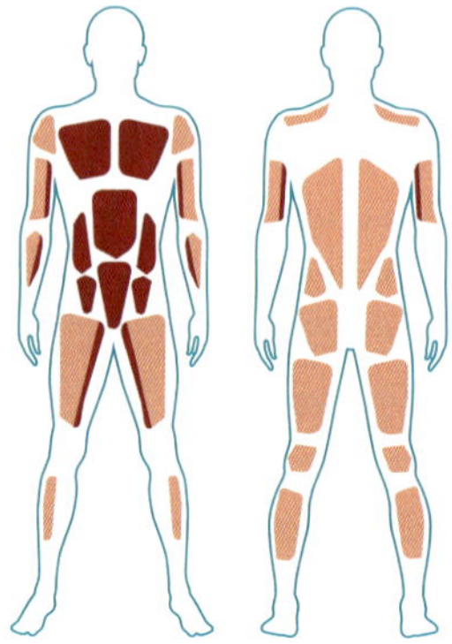

**Beteiligte Muskulatur:** Dehnung der Beininnenseite (Adduktoren), der Armlinien (s. S. 26), sowie Bauch- und Brustmuskulatur.
**Ausgangsposition:** Gegrätschter Vierfüßlerstand. Die Unterarme stützen schulterbreit am Boden. Die Fersen befinden sich mit den Knien auf einer Linie.
**Übungsbeschreibung:** Langsam mit dem Gesäß nach hinten unten schieben/spannen. Auf der Innenseite der Oberschenkel wird das Dehnen intensiver.

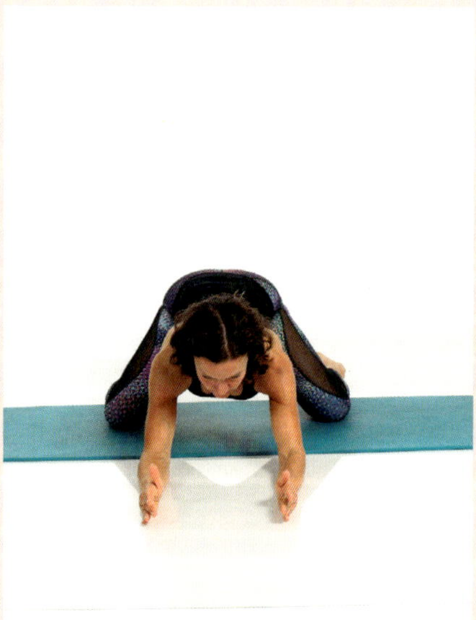

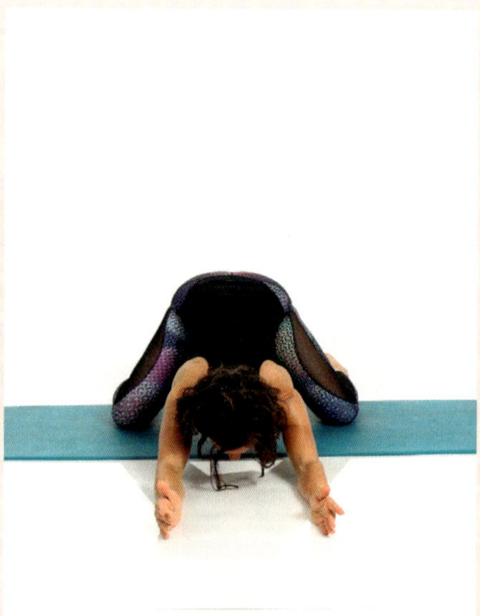

## 22. DEHNSITZ

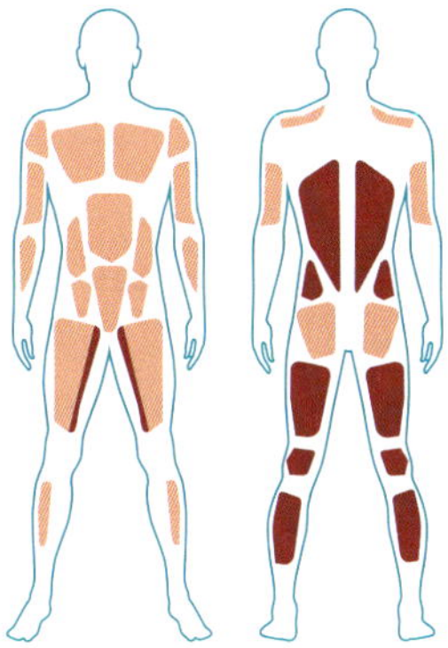

**Beteiligte Muskulatur:** Dehnung der Rückseite der Beine, der Oberschenkelinnenseite, Rückenstrecker pars lumbalis (unterer Anteil).
**Ausgangsposition:** Sitz auf dem Boden. Die Beine sind so weit wie möglich zur Seite geöffnet. Die Wirbelsäule ist aufgerichtet. Die Toppunkte nach oben spannen. Das Steißbein tief in den Boden sinken lassen. Die Bauchmuskeln leicht anspannen und ruhig atmen.
**Übungsbeschreibung:** AA: Die Schultern auseinanderziehen und die Fußspitzen anziehen. Den Oberkörper aus der Hüfte heraus langsam nach vorne beugen. Die Beine bleiben auf dem Boden liegen und die Knie sind durchgedrückt. Die Zehen in Richtung Knie hochziehen (Dorsalflexion). Den Atem ruhig und gleichmäßig fließen lassen. Mit jeder AA innerlich loslassen und sanft nach vorne unten dehnen. Am Grenzpunkt „spielen".

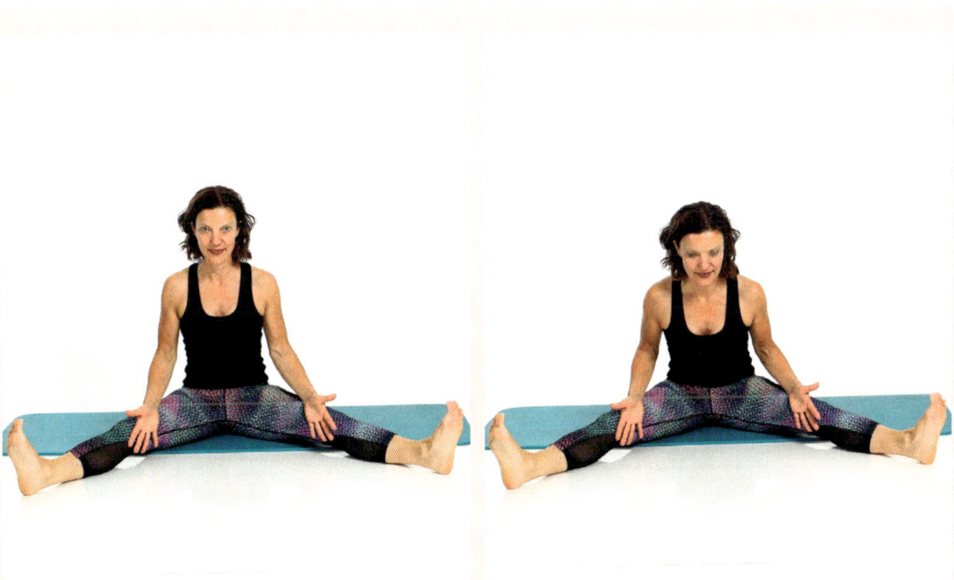

## 23. BEUGEN UND STRECKEN IM STAND

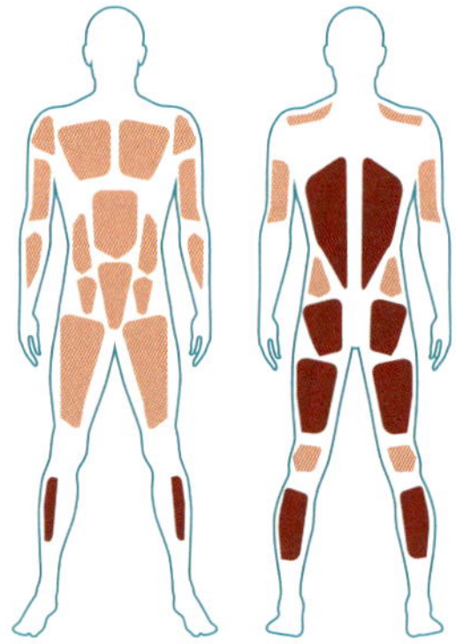

**Beteiligte Muskulatur:** Dehnen der oberflächlichen Rückenlinie (s. S. 23), besonders der Beinrückseite und des Gesäßes.

**Ausgangsposition:** Hüftbreiter Stand. Die Knie sind gebeugt. Die Hände fassen die Zehen. Der Kopf ist entspannt.

**Übungsbeschreibung:** AA: Langsam die Knie so weit wie möglich in die Dehnung strecken. EA: Zur Ausgangsposition zurückkommen.

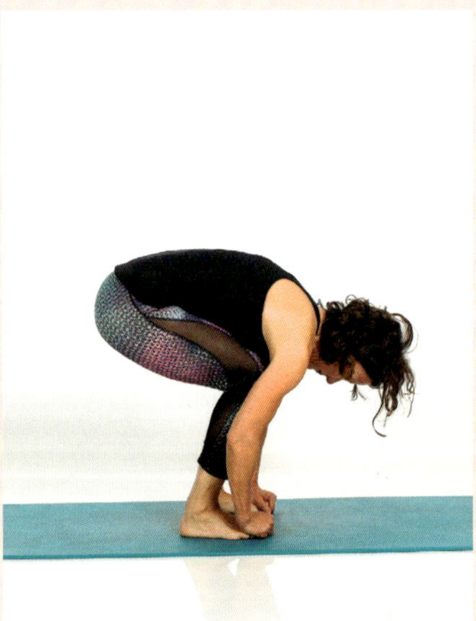

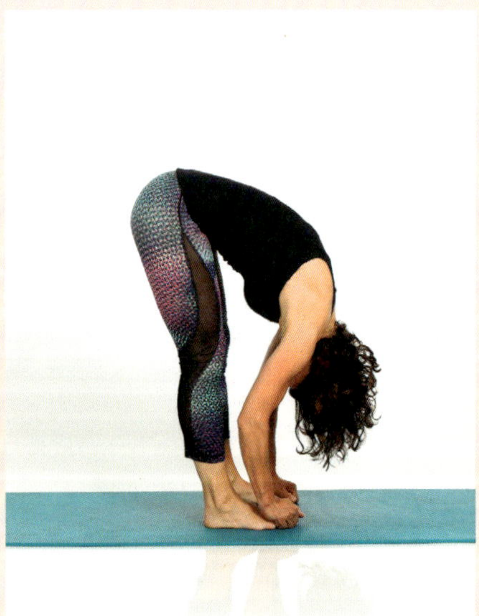

## 24. TIEFE HOCKE

**Beteiligte Muskulatur:** Dehnung des Rückenstreckers, unterer Teil. Verbesserung der Beweglichkeit in den tragenden Gelenken (Hüfte, Knie, Sprunggelenk).

**Ausgangsposition:** Hüftbreiter Stand. Die Fußsohlen stehen stabil am Boden.

**Übungsbeschreibung:** Langsam nur so weit wie möglich in die tiefe Hocke gehen, dass die Fußsohlen festen Bodenkontakt halten.

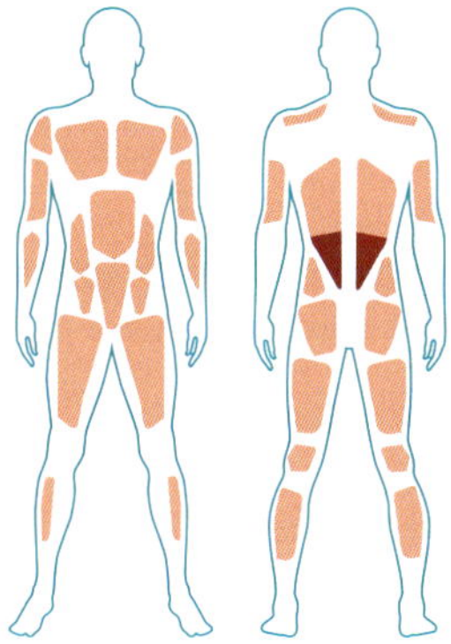

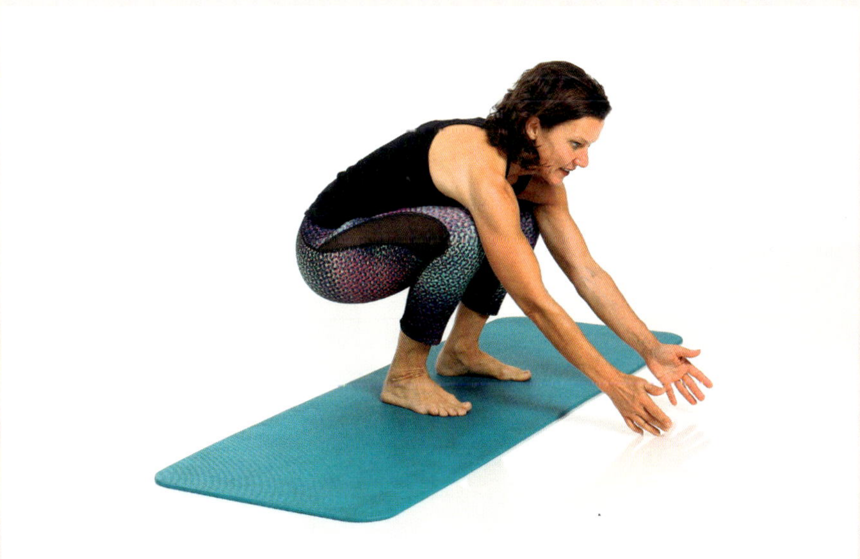

## 25. „AUSPENDELN"

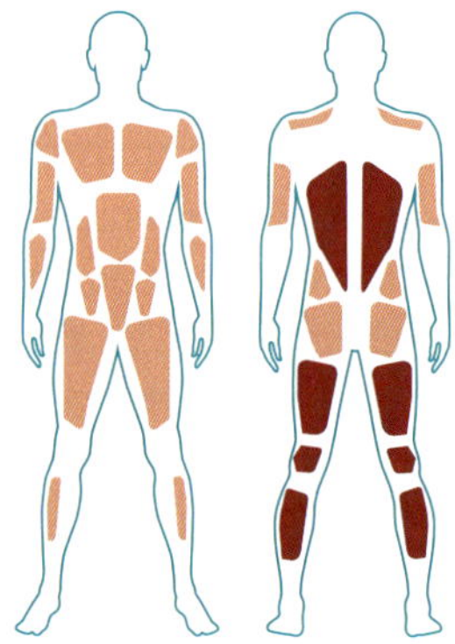

**Beteiligte Muskulatur:** Nackenmuskulatur, Rückenstrecker, Beinrückseite. Oberflächliche Rückenlinie (s. S. 23).
**Ausgangsposition:** Hüftbreiter Stand. Die Knie sind gebeugt und der Oberkörper hängt nach vorne unten. Die Unterarme sind ineinandergelegt.
**Übungsbeschreibung:** Langsam die Knie strecken und den Oberkörper sanft nach vorne und nach hinten pendeln. Die Dehnung der oberflächlichen Rückenlinie von den Fußsohlen bis zum Hinterkopf bewusst wahrnehmen. Mit jeder Ausatmung innerlich weiter sanft loslassen.

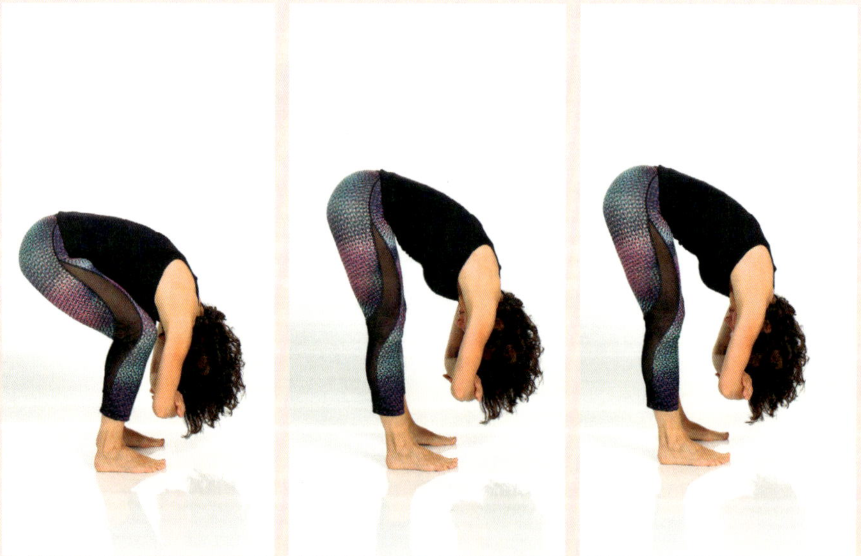

## 26. DER ELCH

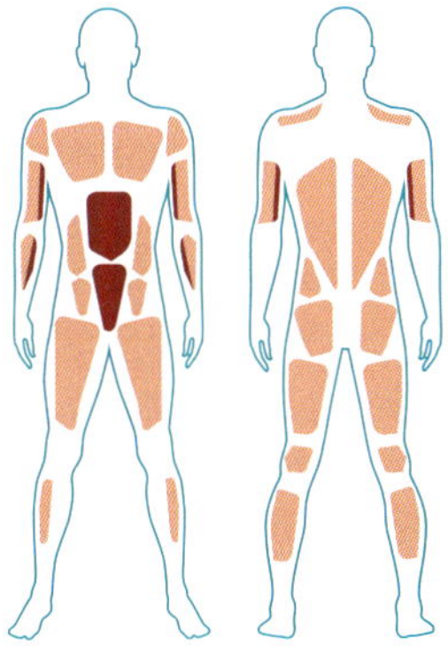

**Beteiligte Muskulatur:** Dehnung der oberflächlichen rückwärtigen Armlinie (s. S. 26), gerade Bauchmuskulatur.
**Ausgangsposition:** Einbeinstand. Das rechte Bein überkreuzt das linke Bein und wird in der Luft gehalten. Das Standbein ist leicht gebeugt. Der Rücken ist aufrecht gestreckt. Den linken gebeugten Arm in den rechten gebeugten Arm legen.
**Übungsbeschreibung:** Langsam die Arme so weit wie möglich nach oben und wieder nach unten bewegen.

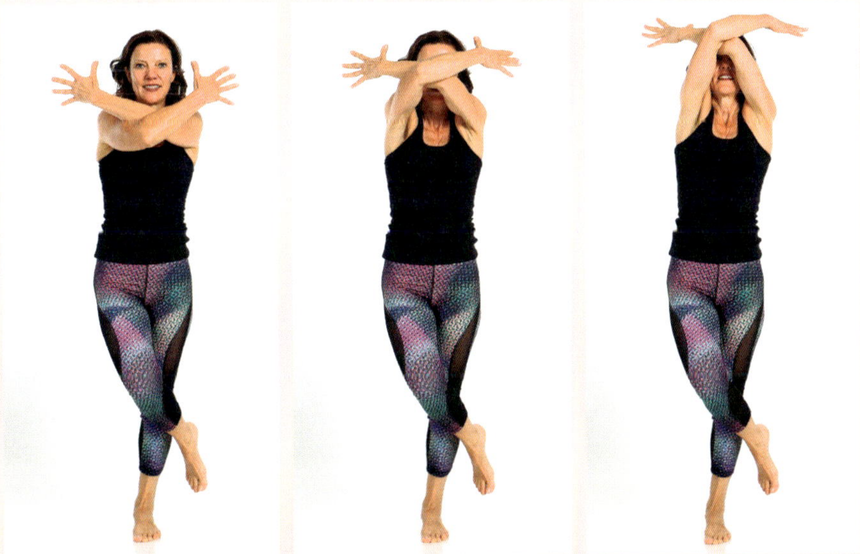

# Faszientraining – Myofascial Release

Viele kennen sie: Faszienrolle, Faszienbälle, Faszienkegel in unterschiedlichen Varianten und Härtegraden. Sie alle dienen der Bearbeitung der Myofaszie.

*Myofaszie* bezeichnet die untrennbare Einheit von Muskelgewebe (Myo-) und dem es umgebenden bindegewebigen Netzwerk (Faszie). Das Training wird *Myofascial Release* („loslassen") genannt und ist eine fantastische Möglichkeit, die Durchblutung und den Stoffwechsel in der Muskulatur anzuregen und das ihn umgebende Bindegewebe geschmeidig zu halten.

Muskelgewebe ist elastisch. Das ihn umgebende Fasziengewebe (Bindegewebe) hingegen plastisch. Es kann sich dementsprechend nicht in der Länge anpassen. Diese Veränderung kann man ausschließlich durch eine gute Gewebearbeit an der betroffenen Muskelregion zum Beispiel durch Myofascial Release erreichen.

Durch Fehlhaltung, Fehlbelastung und zu wenig Bewegung verschlechtert sich die Elastizität. Verkürzungen, Verhärtungen, Verfestigungen, aber auch Verschiebungen myofaszialer Meridiane (Zuglinien, Bahnen) machen bestimmte Zonen des Bindegewebes weniger beweglich. Die Fasern verkleben, verfilzen und verhärten sich. Dies hat Auswirkungen auf die Gesamtstruktur des Körpers. Die Gleitfähigkeit des Bindegewebes und dessen Stoffwechsel wird ungünstig beeinträchtigt. Über kurz oder lang führt dies zu schmerzhaften Syndromen und sogenannten *Triggerpoints*.

Da alles miteinander verwoben ist, haben Veränderungen im Bindegewebe Auswirkungen auf Organe und umgekehrt. Weiterhin interagieren Faszien regsam mit Immunsystem und Psyche. Sogar psychischer Stress allein führt zu Verklebungen kleinster Bindegewebsfasern. Auch können sich Mikrorisse bilden und zu schmerzhaften Entzündungen mit einer gestörten Muskelkoordination führen.

Beim Myofascial Release wird versucht, über das Fasziensystem auf den Gesamtorganismus ausgleichend einzuwirken und so die körperliche Leistungsfähigkeit zu verbessern. Verklebungen und Verwachsungen in Narbengewebe und innerhalb der Muskulatur können gelöst werden. Bei Überlastungssyndromen durch Fehlhaltung, Fehlbelastung und zu wenig Bewegung kann die betroffene Muskulatur rollend detonisiert (Spannung reduziert) werden.

Durch die Behandlung mit den Faszientools wird die Durchblutung und die Nährstoffversorgung im Gewebe aktiviert. Die Elastizität erhöht sich und hilft dabei, die natürliche Muskelfunktion zu erhalten bzw. wiederherzustellen.

Muskelverspannungen und muskuläre Dysbalancen nehmen spürbar ab. Die resultierende, korrekte Muskelfunktion ist der Schlüssel zu Mobilität, Stabilität, Balance, Kraft und Ausdauer bei gleichzeitiger Verletzungsprophylaxe.

Bei folgenden Indikationen sollte nicht gerollt werden: Schmerz, Taubheit, Kribbeln, Blutergüsse (Hämatome), bei roten Hautveränderungen, wie durch Verbrennungen oder Entzündungen.

## TIPP

**Rollen, mobilisieren, triggern, bearbeiten Sie täglich wenige, 3-4 Minuten, Ihre hauptsächlich beanspruchten Muskeln mit einem Faszientool.**

# Übungen Myofascial Release

1. Plantarfaszie (Fußsohlenfaszie)

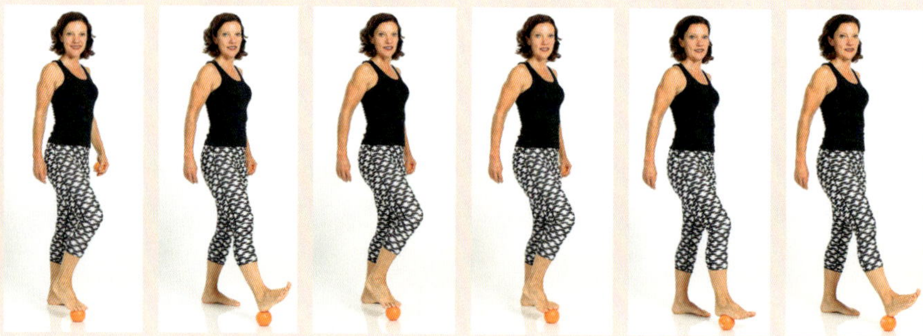

2. Wadenmuskulatur (M. gastrocnemius und M. soleus)

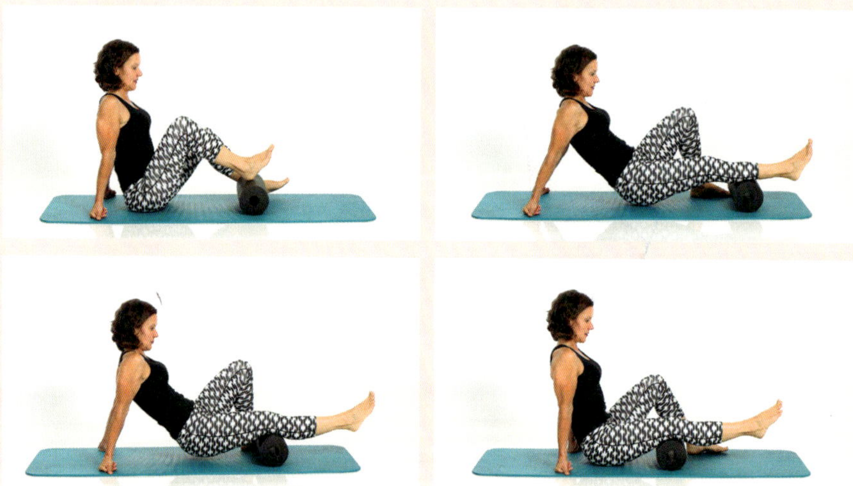

### 3. Oberschenkelbeugemuskulatur (hinten)

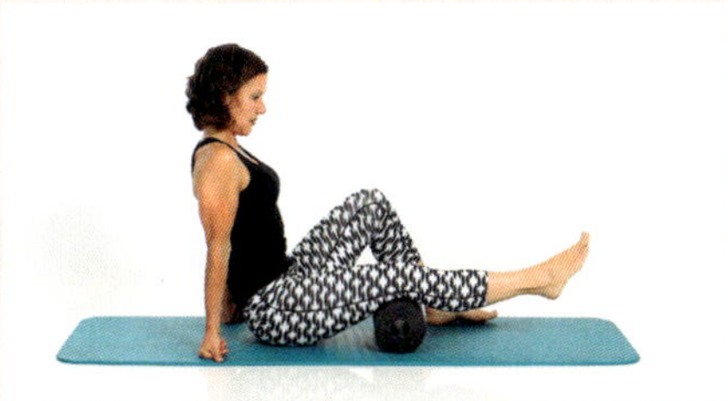

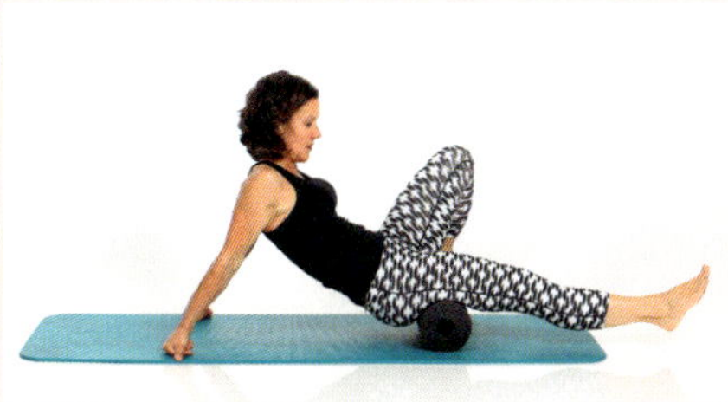

### 4. Oberschenkelaußenseite (Tractus iliotibialis)

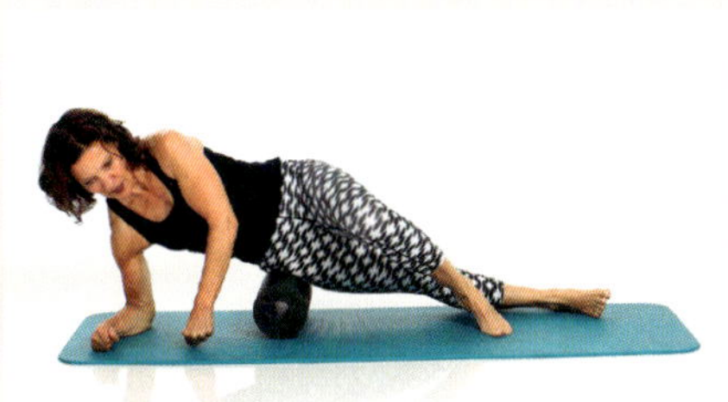

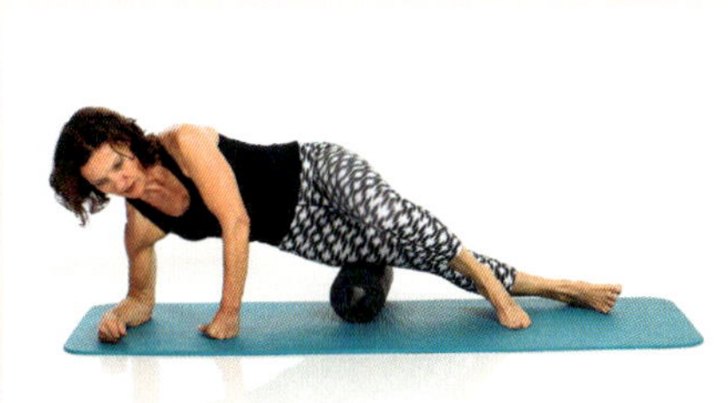

### 5. Oberschenkelvorderseite (M. quadriceps)

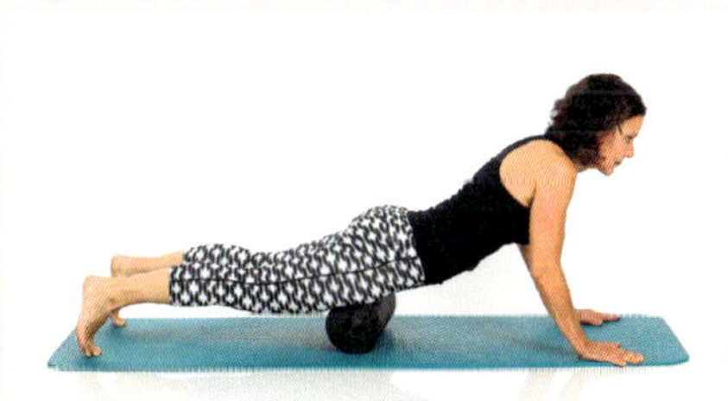

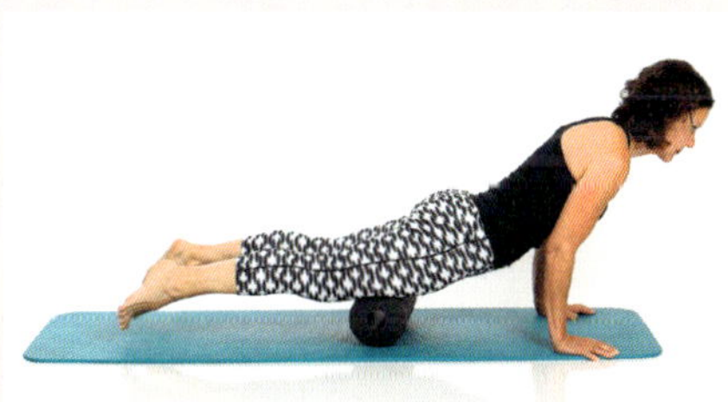

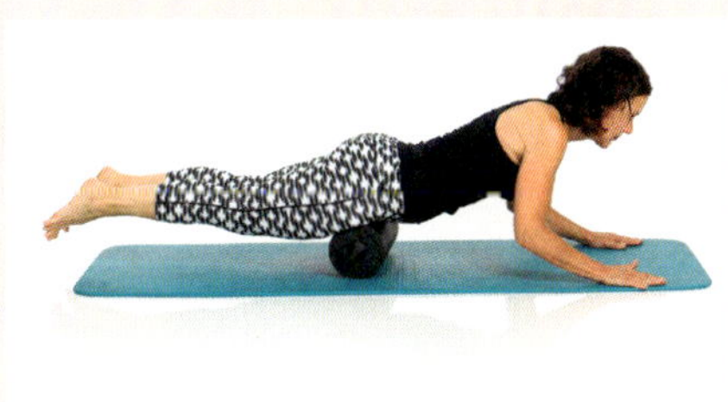

6. Oberschenkelinnenseite (Adduktoren)

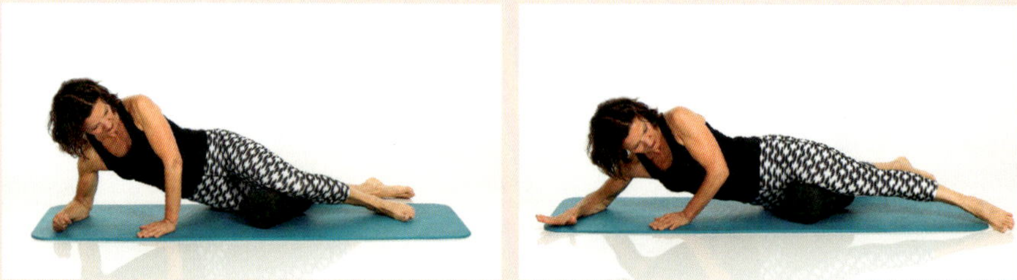

7. Gesäßmuskulatur (M. glutaeus maximus/medius)

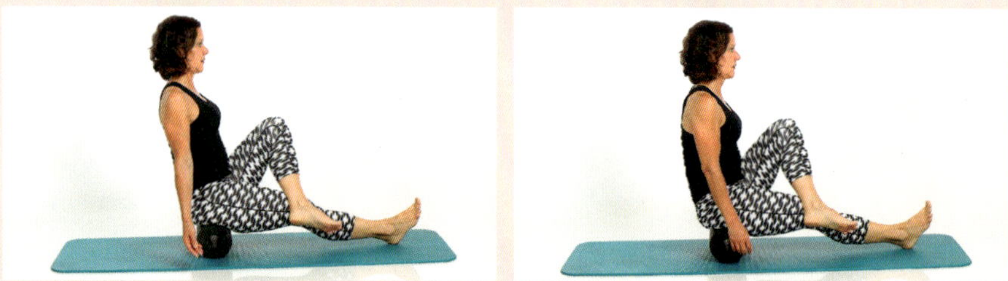

8. Rückenmuskulatur (M. latissimus)

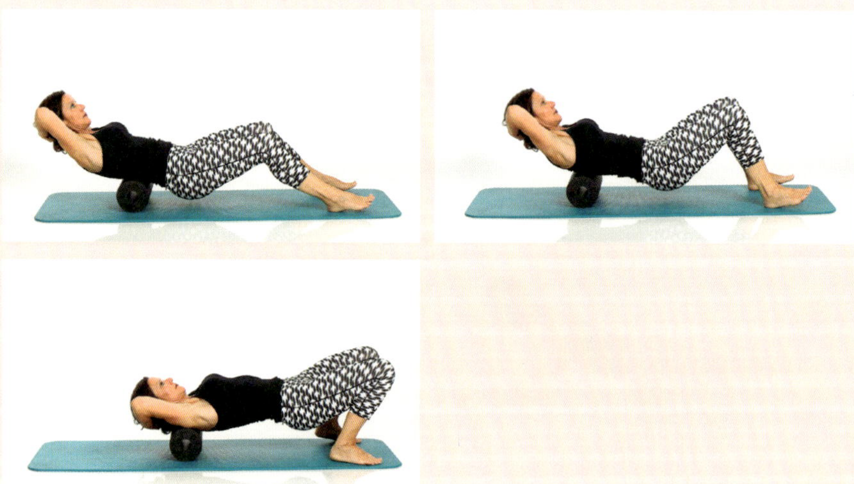

### 9. Die seitliche Rückenmuskulatur

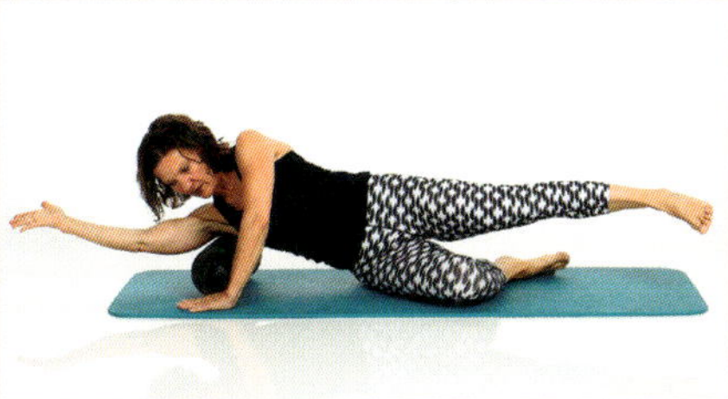

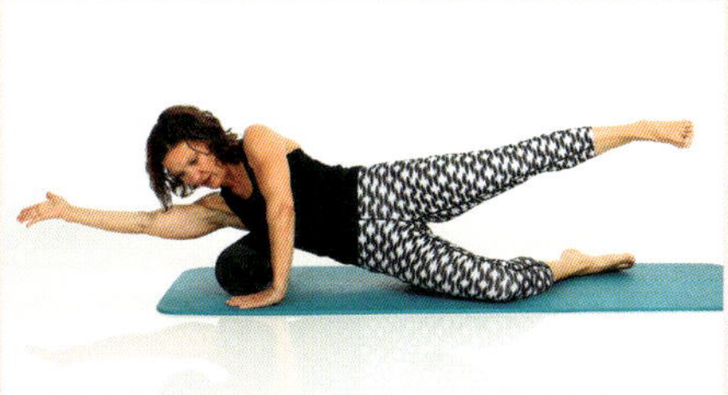

### 10. Detonisieren im Nackenbereich

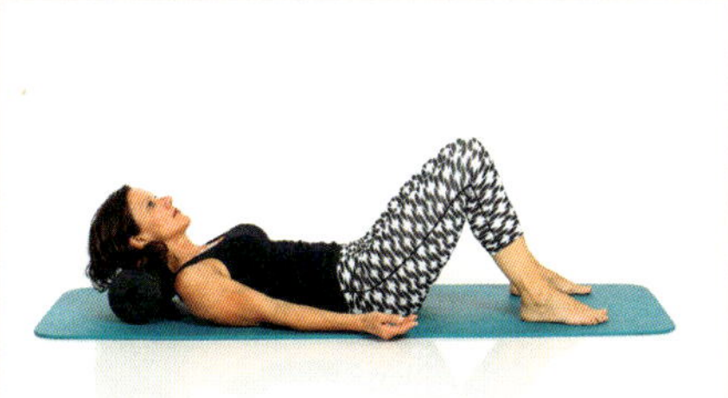

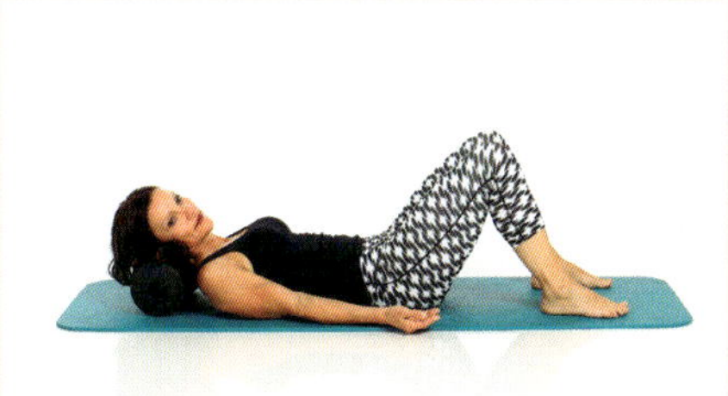

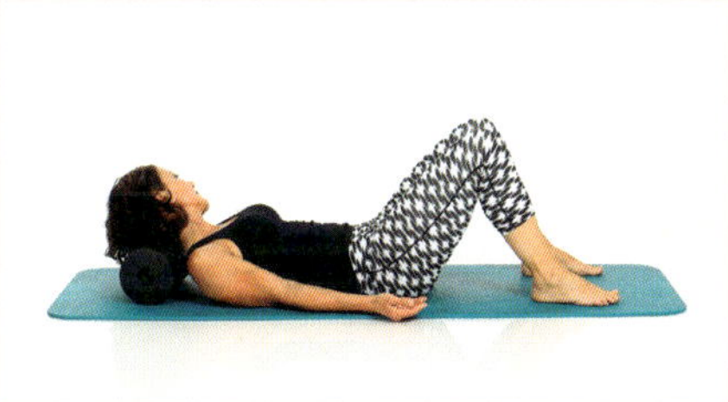

vitality concepts

# ENTSPANNUNG

# 2

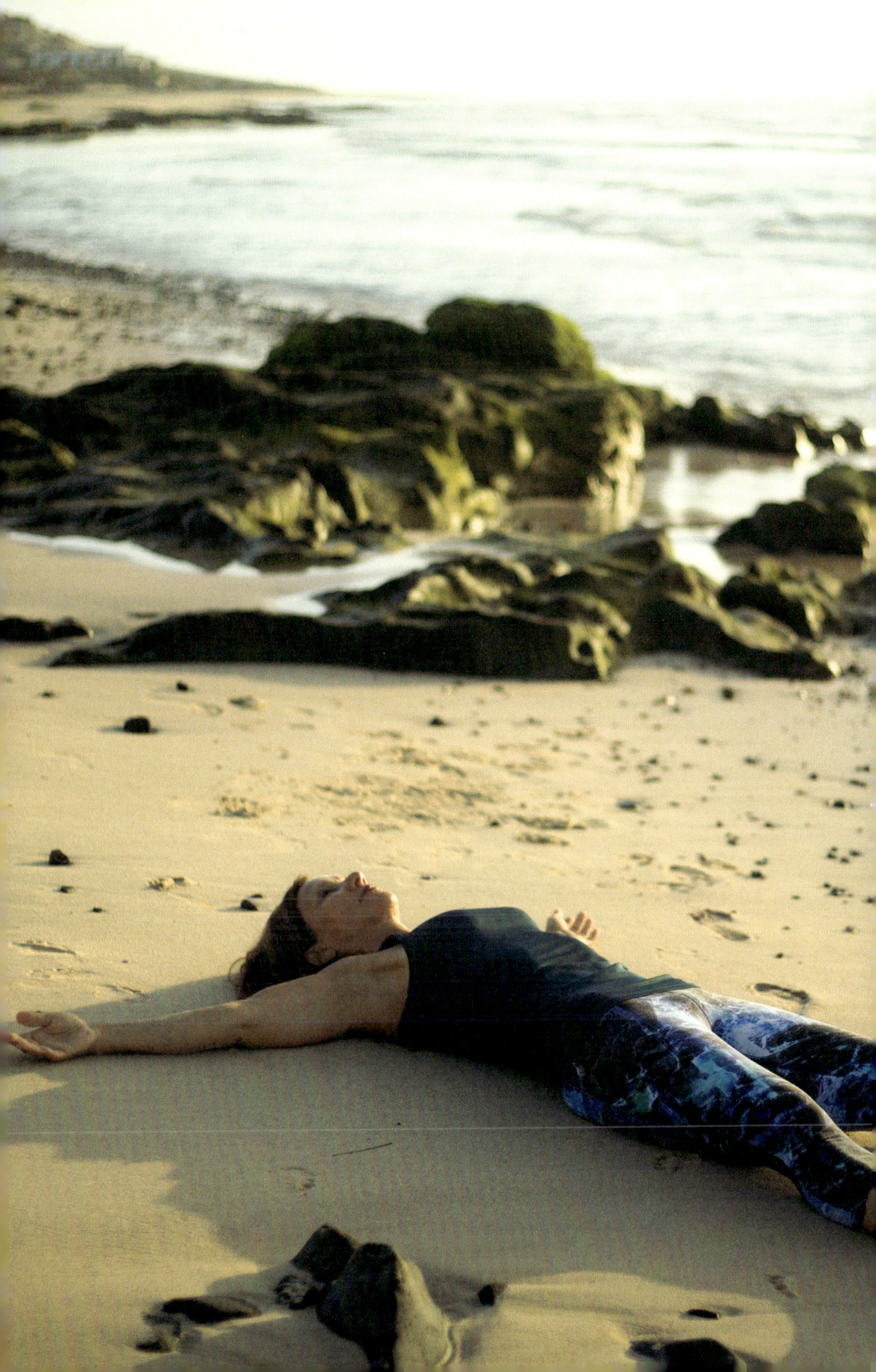

„DIE ZEIT ZUR ENTSPANNUNG IST GEKOMMEN, WENN ICH KEINE ZEIT MEHR DAZU HABE" (SCHREIBER-BENOIT & HINGSEN, 1996).

Fragt man nach dem Sinn des Lebens, wird man unterschiedliche Antworten erhalten. Das oberste Ziel des Lebens ist aber wohl Glück, glücklich sein. Auf der Suche nach dem wirklichen Glück, Gelassenheit und Gesundheit gewinnt die aktive Entspannung an enormer Bedeutung. Die Entspannung ist die Basis für eine hohe persönliche und geistige Leistungsfähigkeit bei gleichzeitig geringem Energieumsatz.

*Entspannung* ermöglicht das Finden innerer Harmonie, um in der eigenen „Mitte" zu leben. Allzu oft hört man, man soll sich entspannen. Aber wie soll das funktionieren? Entspannung ist nicht identisch mit Ablenkung bzw. Berieselung durch Unterhaltung, Freizeitgestaltung oder mit der Ausübung von Hobbys. Entspannung im Sinne von „Lockerlassen" und „Abschalten" und zu sich selbst finden.

DAS LEBEN IST EIN PENDEL ZWISCHEN ANSPANNUNG UND ENTSPANNUNG. EINE GESUNDE BALANCE ZWISCHEN BEIDEN HÄLT UNS GLÜCKLICH, GELASSEN UND GESUND.

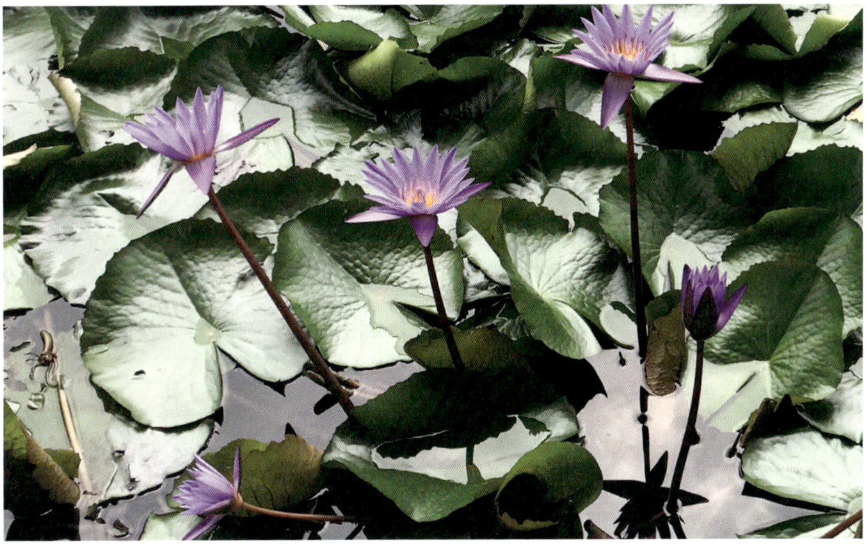

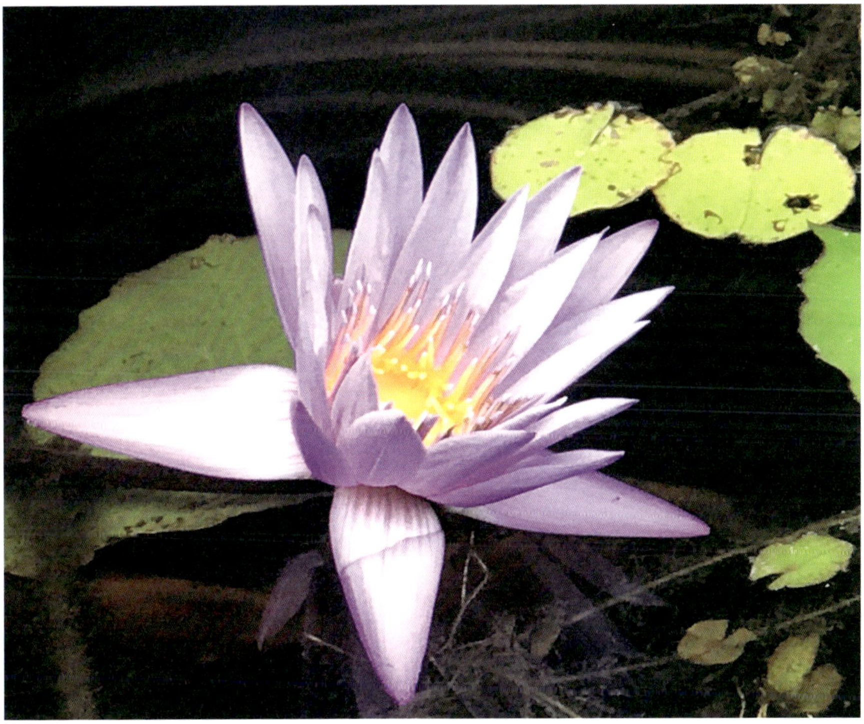

Lotusblumen sind ein Symbol für Beständigkeit, Ausdauer, Weisheit und Erleuchtung. Die „Blume des Lebens“ steht auch für Erleuchtung und für die Kontrolle der eigenen Wahrnehmung als ein zentraler Aspekt der Meditation.

# I Was bedeutet Stress?

Um aktive Entspannung herbeizuführen, ist es hilfreich, Stress zu verstehen. Während unseres Lebens werden wir ständig mit unterschiedlichen Stressoren konfrontiert.

Medizinisch betrachtet, bedeutet *Stress* die Summe aller auf uns wirkenden Reize. Es wird zwischen dem *Disstress* (gr. Vorsilbe „dis" bedeutet schlecht) und dem *Eustress* (gr. Vorsilbe „eu" bedeutet gut, schön, reich) unterschieden.

Wenn wir von Stress sprechen, meinen wir immer den Disstress, der auf Dauer unser psychisches und physisches Gleichgewicht stören und den Organismus schädigen kann.

Unser vegetatives Nervensystem arbeitet autonom (selbstständig) und wird durch den sogenannten *Sympathikus* und den *Parasympathikus* gesteuert.

## Das sympathische Nervensystem – körperliche Aktivierung[2]

*Das sympathische Nervensystem ist ein aktivierendes System. Es setzt Energie frei und bereitet den Körper auf Aktionen und kurzfristige Höchstleistungen vor. Auslöser hierfür sind die Stresshormone Adrenalin, Noradrenalin und Kortisol.*

*Stress, Aufregung und Angst, insbesondere Panikattacken, führen zu einer Adrenalinausschüttung mit massiver Körpersymptomatik wie Herzrasen, Schwitzen, Atembeschleunigung, Muskelanspannung. Bei chronischem Stress ist der Adrenalinspiegel ständig erhöht. Auch Wut und Freude führen zu einer Aktivierung des Sympathikus.*

## Das parasympathische Nervensystem – körperliche Beruhigung[3]

*Das parasympathische Nervensystem ist ein wiederherstellendes System. Es versetzt den Körper zurück in den Normalzustand. Es dient der Ruhe, Erholung und Schaffung neuer Energien. Man kann lernen, den Parasympathikus zu aktivieren.*

2, 3 vgl. https://www.entfaltungderstimme.de/pdfs/VNS.pdf

Das sympathische Nervensystem reagiert als Ganzes, das parasympathische Nervensystem aktiviert nur diejenigen Funktionen, die zu einem bestimmten Zeitpunkt notwendig sind. Ursprünglich schützten die Stressreaktionen unser Leben als Jäger und Sammler. In der akuten Stressreaktion versetzte die Ausschüttung der Stresshormone Cortisol, Adrenalin und Noradrenalin den Organismus in Sekundenschnelle in die Lage, mit einem Säbelzahntiger zu kämpfen, zu fliehen, zu erstarren oder sich zu unterwerfen.

Innerhalb von 2,5 Sekunden steigt die Herzfrequenz und der Blutzuckerspiegel, der Blutdruck geht hoch, die Muskeln spannen sich an. Heute sehen Menschen ständig in ihrem Leben, in Personen oder Situationen einen Säbelzahntiger. Die Stresshormone schießen durch den Körper und schädigen mit der Zeit den Organismus.

Daraus entsteht auf Dauer ein Langzeiteffekt und damit auch eine erhebliche, nicht zu unterschätzende Gefahr für die Gesundheit. Viele fühlen sich dem Stress hilflos ausgeliefert und halten still. Alle Entspannungstechniken, wie etwa die progressive Muskelentspannung, das autogene Training, Atemtechniken, Meditation, Selbsthypnose, Biofeedbacktraining, unterstützen die Aktivität des parasympathischen Nervensystems, das sozusagen beruhigt.

Man kann lernen, den Parasympathikus zu stimulieren, mit Stress besser umzugehen, ihn erst gar nicht entstehen zu lassen bzw. gezielt abzubauen. Einfache und wirksame Bewältigungsstrategien und Entspannungstechniken, die sich leicht in den Alltag integrieren lassen und sich in der eigenen Praxis bewährt haben, werden im Folgenden beschrieben.

## FAZIT

**Wenn sich der Geist beruhigt, kommt der Körper in einen ausgewogenen Zustand und umgekehrt. Immunsystem und Selbstheilungskräfte werden gestärkt. Man fühlt sich besser. Die Gesundheit wird gefördert.**

# 2 Einfache Bewältigungsstrategien

## Positive Grundeinstellung

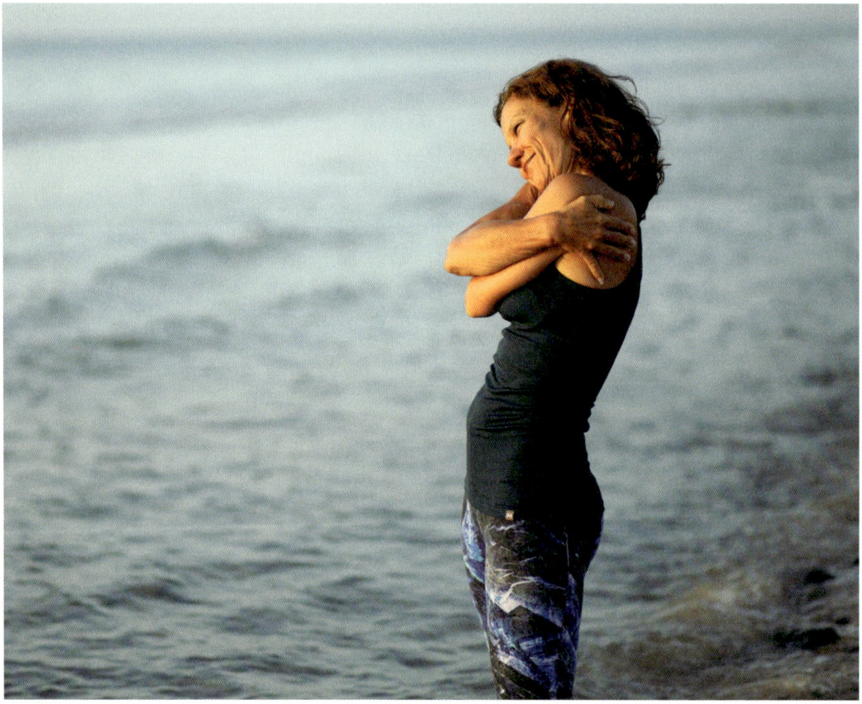

Wie Stress auf uns wirkt, ist subjektiv und hat ganz viel mit der Grundeinstellung zum Leben zu tun. Manche Menschen sind besonders stressanfällig, was bedeutet, dass sie sehr stressempfindlich reagieren, andere hingegen sind weitgehend stressresistent.

Nicht Stress allein, sondern die individuelle Bewertung spielt eine wichtige Rolle. Häufig wird eine Stressreaktion ausgelöst, weil man einen an sich neutralen Reiz bewertet. Eine generell positive Lebenseinstellung kommt Ihrem Herzen und Ihrer Lebenszeit zugute. Nehmen Sie fordernde Situationen nicht als Belastung, sondern als Herausforderung wahr. Gehen Sie von einer erfolgreichen Problemlösung aus.

Eine positive Sichtweise unterstützt die klare Wahrnehmung von Problemen und führt zu angemessenen und gesundheitssteuernden Bewältigungsstrategien. Schätzen Sie alltägliche Ereignisse als vorhersehbar und verstehbar ein. Menschen mit einem ausgeprägten Gefühl an Zuversicht bewegen sich mehr in Richtung Gesundheit. Das schont die Nerven und zeigt, wissenschaftlich erwiesen, einen kardiovaskulären (Herz-Kreislauf-System) Vorteil.

## POSITIV-BASIS-ÜBUNG

**Üben Sie folgende Sichtweise im täglichen Leben: Ein bis zur Mitte gefülltes Glas Wasser ist immer „halb voll".**

## *Stress ist auch positiv*

Kurzfristiger, psychischer Stress kann durchaus auch etwas Positives bewirken. Auch hier spielt die persönliche Sichtweise eine entscheidende Rolle. Stress kann uns stärken und unsere Fähigkeit verbessern, Dinge zu meistern. Im Extremfall verhilft er uns sogar zu Höchstleistungen. In dem Moment, in dem man Stress nicht nur problematisch oder als etwas Negatives bewertet, verliert er an schädigender Auswirkung. Optimisten leben länger und haben seltener Herzprobleme.

## *Stress ist eine Entscheidung!*

Wir können uns tatsächlich entscheiden, ob wir uns Stress oder Ärger ausliefern oder nicht. Denn wir können immer selbst entscheiden, welche Gefühle wir den Dingen, die um uns herum geschehen, entgegenbringen.

Wertfrei eine Situation zu analysieren, kann dabei auch unterstützen. Bei einem Streit mit dem Partner könnte man innerlich kurz stoppen und sich sagen, ich will keinen Streit. Eine Bemerkung von einem Arbeitskollegen könnte man einfach, ohne diese negativ zu bewerten, anhören.

## ÜBUNG

**Entscheiden Sie sich ab sofort, sich nicht mehr zu ärgern.**

Ein weiterer Aspekt: Stress hat oft etwas mit Gewohnheiten zu tun, z. B. ständig zu spät aufzustehen oder zu spät zu kommen. Man kann sich aber bewusst entscheiden, sich nicht mehr zu stressen. Dabei ist es hilfreich, Achtsamkeit zu üben, um Stressauslöser überhaupt zu erkennen.

Zum Beispiel kann man sich bewusst entscheiden, in Zukunft seinen Wecker früher zu stellen oder sich zeitiger für Termine auf den Weg zu machen. Ein gutes Zeitmanagement lässt genügend Puffer und Freiraum.

## Innerlich in Frieden sein

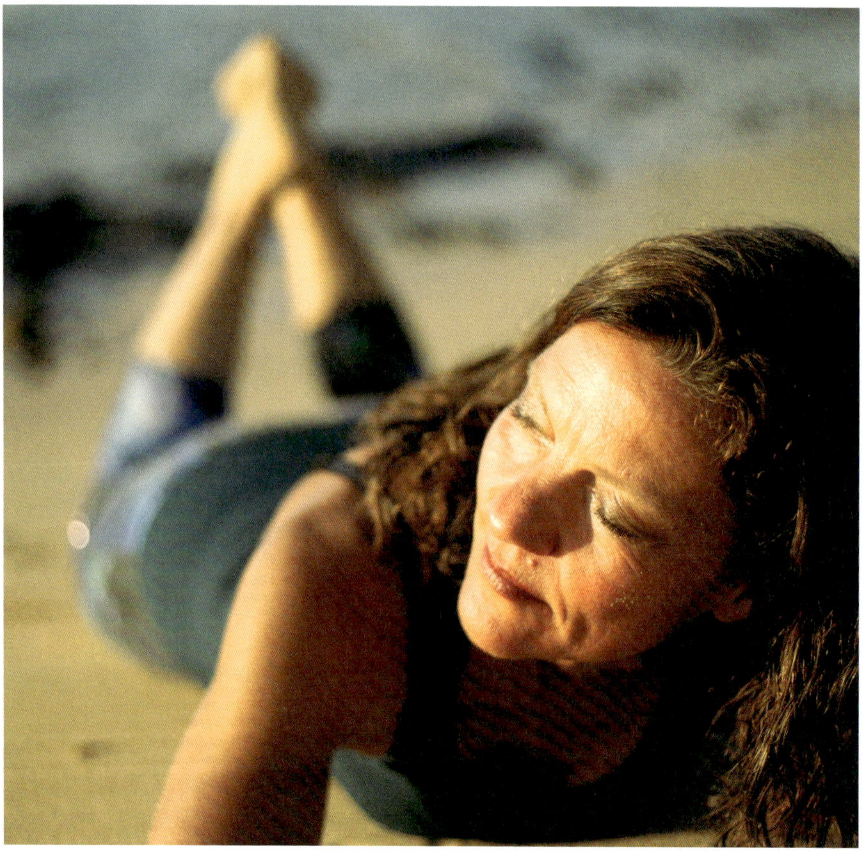

Nicht immer können wir uns unsere Umstände aussuchen, aber wir können uns entscheiden, wie wir damit umgehen. Man kann lernen, damit in Frieden zu sein, um innere Ruhe zu erlangen.

Das bedeutet, keinen Stress zu haben, wenn z. B. der Chef einen immer wieder mit Arbeit überhäuft. Man kann lernen, dies ruhig zu akzeptieren und einfach nacheinander so gut wie möglich alles erledigen. Gleichzeitig übernimmt man in dieser Situation die Verantwortung und fühlt sich nicht mehr einfach ausgeliefert.

## „Gesunde" Gelassenheit

In der alltäglichen Praxis zeigt sich, dass allein das regelmäßige Üben von Entspannungs- und Atemtechniken die eigene Sichtweise und den Fokus verändert. In vielen Fällen führt dies automatisch zu einem „gesunden" Maß an Gelassenheit. Viele berichten, dass sie im Alltag gelassener sind und sich insgesamt einfach wohler, sprich ausgeglichener und entspannter fühlen.

Lernen Sie, sich mit einer der zahlreichen Entspannungsmethoden aktiv zu entspannen und Sie werden sich gelassener und wohler fühlen. Termine für Workshops am Wochenende erfragen Sie gerne per Mail.

## Das Ziel zeigt den Weg!

Gedanken sind mächtig. Gedanken können Erfolg oder Misserfolg erschaffen. Denn wo meine Aufmerksamkeit ist, da komme ich hin. Die Vorstellung allein, dass man etwas erfolgreich erledigen wird, führt irgendwann zum Erfolg.

Umgekehrt funktioniert es leider genauso. Bauen Sie sich Ihre Zukunft mental erfolgreich selbst auf. Stellen Sie sich immer wieder in Bildern ein Ziel vor, das Sie erreichen möchten und sehen Sie in Gedanken immer wieder, wie es aussieht und es sich anfühlt, wenn Sie dieses Ziel erfolgreich erreichen.

Ihren Gedanken gemäß erfolgt eine Handlung. Ihr Leben ist demnach der Erfolg Ihrer Gedanken.

## ÜBUNG

**Denken Sie in positiven Bildern.**

## Die Kraft der Gedanken

Das, was jemand über eine Person denkt, hat eine direkte Auswirkung auf diese Person. Das erklärt den Heimvorteil im Sport. Wer einen solchen Test in der Gruppe schon einmal live miterleben konnte, zweifelt diese Tatsache nicht mehr an. Gleichermaßen schadet man sich selbst, wenn man über andere schlecht denkt. Hieraus kann man einen Eigennutz ziehen:

### ÜBUNG

**Denken Sie positiv über andere und stärken Sie sich dadurch selbst.**

## Gedanken managen – Grübeln stoppen!

Wir alle kennen das. Manchmal verfallen wir ins Grübeln und lassen uns in eine negative Gedankenspirale hineinziehen. Einen negativen Gedanken kann man schnell durch folgende Übung loswerden.

### ÜBUNG

**Von der Zahl 50 beginnend, rückwärts zählen: 49-48-47-46- . . . Durch das Rückwärtszählen beschäftigt man den vorderen Hirnbereich, wo unser Bewusstsein sitzt. So kommen wir aus der instinktiven „Stammhirnreaktion Grübeln" raus in den Bereich „Bewusstsein und Denken" im Großhirn.**

## Mentaltraining

Wenn man weiß, dass das, was man denkt, einen so großen Einfluss hat, sollte man seine Gedanken regelmäßig wie eine gymnastische Übung trainieren. Dies ist ein Prozess, an dem man immer „arbeiten" sollte. Dazu eignet sich das Mentaltraining.

## Ängste loswerden

Viele Ängste basieren ausschließlich auf der Vorstellung, dass etwas Schlimmes eintreten kann. Man hat Angst, seinen Job zu verlieren, dass sich der Partner trennt oder dass man krank wird. Dabei unterscheidet das Gehirn nicht, ob der Gedanke Realität oder Fiktion ist.

Allein die negative Vorstellung führt im Körper dazu, dass innerhalb von 2,5 Sekunden eine Stressreaktion im Stammhirn ausgelöst wird. Je nachdem, welcher Typ man ist, reagiert man mit Flucht oder Kampf, Erstarrung oder Unterwerfung.

Ist man eher überreguliert, beginnt man zu schwitzen oder hektisch umherzulaufen. Wird man eher unterreguliert, fängt man an zu zittern oder es wird einem übel. Erstarrung ist heute die Depression.

Die meisten Ängste kann man auf ein schlechtes Management der Gedanken zurückführen. Es gibt eine einfache Übung, um Ängste im Kern zu löschen.

### ÜBUNG „ÄNGSTE LOSLASSEN"

**Schließen Sie die Augen und beobachten Sie Ihren Atem. Kommen Sie innerlich zur Ruhe und lassen Sie sich dafür ein wenig Zeit. Stellen Sie sich bildlich vor, wie eine Wolke zu Ihnen schwebt. Legen Sie die konkrete Angst in Bildern auf diese Wolke und schauen Sie der Wolke nach, wie sie, mit Ihrer Angst beladen, weit weg ins Universum davonzieht.**

Dies ist nur eine Übung von vielen. Wird man durch einen Coach angeleitet, führt diese Technik sehr rasch zum Erfolg. Ich biete spezielle Einzelcoachings zur Bewältigung von Ängsten und Blockaden an. Häufig genügt schon eine Sitzung.

## Resonanzgesetz

Das Resonanzgesetz ist ein grundlegendes Gesetz des Lebens. Das, was wir fühlen, denken und ausstrahlen, ziehen wir in unser Leben. Jeder Gedanke verursacht ein Gefühl und das Gefühl eine Handlung. Ein Gefühl kann in jedem Moment eine Realität erschaffen.

Wir bekommen im Leben also das, was wir aussenden. Die Psyche hat einen enormen Einfluss auf den Körper und es ist ein Unterschied, ob ich mich mit etwas Positivem oder mit etwas Negativem befasse.

## ÜBUNG

**Stimmen Sie sich positiv.**

## *Lächeln*

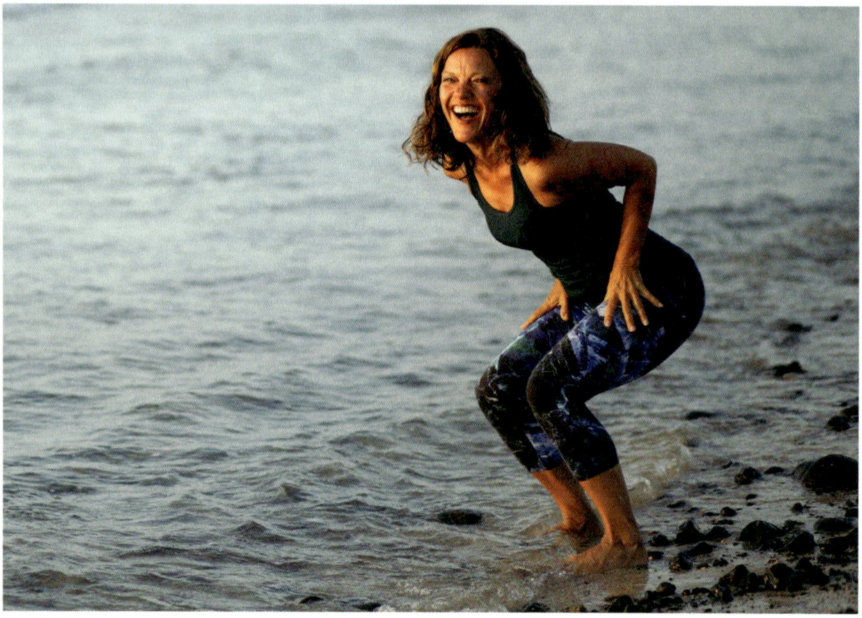

Auch das ist wissenschaftlich erwiesen: Ein einminütiges Lächeln stimuliert über die Aktivität der Lachmuskeln Signale an das Gehirn. Dadurch kommt es zur Ausschüttung von Endorphinen, den Glückshormonen. Man fühlt sich direkt besser. Lächeln bewirkt eine innere Stärkung und aktiviert darüber hinaus die Selbstheilungskräfte. Lachen, auch wenn es künstlich provoziert wird.

## ÜBUNG

**Lachen ist Medizin mit positiver Nebenwirkung „Glücklichsein"!**

## Begeisterung – macht das Leben lebenswert

Kinder sind enorm begeisterungsfähig. Erwachsene auch, nur sie haben es verlernt, begeisterungsfähig zu sein oder unterdrücken die Begeisterung. In jedem Erwachsenen steckt ein Kind. Lassen Sie es raus, freuen Sie sich, begeistern Sie sich für eine Sache, so wie Sie es früher ganz natürlich getan haben.

### Hinweis

*Begeistern Sie sich für etwas. Begeisterung macht das Leben lebendiger.*

## Träumen Sie!

Ein bisschen träumen sollte man immer. Wer aufhört, zu träumen, der beginnt zu sterben. Träume, die aus unserem Inneren kommen, liegen auch meist innerhalb unserer Potenziale. Entfaltet man sein Potenzial, findet man zur Selbstverwirklichung.

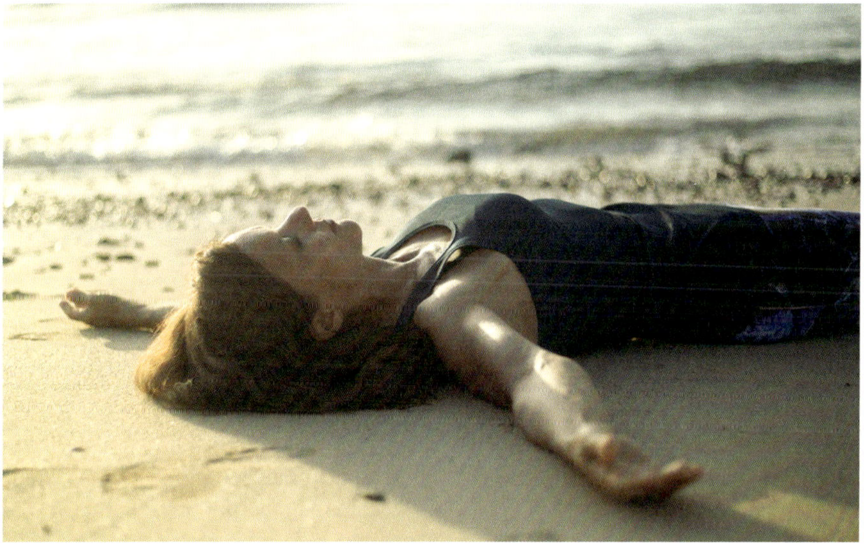

### Hinweis

*Selbstverwirklichung macht glücklich!*

# Einfache Entspannungstechniken

Viele Entspannungstechniken wie die progressive Muskelentspannung oder das autogene Training lohnen es, sie in einem mehrstündigen Kurs zu erlernen. An dieser Stelle werden einfache Entspannungstechniken erklärt, die sich in der eigenen Praxis bewährt haben und ganz einfach in den Alltag einfließen können.

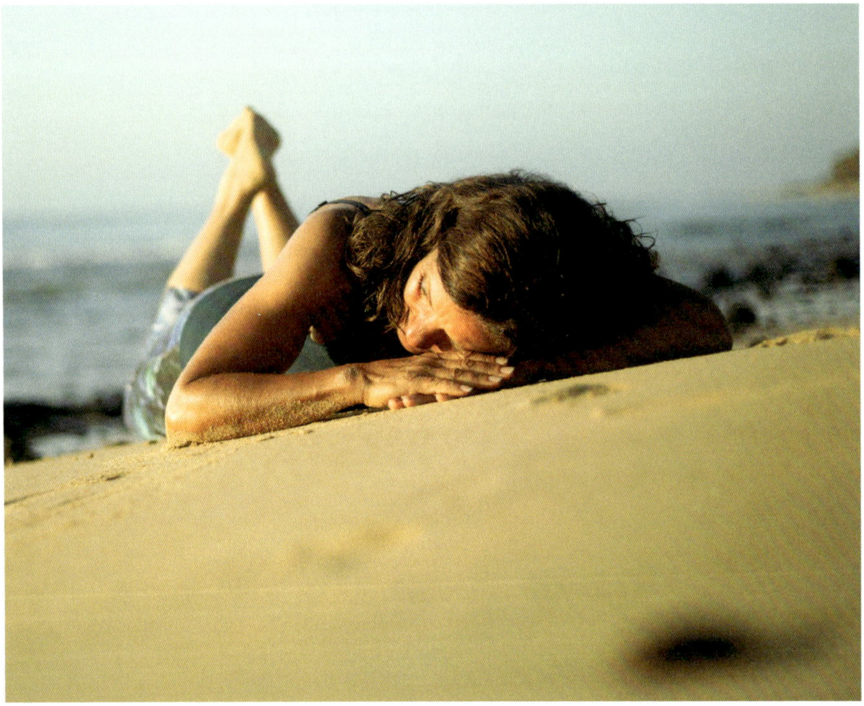

# Achtsamkeit und Meditation

Ist Achtsamkeit eine neue Glücksformel? Achtsamkeit und Meditation gehören unzertrennlich zusammen. **Achtsamkeit bedeutet, zu erkennen, dass der Moment die Aktualität des gelebten Lebens ist.** Mit anderen Worten, das Verhältnis zur Entfaltung des Lebens macht Achtsamkeit aus, nicht nur für 15 Minuten bewusst eine Übung zu absolvieren.

Ob man dasitzt und den Moment als das reale Leben erlebt oder ob man darauf wartet, was kommt. Wir verlieren das Leben, wenn wir mit Groll in die Vergangenheit oder mit Angst in die Zukunft blicken. Fühle achtsam das „Jetzt".

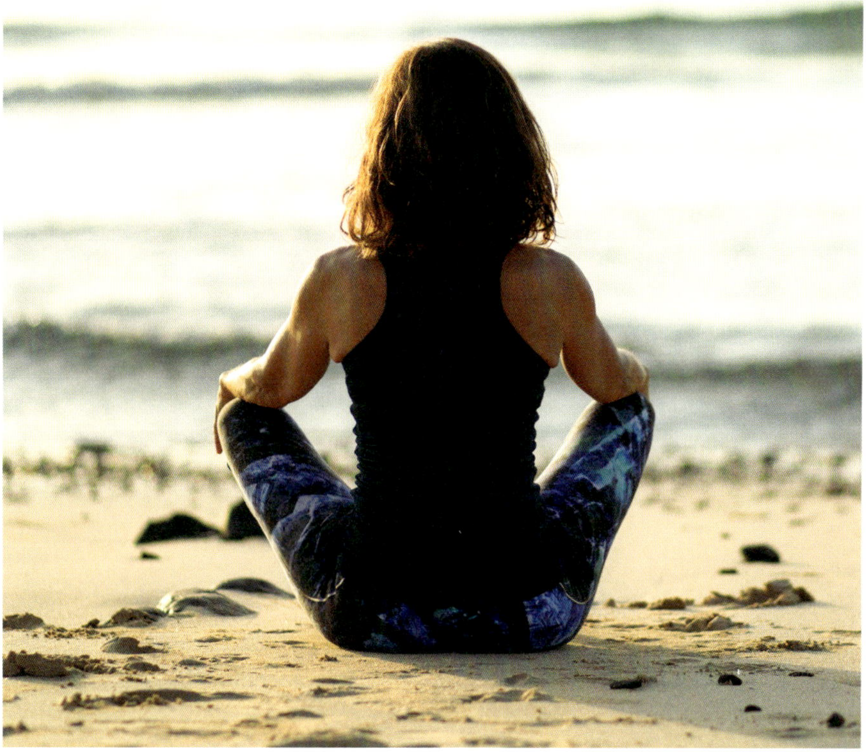

### Hinweis

*Wer wirklich achtsam ist, versteht, dass jeder einzelne Moment etwas unglaublich Wertvolles ist.*

## Meditation

Spricht man über Achtsamkeit, kommt man automatisch zur Meditation. In die Versenkung gehen ohne Ablenkung. Sich spüren, fühlen, achtsam atmen und den Augenblick als Glück des Lebens begreifen lernen. Nehmen Sie diese innere Ruhe in Form von Achtsamkeit mit in das tägliche Leben.

Meditation ist nicht einfach eine Übung für ein paar Minuten, es wird zur Lebensauffassung. Sie kann wissenschaftlich erforscht Telomeraseenzyme aktivieren und somit Telomere wieder aufbauen. Meditieren kann man jederzeit und überall.

## ÜBUNG

Meditieren Sie in einer aufrechten und trotzdem gelösten Sitzposition mit geschlossenen Augen. Beobachten Sie den eigenen Atemrhythmus. Gedanken, die kommen, lassen Sie einfach wie eine Wolke vorüberziehen. Spüren, fühlen, lauschen Sie in sich hinein.

Meditieren Sie im Freien, in der Natur, lauschen Sie den Naturgeräuschen, riechen bewusst Ihre Umgebung und fühlen die Stärke des Seins. Kommt ein Gefühl von Dankbarkeit auf, schenkt die Meditation enorm viel Kraft, innere Ruhe und Sie finden mit der Zeit zur inneren Balance.

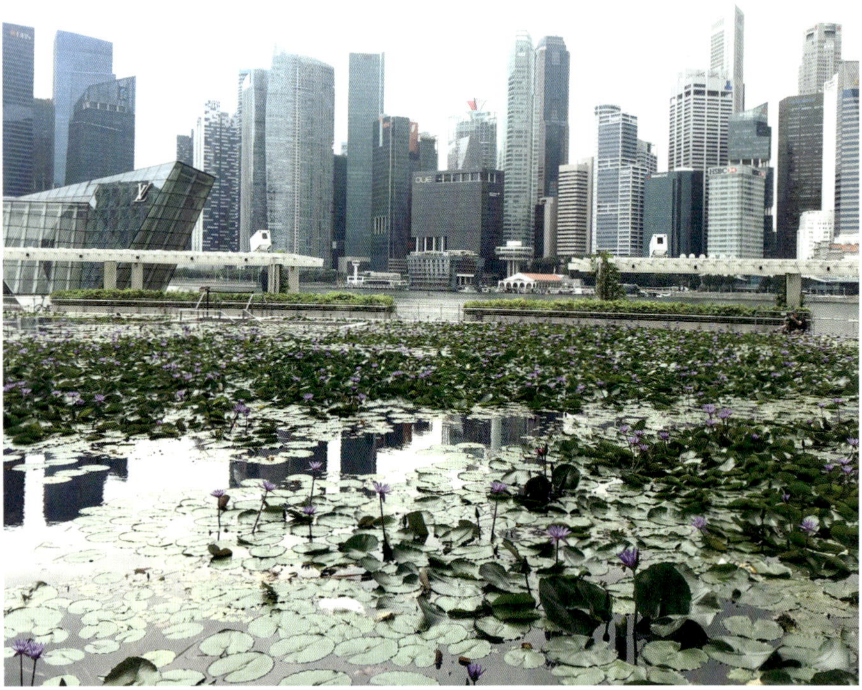

*Lotusblüten vor der Skyline von Singapur, Oktober 2018*

# Herz-Kohärenz-Meditation

Wenn das emotionale Gehirn außer Rand und Band ist, tut das dem Herz nicht gut. Dieses Verhältnis ist umkehrbar. Das Gleichgewicht unseres Herzens beeinflusst ständig unser Gehirn. Um den Zustand des Flows, gleichbedeutend mit Wohlempfinden, herzustellen, ist eine Harmonisierung dieser engen Beziehung zwischen Herz und Gehirn Voraussetzung.

Das *Kohärenztraining* ist ein einfaches und wirksames Verfahren, das jeder nutzen kann. Es ist die Voraussetzung dafür, dass es eine Harmonie zwischen Herz und Hirn gibt. Diese Methode zeigt günstige Auswirkungen auf Körper und Gefühle. Wenn wir lernen, unser Herz zu kontrollieren, können wir unser emotionales Gehirn besänftigen und umgekehrt.

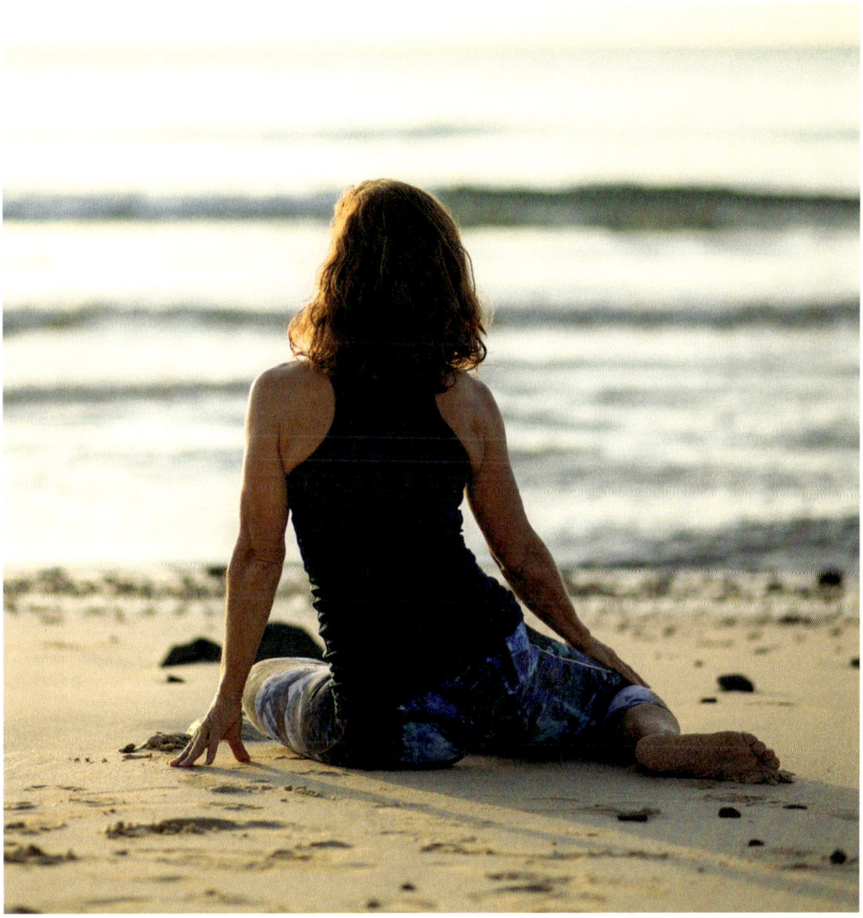

## ÜBUNG

Erster Schritt: Lenken Sie Ihre Aufmerksamkeit nach innen über eine gleichmäßige, ruhige Atmung.
Zweiter Schritt: Lenken Sie Ihre Aufmerksamkeit gezielt auf die Herzgegend. Zur Erleichterung kann man eine Hand auf sein Brustbein legen, um zu spüren und sich bildlich vorzustellen, wie die Luft durch diesen wichtigen Körperbereich mit der Ein- und Ausatmung fließt.
Dritter Schritt: Aktivieren Sie verschiedene Gefühle, die Sie bereit sind, fühlen zu wollen. Achtsamkeit, Gelassenheit, Dankbarkeit.

Manchmal bemerkt man, dass während dieser Übung ein Lächeln, ein inneres Lächeln, erblüht. Einige Minuten zu üben, reicht aus, um den Zustand der Kohärenz darüber hinaus noch zu genießen.

## *Körperscan*

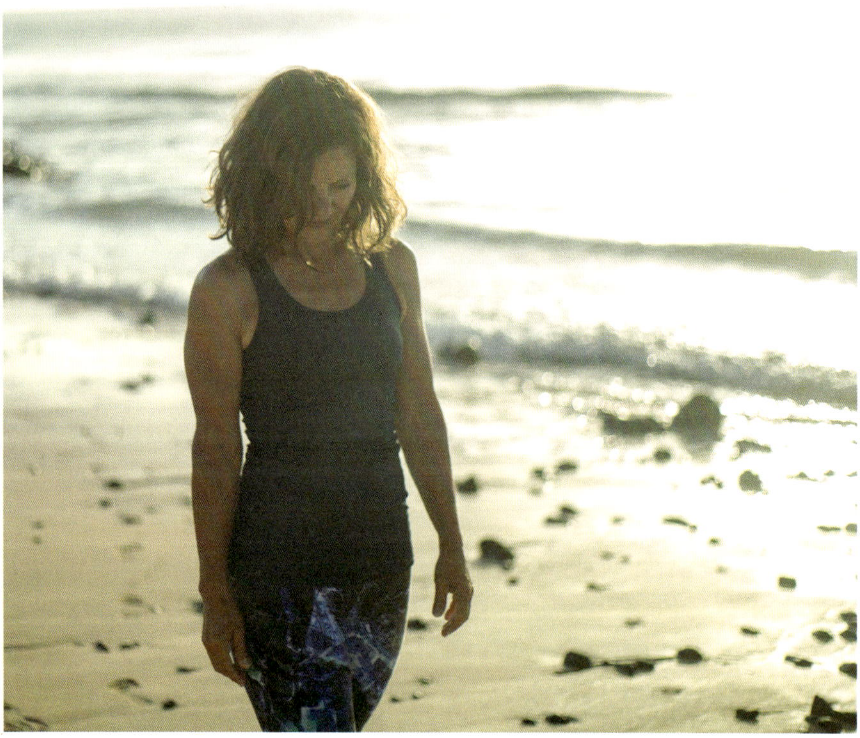

Körperscan ist eine meditative Körperübung. Diese Ruheübung lenkt die Aufmerksamkeit auf einzelne Körperteile wie eine Bestandsaufnahme. Gleichzeitig entspannt sich der Geist. Erforschen Sie beobachtend dabei folgende Fragen:

- Wie fließt Energie?
- Wo spüren Sie Enge oder Druck?
- Wo fühlen Sie Weite und Leichtigkeit?

## ÜBUNG

**Stellen Sie sich aufrecht hin. Verbinden Sie sich mit Ihrem Körper über die Atmung. Spüren Sie in sich hinein und scannen Sie, von den Füßen beginnend, nach oben Ihren Körper und richten Ihre Aufmerksamkeit bewusst beobachtend auf einzelne Gliedmaßen, Gelenke oder innere Organe.**

**Auf diese Art und Weise können Sie den kompletten Körper gedanklich scannen. Der Atem fließt gleichmäßig, rhythmisch und ruhig.**

# 3 Einfache Atemübungen

Das Thema *Atmung* ist faszinierend, wenn man weiß, dass mit bestimmten Atemtechniken Körperfunktionen gezielt beeinflusst werden können. Häufig atmen wir nicht nur bei Stress und Angst zu flach, zu viel und zu schnell. Stresssymptome verstärken sich dadurch und die Herzfrequenz steigt spürbar.

„Richtiges" Atmen fördert die Versorgung der Zellen mit Sauerstoff und das Ausscheiden von Kohlendioxid. Die Herzfrequenz sinkt, es wird neue Energie aufgenommen und die Muskeln entspannen sich.

### *Hinweis*

*Mit gezielten Atemtechniken lassen sich psychische und physische Erregungszustände rasch regulieren und das Nervensystem beruhigen.*

# Atembeobachtung

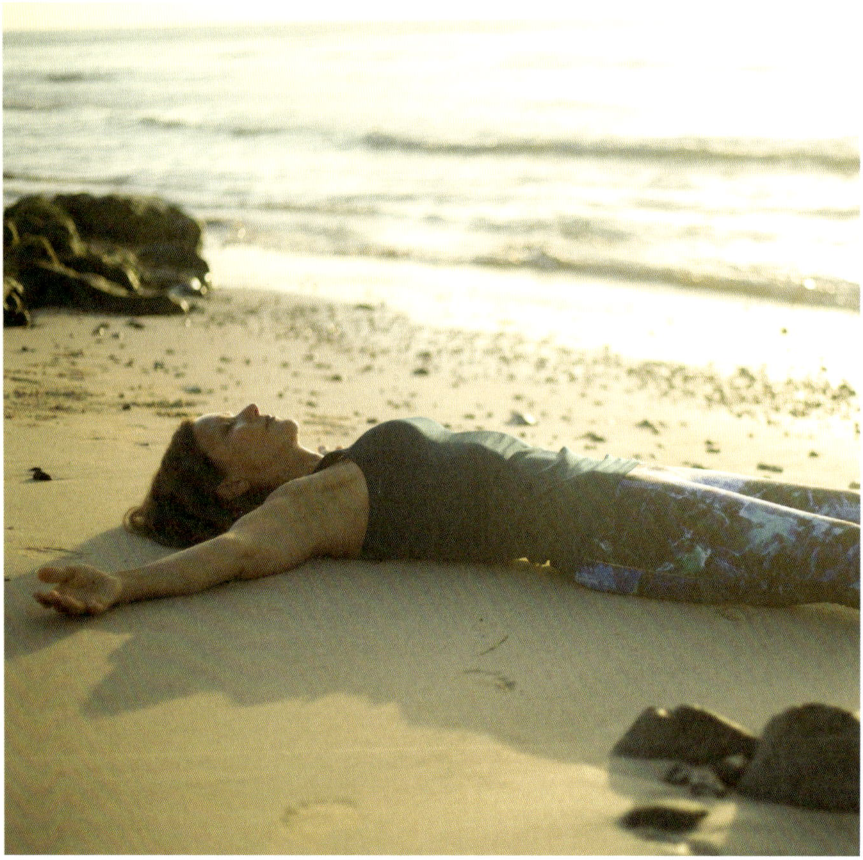

## Stille Atembeobachtung

*Legen oder setzen Sie sich hin. Beobachten Sie Ihren Atem. Da das Ein- und Ausatmen unser zentraler Lebensvorgang ist, erlangen Sie durch die stille Beobachtung eine ganz natürliche und gelassene Beziehung zu sich selbst. So bringen Sie Körper, Geist und Seele in den natürlichen Zusammenhang, der sonst leicht vergessen wird.*

# Bewusstmachung der Bauchatmung – Atemlenkung

Im Alltag atmen wir meistens zu „flach" nur in den Brustkorb. Die ökonomischere, horizontale Ausbreitung der kombinierten Bauch- und Zwerchfellatmung geht verloren. Die folgende Übung dient der Bewusstmachung der Bauch- und Zwerchfellatmung, der Mobilisierung des Atemapparats, der Förderung der Konzentration, der Kräftigung der Atemmuskulatur und sie wirkt herrlich entspannend. Gleichzeitig wird die Atmung fließend gelenkt.

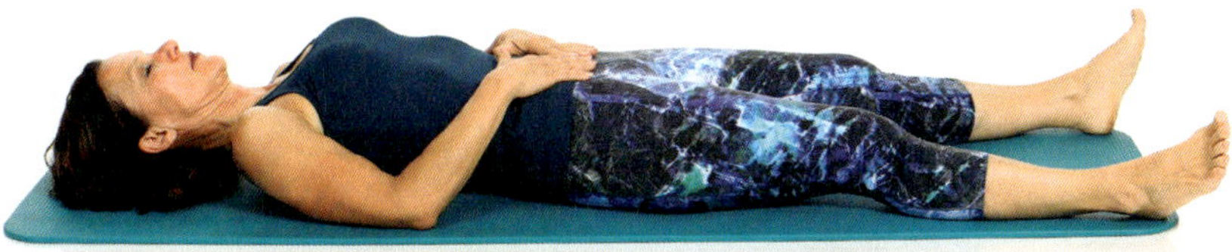

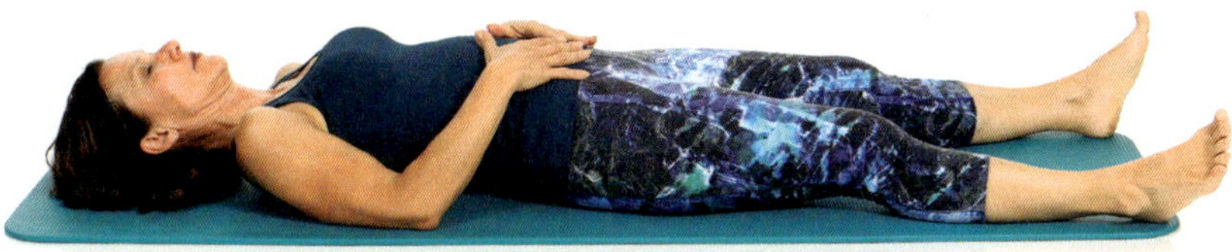

## Bewusstmachen der Bauch-/Zwerchfellatmung

*Legen oder setzen Sie sich hin. Legen Sie beide Hände sanft auf Ihren Bauch. Der Atem fließt gleichmäßig, rhythmisch und ruhig.*

*Spüren Sie, wie beim Einatmen sich der Bauch unter Ihren Händen sanft hebt und beim Ausatmen wieder senkt. Spüren Sie die leichte Auf-und-ab-Bewegung Ihrer auf dem Bauch liegenden Hände.*

*Verstärken Sie nun die Bewegung der Hände, indem sie dreimal hintereinander ganz tief ein- und ausatmen, um folgend in Ihrem Atemrhythmus ruhig und gleichmäßig weiterzuatmen und die Bewegung der Hände, auf dem Bauch liegend, wieder kleiner werden zu lassen.*

*Wiederholen Sie diese Übung. Beobachten Sie immer wieder die Bewegung der Hände, die auf dem Bauch ruhen.*

# Kombinierte Bauch- und Brustkorbatmung

### Kombinierte Bauch- und Brustkorbatmung

*Legen oder setzen Sie sich hin. Legen Sie eine Hand auf den Bauch und eine Hand auf die Mitte des Brustkorbs. Versuchen Sie, zunächst in den Bauch zu atmen und fühlen Sie, wie sich die Hand hebt.*

*Lassen Sie dann Ihren Atem weiter in den Brustkorb fließen, sodass sich die zweite Hand hebt. Stellen Sie sich eine Sonnenblume in Ihrem Rumpf vor, die sich, vom Bauch beginnend, bis in den Brustkorb öffnet und aufblüht.*

*Atmen Sie gegen die leicht geöffneten Lippen durch den Mund aus. Beobachten Sie dabei aufmerksam Ihren Atem.*

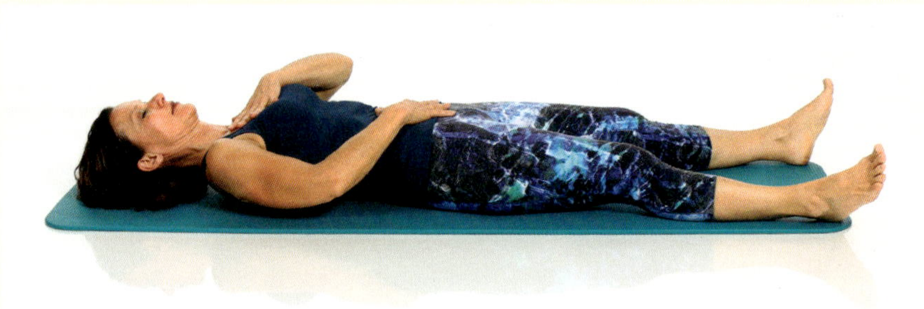

# Verlängerung der Ausatmung mit der Lippenbremse

Die Lippenbremse ist mir seit Langem bekannt aus dem Bereich „Sporttherapie mit Asthmatikern". Sie hilft, tiefe Lungenbezirke zu belüften, gleichzeitig die Atemmuskulatur zu stärken und hält die Bronchien länger geöffnet. Die Ausatmung verlängert sich durch die Verlangsamung, da der Atemstrom durch die verengte Atemöffnung sanft abgebremst wird. Die verlängerte Ausatmung wirkt über den Parasympathikus (den beruhigenden Teil unseres Nervensystems) direkt beruhigend.

Mit dieser Atemtechnik kann man sich sogar selbst aus einer Angstattacke herausholen und vor einer drohenden Hyperventilation bewahren. Asthmatiker wenden sie automatisch bei einer Bronchienverengung (Obstruktion) an.

### Verlängerung der Ausatmung mit der Lippenbremse

*Legen Sie die Lippen zunächst entspannt aufeinander. Pressen Sie dann die Lippen so aufeinander, dass mit der Ausatmung die Luft durch einen schmalen Spalt ausströmen kann. Richten Sie nun während der kombinierten Bauch- und Brustkorbatmung Ihre Aufmerksamkeit auf die ruhige, langsame, lange Ausatmung gegen die leicht geöffneten Lippen.*

*Zählen Sie während der Einatmung langsam von 1-4, während der Ausatmung von 1-6. Sie können die Zählzeit dementsprechend Ihrer Atmung natürlich anpassen.*

## Die Reinigungsatmung

Eine weitere Atemtechnik mit toller Wirkung kommt aus dem Yoga.

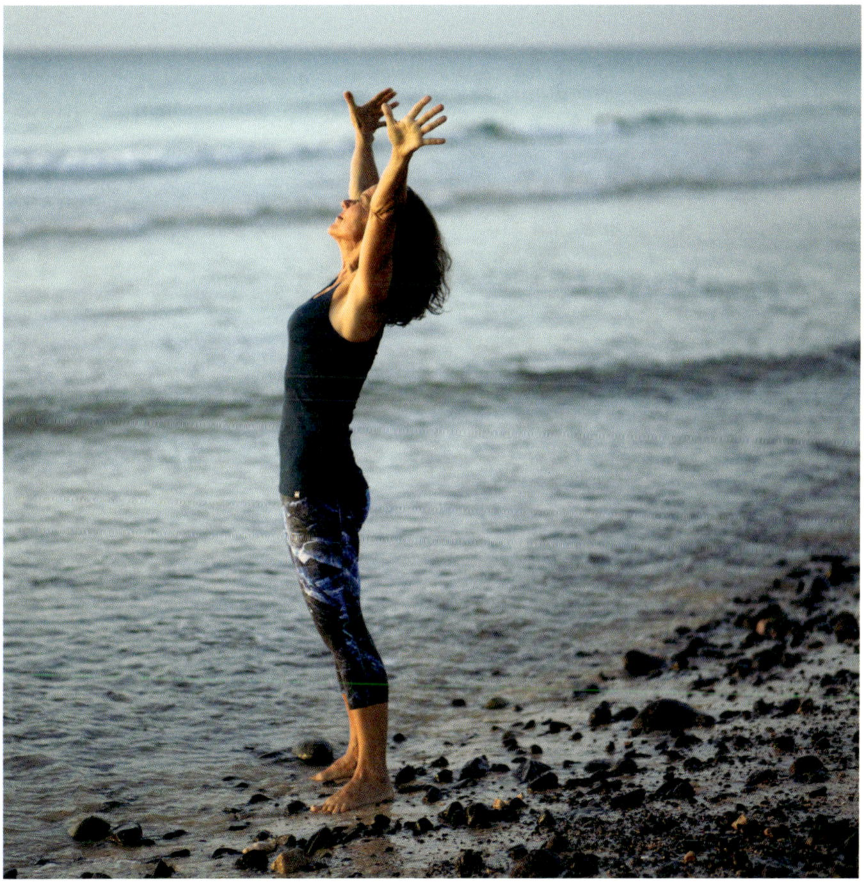

## Die Reinigungsatmung

*Stellen Sie sich aufrecht hin. Atmen Sie tief ein. Nehmen Sie dabei die Arme weit nach oben, dehnen Sie den Bauch und Brustkorb dabei aus. Lassen Sie dann die Atemluft über die leicht geöffneten Lippen auf einen Tsch-Laut langsam ausströmen, während Sie die Arme vor dem Körper gleichmäßig nach unten führen und im Körper sanft nachgeben und den Bauch ein wenig nach innen ziehen.*

*Verharren Sie am Ende der Ausatmung kurz, hören Sie in sich hinein und fühlen Sie, ob Ihr Körper, unten angelangt, eher einen Zwischenatem nehmen möchte oder Ihnen einen Impuls gibt, sich direkt wieder nach oben zu öffnen, um erneut tief Luft zu holen.*

*Wiederholen Sie diese Atemübung dreimal. Bleiben Sie am Ende der dritten Wiederholung noch ein wenig nach unten und innen gerichtet. Lassen Sie die Atemübung ein wenig nachwirken.*

*Sind Sie dazu bereit, richten Sie Ihre Aufmerksamkeit wieder nach außen und Sie gehen energiegeladen und erfrischt mit innerer Ruhe in Ihr Alltagsgeschehen zurück.*

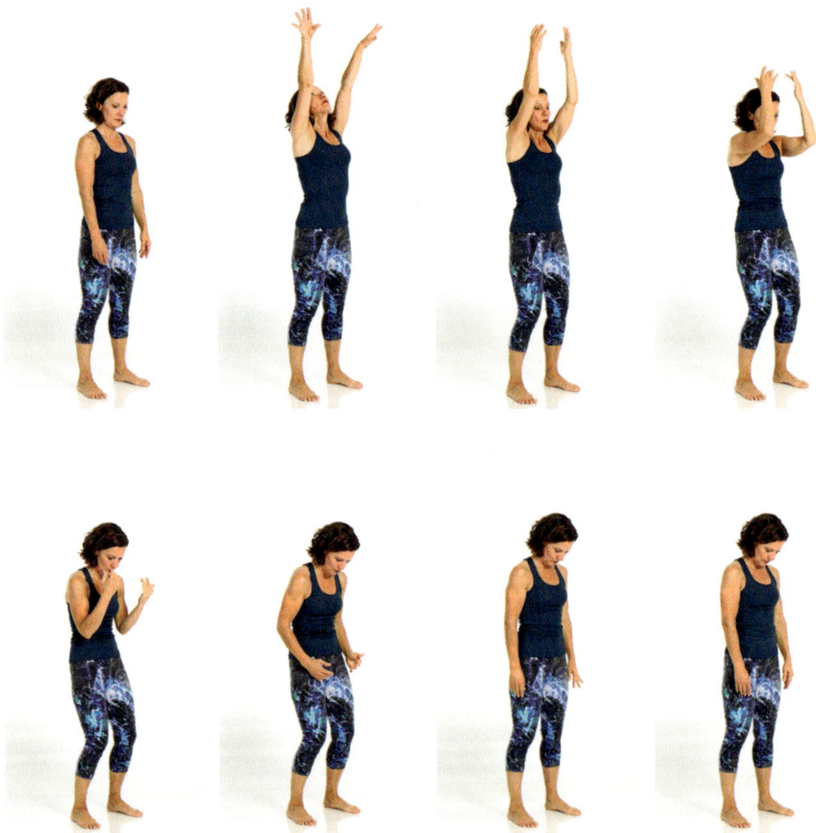

# Feueratmung

Auch die Feueratmung ist eine Atemtechnik aus dem Yoga. Sie ist ein sehr praktisches Asana (ruhende Körperstellung). Da sie die Durchblutung des Gehirns fördert, kann man sie vor Leistungsanforderungen wie Denkaufgaben und Prüfungen durchführen.

## Feueratmung

*Setzen Sie sich aufrecht auf einen Stuhl oder stellen Sie sich aufrecht hin. Holen Sie tief Luft, indem Sie den Bauch ausweiten und die Luft in das durch das Ausatmen entstandene Vakuum einschleusen. Das Ein- und Ausatmen sollte ziemlich schnell von sich gehen und ziemlich laut.*

*Ihr Bauch ist wie ein Blasebalg, der die Luft ausstößt und dann wieder einzieht.*

*Variation: Wiederholen Sie dieses Asana 10-mal, machen Sie danach eine langsame, ruhige Tiefatmung und dann wieder 10-mal die Feueratmung.*

*Anmerkung: Ein zu häufiges Wiederholen dieser Atemtechnik kann zu einem kurzen, schwindligen Gefühl (Hyperventilation) führen. Für Menschen mit hohem Blutdruck ist diese Übung nicht geeignet. Beobachten Sie sich deshalb gut. Wie für alle Übungen gilt auch hier: Übertreiben Sie es nicht.*

# Bewegung als Stressventil

An dieser Stelle soll nochmals die Bedeutung von Sport erwähnt werden. Sport ist eine Möglichkeit, um aktiv Stress abzubauen und zu entspannen. Vorausgesetzt, man macht es maßvoll, also moderat.

Sportliche Aktivität senkt nachweislich die Stresshormone, wie z. B. das Cortisol und Adrenalin. Gleichzeitig fördert sie die Ausschüttung von Glückshormonen (Endorphinen) und Hormonen, die an wichtigen physiologischen Prozessen beteiligt sind.

Die Zellen der Nebennierenrinde setzen sogar weniger von dem Stresshormon Cortisol frei, sodass wir uns ausgeglichener und weniger gestresst fühlen. Man wird einfach stresstoleranter! Unsere Zellen bleiben gesünder, da das Gleichgewicht zwischen Antioxidantien (schützen uns vor freien Radikalen) und freien Radikalen (entstehen durch schädliche äußere Einflüsse) verbessert wird.

### Hinweis

*Moderate Bewegung beugt Stress vor.*

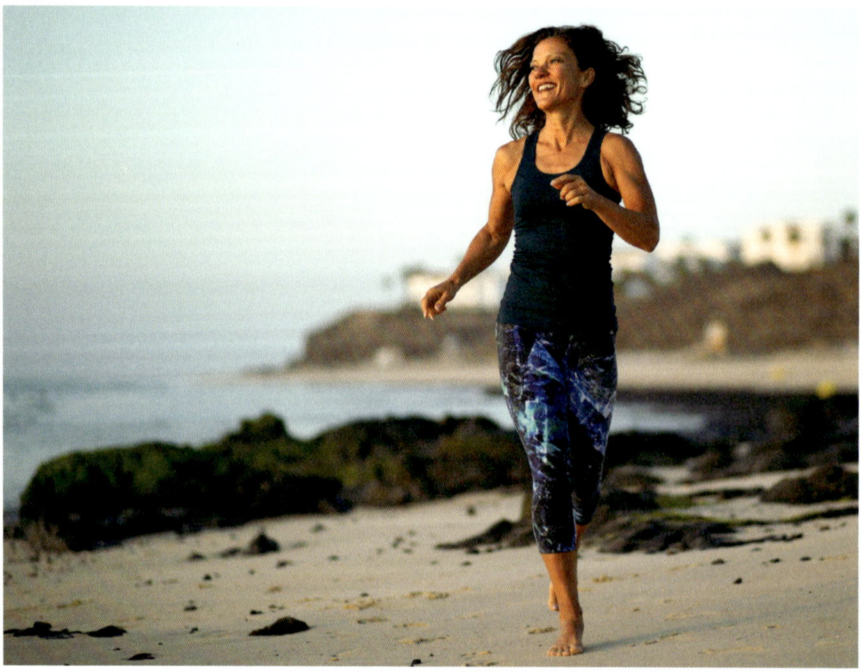

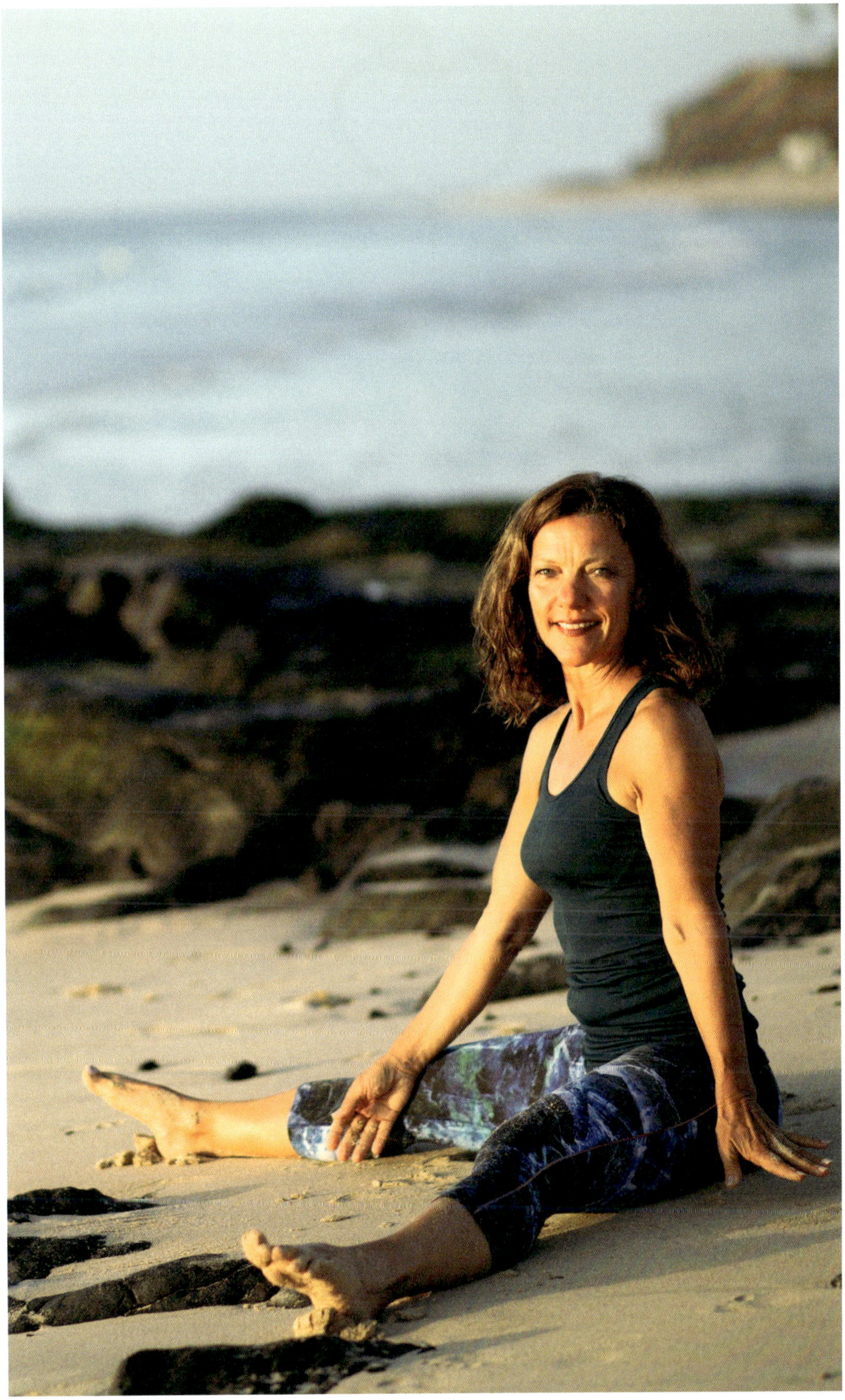

# ERNÄHRUNG

3

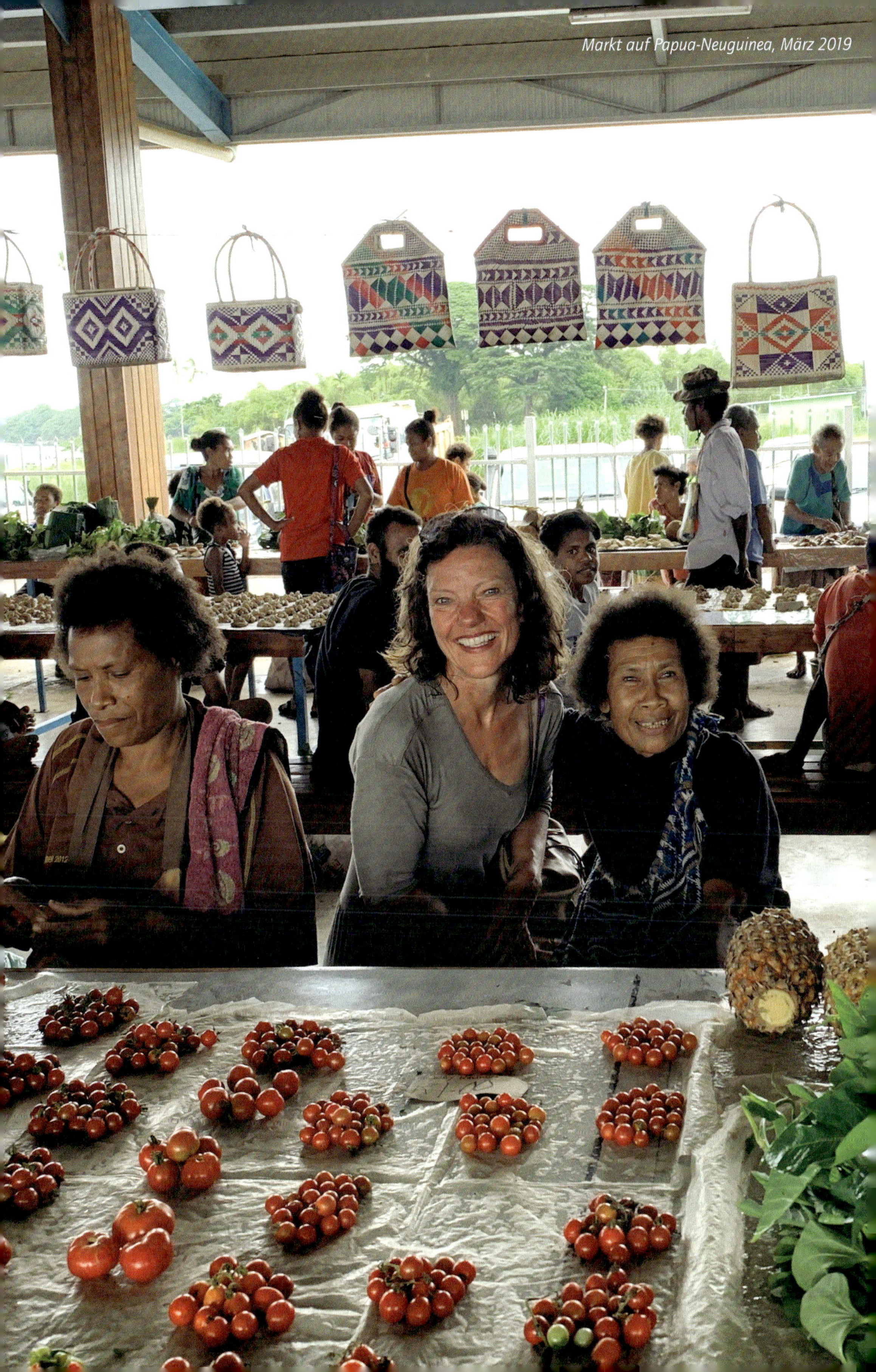

Markt auf Papua-Neuguinea, März 2019

ESSEN IST EIN STÜCK KULTUR. ÜBERMÄSSIGE FREUDE UND MÄSSIGER GENUSS SOLLTEN IN EINKLANG GEBRACHT WERDEN (SCHREIBER-BENOIT & HINGSEN, 1996).

Im folgenden Kapitel finden Sie wichtige Informationen bezüglich Ernährung und Gesundheit. Dieses Grundlagenwissen dient als Basis für ein eigenverantwortliches Agieren. Die Empfehlungen sind wissenschaftlich fundiert und haben sich in der Praxis in den vergangenen Jahren bewährt.

Einfache und praktikable Handlungstipps zur grundlegenden Orientierung sollen die eigene tägliche individuelle Nahrungsauswahl und Nahrungskombination gesundheitsorientiert und genussvoll unterstützen. Sie selbst bestimmen, was in Ihren Mund und damit Magen gelangt.

**Aufklärung ist das beste Rezept!**

*Es ist einfach, gesund und genussvoll zu essen, wenn man weiß, wie.*

## Das Ernährungsverhalten hat sich verändert

In den vergangenen 50 Jahren hat sich das Ernährungsverhalten in den industriellen Ländern stark verändert. Zunehmend werden Lebensmittel wie Fast Food oder Convenience Food (küchenfertige Gerichte wie Tiefkühlpizza, häufig aus der Mikrowelle) verzehrt. Täglich werden literweise zuckerhaltige Softdrinks im wahrsten Sinne des Wortes heruntergekippt. Bleibt keine Zeit zum Essen, wird ein schneller Stopp beim Bäcker, Schnellimbiss oder Fast-Food-Restaurant eingelegt.

Essen ist häufig eine unbewusste Aktion, der kaum Aufmerksamkeit geschenkt wird: hastig, viel, nebenbei. Häufig isst man nicht, weil man Hunger hat, sondern weil man von Heißhunger und Gelüsten getrieben wird. Das ständige „Snacken" hält die Verdauung unentwegt auf Trab. Energie und Motivation für ein kreatives Leben gehen verloren.

Das tägliche, 24 Stunden verfügbare Überangebot und die Werbung sind so verlockend. Die industriell verarbeiteten Nahrungsmittel enthalten reichlich Zucker, Salz, schnell verdauliche Kohlenhydrate, minderwertige Fette und unzählige Zusatzstoffe, dafür kaum essenzielle (lebensnotwendige) Mikronährstoffe und Vitalstoffe. Sie führen mit der Zeit zu einem anhaltenden Entzündungsprozess im gesamten Körper.

Schwedische Wissenschaftler konnten in einer Studie beobachten, dass eine Umstellung auf eine natürliche Ernährung aus möglichst unverarbeiteten Lebensmitteln, die reich an Antioxidantien und Ballaststoffen ist, nach nur 30 Tagen einen großen Einfluss auf alle wichtigen Blutwerte hatte. Viele Wissenschaftler sind sich einig: Zivilisationserkrankungen sind hausgemacht und auf den Verzehr der heute üblichen denaturierten Zivilisationskost zurückzuführen.

### Hinweis

*Eine natürliche Ernährung kann Zivilisationskrankheiten vorbeugen und diese sogar lindern!*

## Zurück zur Natürlichkeit

Die starke Denaturierung unserer Lebensmittel lässt alles Lebendige schwinden und macht es zum Nahrungsmittel mit einer meist enorm hohen Kaloriendichte. Die biologische Funktion geht dabei verloren.

### TIPP

**Kaufen Sie die Nahrung so natürlich wie möglich!**

# Artgerechte Ernährung

Wie, schon wieder ein neuer Trend?

Wirft man einen Blick in die Evolution, ist die artgerechte Ernährung die ursprünglichste und natürlichste Ernährungsform in der Entwicklung des Homo sapiens. Im Laufe der Evolution war die Vielfalt an Lebensmitteln abhängig von Lebensraum und Verfügbarkeit. Neben den erjagten Tieren standen vor allem gesammelte Beeren, Pilze, Nüsse und Wurzeln auf dem Speiseplan. Nur sehr selten konnte man das wertvolle süße Gold, den Honig, genießen. Es wurde seltener und in kleineren Mengen gegessen.

Obwohl die Verfügbarkeit an unterschiedlichen Nahrungsmitteln nie größer war als heute, fehlt uns oftmals die Zeit für einen wirklich vielfältigen Speiseplan.

Artgerecht bedeutet, den Ansprüchen genügend. In den folgenden Abschnitten werden bedeutende Ernährungsgrundlagen diesbezüglich dargestellt, um am Ende eine Empfehlung für eine Ernährungsmöglichkeit zusammenzufassen, die jeder für sich individuell anpassen sollte.

## I Was sind eigentlich Kohlenhydrate?

- Braucht der menschliche Körper wirklich fünfmal am Tag eine Mahlzeit und innerhalb einer Mahlzeit immer alle drei Makronährstoffe, die da heißen Kohlenhydrate, Eiweiß und Fett?
- Wie groß soll der jeweilige Anteil der Makronährstoffe an der täglichen Nahrung wirklich sein?

Kohlenhydrate sollten all die Jahre mindestens 60 % unserer täglichen Nahrung ausmachen und Fett wurde in den vergangenen 50 Jahren als Risikofaktor für Herz-Kreislauf-Erkrankungen verpönt.

Und wie sieht das Resultat nach 50 Jahren Ernährungsempfehlung nun aus? Nach Angaben des Robert-Koch-Instituts sind zwei Drittel der Männer (67 %) und die Hälfte der Frauen (53 %) in Deutschland übergewichtig. Ein Viertel der Erwachsenen

(23 % der Männer und 24 % der Frauen) ist sogar stark übergewichtig (adipös). Ein Umdenken kommt nur schleppend in Gang.

Was sind nun eigentlich *Kohlenhydrate* und welche Nahrungsmittel zählen dazu?

---

KOHLENHYDRATE BESTEHEN AUS ZUCKERMOLEKÜLEN.

---

Der übermäßige Zuckerkonsum stellt heutzutage ein enormes Risiko für unsere Gesundheit dar. In Deutschland bezifferte sich der Pro-Kopf-Verbrauch von Zucker im Jahr 2017/18 auf rund 34,8 Kilogramm – dies entspricht einer täglichen Menge von rund 95 Gramm bzw. insgesamt 32 Würfelzuckern!

Je nach Anzahl der Zuckerbausteine werden Kohlenhydrate in drei Gruppen unterteilt. Einfachzucker (Monosaccharide) wie Traubenzucker (Glukose) und Fruchtzucker (Fruktose), Zweifachzucker (Disaccharide) wie Saccharose (unser Haushaltszucker), Laktose, Maltose und die Mehrfachzucker (Polysaccharide) wie Stärke. Die Zuckerarten haben die gleiche Kalorienmenge, wirken auf den Stoffwechsel aber unterschiedlich!

Unser Haushaltszucker, die Saccharose, besteht aus einem Zuckermolekül Glukose und einem Zuckermolekül Fruktose. Während Glukose insulinabhängig, d. h., Insulin ist für den Transport der Glukose erforderlich, verstoffwechselt wird und direkt ins Blut geht, wird die Fruktose insulinunabhängig verstoffwechselt.

## Fruktose – süßes Gift

Insulin ist für die Aufnahme von Fruktose nicht erforderlich, da sie über die Leber verstoffwechselt wird. Sie hat keine unmittelbare Wirkung auf den Blutzuckerspiegel, aber davon sollte man sich nicht täuschen lassen. Es entstehen wie bei keinem anderen Kohlenhydrat große Mengen an Harnsäure, die auf Dauer zu Gicht führen können. Ein übermäßiger Konsum von zu großen Mengen an konzentrierter Fruktose führt zu einer Insulinresistenz vor allem in den Muskelzellen. Daher stellt der Körper aus allen Kohlenhydraten, die zu viel konsumiert werden, Fett her.

### Hinweis

*Der Körper stellt aus allen Kohlenhydraten, die zu viel konsumiert werden, Fett her.*

Ca. 60 % der Deutschen haben zu viel Körperfett an Bauch und Po gespeichert und sind übergewichtig. In der Leber wird Zucker in den Leberzellen abgelagert. Die sogenannte *nicht alkoholische Fettleber* entsteht. Ein Phänomen, das sich im Moment in den Industriestaaten erschreckenderweise immer häufiger unter Jugendlichen zeigt.

**Eine der größten Gefahren unserer Zeit:**

*Die nicht alkoholische Fettleber durch den Konsum von zu viel konzentrierter Fruktose!*

Normale Fruktosemengen, wie sie in den Fasern von Früchten und Gemüse enthalten sind, sind für den menschlichen Organismus kein Problem. Eine totale Überforderung des Dünndarms entsteht erst durch eine viel zu große Fruktosemenge. Dies kann das Risiko für zahlreiche weitere Erkrankungen wie Gicht und Nierensteine erhöhen.

Haushaltszucker und Weißmehl, beides minderwertige Kohlenhydrate, waren zu Beginn der Corona-Krise im März 2020 innerhalb weniger Tage in ganz Deutschland ausverkauft. Diese kleinen weißen, wie Diamanten glitzernde Körnchen schütten viele in Heißgetränke oder verwenden sie zum Backen.

Fruktose schmeckt von allen natürlichen Kohlenhydraten am süßesten und ist am preisgünstigsten. Gründe genug, um sie als eine der Hauptzutaten in viele industriell hergestellte Nahrungsmittel zu mischen, allen voran in zuckerhaltige Softdrinks wie Limonaden, Nektars und Saftmischungen.

**Hinweis**

*1 Liter Apfelsaft und 1 Liter Cola enthalten gleich viel Zucker, nämlich ca. 105 g. Das entspricht 35 Würfelzuckern!*

**TIPP**

**Reduzieren Sie Zucker in der Nahrung!**

## Raffinierte Kohlenhydrate

Zu den raffinierten, industriell verarbeiten Kohlenhydraten zählen alle Weißmehlprodukte, wie Brot, Backwaren, Nudeln, Kekse und Süßigkeiten. Sie enthalten kaum Vitalstoffe, aber dafür viele „schnelle" Kalorien, die nicht satt, dafür aber süchtig machen. Sie erzeugen den stärksten Blutzuckeranstieg. Deshalb wird man von diesen am schnellsten übergewichtig.

### TIPP

**Reduzieren Sie die raffinierten Kohlenhydrate!**

## Vitalstoffmangel im Überfluss

Industriell verarbeitete, isolierte Kohlenhydrate liefern vor allem sogenannte *leere* Kalorien. Damit meint man zwar Kalorien, aber keine Vitalstoffe. Wer sich überwiegend von diesen „schlechten" Kohlenhydraten ernährt, kann logischerweise langfristig einen Vitalstoffmangel trotz Nahrungsmittelüberfluss entwickeln. Ein nicht optimal funktionierender Stoffwechsel ist die Folge mit vielen gesundheitlichen Risiken.

## Heißhungerattacken besiegen

Lust und Appetit auf Süßes, Salziges und Fast Food entsteht immer dann, wenn man schon genau durch diese schnell verfügbaren Kohlenhydrate aus Sahnetorte, Hamburger, Tiefkühlpizza, Süßigkeiten in die Teufelsspirale Heißhungerattacken geschlittert ist. Dann gehören sie zur Tagesordnung.

Bauchspeicheldrüse, Insulinausschüttung, starker Blutzuckerabfall werden ständig gefordert und führen automatisch in diesen Kreislauf.

Kohlenhydrate und Eiweiß liefern pro Gramm die gleichen Kalorien, nämlich 4,1 kcal, jedoch sättigt Eiweiß länger, da es nicht so schnell verdaut wird und der Blutzuckerspiegel erfährt keinen starken Anstieg, wie dies bei der Verstoffwechslung der Kohlenhydrate der Fall ist.

Das heißt, wenn Sie bei einer Mahlzeit nicht die Kalorienanzahl verändern, sondern ein Teil der Kohlenhydrate einfach durch eiweißhaltige Nahrungsmittel ergänzen, verlieren Sie nicht nur die Heißhungerattacken, sondern vielleicht auch das eine oder andere Kilo.

### Teufelskreislauf Heißhungerattacken durchbrechen

- *Ersetzen Sie einen Teil Ihrer Kohlenhydratkalorien durch eiweißhaltige Nahrungsmittel.*
- *Bei jeder Mahlzeit frisches Gemüse und Salate integrieren.*
- *Eine halbe Stunde vor dem Essen 1-3 Gläser Wasser trinken (siehe ayurvedische Trinkkur).*

## Zucker macht auch alt – AGEs und mTOR

Zucker lässt die Zellen schneller altern. Dabei wird die Zellalterung mit zwei wesentlichen Faktoren in Verbindung gebracht: AGE, fördern die Verzuckerung und mTor aktiviert Entzündungen.

Die AGEs *(Advanced Glycation Endproducts)* sind fortgeschrittene Kohlenhydratendprodukte, sogenannte *Verzuckerungsendprodukte*. Hierbei lagern sich die Zuckermoleküle an Proteine (Eiweiße), Fette und Aminosäuren (Eiweißbausteine) an. Sie führen dazu, dass Membrane, Blutgefäße, Kollagenstrukturen und andere Moleküle im Körper ebenfalls verzuckern, was dann zu einer schnelleren Zellalterung führt. Dadurch entsteht eine faltige, matte und schlaffe Haut und es kommt zu Pigmentveränderungen, den bekannten Altersflecken.

Die Hauptursache für dieses Erscheinungsbild ist die Tatsache, dass sich Zucker mit Proteinen verbindet. Getreide, insbesondere Weizen, ist ein starker AGE-Bildner. Der AGE-Gehalt von Lebensmitteln wie Fleisch, Wurst, Schinken, aber auch Käse ist ebenfalls sehr hoch. Grillen, Braten und Frittieren sowie langes Kochen können den AGE-Gehalt um ein Vielfaches erhöhen.

### TIPP

**Dünsten, das bedeutet im Dampf gegart, ist die gesündestes Garmethode.**

mTOR *(mechanistic Target of Rapamycin)* ist ein Protein, das in allen Säugetieren vorkommt. Der Verzehr von Kohlenhydraten führt immer zur Ausschüttung von Insulin ins Blut. Insulin aktiviert mTor, das chronisch-schleichende Entzündungen („silent inflammation") auslöst. Fasten oder auch nur Kalorienrestriktion (Kalorieneinschränkung) deaktiviert diesen Prozess, wodurch das Altern verlangsamt wird und Alterskrankheiten verzögert werden (vgl. Perlmutter, D.: Dumm wie Brot).

## Zutatenliste der Nahrungsmittel

Der Blick auf die Zutatenliste und Nährwerttabellen auf der Rückseite der Verpackungen von Nahrungsmitteln lohnt sich generell: Je kürzer sie ist, desto besser. Legen Sie Wert auf einen geringen Zuckergehalt der Nahrungsmittel und vermeiden Sie solche mit vielen Lebensmittelzusatzstoffen. Sie werden mit einer E-Nummer gekennzeichnet. Früher nannte man sie *Fremdstoffe*.

### Hinweis

*Zucker versteckt sich hinter Begriffen wie Saccharose, Dextrose, Raffinose, Glukose, Fruktosesirup, Fruktose-Glukose-Sirup, Stärkesirup, Maltose, Malzextrakt, Gerstenmalzextrakt, Maissirup.*

## Vollwertige, wertvolle Kohlenhydrate

Gemüse, Salatblätter und Obst zählen zu den vollwertigen kohlenhydratreichen Lebensmitteln. Diese Zuckermoleküle sind mit unverdaulichen Fasern verknüpft. Unverarbeitet enthalten sie ihren ursprünglichen Ballaststoffgehalt. Gleichzeitig weisen sie einen niedrigen glykämischen Index auf, was bedeutet, dass sie den Blutzuckerspiegel nicht so stark ansteigen lassen. Hinzu kommt, dass Gemüse und Obst viel Wasser enthalten, was die Blutzuckerreaktion ebenfalls abschwächt.

Essen Sie Obst aufgrund der enthaltenen Fruktose bewusst, im Verhältnis zu Gemüse 2:3. Bevorzugen Sie saisonales und regionales Obst, so wie es die Natur mit ihren Rhythmen vorgesehen hat.

### Von Natur aus weniger Fruchtzucker enthalten

*Beeren wie Himbeeren, Erdbeeren, Brombeeren, Heidelbeeren, Steinfrüchte wie Pfirsiche, Pflaumen, Aprikosen, Zitrusfrüchte wie Zitronen, Limetten, Grapefruit, Orangen, Kiwi, Papaya, Wassermelonen, Honigmelonen, Birnen, Äpfel.*

# 2 Nahrungsfett macht nicht fett

Die grundlegende Einteilung in gute Fette – böse Fette aus den 1960er-Jahren müssten nach den heutigen wissenschaftlichen Erkenntnissen längst der Vergangenheit angehören. Trotzdem hält sich die Angst vor Fett und Fettwerden durch Nahrungsfett oder vor einem zu hohen Cholesterinwert durch Fett in der Nahrung zäh in den Köpfen der Menschen.

Zu lange wurde Fett in den Medien schlechtgeredet, vor allem die gesättigten Fettsäuren in tierischen Fetten.

Und dabei **gibt es bis heute keine einzige Studie, die belegt, dass die gesättigten Fette das Risiko für Herz-Kreislauf-Erkrankungen erhöhen.**

Generell gehören *Fette* zu den Grundnährstoffen und sind lebensnotwendig, also essenziell für den menschlichen Körper. Allein schon deshalb, weil viele Vitamine, nämlich E, D, K und A, fettlöslich sind. Dies bedeutet, der Körper kann sie nur aufnehmen, wenn gleichzeitig Fett vorhanden ist. Fett und auch Protein (Eiweiß) sind sogar eine Voraussetzung dafür, dass wir schlank und gesund bleiben.

# Omega-3- und Omega-6-Fettsäuren

Der Fokus innerhalb der Fette liegt aktuell auf den Omega-3- und Omega-6-Fettsäuren. Beide benötigt unser Körper. Sie haben jedoch eine gegensätzliche Wirkungsweise.

### Der feine Unterschied zwischen Omega-3- und Omega-6-Fettsäuren

- *Omega-3-Fettsäuren vermindern Entzündungsprozesse im Körper.*
- *Omega-6-Fettsäuren begünstigen die Entstehung von Entzündungen im Körper.*

Unser Körper benötigt sie in einem ausgewogenen Verhältnis. Verwendet man nur Sonnenblumen-, Maiskeim- oder Distelöl, werden zu viele Omega-6-Fettsäuren aufgenommen.

# Entscheidend: Das Omega-3/6-Verhältnis

Das Omega-3/6-Verhältnis gilt als Faktor für stille Entzündungen im Körper. Ein Verhältnis um 1:3 kann als entzündungsneutral betrachtet werden. Die Veränderungen unserer Ernährungsgewohnheiten, wie der Verzehr von industriell verarbeiteten Lebensmitteln, die Masttierhaltung und der vermehrte Einsatz von kostengünstigen Pflanzenölen, um nur einige zu nennen, hat das Omega-3/6-Verhältnis in negativer Weise stark verändert.

Dieses beträgt heute in der durchschnittlichen Bevölkerung ca. 1:15. Das bedeutet, dass durchschnittlich 15-mal mehr Omega-6-Fettsäuren aufgenommen werden als Omega-3-Fettsäuren! Jugendliche unter 25 Jahre verzeichnen im Durchschnitt sogar einen Wert von 1:25 (vgl. Norsan).

### TIPP

**Stille Entzündungen durch ein schlechtes Omega-3/6-Verhältnis begünstigen viele Zivilisationskrankheiten.**

# Omega-3- ist nicht gleich Omega-3-Fettsäure

Omega-3-Fettsäuren sind lebensnotwendig für unseren Organismus. Sie werden deshalb auch als *essenzielle* (lebensnotwendige) Fettsäuren bezeichnet.

Zu den wichtigsten Omega-3-Fettsäuren zählen die Eicosapentaensäure (EPA), die Docosahexaensäure (DHA) und die Alpha-Linolensäure (ALA). Zahlreiche Studien bestätigen eine positive Wirkung der marinen Omega-3-Fettsäuren EPA und DHA auf die Gesundheit.

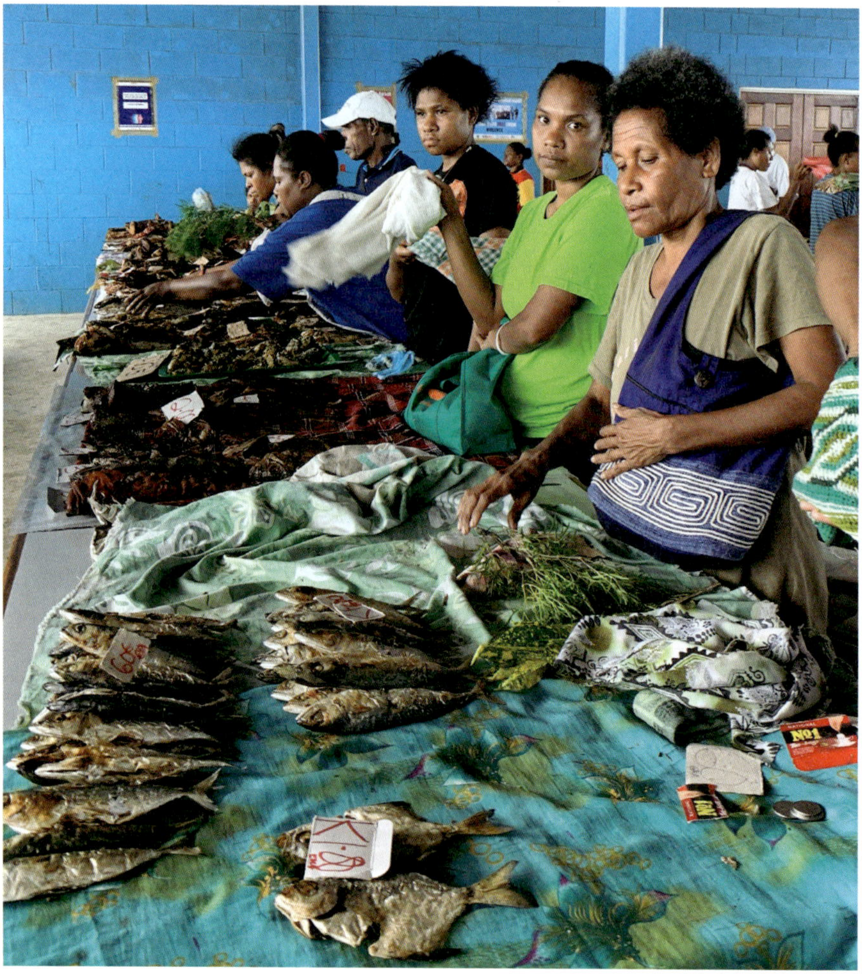

*Fischstand auf dem Markt auf Papua-Neuguinea, März 2019*

Die pflanzliche Omega-3-Fettsäure Ala hat nur in geringem Maße eine gesundheitliche Wirkung. Unser Körper kann aus pflanzlichem ALA nur ca. 5-10 % zu EPA und DHA umwandeln. Die marinen Omega-3-Fettsäuren EPA und DHA sind vor allem in Meeresprodukten, wie fettreichen Kaltwasserfischen, Krill, Krustentieren sowie Algen, enthalten.

Über eine natürliche Ernährung ist es nahezu unmöglich, ausreichend EPA und DHA aufzunehmen. An dieser Stelle sei erwähnt, dass die tägliche Nahrungsergänzung von 2.000 mg mit hochwertigen Omega-3-Fettsäuren zur Gesunderhaltung sehr zu empfehlen ist.

EPA und DHA tragen zu einer normalen Herzfunktion, Gehirnfunktion und Sehkraft bei. Wissenschaftlich gesehen, können sie die Wahrscheinlichkeit für das Auftreten von Demenz und Alzheimer und nachweislich einen „altersbedingten" Muskelabbau minimieren.

### TIPP

**Eine Ernährung, die reich an ALA ist, die vor allem in Leinsamen, Chiasamen, Walnüssen und den dazugehörigen Pflanzenölen vorkommt, ist eine gute Omega-3-Ergänzung. Aber nicht ausreichend. Beim Fischkonsum von Kaltwasserfischen mit einem hohen Omega-3-Gehalt ist die Quecksilbererhöhung im Fisch problematisch und zu bedenken. Die Nahrungsergänzung mit schadstofffreien, natürlichen Produkten ist empfehlenswert (vgl. Norsan).**

## Minderwertige, moderne Fette meiden

Die industriell gehärteten Pflanzenfette werden erst seit den Nachkriegsjahren verwendet. Sie schaden nachweislich der Gesundheit und sind in den USA bereits verboten. Auf der Zutatenliste findet man sie unter gehärtetes Pflanzenfett, Pflanzenfett gehärtet oder pflanzliches Öl gehärtet.

Aus flüssigen Ölen sollen streichfähige Produkte, z. B. Margarine, hergestellt werden. Sogenannte *Transfettsäuren* entstehen. Durch zu heißes, zu langes und vor allem mehrmaliges Erhitzen von Ölen und Fetten, z. B. beim Braten, Backen, Grillen und Frittieren entstehen die sogenannten *Acrylamide*. Sie beeinflussen den Cholesterinwert negativ und fördern entzündliche Prozesse im Körper bis hin zu Ablagerungen in den Gefäßen. Man sollte sie daher meiden.

Desgleichen sollte man auf Nahrungsmittel mit einem hohen Omega-6-Anteil verzichten, wie Fast Food, Fertiggerichte, süße und salzige Snacks, industriell hergestellte, raffinierte pflanzliche Öle (Sonnenblumen-, Distel- und Maiskeimöl), Fleisch aus Massentierhaltung. Wenn Milch und Käse, dann von Bio- oder Alpenkühen genießen.

### Gehärtete Fette, Transfettsäuren, zu viele Omega-6-Fettsäuren meiden! Enthalten in:

*Müsliflocken, Müsliriegel, Backwaren wie Blätterteig, Rührteig, Mürbeteig, Fettgebackenes, Plätzchen, Kekse, frittierte Kartoffelprodukte, Schokolade, Cremespeisen, Knabbereien und sehr häufig in Fertiggerichten und Fast Food.*

## Wertvolle Fette für die gute Küche

Ölsaaten wie Nüsse, Sonnenblumenkerne, Kürbiskerne, Sesam und fettreiche Früchte wie Avocado und Oliven sind eine natürliche Quelle für gute Fette. Sie zeigen nachweislich einen protektiven (schützenden) Charakter im Hinblick auf den Blutcholesterinspiegel.

### Pflanzliche Öle mit einem guten Omega-3- zu Omega-6-Verhältnis verwenden:

*Leinöl (3:1), Rapsöl (1:2), Walnussöl (1:6), Olivenöl (1:8).*

*Kokosöl, eines der ältesten Öle, ist artgerecht und eignet sich besonders gut für höhere Temperaturen. Aber auch als Brotaufstrich oder für Haut, Haar oder als natürliche Zahncreme ist es sehr zu empfehlen.*

# 3 Eiweiß – wertvoller Baustoff

*Eiweiße* bzw. *Proteine* gehören zu den drei Makronährstoffen und bestehen aus langkettigen Aminosäuren. Von den 20 verschiedenen Aminosäuren sind neun essenziell. Sie sind lebensnotwendig, können vom Körper nicht selbst hergestellt werden und müssen daher über die Nahrung aufgenommen werden. Ein wertvoller Baustoff für unsere Muskeln, Sehnen, Knochen, Knorpeln, Haare, Nägel, Herz und Gehirn.

Proteine haben zahlreiche Funktionen in unserem Körper. Unter anderem sind sie entscheidend für ein gut funktionierendes Immunsystem. Bei der Verstoffwechslung (Verdauung) entsteht ein thermischer Effekt, sodass allein schon dabei ein Viertel der Kalorienmenge verbraucht wird.

Proteine in einer Mahlzeit sorgen für ein langes Sättigungsgefühl, sodass man nicht so schnell wieder Hunger verspürt. Dies sind günstige Voraussetzungen, um sein Gewicht bzw. die Figur positiv zu beeinflussen. In der artgerechten Ernährung haben Proteine einen bedeutenden Stellenwert, denn früher wurde gejagt und gefischt.

Aber auch die vegane Rohkost, früher waren wir ja auch „Sammler", versorgt den Körper ausreichend mit allen essenziellen Aminosäuren. Denn die pflanzlichen Lebensmittel enthalten grundsätzlich alle essenziellen Aminosäuren, die der menschliche Körper benötigt.

### Natürliche Lebensmittelquellen für Protein/Eiweiß

*Sojaflocken, Sojabohnen, Parmesan, Hanfsamen, Harzer Käse, mageres Rindfleisch, Erdnüsse, Kürbiskerne und Thunfisch. Aber auch Hülsenfrüchte wie Linsen, Erbsen, Bohnen, Quinoa, Buchweizen, Amaranth, Chiasamen, Tofu, Magerquark, Hüttenkäse, Hühnerei, Geflügelfleisch, Nüsse und Saaten wie Mandeln, Haselnüsse, Cashewkerne, Sonnenblumenkerne. Und: Gemüse, Wildkräuter.*

# Die biologische Wertigkeit von Eiweiß

Geht es um eine gesunde Ernährung, ist die biologische Wertigkeit von pflanzlichem Eiweiß ein hochinteressantes Thema. Je höher die biologische Wertigkeit ist, desto besser kann aus dem Nahrungsprotein körpereigenes Protein aufgebaut werden.

Das Hühnerei hat die höchste Eiweißqualität als einzelnes Nahrungsmittel. Geschickte Kombinationen aus pflanzlichen und tierischen Eiweißquellen erhöhen die biologische Wertigkeit von Eiweiß für den menschlichen Körper. In meinem Schwerpunktfach „Sportmedizin" lernte ich diese Kombinationen bereits vor Jahren kennen und genieße sie heute noch mit Freude, da sie meinen Geschmack treffen.

Das Vollei (Eiweiß und Eigelb) in Kombination mit Kartoffeln hat die höchste biologische Wertigkeit! Generell spielt Qualität und Menge eine Rolle, um letztendlich den Wert der biologischen Wertigkeit zu bestimmen. Das Hühnerei hat den Wert 100.

## Geschickte Kombinationen aus pflanzlichen und tierischen Eiweißquellen:

- *Pellkartoffeln/Bratkartoffeln, wohlgemerkt sehr langsam mit hochwertigem Kokosöl gebraten, mit Spiegelei und Quark mit vielen frischen Gartenkräutern;*
- *Pellkartoffeln mit Quark und frischen Gartenkräutern;*
- *Pellkartoffeln mit Eiersalat und viel frischem Schnittlauch und Frühlingszwiebeln;*
- *(Vollkorn-)Nudeln mit Linsen;*
- *Haferflocken mit Milch (unser geliebtes Müsli);*
- *Pfannekuchen: Milch, Eier und Mehl (empfehlenswert: Buchweizenmehl);*
- *Kartoffeln in Milch gedrückt (mein Lieblingsgericht, von meiner Oma zubereitet);*
- *Chili con (mit)/sin (ohne) Carne (Fleisch): Bohnen und Mais mit oder ohne Fleisch.*

Die Kartoffel ist eine tolle Knolle, vor allem in den o. g. Kombinationen. Sie ist weder „Arme-Leute-Essen" noch Dickmacher. Sie sind reich an Ballaststoffen, vor allem, wenn man sie einmal komplett erkalten lässt und dann erst weiterverarbeitet. Durch das Erkalten wird die enthaltene Stärke unverdaulich. Dann wird sie resistente Stärke genannt und zählt in diesem Zustand zu den Ballaststoffen, die besonders wichtig für die Darmflora sind.

Ein weiterer Geheimtipp: Die Kombination von Nahrungseiweiß mit grünem Blattgemüse führt dazu, dass die Nahrungsproteine im Magen besser verdaut und schließlich besser aufgenommen werden können. Die Ballaststoffe im Blattgemüse, aber auch die Kombination zusätzlich mit scharfen Gewürzen wie Chili, Knoblauch, Ingwer, Zwiebeln und Curry beschleunigen sogar die Verdauungsvorgänge von Eiweiß im Körper und verbessern die Verwertbarkeit. Der Körper wird schneller von Schlacken und Toxinen befreit, die man mehr oder weniger mit der Nahrung aufnimmt.

# 4 Darmgesund beginnt im Mund

DER MENSCH IST, WAS ER ISST,
WIE ER KAUT, VERDAUT UND WIEDER AUSSCHEIDET.

Unser Darm ist faszinierend. Die Quelle für unser Wohlbefinden. Schaltzentrale für unsere Gesundheit. Die größte Eintrittsfläche unseres Körpers von außen nach innen. 80 % unseres Immunsystems befindet sich im Darm. Täglich spaltet er unsere Nahrung in lebenswichtige Nährstoffe auf, um sie dem Körper über die Darmschleimhaut zugänglich zu machen.

Darmgesund beginnt jedoch im Mund. Die Mundhöhle ist über die Speiseröhre mit dem Magen, Zwölffinger-, Dünn- und Dickdarm verbunden. Die erste Verdauungsstufe startet mit dem Kauen und der Enzymaktivität beim Einspeicheln der Nahrung im Mund. Da ist es doch nahe liegend, dass ein gesundes Mundmikrobiom für die Gesundheit genauso wichtig ist wie das Darmmikrobiom.

Häufig haben sogar chronische Erkrankungen ihren Ursprung in der Mundhöhle. Hier schlummern manchmal jahrelang stille Entzündungen, sogenannte *Silent Inflammations*, vor allem nach Wurzelbehandlungen oder Zahnentfernungen.

## FAZIT

**Ein immunes Mikrobiom vom Mund bis zum Darm hält den Menschen gesund.**

# Mikrobiom Darm

Unsere Darmflora, das Darmmikrobiom, ist die Anhäufung von unzähligen Bakterien im Darm. Die Darmbesiedlung ist sehr individuell und so einzigartig wie der Fingerabdruck eines jeden Menschen. Die jüngsten Forschungsergebnisse zeigen, dass wir Menschen in den Industriestaaten durch unsere Lebens- und Ernährungsweise etwa 40 % unserer Darmflora eingebüßt haben. Demgegenüber zeigt das Mikrobiom von Naturvölkern eine viel größere Vielfalt an Darmbakterien.

Die Entstehung einer Reihe von Erkrankungen führt die Wissenschaft mittlerweile auf die Veränderung des Mikrobioms zurück. Es ist maßgeblich an der Regulation unseres Immunsystems beteiligt. 80 % unserer Abwehrzellen sitzen im Darm.

Relativ neu und ein spannendes Feld in der Medizin ist die Erkenntnis, dass eine Verbindung zwischen unserem Verstand und dem Verdauungssystem, die sogenannte *Darm-Hirn-Achse*, besteht. Unser Darm kommuniziert mit dem Gehirn. 90 % der Befehle, die an das Gehirn geleitet werden, gehen vom Darm aus. Umgekehrt können Stress und Angst zu Darmerkrankungen führen. Darmprobleme wiederum können unter anderem auch zu Muskelproblemen führen.

# Gute Darmbakterien

## Probiotika

Die probiotischen Bakterien sind im Darm erwünscht. Sie fördern eine gesunde Darmflora, unterstützen die Verdauung, steigern die Aktivität des Immunsystems, hemmen im Darm die Ausbreitung schädlicher Keime und halten die Darmflora im Gleichgewicht.

### Gute Quellen für Probiotika

*Probiotische Joghurts, Kefir, fermentierte Lebensmittel wie rohes Sauerkraut, Kimchi, Miso (japanische Gewürzpaste), Kombucha, echte saure Gurken, biologischer Apfelessig, Tempeh (fermentiertes Sojaprodukt ähnlich wie Tofu) und einige Käsesorten wie Cheddar, Gruyère, Gouda, Mozzarella und Parmesankäse!*

## „Echter probiotischer Joghurt"

Mithilfe eines Joghurtbereiters und Joghurtkulturen kann man sich zu Hause wirklich „echten" probiotischen Joghurt mit Kulturen sehr einfach, günstig, laktose- oder milchfrei aus Pflanzenmilch herstellen. Das Pasteurisieren, sprich Erhitzen und lange Lagerung, „tötet" die guten Bakterien in herkömmlichen Joghurts zum größten Teil ab. Gerne können Sie per Mail den praktischen Joghurtbereiter meiner Wahl erfahren. Probiotika kann man, falls medizinisch angesagt, als „Nahrungsergänzungsmittel" gezielt zu sich nehmen.

## Probiotische Limonade, selbstgemacht

Mithilfe von Wasserkefirkristallen ist es sehr einfach, eine „Limonade" mit „guten" Bakterien anzusetzen. Die Kristalle vermehren sich in Zuckerwasser, dem eine Trockenfrucht und Zitronenscheibe zugefügt wird. Innerhalb von drei Tagen entstehen durch den Gärprozess unzählige probiotische Bakterien, die den Zucker fast vollkommen „fressen", verstoffwechseln. Diese wohlschmeckende „lebende" Limonade lasse ich nie ausgehen. Verdauung und Immunsystem werden gefördert.

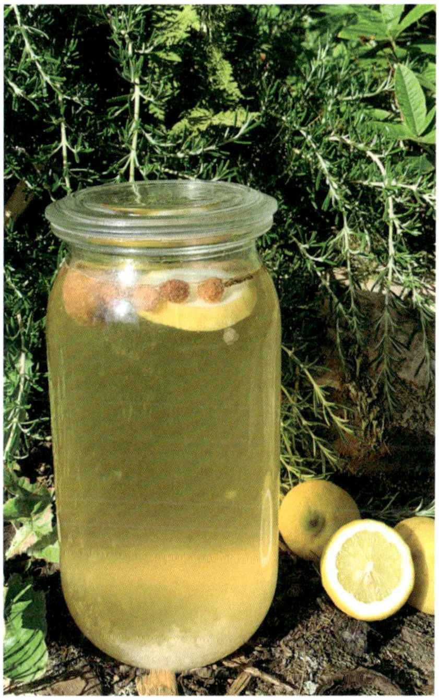

*Wasserkefir – lebendige Limonade mit hüpfenden Wasserkefirkristallen*

# Präbiotika

Mit den sogenannten *Präbiotika* füttern wir sozusagen die Probiotika, wodurch das Wachstum dieser nützlichen Keime gesteigert wird. Die Präbiotika sind nicht verdaubare Lebensmittelbestandteile und gehören zur Gruppe löslicher Ballaststoffe, wie z. B. Inulin und Oligofruktose. Sie wandern unverdaut vom Magen über den Dünndarm weiter in den Dickdarm. Dort nähren sie die Probiotika wie Bifidobakterien und auch Laktobazillen, indem sie als Energiequelle dienen. Sie fördern deren Wachstum und Aktivität.

## Natürliche Quellen von Präbiotika

*In zahlreichen Gemüsen, Früchten und Getreidearten. Besonders in Chicorée, Zwiebeln, Knoblauch, Lauch, Schwarzwurzeln, Artischocken, Bananen, Äpfel, Leinsamen, Flohsamen, Vollkorn, Haferflocken.*

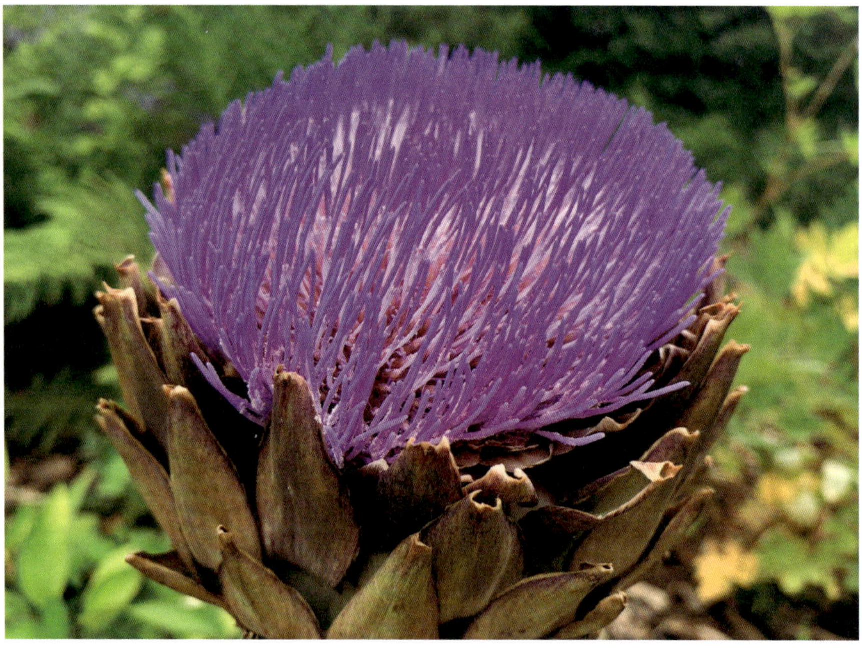

*Artischockenblüte*

## TIPP

**Unsere Darmbakterien lieben eine frische, pflanzenbasierte Ernährung. Rohkost, gut gekaut, fördert eine gesunde probiotische Besiedlung der Darmflora.**

# Toilettengang – Spiegel der Gesundheit

Nicht irritiert sein. Aber ein Blick in die Toilettenschlüssel und eine nähere Betrachtung Ihrer Ausscheidung lohnt sich, ohne anrüchig zu sein. Denn Stuhl und Urin verraten viel über unsere Gesundheit. Der Stuhl sollte regelmäßig mindestens einmal am Tag wohlgeformt ohne große Mühen wie von selbst in die Toilettenschüssel rutschen.

Eine gute Verdauung stinkt nicht wirklich übel und benötigt nach dem Stuhlgang nur ein oder zwei Blättchen Toilettenpapier, um ein wenig die Feuchtigkeit abzutupfen.

Müssen Sie die Toilettenbürste häufig benutzen, ist das ein Zeichen dafür, dass Sie Fett in der Nahrung nicht so gut verdauen können. Es schmiert und verschmiert.

Die Urinfärbung ist idealerweise hellgelb mit wenig Eigengeruch. Ist er honigfarben und riecht streng, braucht der Körper Wasser. Bitte trinken. Eine fast farblose Färbung hingegen zeigt an, dass zu viel getrunken wurde.

# Ballaststoffe für einen mobilen Darm

Ballaststoffe sind in unverarbeiteten pflanzlichen Lebensmitteln enthalten und unverzichtbar für unsere Gesundheit. Sie können vom menschlichen Körper nicht verdaut werden und erhöhen die Eigenmotilität (Eigenbewegung) des Darms. Verstopfung hat keine Chance!

### Natürliche Kohlenhydratquellen für Ballaststoffe

*Gemüse, Obst, Hülsenfrüchte, Nüsse, Leinsamen, Chiasamen, Flohsamenschalen, Vollkorngetreide, Vollkorngetreideflocken und Kartoffeln!*

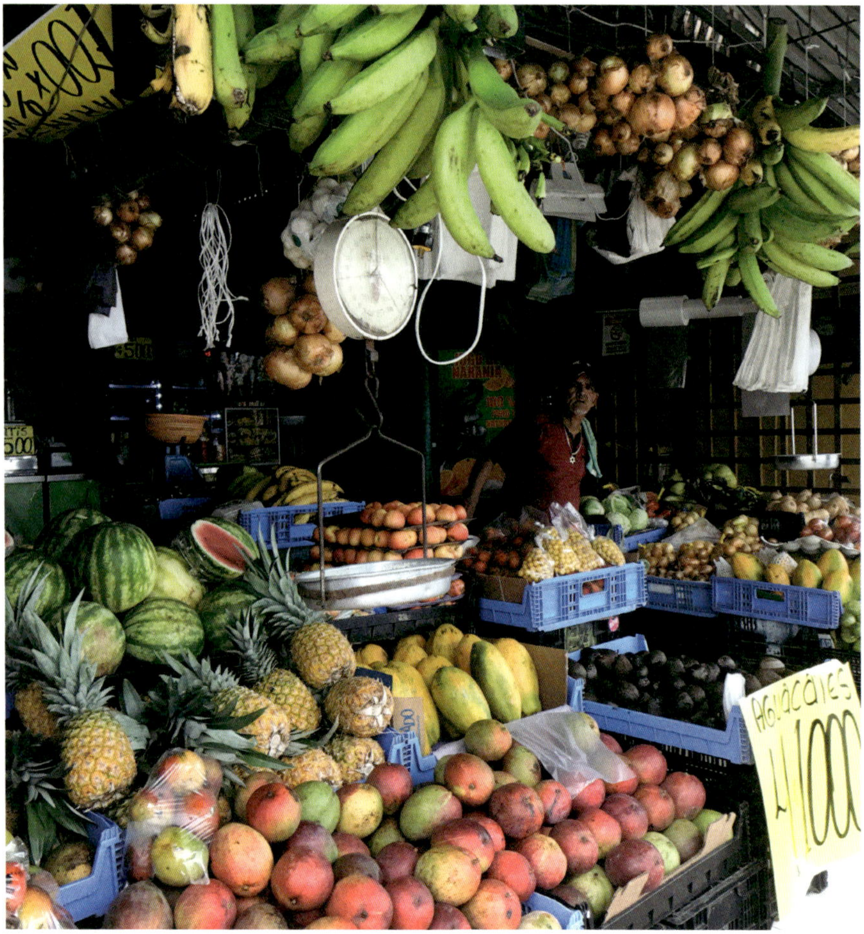

*Obst und Gemüse in Costa Rica, August 2018*

Wir unterscheiden die löslichen Ballaststoffe von den unlöslichen. Meistens finden wir in faserreicher Kohlenhydratkost beide Arten mit einer Tendenz mehr von der einen oder anderen Sorte. Beide Arten von Ballaststoffen sind wichtig.

Sie fördern generell die Darmgesundheit, beugen Verstopfung vor und füttern, wie bereits erwähnt, die nützlichen „probiotischen" Bakterien. Sie bieten einen gewissen Schutz vor Diabetes, dem metabolischen Syndrom und Gewichtszunahme.

Lösliche Ballaststoffe haben den Vorteil, dass sie Wasser anziehen und zu einer gelartigen Konsistenz im Verdauungssystem aufquellen. Die bekanntesten sind Leinsamen, Chiasamen und der Flohsamen. Generell verlangsamen sie die Verdauung und machen satt.

Im Dickdarm hingegen beschleunigt das vergrößerte Volumen die Darmpassage, sodass sich hier der Kontakt mit Giftstoffen verkürzt. Es kommt leichter und regelmäßiger zur Verdauung, sprich Stuhlgang. Voraussetzung ist aber, dass man ausreichend Wasser trinkt.

### Mehr „Ballast" bringt Erleichterung

*Eine faserreiche, pflanzliche Ernährung mit vielen Ballaststoffen und ausreichend Wasser unterstützt eine gut funktionierende, regelmäßige Verdauung.*

## Gut gekaut ist halb verdaut

Das schnelle Herunterschlingen beim Essen ist nicht nur eine schlechte Angewohnheit. Es wird auch mit zahlreichen Zivilisationskrankheiten und Übergewicht in Verbindung gebracht. Dabei geht das Sättigungsgefühl, das erst nach ca. 20 Minuten eintritt, verloren. Dies führt meist zu einer höheren Kalorienaufnahme, als es dem eigentlichen Hunger entspricht. Man isst automatisch mehr. Langsame Esser, die ausreichend kauen und die Nahrung einspeicheln, leben statistisch gesehen länger.

---

KAUEN, BIS DIE NAHRUNG BREI IST!

---

## Verdauungstipp

Trinken während des Essens verdünnt die Verdauungssäfte und verhindert eine optimal funktionierende Verdauung.

### TIPP

**Trinken Sie bis eine halbe Stunde vor oder ab einer halben Stunde nach dem Essen!**

Nahrungsmittel mit einem von Natur aus hohem Wassergehalt, wie Obst, Gemüse, Blattsalate, machen ein Trinken zum Essen automatisch überflüssig.

# Natürlich die Zähne putzen

Mit dem Kauen sind wir bei den Zähnen. Gesunde Zähne und ein gesundes Zahnfleisch gehören holistisch (ganzheitlich) gesehen zu einem rundum fitten Menschen einfach dazu. Ein strahlendes Lächeln mit strahlend weißen Zähnen und einer gesunden Mundhöhle tut zudem auch der Seele gut und ist wie ein i-Tüpfelchen für Gesundheit und Glücklichsein.

Eine natürliche Mundhygiene ist möglich. An dieser Stelle lohnt sich ebenfalls der Blick auf die Zutatenliste der handelsüblichen Zahncremes. Sie enthalten häufig fragwürdige Inhaltsstoffe, die über die Mundschleimhaut rasch in den Körper gelangen können. Auf antibakterielle Mundspülungen sollte man eher verzichten, denn sie zerstören auch die guten Bakterien des oralen Mikrobioms. Das natürliche Zahnpulver hingegen hat eine jahrhundertealte Tradition. Ein einfaches Rezept zum Selbstmischen:

## Zahnpulver einfach selbst mischen

*2 Esslöffel Original Rügener Schlammkreide – 2 Esslöffel Xylit-Pulver – 1 Esslöffel Natron (RDA-Wert, Abrasivitäts-Wert von nur 7!) mischen. Je nach Belieben ein paar Tropfen natürliches Pfefferminz-, Orangen-, Zitronen- oder Ingweröl hinzufügen.*

Die Anwendung des natürlichen Zahnpulvers ist sehr einfach. Füllen Sie sich das Zahnpulver in ein kleines Gläschen, das nur Sie benutzen. Drücken Sie die leicht feuchte Zahnbürste einfach in das Pulver und putzen Sie wie gewohnt die Zähne. Weder Zahnbelag noch Zahnstein haben eine Chance. „Steinfreie" und glänzende Nebenwirkung. Ist Ihnen eine Zahncreme angenehmer, können Sie das Zahnpulver zusätzlich mit Kokosöl mischen.

# Xylit – Zahnprobleme ade!

Xylit ist ein Zuckeraustauschstoff und auch bekannt unter dem Namen Xylitol oder Birkenzucker. Gewonnen wird er aus der Rinde von Birken und häufig in Zahnpflegekaugummis verwendet.

Mehr als 300 wissenschaftliche Untersuchungen belegen die Anti-Karies-Wirkung von Xylit. Es ist in der Lage, nur die Kariesbakterien im Mund zu eliminieren, den Speichel-pH-Wert positiv zu beeinflussen und die Remineralisierung der Zähne zu stärken. Da ist sogar das Naschen erwünscht und ein Betthupferl mit Xylitkristallen, die man einfach selbst herstellen kann, erlaubt.

# Intervallfasten – Darm liebt Pausen

Spätestens seit der japanische Zellforscher Yoshinori Ohsumi 2016 den Nobelpreis für die Entdeckung der Autophagie erhielt, ist der gesundheitliche Vorteil von Fasten untermauert und Fasten populär. Als *Autophagie* wird ein zellulärer Reinigungsprozess bezeichnet.

Beschädigte Zellbestandteile werden zerlegt, abgebaut oder zu neuen Zellbestandteilen recycelt. Die Zellen können dadurch regenerieren, besser funktionieren und bleiben länger lebensfähig. Dies liefert zusätzlich Energie, die Hauptfunktion der Autophagie, eine Überlebensstrategie, wenn man Hunger leidet.

### Hinweis

*Fasten stärkt eine gute Zellaktivität und die Selbstheilungskräfte im Körper. Viele, über den Tag verteilte, kleine Mahlzeiten stören die Autophagie und die Zellen zeigen immer mehr Fehlfunktionen.*

Bei Frauen wird die Autophagie bereits nach ca. 12-14 Stunden der Nahrungskarenz aktiviert, bei Männern erst nach 16 Stunden. Auf dieser Grundlage entstand das Intervallfasten 16:8. Dies bedeutet, innerhalb eines Zeitraums von acht Stunden nimmt man seine Mahlzeiten ein und verzichtet für 16 Stunden auf Nahrung. Bedenkt man, dass acht Stunden für einen gesunden Schlaf empfehlenswert sind, bleiben acht Stunden reine Fastenzeit (Acht-Stunden-Diät), die man an seinen Lebensrhythmus individuell anpassen kann.

### Das Frühstück oder das Abendessen auslassen

*Lassen Sie das Frühstück oder Abendessen einfach ausfallen.*

Solche Rhythmen waren noch bis vor 50 Jahren ganz natürlich: Abendessen gab es um 18 Uhr, gefrühstückt wurde erst wieder um 7.00 Uhr. Auf ausreichend Flüssigkeitszufuhr unbedingt achten.

# Das Immunsystem ganzjährig stärken

März/April 2020: Ausgangsbeschränkung zur Eindämmung der Ausbreitung von Covid-19. Spätestens in einer solchen Krise wird die Wichtigkeit eines starken Immunsystems zur Vorbeugung von Infektionskrankheiten erkannt. Dabei können Sie Ihr Immunsystem das ganze Jahr über durch einen entsprechenden Lifestyle stärken und geben Bakterien und Viren keine Chance zu landen. Und falls sie doch eindringen, ist man wesentlich schneller wieder fit.

## Die besten 13 Tipps für Ihr Immunsystem: Körper, Geist und Seele ganzjährig stärken

1. Intervallfasten, Kalorienrestriktion, das Abendessen oder Frühstück auslassen.
2. Pflanzenorientierte Frischkost mit bioaktiven Inhaltsstoffen (regional, saisonal).
3. Hochwertige Eiweiße mit hoher biologischer Wertigkeit.
4. Täglich 2-3 Liter gutes Wasser, Zitronenwasser oder Kräutertee.
5. Ausreichend Omega-3-Fettsäuren (EPA und DHA) aufnehmen.
6. Ausreichende Versorgung mit Mikronährstoffen.
7. Sportliche Bewegung: Täglich ein Mini-Workout – die natürliche Haltung halten.
8. Viel Bewegung an frischer Luft.
9. Glückseinheiten: Kurze Entspannungs-, Atemübungen, Meditation.
10. Ausreichend schlafen in Dunkelheit bei ca. 16-18° C.
11. Freude, Begeisterung, Dankbarkeit.
12. Ein Beruf, der Berufung ist.
13. Lachen, Humor und gute Laune.

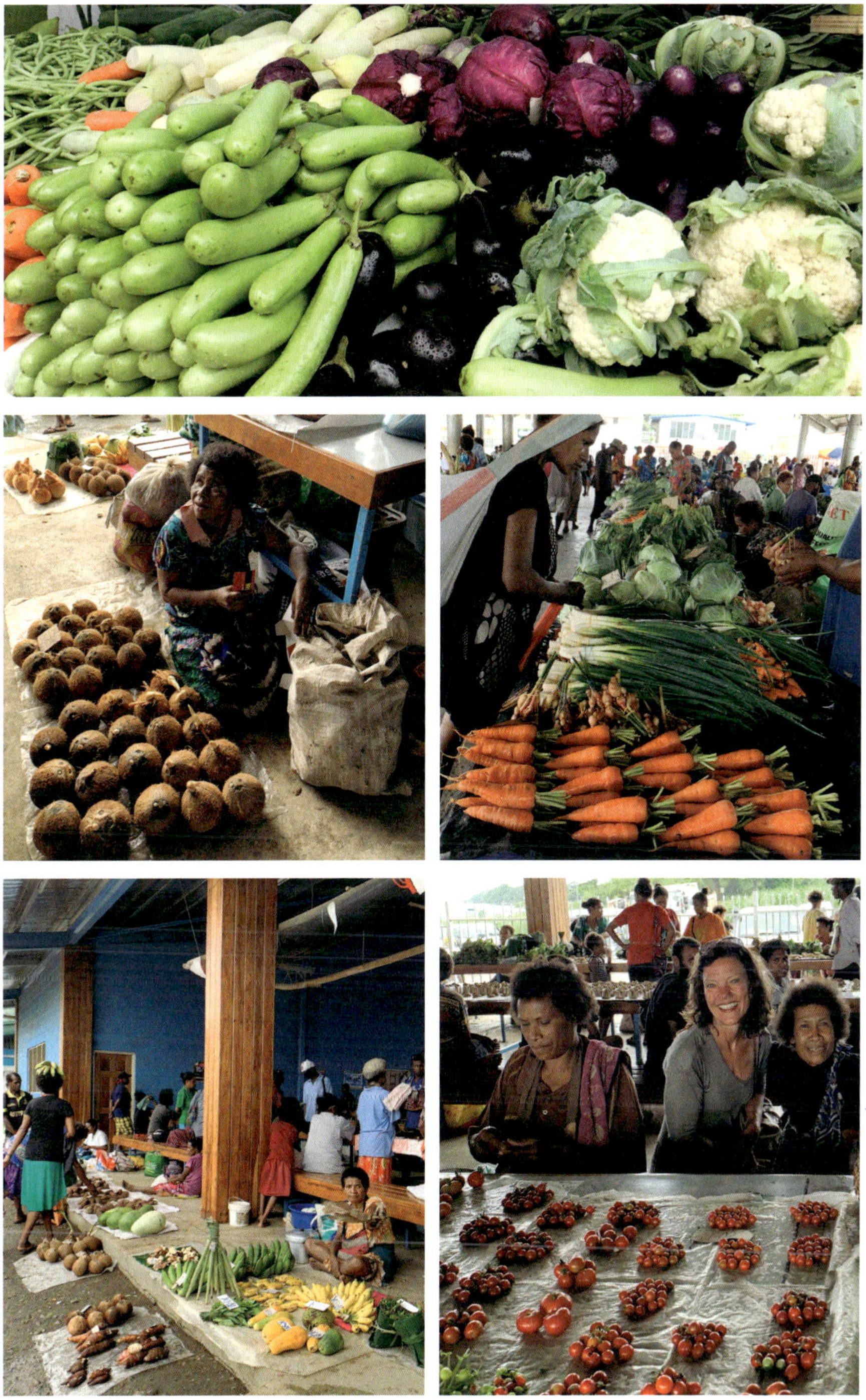

*Markt, Papua-Neuguinea, März 2019, und Markt in Rio de Janeiro, Oktober 2015*

# 5 Bioaktive Lebensmittel

## Sekundäre Pflanzenstoffe

Eine pflanzenbetonte Ernährung ist gesund. Diese gesundheitsfördernde Wirkung wird zu einem großen Teil auf die sekundären Pflanzenstoffe zurückgeführt. Sie gelten als starke Antioxidantien, die uns vor freien Radikalen schützen und so unser Immunsystem stärken können. Man bezeichnet sie auch als bioaktive Substanzen.

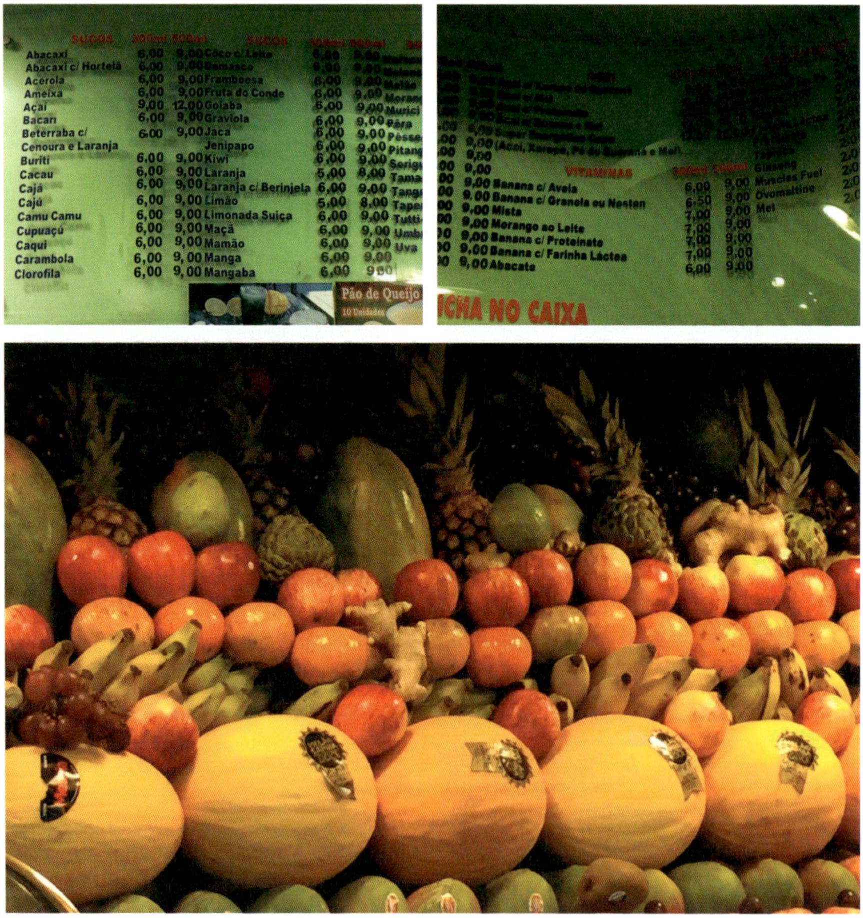
SUCOS
Abacaxi 6,00 9,00
Abacaxi c/ Hortelã 6,00 9,00
Acerola 6,00 9,00
Ameixa 6,00 9,00
Açai 9,00 12,00
Bacari 6,00 9,00
Beterraba c/ Cenoura e Laranja 6,00 9,00
Buriti 6,00 9,00
Cacau 6,00 9,00
Cajá 6,00 9,00
Cajú 6,00 9,00
Camu Camu 6,00 9,00
Cupuaçú 6,00 9,00
Caqui 6,00 9,00
Carambola 6,00 9,00
Clorofila 6,00 9,00
SUCOS
Coco c/ Leite
Framboesa 6,00
Fruta do Conde 6,00 9,00
Goiaba 6,00 9,00
Graviola 6,00 9,00
Jaca 6,00 9,00
Jenipapo 6,00 9,00
Kiwi 6,00 9,00
Laranja 5,00 8,00
Laranja c/ Berinjela 6,00 9,00
Limão 5,00 8,00
Limonada Suiça 6,00 9,00
Maçã 6,00 9,00
Mamão 6,00 9,00
Manga 6,00 9,00
Mangaba 6,00
Murici
Pêra
Uva
Pão de Queijo
VITAMINAS
Banana c/ Aveia 6,00 9,00
Banana c/ Granola ou Nesten 6,50 9,00
Mista 7,00 9,00
Morango ao Leite 7,00 9,00
Banana c/ Proteinato 7,00 9,00
Banana c/ Farinha Láctea 7,00 9,00
Abacate 6,00 9,00
Ginseng
Muscles Fuel
Ovomaltine
Mel
ICHA NO CAIXA

*Auswahl Früchtesmoothies mit Früchten direkt aus dem Urwald von Rio de Janeiro. Größtes Angebot, das ich je gesehen habe.*

Eigentlich haben diese bunten Pflanzenfarben die Aufgabe, Schädlinge abzuwehren und Insekten anzulocken. Im menschlichen Körper unterstützen sie viele Stoffwechselvorgänge. Bekannt sind Carotinoide in der Karotte, Betanin in Rote Beete, Reservatrol in Weintrauben, Rotwein, Erdnüssen, dunkler Schokolade, Lykopin in Tomaten, Zeaxanthin in Spinat und Paprika, Allicin in Knoblauch oder Flavonoide (wasserlösliche Pflanzenfarbstoffe), um nur einige zu nennen. Sie zählen zu den Antioxidantien, die den Körper vor sogenannten *freien Radikalen* schützen.

Freie Radikale entstehen z. B. durch Umweltgifte, die UV-Strahlung oder auch Zigarettenrauch.

ISS BUNT UND BLEIB GESUND!

## Wunderstoff Chlorophyll

Der grüne Blattfarbstoff, das sogenannte *Chlorophyll*, ermöglicht unter Sonneneinstrahlung die Fotosynthese als Basis für Leben und Wachstum. Er zählt zu den sekundären Pflanzenstoffen und ist einer der wichtigsten natürlichen, bioaktiven Komponenten in der Nahrung. Der sekundäre Pflanzenstoff wirkt entgiftend, blutreinigend und zellschützend.

## Biophotonen

In Deutschland relativ unbekannt ist die qualitative Bewertung eines Lebensmittels anhand des Biophotonengehaltes. *Biophotonen* sind Lichtquanten, die Energie in die Nahrung bringen und dann an unseren Körper abgeben. In Japan ist es schon seit Langem üblich, die Qualität eines Lebensmittels direkt beim Einkauf durch die Messung des Biophotonengehalts zu ermitteln. Der Biophotonengehalt wird im Supermarkt gemessen.

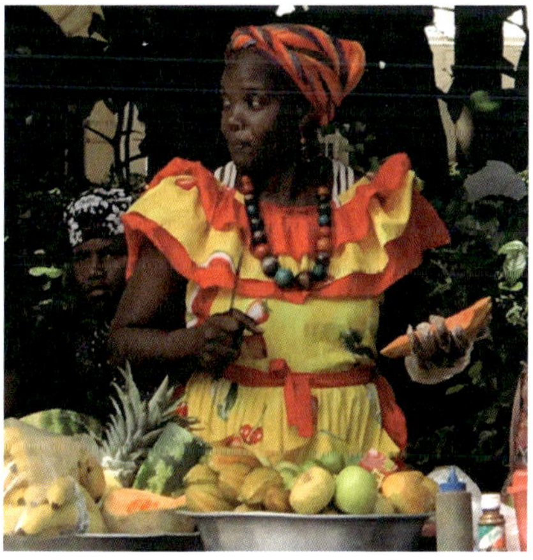

*Früchtesmoothie in Cartagena/Mittelamerika, August 2018*

Die höchste Biophotonenaktivität zeigen Algenprodukte, allen voraus die Algenart Arthrospira (Spirulina). Dies wird heutzutage als einer der wichtigsten Schlüssel zur Gesundheit angesehen. Energiereiche Mahlzeiten nicht in Form von Kalorien, sondern gespeicherte Sonnenenergie. Bioaktive Nahrung pur!

*Die höchsten bioaktiven Inhaltsstoffe zeigen frische, an der Sonne gereifte, direkt aus der Natur kommende Lebensmittel ohne oder mit rein ökologischer Behandlung: Freilandgemüse, Freilandobst, z. B. an der Sonne gereifte Orangen, Eier aus Freilandhaltung gegenüber Eiern aus Legebatterien, biologisch erzeugte Lebensmittel gegenüber Treibhausgewächsen und Tiefkühlkost.*

## Grüne Smoothies – der Superkick

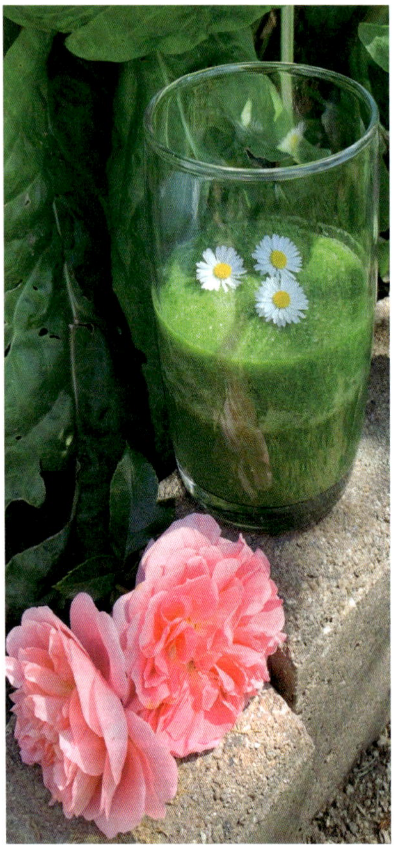

*Grüner Smoothie frisch aus dem Garten*

All diese Powerstoffe schmecken wunderbar in einem grünen Smoothie. Samtweich („smooth") wird der Genuss mit einem Hochgeschwindigkeitsmixer. Mixt man ihn am Morgen, startet man vitalisiert in einen tollen Tag. Denn die wertvollen Inhaltsstoffe verbessern spürbar unser Wohlbefinden, unterstützen die Selbstheilungskräfte im Körper und sind ein perfekter basischer Ausgleich.

Vor allem, wenn die grünen Blätter direkt frisch geerntet aus dem eigenen Garten oder in Form von gesammelten Wildkräutern im Mixer landen. Verwenden Sie zum Süßen nur gerade so viel Obst, wie geschmacklich nötig.

Beerenobst enthält weitaus weniger Fruchtzucker und ist aufgrund des hohen Anteils an Flavonoiden (sekundäre Pflanzenstoffe) sehr zu empfehlen. Liebt man den herben Geschmack von purem Gemüse und Blättern, kann man ein wenig experimentieren und gänzlich auf Obst verzichten.

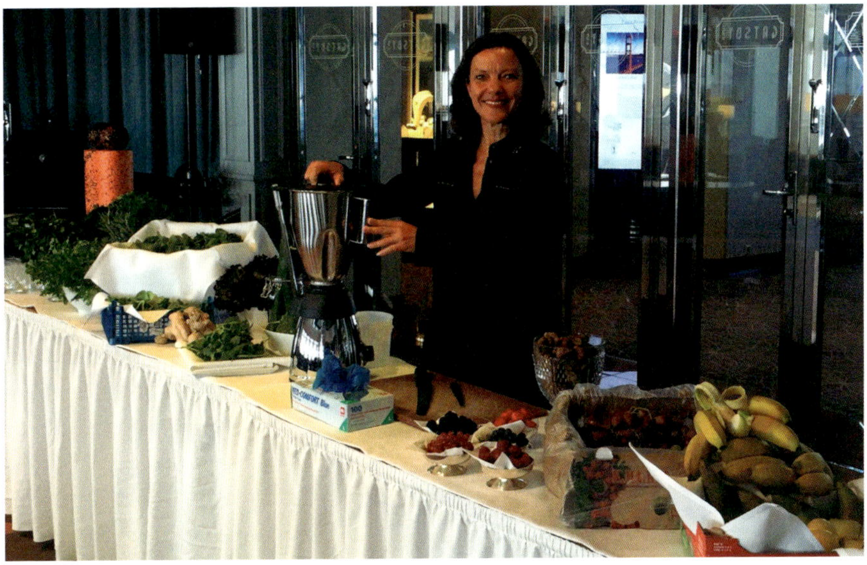

*Workshop Grüne Smoothies auf der MS Europa/Spitzbergen August 2016*

## Mein Smoothie-Basisrezept

*2 Handvoll Jungspinatblätter, 2 Brokkoli-Rösschen, 8 Löwenzahnblätter, 4 Brennnesselblätter-Stiele, 8 Blätter Sauerampfer, einige Gänseblümchen, ½ Salatgurke geschält und entkernt, 1-2 Äpfel entkernt, nach Belieben stilles Mineralwasser.*
*Zum Variieren: Brokkoli, Grünkohl, Feldsalat, Rucola, Staudensellerie, Bärlauch, Sauerampfer, Basilikum, Petersilie . . .*

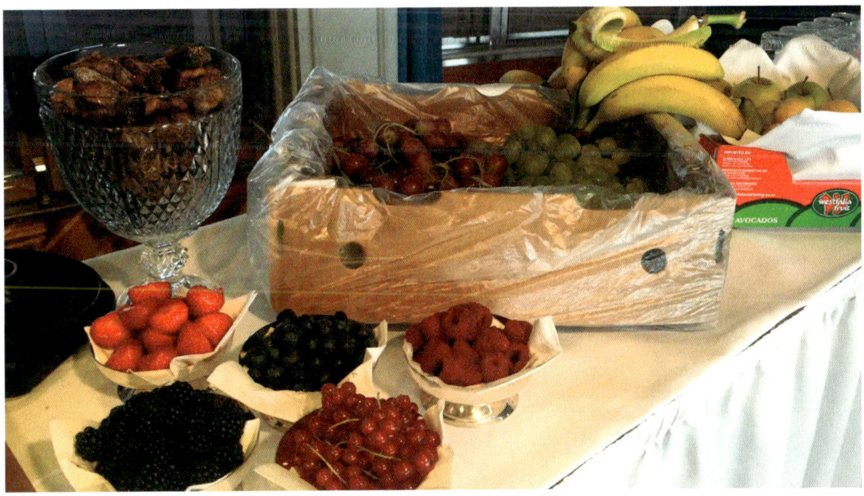

# Sprossen – Keimlinge - Wildkräuter

Sprossen, Keimlinge und Wildkräuter bieten unserem Körper desgleichen einen hohen Anteil an Lebensenergie und sind wahre Vitalstoffbomben, besonders wenn sie selbst gezüchtet bzw. gesammelt werden. Sie sind ballaststoffreich und liefern viele Vitamine, Mineralstoffe, Enzyme sowie wertvolles, pflanzliches Eiweiß. Besonders reich sind sie an den Vitaminen $B_1$ und $B_2$, Niacin, aber auch an Vitamin C und E, sowie an den Mineralien Kalzium, Phosphor, Magnesium und Eisen.

Sprossen und Keimlinge sind ganz einfach auf der eigenen Fensterbank zu ziehen. Für erste Keimversuche eignen sich Mungbohnen. Rasch sprießen lebendige Pflanzen zur Freude des Züchters. Ein herrliches Topping für bioaktive Mahlzeiten.

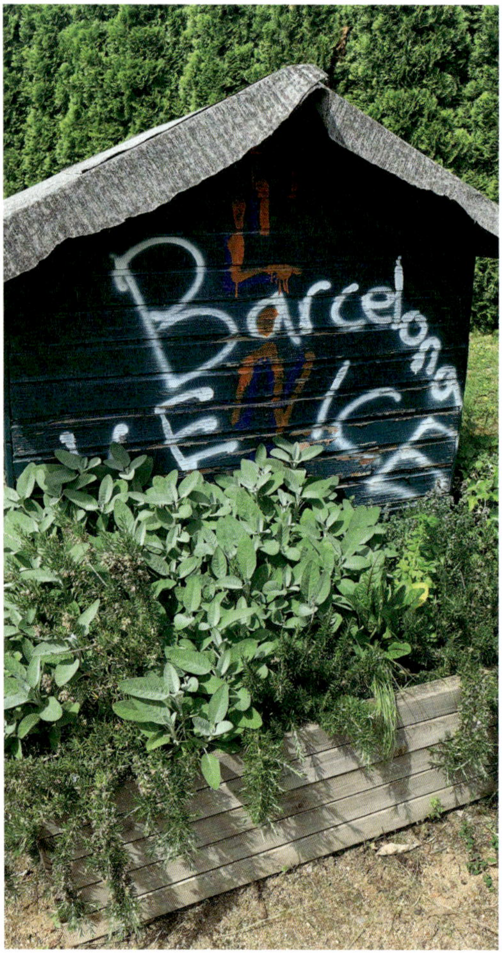


Wildkräuter sind enorm potent. Dies bedeutet, sie enthalten ein Vielfaches an Vitalstoffen gegenüber den gezüchteten Sorten oder anderen Grünpflanzen. Die in Wildkräutern enthaltenen Bitterstoffe regen zudem die Verdauungsorgane an und unterstützen die Leber und Galle bei Entgiftungsprozessen.

Brennnessel und Löwenzahn sind sicher zu erkennen. Um jedoch aus der Vielfalt in der Natur nicht ungenießbare Wildkräuter zu erwischen, sollte man sich unbedingt von erfahrenen Experten schulen lassen.

*Meine Kräuterbeete*

# Spermidin – „Geheimwaffe"

Nicht nur Fasten aktiviert die Autophagie und somit die Immunabwehr, auch die natürliche und unter Laien noch nicht so bekannte Substanz *Spermidin*. Sie gehört zu den Polyaminen, die biosynthetisch von Aminosäuren abstammen und ist ein natürlicher Bestandteil unserer Körperzellen. Folgende natürliche Umstände lassen den Spermidinwert steigen: Zellwachstum, Schwangerschaft, Reparatur von Muskelzellen sowie Regenerierung der roten Blutkörperchen nach Blutverlust bzw. -armut oder nach längeren Höhenaufenthalten.

Da Spermidin beschädigte Zellen im Körper abbaut, wirkt es der Zellalterung entgegen und kann die gesunde Lebensspanne verlängern. Man könnte es als einen natürlichen Jungbrunnen bezeichnen. Aber auch bei Demenzleiden könnte es im Vorstadium von Nutzen sein und das Gehirn fit halten.

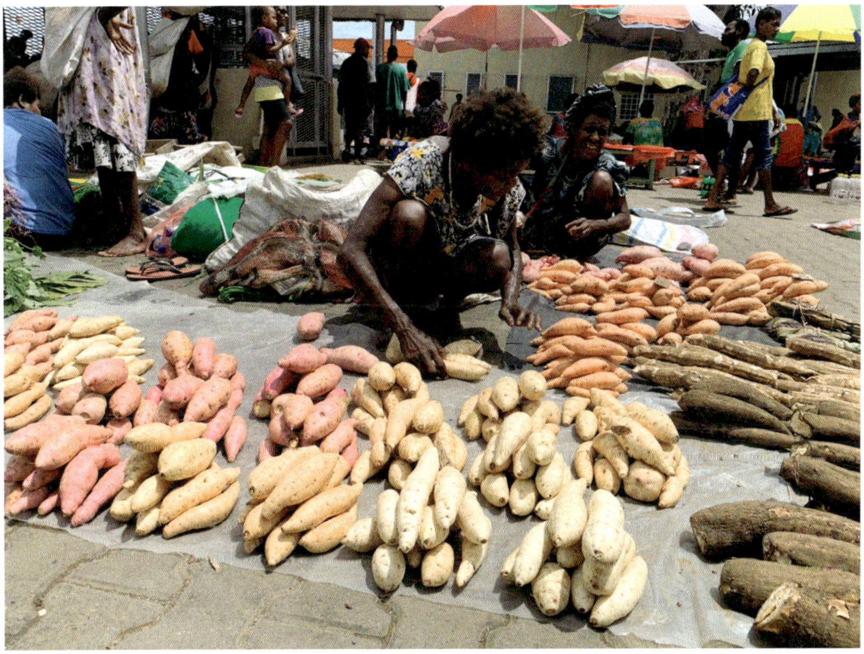

*Markt in Papua-Neuguinea, März 2019*

In Bezug auf das Coronavirus und die Krise im März 2020 erforscht man im Moment seinen therapeutischen Einsatz, da das Virus die „Zellreinigung" sprich Autophagie, hemmt, Spermidin diese jedoch fördert. Ein Drittel des Spermidingehalts wird durch körpereigene Zellen und durch Bakterien im Darmmikrobiom gebildet. Der Rest wird mit der Nahrung aufgenommen. Die körpereigene Produktion lässt im

Laufe der Jahre nach. Umso mehr ist es sinnvoll, auf die tägliche Spermidinaufnahme über die Nahrung zu achten.

### Natürliche Nahrungsquellen für Spermidin

*Keimgemüse, Erbsen, Brokkoli, Vollkornprodukte, Äpfel, Salat, Pilze, Nüsse, Kartoffeln, gereifter Käse (Hartkäse), fermentierte Sojaprodukte und vor allem Weizenkeime.*

## Schutzenzym Sirtuin

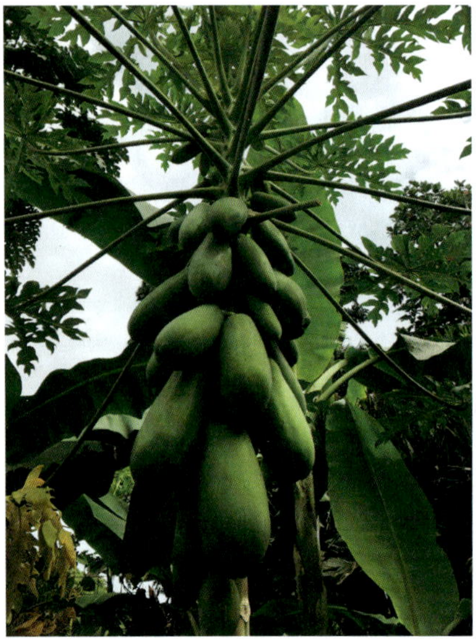

*Avocados wachsen wie Unkraut in Costa Rica/August 2018.*

*Sirtuine* sind Reparatur- und Langlebigkeitsenzyme, die durch Kalorienrestriktion, aber auch durch bestimmte sekundäre Pflanzenstoffe ohne zu hungern aktiviert werden. Diese sirtuinaktivierenden Pflanzen wirken wie eine chemische „Waffe" und werden *Sirtfood* genannt. Der Organismus wird mit ihrer Hilfe fitter und gesünder.

### TIPP

**Die Top-Sirtfood-Lebensmittel**

**Äpfel, Brokkoli, Buchweizen, Cashewkerne, Chilischoten, grüner Tee, Grünkohl, Heidelbeeren, Himbeeren, Kaffee, Knoblauch, Kurkuma, Olivenöl, Petersilie, Rotwein, Rucola, Schokolade mit einem Kakaoanteil von mindestens 75 %, Soja, Tofu, Tempeh, Tomaten, Walnüsse, Zitrusfrüchte, Zwiebeln.**

# Ayurvedisches Wassertrinken

Damit die Stoffwechselprozesse und somit unsere Organe optimal funktionieren, ist es von grundlegender Wichtigkeit, täglich genügend Flüssigkeit, ca. zwei Liter, aufzunehmen. Gutes Wasser, grüner Tee und auch Zitronenwasser sind hervorragend geeignet.

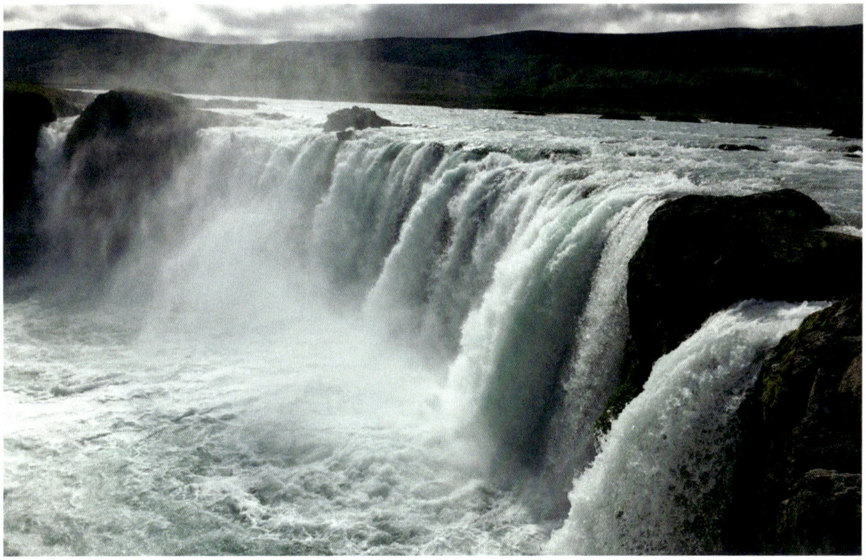

*Wasserfall auf Island im Juli 2016*

Beim ayurvedischen „Heißwassertrinken" kocht man sich Wasser ab und trinkt stündlich eine Tasse so heiß wie möglich. Nach Geschmack mit geriebenem Ingwer ergänzen. Durch das Kochen entspannen sich die Wassermoleküle und unsere Zellen können erwärmtes Wasser besser aufnehmen.

Alles Kalte muss der Magen auf 37° C Betriebstemperatur bringen, was anstrengend für alle Verdauungsorgane ist und zu einer erhöhten Wärmeproduktion führt. Das Resultat: vermehrtes Schwitzen.

## Nutzen Sie das Element Wasser naturheilkundlich

*Ausreichende Mengen gutes Wasser trinken, am besten gleich morgens nüchtern, Kneipp-Kuren, Wechselduschen. Eine tolle Abhärtung bietet das ganzjährige Baden im Freien. Glücklicherweise habe ich diese Möglichkeit.*

### Nutzen Sie das Element Luft naturheilkundlich

*Häufige Aufenthalte an der frischen Luft, regelmäßiges Lüften von Räumen, Schlafen bei offenem Fenster, regelmäßig bewusstes Atmen! Sport und Bewegung an der frischen Luft.*

## Nahrungsergänzungsmittel – Hype oder Hope?

Bei dem Thema Nahrungsergänzung scheiden sich nach wie vor die Geister. Die eine Seite vertritt die Meinung, Nahrungsergänzungsmittel seien Quatsch, nützen nur dem Geldbeutel der Verkäufer und in der Nahrung sei alles enthalten, was die Spezies Mensch braucht. Auf der anderen Seite nutzen seit Jahren namhafte Ärzte bei der Therapie von Zivilisationserkrankungen die gezielte Gabe von hoch dosierten Vitaminen und Mineralien ohne negative Nebenwirkungen. Sie eliminieren bei gleichzeitiger Beratung für eine Ernährungsumstellung die Ursachen vieler Krankheiten im Kern: Übersäuerung, Mineralstoffmangel, stille Entzündungen.

In bestimmten Lebensphasen und unter Berücksichtigung der heutigen Belastung mit Umweltgiften und Elektrosmog kann eine Nahrungsergänzung mit natürlichen, nicht synthetisch hergestellten Produkten sehr sinnvoll sein. Eine Vollblutanalyse ist eine gute Basis und gibt sichere Auskünfte. In vielen Fällen konnte eine Substitution therapierend wirken. Wissenschaftlich erforscht ist die positive Wirkung der Einnahme eines orthomolekularen, dies bedeutet der Natur nachempfundenen, mit sekundären Pflanzenstoffen versehenen Multivitaminpräparats auf die Länge der Telomere und somit auf den allgemeinen Gesundheitszustand und Alterungsprozess.

Bei vielen Herzinfarktpatienten werden niedrige Coenzym-Q10-Werte festgestellt. Dieses stellt der Körper nur bis zum ca. 45. Lebensjahr selbst her. Eine ausreichende Omega-3-Fettsäurenversorgung mit EPA und DHA zur Erhaltung der Gesundheit ist über die natürliche Ernährung und auch mit Fisch kaum möglich. Die Vitamin-D-Versorgung in der Bevölkerung ist unzureichend sowie die der Vitamin-B-Gruppe, Vitamin C, Zink, Magnesium. Weiterhin sind wir ein Jodmangelland . . .

Stoff genug für ein eigenes Buch. Eine individuelle Empfehlung zur vorbeugenden Unterstützung der Gesundheit und Stärkung des Immunsystems, der Darmflora, der Gelenke, Muskeln, der Haare, zur regelmäßigen natürlichen Entgiftung und Entschlackung bezüglich der NEM (Nahrungsergänzungsmittel) kann per Mail angefragt werden.

# 6 Ernährung im Überblick – einfach natürlich gesund

- Intermittierendes Fasten 16:8, mindestens an einem Tag/Woche.
- Ausreichend gutes Wasser, Zitronenwasser, grüner Tee, Ingwertee.
- Die Nahrung so natürlich und so frisch wie möglich verzehren.
- Vielfältig und abwechslungsreich, einfach bunt.
- Pflanzenbasiert, regional und saisonal nach den Rhythmen der Natur, am besten in Bioqualität (biologisch).
- Intrazelluläre, wertvolle Kohlenhydrate wie Wurzelgemüse (z. B. Karotten, Pastinaken, Petersilienwurzeln, Rettich, Schwarzwurzeln), Kartoffeln, Gemüse und Salat.
- Gute Fette wie Olivenöl, Kokosöl, Rapsöl, Leinöl, Walnussöl, Ghee.
- Hochwertige Proteinquellen, wie Fisch, Fleisch oder Eier, aus artgerechter Tierhaltung bzw. artgerechtem Fang, Nüsse, Pilze, Kombinationen tierisches/pflanzliches Eiweiß.
- Keimlinge, Sprossen, Wildkräuter, Kräuter von der Fensterbank.
- Täglich ein grünes Smoothie, selbst gemixt.
- Zusätzlich Omega-3-Fettsäuren (EPA und DHA), Vitamin D und ab dem 45. Lebensjahr Coenzym Q 10.
- Mikronährstoffe in Absprache mit einem Therapeuten ergänzen.
- Positives, gutes Gefühl beim Essen.
- Achtsam kauen!
- Genießen!

# Anhang

## I Literaturliste

Antonovsky, A., (1997). *Salutogenese: Zur Entmystifizierung der Gesundheit* (Forum für Verhaltenstherapie und psychosoziale Praxis) von Alexa Franke (Herausgeber, Übersetzer), Aaron Antonovsky (Autor), Nicola Schulte (Übersetzer), Tübingen: dgvt-Verlag.

Blackburn, E. & Epel, E. (2019). *Die Entschlüsselung des Alterns.* München: Verlagsgruppe Random House GmbH.

Bolland, A. (2006). *Pro Gesundheit. Contra Gluten.* Hochheim: Co'med Verlagsgesellschaft.

Nach Brügger, A. Gemeinschaftsarbeit der Physiotherapeuten des Forschungs- und Schulungszentrums Dr. Brügger unter der Leitung von Rolf Boner (1990). *Gesunde Körperhaltung im Alltag.* Zürich: Verlag und Herausgeber Dr. A. Brügger.

Firma Norsan. *Omega-3-Fettsäuren.* Zugriff am 03.04.2020 unter https://fachkreis.norsan.de/omega-3-fettsaeuren

Hees, B., *Biophotonenreiche Lebensmittel.* Hamburg MMR Medical Marine Research. Zugriff am 03.04.2020 unter https://marine-therapy.com/wp-content/uploads/2016/05/Biophotonen-reiche-Lebensmittel-www.gesundheitslounge.de_.pdf

Heidegger, D. *Neue Studie: Spermidinreiche Ernährung hält den Menschen länger jung.* Zugriff am 11.04.2020 unter https://i-med.ac.at/mypoint/news/719834.html.

Henrich, P. (2020). *Pro-Kopf-Konsum von Zucker in Deutschland bis 2017/*18. Zugriff am 26.03.2020 unter https://de.statista.com/statistik/daten/studie/175483/umfrage/pro-kopf-verbrauch-von-zucker-in-deutschland/abgerufen

Jentschura, P. (2019). *Gesundheit durch Entschlackung.* Münster: Verlag Peter Jentschura.

Kleine-Gunk, B. (2017). *Abnehmen mit Sirtfood.* Gräfe und Unzer Verlag, München.

Mutter, J. (7. Auflage 2018). *Grün Essen!* Kirchzarten: VAK Verlags GmbH.

Myers, Th. W. (2. Auflage 2010). *Anatomy Trains. Myofasziale Leitbahnen.* München: Urban & Fischer.

Perlmutter, D. (2014). *Dumm wie Brot.* München Mosaik-Verlag.

Radtke, R. (09.08.2019). *Lebenserwartung in Deutschland bei Geburt nach Geschlecht bis 2060.* Zugriff am 01.04.2020 unter https://de.statista.com/statistik/daten/studie/273406/umfrage/entwicklung-der-lebenserwartung-bei-geburt--in-deutschland-nach-geschlecht/

Robert-Koch-Institut. *Gesundheitsmonitoring. Übergewicht, Adipositas.* Zugriff am 26.03.2020 unter http://www.rki.de/DE/Content/Gesundheitsmonitoring/Themen/Uebergewicht_Adipositas/Uebergewicht_Adipositas_node.html

Schreiber-Benoit, P. & Hingsen, J. (1996). *Voll in Form fürs Management.* Düsseldorf: Econ-Verlag.

Sisson, M. (2015). *Gesundheitsgeheimnisse aus der Steinzeit.* München Goldmann-Verlag.

*Steigender Zuckerkonsum. Zahlen, Positionen und Steuerungsmaßnahmen.* Zugriff am 03.04.2020 unter https://www.bundestag.de/resource/blob/480534/0ae314792d88005c74a72378e3a42aec/wd-9-053-16-pdf-data.pdf

Thorbrietz, P. (2. Auflage 2003). *Gesundheit aus dem Darm.* München Verlag Zaber Sandmann GmbH.

Wikipedia. Spermidin. Zugriff am 11.04.2020 unter https://de.wikipedia.org/wiki/Spermidin.

Zake, Y. & Golden, S. (1997). *Body-Rolling.* Rochester, Vermont: Healing Arts Press.

# 2 Vita der Autorin

Petra Schreiber-Benoit hat Sportwissenschaften an der Universität des Saarlandes mit Schwerpunkt Sportmedizin, an der bayerischen Julius-Maximilian-Universität Würzburg „Sport und Gesundheit" (Sporttherapie) studiert und an der Physiotherapieschule der Universitätskliniken des Saarlandes in Homburg die Ausbildung „Physiotherapie" absolviert.

Richtungsweisend für ihre berufliche Tätigkeit war ein Praktikum am Institut der Orthopädischen Manuellen Therapie bzw. der Physiotherapie bei Olaf Evjenth in Oslo/Norwegen und das Kennenlernen von Dr. med. Alois Brügger in Zürich sowie die Ausbildung „Brügger-Therapie".

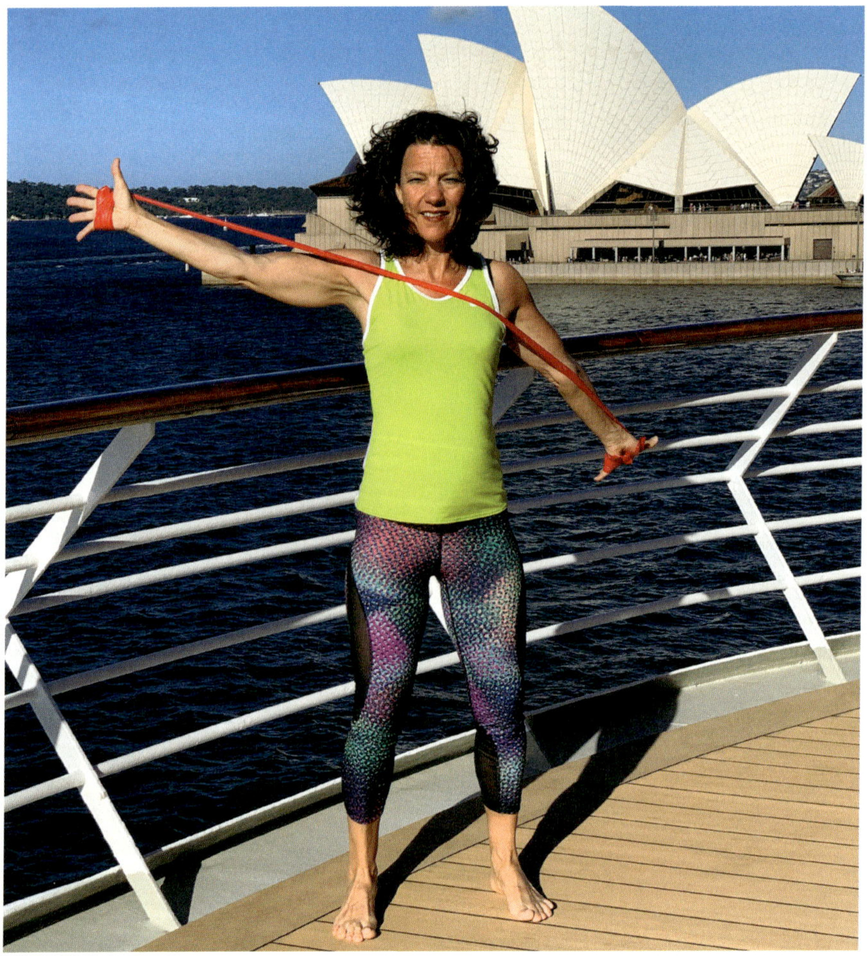

Seit ihrem Studium begeistert sie sich für die ganzheitliche Betrachtungsweise von „Gesundheit", aufbauend auf den drei Säulen Ernährung, Bewegung und Entspannung. Sie beschäftigt sich mit gesunder Lebensführung und allem, was dazugehört.

Das Wichtigste für die Pragmatikerin sind die praktischen Umsetzungsmöglichkeiten. Und diese basieren auf den wissenschaftlichen Hochschulstudien, auf den Erfahrungen in der Sportrehabilitation, auf der physiotherapeutischen Weiterbildung und auf dem Arbeiten mit Nationalmannschaften sowie auf der Durchführung der Managerseminare „Fit4Biz" mit dem ehemaligen Zehnkämpfer und Silbermedaillengewinner bei Olympia, Jürgen Hingsen.

Als Rücken- und Entspannungsexpertin ist sie seit mehr als 20 Jahren Referentin beim Deutschen Fitness & Aerobic Verband und überaus erfolgreich in der Leitung zahlreicher Kurse im Bereich Ernährung, Bewegung und Entspannung sowie Rückenfitness und GoodAging, u. a. auf der *MS Europa*.

Ihre Motivation steckt jeden an, da sie so authentisch ist. Die Begeisterung für ihre spektakulären Erkenntnisse will Petra teilen mit allen Mitmenschen, besonders die „einfach richtig älter werden" wollen.

Informationen zu Motivationsvorträgen, Workshops, Kursen, Personaltraining, Vital-Wochenenden, Nahrungsergänzungsmitteln an die Autorin unter:

Email: **Petra.Schreiber-Benoit@t-online.de**
Web: **www.Schreiber-Benoit.de**

# 3 Bildnachweis

Coverfoto: Casaclick Photographie

Covergestaltung: Katerina Georgieva

Innenlayout: Anja Elsen

Fotos Innenteil: TOGU: alle Übungsbilder

Adobe Stock: S. 27

Casaclick Photographie: S. 13, 14, 17, 19, 22-26, 28, 36, 43, 179, 230-233 oben, 249, 254, 256, 260, 261, 262, 263, 265, 266, 268, 271, 274, 275

Dr. Frank Soedradjat: S. 205

Petra Schreiber-Benoit: S. 9, 11, 44, 125, 251, 264, 251, 264, 277, 288, 295, 296, 298, 303-311, 316

Satz:: www.satzstudio-hilger.de

Lektorat: Dr. Irmgard Jaeger

Abonnieren Sie unseren kostenlosen Newsletter unter **www.dersportverlag.de**

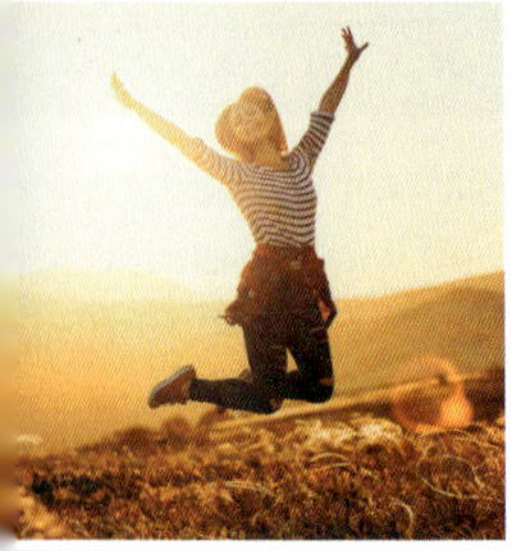

# GESUND & AKTIV LEBEN

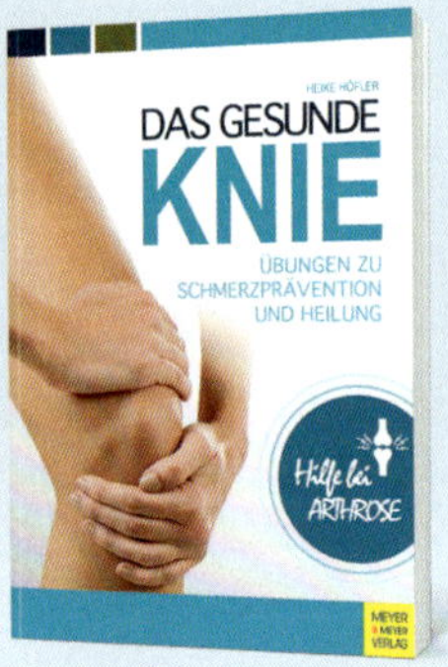


ISBN 978-3-8403-7705-1
€ [D] 16,95/[A] 17,50

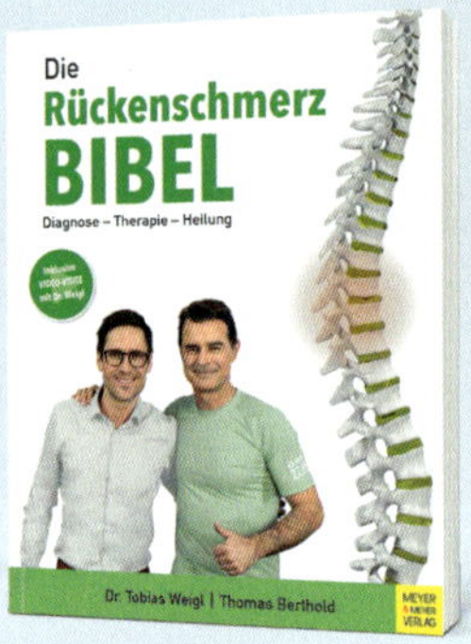


ISBN 978-3-8403-7611-5
€ [D] 35,00/[A] 36,00

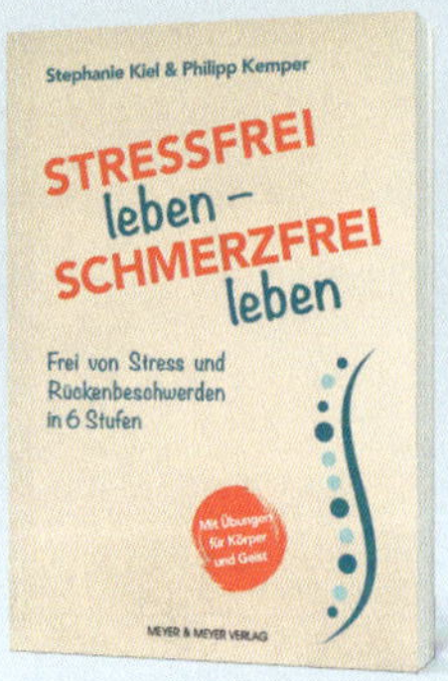


ISBN 978-3-8403-7688-7
€ [D] 18,00/[A] 18,50

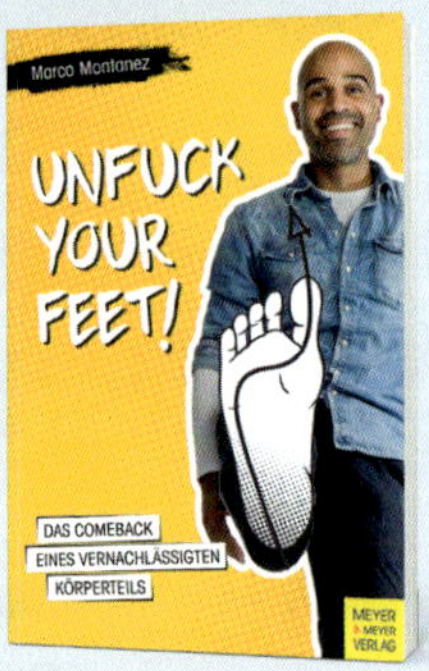


ISBN 978-3-8403-7578-1
€ [D] 16,95/[A] 17,50

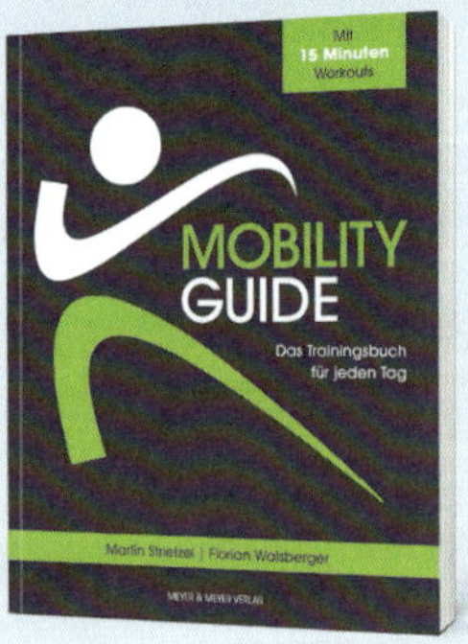


ISBN 978-3-8403-7659-7
€ [D] 30,00/[A] 30,90

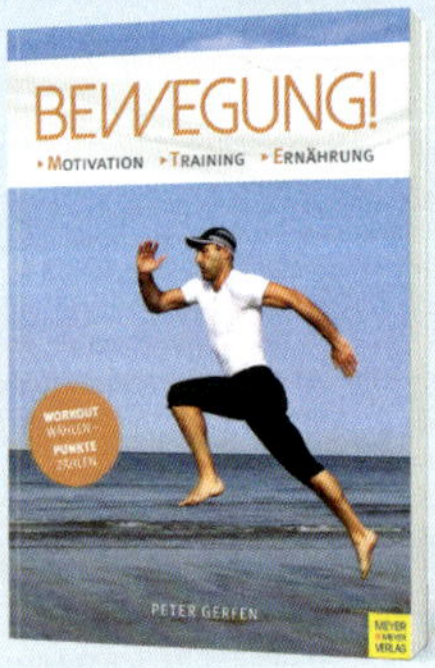


ISBN 978-3-8403-7642-9
€ [D] 22,00/[A] 22,70



MEYER & MEYER VERLAG

**MEYER & MEYER Verlag**
Von-Coels-Str. 390
52080 Aachen

Telefon 02 41 - 9 58 10 - 25
Fax 02 41 - 9 58 10 - 10
E-Mail vertrieb@m-m-sports.com
Website www.dersportverlag.de